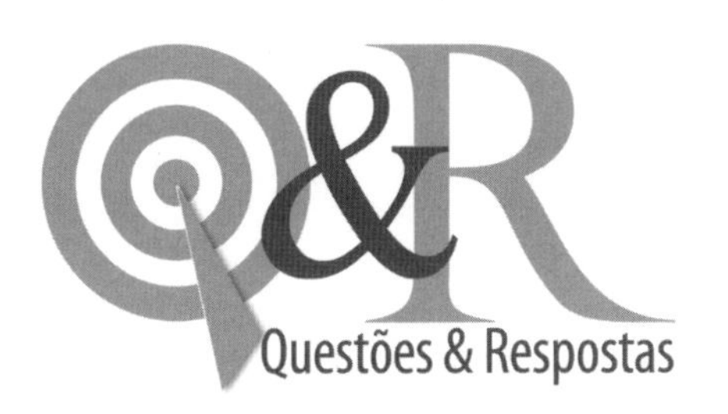

Enfermagem

Questões | Respostas Comentadas | Apêndices

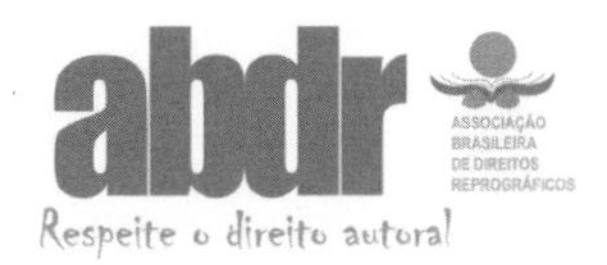

Sobre a autoria

Organizadora e autora

Sônia Regina de Souza

Doutora em Enfermagem pela Universidade Federal do Rio de Janeiro – UFRJ. Professora Adjunta do Departamento de Enfermagem Médico-Cirúrgica da Escola de Enfermagem Alfredo Pinto, Universidade Federal do Estado do Rio de Janeiro – UNIRIO.

Autoras

Denise de Assis Corrêa Sória
Doutora em Enfermagem pela Universidade Federal do Rio de Janeiro – UFRJ. Professora Associada do Departamento de Enfermagem Médico-Cirúrgica da Escola de Enfermagem Alfredo Pinto, Universidade Federal do Estado do Rio de Janeiro – UNIRIO.

Ana Cristina Silva Pinto
Mestre em Enfermagem pela Universidade Federal do Estado do Rio de Janeiro – UNIRIO. Professora Assistente do Departamento de Enfermagem Médico-Cirúrgica da Escola de Enfermagem Alfredo Pinto, Universidade Federal do Estado do Rio de Janeiro – UNIRIO.

Elena Araujo Martinez
Mestre em Enfermagem pela Universidade Federal do Estado do Rio de Janeiro – UNIRIO. Enfermeira do Departamento de Pediatria, Instituto Fernandes Figueira – FIOCRUZ.

Maria Beatriz Kneipp Dias
Mestre em Ciências da Saúde (Epidemiologia) pela Escola Nacional de Saúde Pública Sérgio Arouca – FIOCRUZ. Técnica da Divisão de Gestão da Rede Oncológica – Instituto Nacional do Câncer.

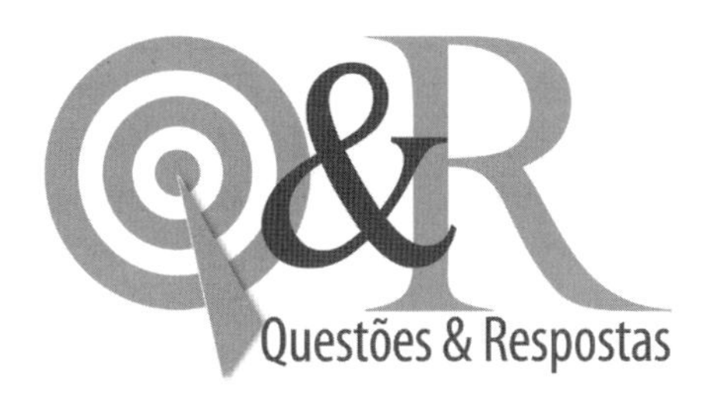

Enfermagem

Questões | Respostas Comentadas | Apêndices

Sônia Regina de Souza

Denise de Assis Corrêa Sória

Ana Cristina Silva Pinto

Elena Araujo Martinez

Maria Beatriz Kneipp Dias

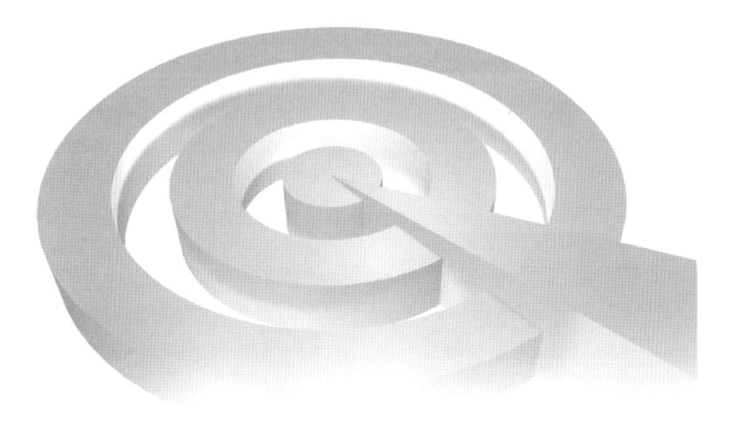

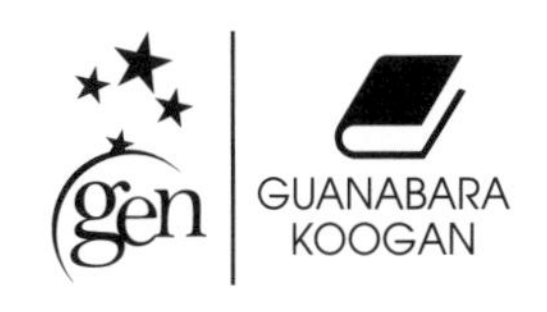

■ As autoras deste livro e a EDITORA GUANABARA KOOGAN Ltda. empenharam seus melhores esforços para assegurar que as informações e os procedimentos apresentados no texto estejam em acordo com os padrões aceitos à época da publicação, *e todos os dados foram atualizados pelas autoras até a data da entrega dos originais à editora*. Entretanto, tendo em conta a evolução das ciências da saúde, as mudanças regulamentares governamentais e o constante fluxo de novas informações sobre terapêutica medicamentosa e reações adversas a fármacos, recomendamos enfaticamente que os leitores consultem sempre outras fontes fidedignas, de modo a se certificarem de que as informações contidas neste livro estão corretas e de que não houve alterações nas dosagens recomendadas ou na legislação regulamentadora. *Adicionalmente, os leitores podem buscar por possíveis atualizações da obra em http://gen-io.grupogen.com.br.*

■ As autoras e a editora se empenharam para citar adequadamente e dar o devido crédito a todos os detentores de direitos autorais de qualquer material utilizado neste livro, dispondo-se a possíveis acertos posteriores caso, inadvertida e involuntariamente, a identificação de algum deles tenha sido omitida.

Uma editora integrante do GEN | Grupo Editorial Nacional
Travessa do Ouvidor, 11
Rio de Janeiro – RJ – CEP 20040-040
Tels.: (21) 3543-0770/(11) 5080-0770 I Fax: (21) 3543-0896

Publicado pela Editora LAB, sociedade por cotas de participação e de parceria operacional da
EDITORA GUANABARA KOOGAN Ltda.
www.editoraguanabara.com.br | www.grupogen.com.br
editorial.saude@grupogen.com.br

Capa: Bernard Design
Projeto gráfico: Editora LAB
Editoração eletrônica: Anthares

■ Ficha catalográfica

Q1

Q&R, questões & respostas : enfermagem : questões, respostas comentadas, apêndices / [organizadora e autora] Sônia Regina de Souza... [et al.]. - [Reimpr.]. - Rio de Janeiro : Guanabara Koogan, 2014.
il.

Apêndices
Inclui bibliografia
ISBN 978-85-277-1658-1

1. Enfermagem - Problemas, questões, exercícios. 2. Serviço público - Brasil - Concursos. I. Souza, Sônia Regina de. II. Título: Questões & respostas : enfermagem. III. Título: Enfermagem

10-1247. CDD: 610.73
CDU: 616.083

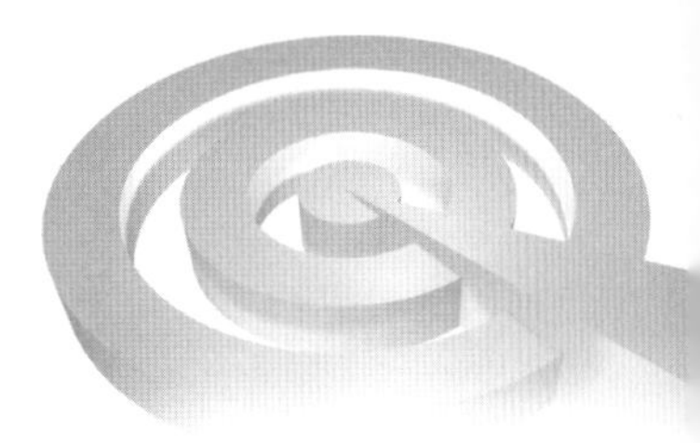

Dedicatória

Dedicamos esta obra a todos os enfermeiros e estudantes de enfermagem que buscam o crescimento pessoal e profissional sem se esquecerem de que seu objetivo principal deve ser, sempre, prestar a melhor atenção possível aos clientes.

Esperamos que essas pessoas desenvolvam a dedicação, a solidariedade e a capacidade de superar desafios e de lidar com conflitos. Sobretudo, que aprendam a escolher, a questionar e a estabelecer metas.

O sucesso certamente fará parte da história de vocês.

Testes adicionais

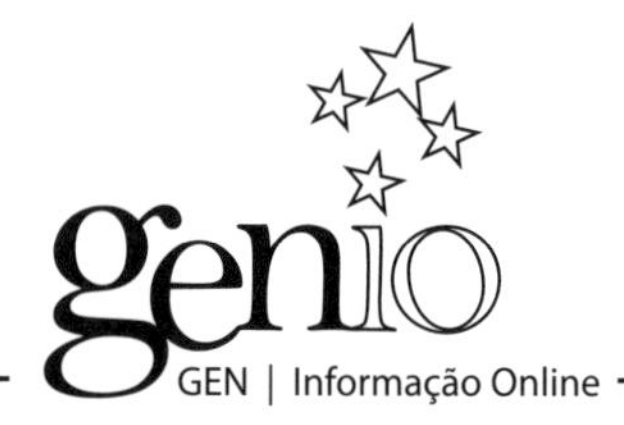

Q&R | *Enfermagem* conta com testes adicionais de múltipla escolha, diferentes dos do livro, elaborados pela autora Sônia Regina de Souza.

O acesso é gratuito, bastando que o leitor se cadastre no GEN-IO (GEN | Informação Online), repositório de material suplementar e de serviços relacionados com livros publicados pelo GEN | Grupo Editorial Nacional, o maior conglomerado brasileiro de editoras do ramo científico-técnico-profissional, composto por Guanabara Koogan, Santos, Roca, AC Farmacêutica, Forense, Método, LTC, EPU e Forense Universitária.

Cadastre-se em: http://gen-io.grupogen.com.br

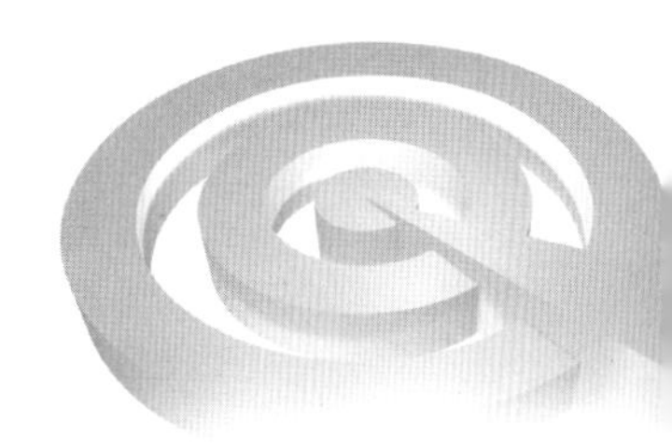

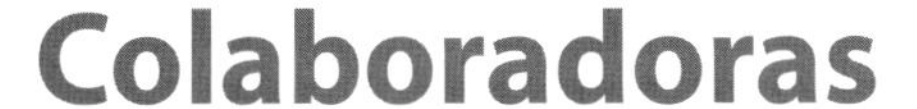

Colaboradoras

Rita Maria Araújo Costa
Mestre em Enfermagem pela Universidade Federal do Estado do Rio de Janeiro – UNIRIO. Professora Assistente da Universidade Estácio de Sá – UNESA. Enfermeira do Serviço de Educação Continuada do Hospital dos Servidores do Estado/Ministério da Saúde.

Marli da Luz
Mestranda em Enfermagem pela Universidade Federal do Estado do Rio de Janeiro – UNIRIO. Enfermeira do Hospital Universitário Pedro Ernesto – HUPE/UERJ. Enfermeira Responsável pela Educação Permanente do Serviço de Clínica Médica do Hospital dos Servidores do Estado/Ministério da Saúde.

Simone de Amorim Carrera
Especialista em Enfermagem Oncológica pela Sociedade Brasileira de Enfermagem Oncológica – SBEO. Supervisora da Área de Enfermagem Cirúrgica do Hospital do Câncer I/HCI – Instituto Nacional do Câncer.

Ana Karine Ramos Brum
Doutora em Enfermagem pela Universidade Federal do Rio de Janeiro – UFRJ. Professora Adjunta do Departamento de Enfermagem Médico-Cirúrgica da Escola de Enfermagem Alfredo Pinto, Universidade Federal do Estado do Rio de Janeiro – UNIRIO.

Clara de Oliveira Rennó
Especialista em Enfermagem do Trabalho. Enfermeira da Unidade de Terapia Intensiva Neonatal do Hospital Estadual Azevedo Lima.

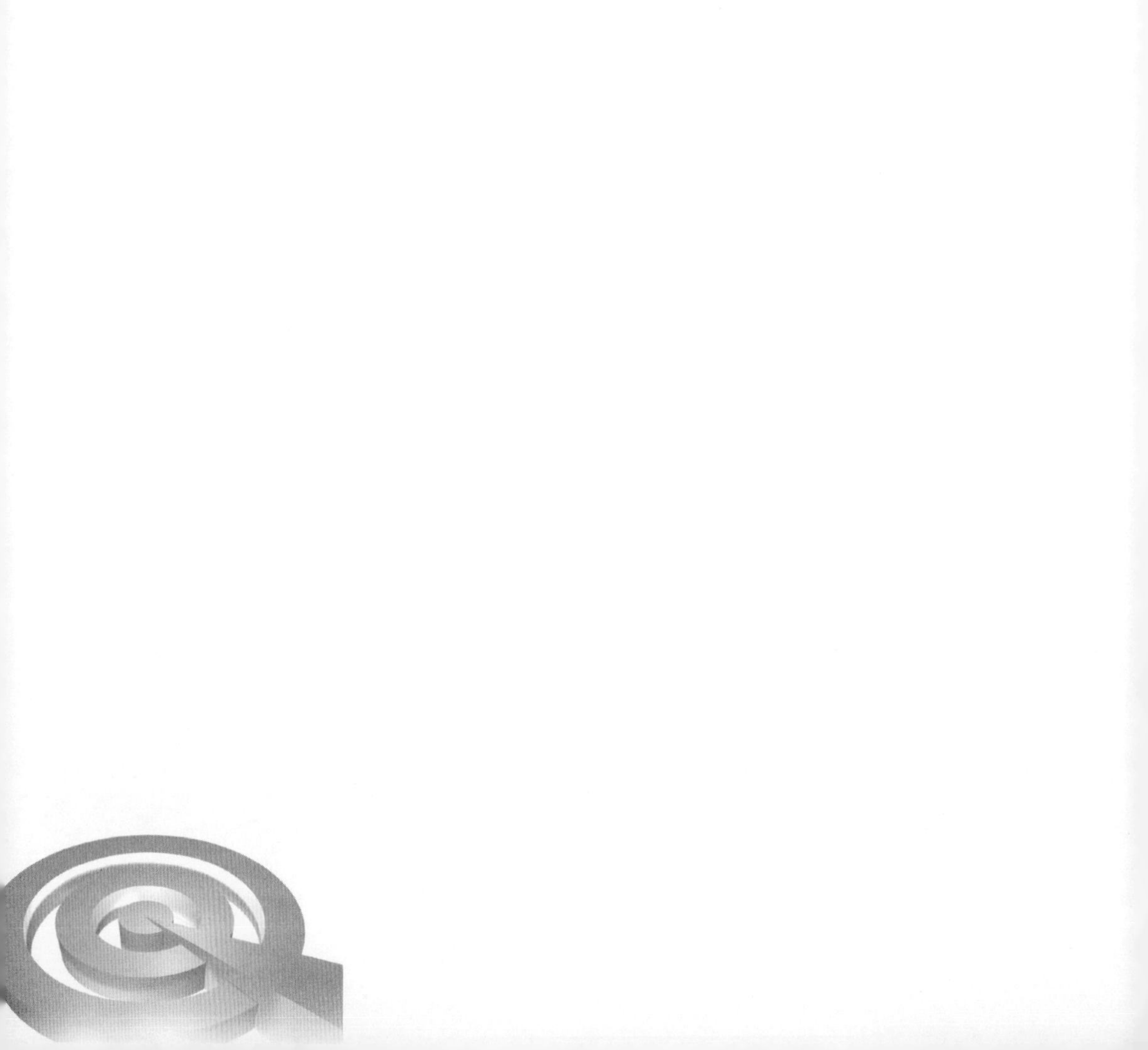

Agradecimentos

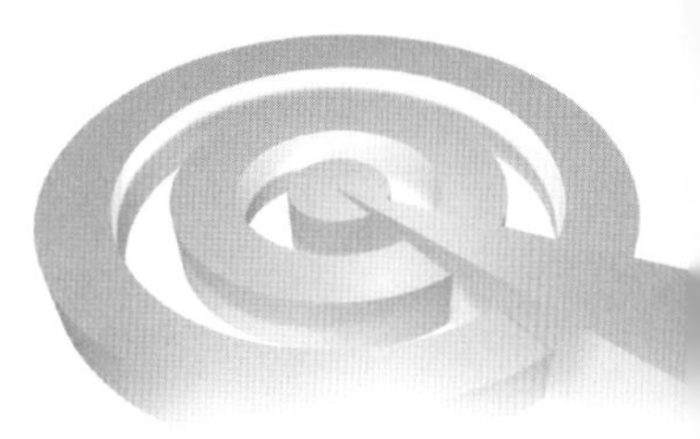

A Deus pela presença em nossas vidas.

Às colaboradoras pelo auxílio e dedicação na seleção das questões.

Às professoras do Departamento de Enfermagem Médico-Cirúrgica da Escola de Enfermagem Alfredo Pinto, UNIRIO pela convivência e aprendizado.

Aos meus filhos, Olívia Maria e Pedro Arthur, e a meu esposo, Silvio Ricardo, por compartilharem os momentos da vida.

À minha família, em especial minha mãe Beatriz e minha irmã Elaine, pelo apoio incondicional.

Sônia Regina de Souza

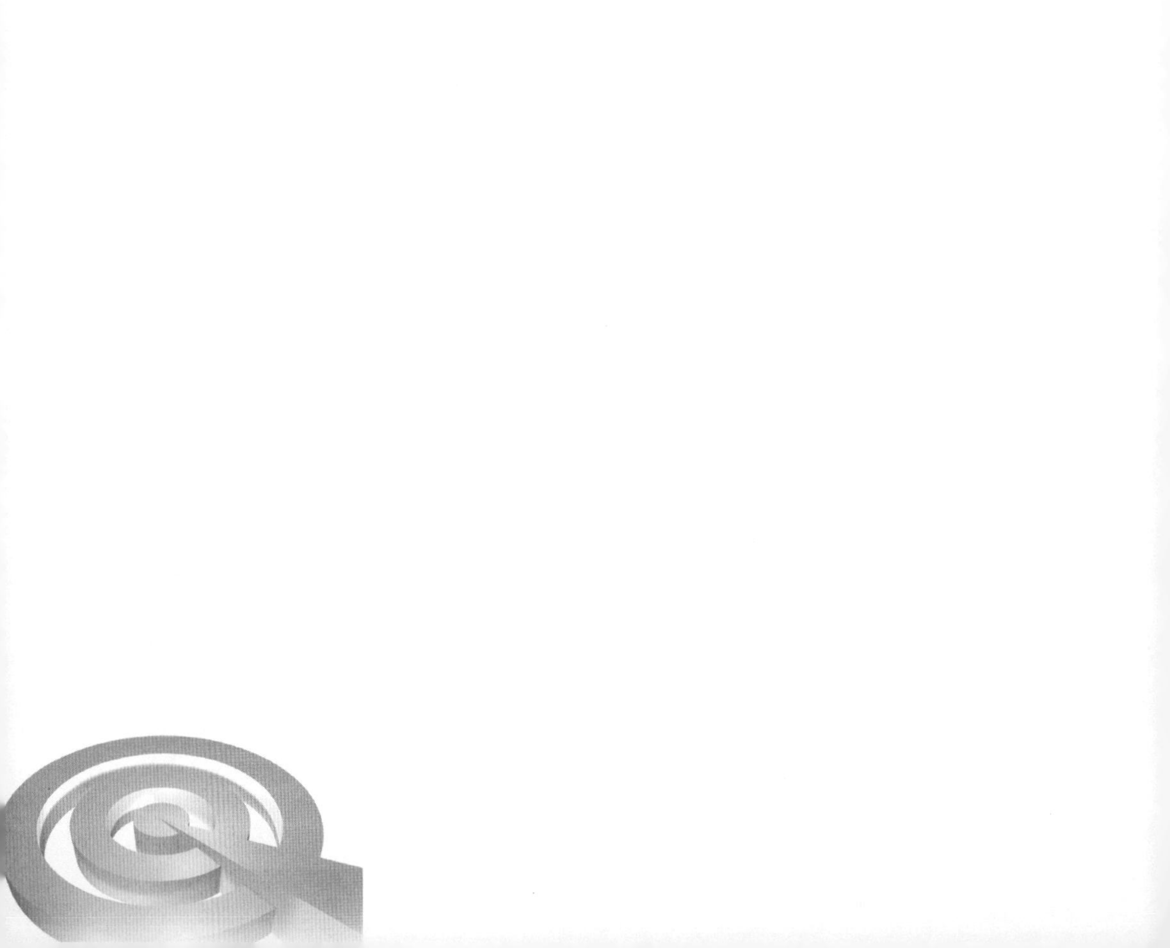

Prefácio

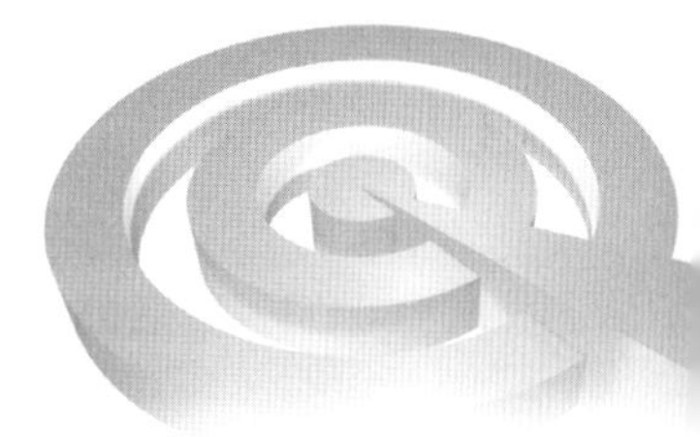

Em qualquer profissão, a busca pela excelência e as exigências do mercado de trabalho são a mola propulsora para quem quer investir na carreira. Na Enfermagem, profissão em que a saúde está em jogo, o crescimento pessoal e profissional depende não apenas da aquisição de conhecimento científico, mas, talvez em primeiro lugar, de dedicação, perseverança e espírito de solidariedade – atributos indispensáveis para a boa prestação da assistência de enfermagem e, consequentemente, para que se alcance o sucesso.

É por este motivo que, embora nosso objetivo com este livro seja contribuir com a aquisição de conhecimento e de preparo técnico, insistimos que isso de nada vale sem a companhia dos nobres valores humanos inerentes à profisssão que abraçamos, os quais dependem exclusivamente de cada um de nós cultivá-los.

Dito isso, do fundo de nosso coração, passamos aos aspectos técnicos da obra. *Q&R | Questões & Respostas – Enfermagem* não é mais um livro destinado a treinamento para concursos. Diferentemente de alguns outros, não tratamos de fazer uma coleta indiscriminada de provas e concursos sem representatividade, colocando-as no papel sem qualquer avaliação e revisão. As 1.510 questões desta obra foram cuidadosamente selecionadas por especialistas em suas áreas e têm origem em concursos de algumas das melhores e mais conceituadas instituições de saúde e de órgãos públicos. Após essa seleção, as questões foram exaustivamente revisadas tanto quanto aos aspectos acadêmicos quanto à clareza e à linguagem.

O livro divide-se em unidades que representam as grandes áreas de conhecimento e desenvolvimento da prática da Enfermagem: *saúde do adulto e do idoso nas complexidades*, *saúde mental*, *administração em enfermagem*, *saúde da mulher*, *saúde da criança e do adolescente* e *saúde pública e legislação profissional*. As questões simulam as mais variadas situações clínicas, cirúrgicas, de tratamento intensivo e de emergência nos diferentes cenários assistenciais (hospital, centro de saúde, saúde da família, centros de convivência). As questões comentadas fundamentam as ações de enfermagem, exercitam o raciocínio lógico e integram os diferentes níveis de análise, contribuindo sobremaneira para resolução das questões simuladas.

Outro grande diferencial de Q&R é o fato de conter questões fundamentais da prática clínica hospitalar, além de questões referentes ao Sistema Único de Saúde e à saúde pública.

Q&R possibilita que o candidato teste seus conhecimentos e sua capacidade crítica por intermédio das questões objetivas que exigem raciocínio e *expertise*, enquanto as questões comentadas, além de terem essa finalidade, contribuem também para o maior aprofundamento nos conteúdos e no consequente preparo do candidato para as etapas discursivas, uma realidade dos concursos atuais.

Outra característica única de Q&R são as quase 500 questões que preparamos para o GEN-IO, repositório de material suplementar dos livros do GEN | Grupo Editorial Nacional. O acesso a essas questões *online* é gratuito, bastando que os leitores se cadastrem em http://gen-io.grupogen.com.br.

Bom estudo!

As autoras

Sumário

1 2 3 4 5 A B

Enfermagem nas Situações Clínicas e Administração em Enfermagem

Sônia Regina de Souza

Rita Maria Araújo Costa

As questões selecionadas para esta unidade referem-se às situações de assistência de enfermagem a clientes adultos e idosos nas mais diversas situações clínicas e de saúde mental, em níveis ambulatorial e hospitalar. Esta unidade apresenta também questões referentes à prática e aos conhecimentos aplicados da Semiologia, com ênfase em avaliação clínica de enfermagem, exame físico e semiotécnica, em que questões referentes aos procedimentos e protocolos de enfermagem foram cuidadosamente selecionadas e comentadas. As questões referentes a administração dos serviços de enfermagem e gerência do cuidado se apresentam intercaladas no decorrer da unidade, o que possibilita maior dinâmica na aprendizagem e no exercício do raciocínio crítico.

▸Questões gabaritadas

1 Entre os métodos diagnósticos e terapêuticos utilizados no âmbito hospitalar, são considerados não invasivos:

☐ A) angioplastia coronariana e clister opaco
☐ B) aplicação tópica de frio e punção torácica
☐ C) arteriografia renal e exame colpocitológico
☐ D) eletrocardiografia simples e artroplastia de joelho
☐ E) aplicação tópica de calor e litotripsia extracorpórea.

2 Um cliente está recebendo clonidina como forma de tratamento da hipertensão arterial. Nesta situação, o enfermeiro deverá orientá-lo quanto aos efeitos colaterais mais frequentes, sendo um deles:

☐ A) aumento da libido
☐ B) zumbido
☐ C) diminuição da acuidade auditiva
☐ D) hipotensão postural
☐ E) hipotermia.

3 Pacientes idosos e acamados por longo tempo precisam ser atendidos nas suas necessidades de movimentos e exercícios para prevenir o aparecimento de problemas do funcionamento motor. Se os músculos estiverem imobilizados, o processo degenerativo nos músculos:

1. Ameaça a independência do paciente.
2. Diminui o tônus em torno de 15%.
3. Afeta a imagem corporal do paciente.
4. Ocorre rapidamente pelo desuso neuromuscular.

Estão *corretas* apenas as afirmativas:

☐ A) 2 e 4
☐ B) 4 e 5
☐ C) 1, 2 e 3
☐ D) 1, 3 e 4.

4 As úlceras por pressão surgem quando uma pressão, aplicada com grande força durante um período curto ou com menos força durante um período mais longo, compromete a circulação, privando os tecidos de oxigênio e de outros nutrientes essenciais à vida. A prevenção é a melhor medida. A Escala de Braden para predição do risco de desenvolvimento de úlceras por pressão é instrumento confiável, principalmente em clientes idosos. Com base nesses conhecimentos, escreva V ou F nos quadrados conforme sejam verdadeiras ou falsas as proposições. Em seguida, assinale a alternativa que contém a *sequência correta, de cima para baixo.*

☐ Quanto mais baixa a pontuação na Escala de Braden, maior o risco para o desenvolvimento de úlceras por pressão. A pontuação varia de 6 a 23 pontos.
☐ A Escala de Braden tem seis itens de avaliação: percepção sensorial, umidade, atividade física, mobilidade, nutrição e fricção/atrito.
☐ Os itens atividade e mobilidade são parâmetros distintos. Enquanto a atividade diz respeito à avaliação física do cliente durante os movimentos, a mobilidade refere-se à capacidade do cliente para realizar movimentos passivos com o corpo no leito.
☐ A umidade é o item de avaliação referente ao grau de exposição da pele à umidade. Os escores são 1 – constantemente úmi-

da; 2 – muito úmida; 3 – ocasionalmente úmida; 4 – pele seca.

A sequência *correta* é:

☐ A) V, F, F, F

☐ B) V, V, F, F

☐ C) V, F, V, F

☐ D) F, V, F, V.

5 Prescrição médica de 25 UI de insulina NPH. Estão disponíveis seringa de 1 mℓ graduada em 40 UI e um frasco de insulina de 80 UI por mililitro. Quanto deve ser administrado?

☐ A) 20 UI

☐ B) 10 UI

☐ C) 15 UI

☐ D) 12,5 UI.

6 Calcule a quantidade de aminofilina a ser administrada de acordo com a seguinte prescrição médica: 120 mg de aminofilina (teofilina) diluídos em 50 mℓ de soro glicosado 5% para correr em 1 h. Estão disponíveis somente ampolas de 10 mℓ com 240 mg.

☐ A) 5 mℓ

☐ B) 8 mℓ

☐ C) 4 mℓ

☐ D) 2 mℓ.

7 A incontinência urinária é definida como qualquer perda involuntária de urina. Considerando os fatores de risco para incontinência urinária feminina, qual a alternativa *incorreta*?

☐ A) Hematúria

☐ B) Fumo

☐ C) Exercício de alto impacto

☐ D) Obesidade mórbida.

8 Os medicamentos enalapril, clorotiazida, nifedipino, ibuprofeno são, respectivamente:

☐ A) inibidor da enzima conversora da angiotensina, diurético, bloqueador de canal de cálcio, anti-inflamatório não esteroide

☐ B) diurético, inibidor da enzima conversora da angiotensina, bloqueador de canal de cálcio, anti-inflamatório não esteroide

☐ C) inibidor da enzima conversora da angiotensina, anti-inflamatório não esteroide, bloqueador de canal de cálcio, diurético

☐ D) anti-inflamatório não esteroide, bloqueador de canal de cálcio, diurético, inibidor da enzima conversora da angiotensina.

9 Entre os tipos de fraturas ortopédicas, destacam-se: fratura cominutiva, fratura em galho verde, fratura simples, fratura de impacto. Qual a alternativa *correta* considerando-se a sequência do enunciado?

1. Fratura em que um lado do osso é quebrado e o outro é curvado.
2. Fratura em que o osso foi quebrado em vários fragmentos.
3. Fratura em que o fragmento ósseo direciona-se para dentro do osso fragmentado.
4. Fratura que permanece contida, não rompe a pele.

☐ A) 3, 2, 1, 4

☐ B) 1, 2, 3, 4

☐ C) 2, 3, 1, 4

☐ D) 2, 1, 4, 3.

10 O gotejamento por minuto que deve ser determinado pelo enfermeiro para administrar 360 mℓ de soro glicosado a 5% em um período de 6 h é de:

☐ A) 14

☐ B) 16

☐ C) 18

☐ D) 20

☐ E) 22.

11 Exige que o enfermeiro use luvas o exame:

☐ A) oral

☐ B) oftálmico

☐ C) da mama

☐ D) tegumentar

☐ E) ungueal.

12 No sentido de promoção da saúde dos idosos, medidas preventivas gerais podem ser recomendadas pelo enfermeiro, entre as quais se destacam:

☐ A) redução de peso, avaliação clínica e redução da atividade física

☐ B) exercício regular, controle da pressão arterial e imunização contra a gripe

☐ C) recomendação de abandono do tabagismo, avaliação da função neurológica e controle do peso
☐ D) imunização contra o tétano, gerenciamento da hipertensão e avaliação cardiológica
☐ E) realização de atividades culturais, imunização contra pneumonia e redução da exposição ao sol.

13 Quantas microgotas deverão correr em 1 min, para administrar 300 mℓ de soro fisiológico a 0,9% em 4 h?
☐ A) 40 microgotas/min
☐ B) 45 microgotas/min
☐ C) 65 microgotas/min
☐ D) 60 microgotas/min
☐ E) 75 microgotas/min.

14 O *delirium tremens* é uma manifestação que aparece na interrupção da ingestão alcoólica. Durante o tratamento, entre outras complicações, é necessário avaliar:
☐ A) hipervolemia
☐ B) hipotonia
☐ C) sialosquese
☐ D) hipoglicemia
☐ E) hematúria.

15 O paciente idoso deprimido apresenta transtornos de humor, que podem ser assim avaliados:
1. Sentimento de culpa/autoincriminação.
2. Tristeza, fadiga e diminuição da memória.
3. Sialorreia e delírio.
4. Euforia e alucinações.

Está(ão) *correta(s)* apenas:
☐ A) 4
☐ B) 3
☐ C) 1 e 2
☐ D) 2 e 4
☐ E) 1.

16 São cuidados básicos na administração da insulina:
☐ A) administrá-la por via oral, antes das refeições
☐ B) administrá-la por via subcutânea, realizando rodízio nos locais de aplicação
☐ C) administrá-la por via subcutânea e sempre no mesmo local de aplicação
☐ D) administrá-la por via oral, depois das refeições.

17 É indicação para transfusão sanguínea:
☐ A) poliúria
☐ B) hematomielia
☐ C) diarreia
☐ D) enterorragia

18 O fator que aumenta a sensibilidade aos digitálicos é:
☐ A) terapia com antibióticos
☐ B) insuficiência cardíaca congestiva
☐ C) taquiarritmias supraventriculares
☐ D) depleção sérica de potássio

19 Foram prescritas 3.500 UI de heparina para paciente da enfermaria. No hospital existem frascos de 5.000 UI/mℓ. A quantidade a ser administrada é de:
☐ A) 0,5 mℓ
☐ B) 0,7 mℓ
☐ C) 1,0 mℓ
☐ D) 1,5 mℓ.

20 Quantas horas antes do exame deverão ser suspensos as alimentações e os líquidos em um paciente que fará uma broncoscopia?
☐ A) 1 h
☐ B) 2 h
☐ C) 4 h
☐ D) 6 h
☐ E) 12 h.

21 Associe as teorias às definições descritas em seguida a elas e assinale a opção *correta*.
1. Teoria homeostásica
2. Teoria holística
3. Teoria de Imogene King
4. Teoria da adaptação
5. Teoria de Martha Rogers

☐ Explica os sistemas de resposta do homem ao meio ambiente e considera a enfermagem conservadora das energias do paciente, pela avaliação dessas respostas, atuando de maneira a alterar o ambiente.
☐ De acordo com esta teoria, o paciente comunica continuamente informações acerca de si e de suas condições. O en-

fermeiro coleta essas informações por meio da observação e da capacidade de comunicação do paciente.

☐ O foco central da estrutura dessa teoria é o homem, o dinamismo do organismo humano, cujas percepções seletivas de objetos, pessoas e acontecimentos influenciam seu comportamento, sua interação social e sua saúde.

☐ É uma teoria de nível III, dedutiva (parte do geral para o particular), substantiva (usa modelos de abrangência universal) e preditiva (descreve, especifica e prediz o fenômeno).

☐ Tem por fundamento a ideia de que o homem é o recipiente do cuidado de enfermagem; do nascimento à morte ele passa por um *continuum* saúde-doença, interagindo com o ambiente em mudança constante.

A sequência *correta* é:

☐ A) 4, 1, 3, 5, 2
☐ B) 2, 1, 3, 5, 4
☐ C) 1, 2, 3, 4, 5
☐ D) 1, 2, 4, 5, 3
☐ E) 1, 2, 5, 4, 3.

22 Julgue os itens a seguir.

1. Entende-se por manual de enfermagem o instrumento que reúne, de forma sistematizada, normas, rotinas, procedimentos e outras informações necessárias para a execução das ações de enfermagem.
2. As etapas para a elaboração de manual de enfermagem podem ser sintetizadas em diagnóstico da situação, determinação dos assuntos, estruturação e confecção dos instrumentos, implantação e avaliação.
3. Auditoria em enfermagem é a avaliação sistemática da qualidade da assistência de enfermagem, verificada por meio das anotações de enfermagem no prontuário do paciente e/ou das próprias condições deste.
4. O enfermeiro exerce todas as atividades de enfermagem, cabendo-lhe privativamente, entre outras tarefas, o planejamento, a organização, a coordenação, a execução e a avaliação dos serviços de assistência de enfermagem.
5. A administração da assistência de enfermagem tem como foco central o paciente, é orientada para a assistência e envolve o planejamento, a direção, a supervisão e a avaliação das atividades desenvolvidas pela equipe de enfermagem, visando ao atendimento das necessidades dos pacientes.

A quantidade de itens *corretos* é igual a:

☐ A) 1
☐ B) 2
☐ C) 3
☐ D) 4
☐ E) 5.

23 Associe as patologias às descrições que se seguem a elas.

1. Hipertrofia
2. Atrofia
3. Hiperplasia
4. Metaplasia

☐ Músculo cardíaco do hipertenso
☐ Alterações mamárias na puberdade ou na gravidez
☐ Órgãos sexuais secundários no idoso
☐ Alterações nas células epiteliais que revestem o brônquio no fumante

A sequência *correta* é:

☐ A) 1, 3, 2, 4
☐ B) 1, 2, 3, 4
☐ C) 2, 1, 3, 4
☐ D) 2, 1, 4, 3
☐ E) 4, 1, 2, 3.

24 Assinale a opção que caracteriza inflamação aguda.

☐ A) Perdura por longo tempo
☐ B) Em geral dura menos de 2 semanas
☐ C) Há alterações no local da lesão e o exsudato torna-se proliferativo
☐ D) Pode ocorrer fibrose acentuada
☐ E) Há um ciclo contínuo de infiltração celular, necrose e fibrose.

25 Um paciente que tenha hipopotassemia apresenta:

☐ A) nível sérico de sódio abaixo de 135 mEq/ℓ

☐ B) nível sérico de potássio abaixo de 3 mEq/ℓ
☐ C) nível sérico de cálcio abaixo de 8,5 mg/dℓ
☐ D) nível sérico de magnésio abaixo de 1,5 mEq/ℓ
☐ E) nível sérico de fósforo abaixo de 2,5 mg/dℓ.

26 Ao fazer a evolução de um paciente, o enfermeiro anotou que ele queixava-se de pirose, disfagia, sialorreia e odinofagia. Em palavras do paciente, considera-se que ele se queixou, respectivamente, de:
☐ A) vômitos, dificuldade para comer por falta de apetite, fraqueza e dor no ouvido
☐ B) queimação durante ou após as refeições, dificuldade para engolir os alimentos, salivação excessiva e dor ao engolir os alimentos
☐ C) náuseas, dificuldade para engolir os alimentos, fraqueza e dor no ouvido
☐ D) queimação durante ou após as refeições, dificuldade para comer por falta de apetite, salivação excessiva e dor com regurgitação de conteúdo do estômago
☐ E) queimação durante ou após as refeições, dificuldade para engolir os alimentos, salivação excessiva e dor no ouvido.

27 A hipertensão, ou doença vascular hipertensiva, é uma condição de anormalidade dos pequenos vasos do sistema arterial. Fatores situacionais contribuem para a oscilação dos níveis pressóricos. Com base nessas informações, julgue os cuidados de enfermagem que seriam importantes para o tratamento de um paciente hipertenso.
1. Evitar situações de estresse emocional para o paciente.
2. Verificar a pressão arterial todos os dias, nos mesmos horários e com o paciente sentado, em repouso.
3. Atentar para sinais de confusão mental, irritabilidade, desorientação, cefaleia, náuseas e vômitos.
4. Oferecer dieta fracionada e hipersódica.
5. Anotar o volume de ingestão e excreção hídrica.

Estão *corretos* apenas os itens:
☐ A) 1, 2, 3, 4
☐ B) 1, 2, 3, 5
☐ C) 2, 3, 4, 5
☐ D) 2, 4, 5
☐ E) 3, 4, 5.

28 Uma pescrição médica indica que uma dose de 350 mg de amicacina deverá ser administrada a determinado paciente. Considere que o enfermeiro disponha de ampolas de 2 mℓ com 500 mg. Quantos mililitros deverão ser aspirados da ampola para que sejam administrados 350 mg?
☐ A) 2,0
☐ B) 1,5
☐ C) 1,4
☐ D) 1,3
☐ E) 1,2.

29 Foram prescritos para serem infundidos em um paciente 500 mℓ de solução de glicose a 18%, em 3 h. Na unidade de internação há frasco de soro glicosado de 500 mℓ a 5% e ampolas de soro glicosado hipertônico de 20 mℓ a 25%. Quantas ampolas serão utilizadas?
☐ A) 18 ½ ampolas
☐ B) 12 ½ ampolas
☐ C) 10 ½ ampolas
☐ D) 16 ¼ ampolas.

30 Os antimicrobianos são fármacos utilizados no tratamento de processo infeccioso. Com relação ao mecanismo de ação, associe o fármaco à descrição que se segue.
1. Cefalosporina
2. Sulfonamida
3. Tetraciclina

☐ Antibiótico, bacteriostático; inibe a síntese proteica de bactéria suscetível, interferindo na replicação.
☐ Antibiótico de amplo espectro, derivado penicilínico; inibe a síntese da parede celular da bactéria, levando-a à morte.
☐ Antibiótico e bacteriostático, antagoniza o ácido paraminobenzoico, importante

componente da síntese do ácido fólico em bactérias Gram-negativas e Gram-positivas, levando a célula à morte.

A sequência *correta* é:

☐ A) 1, 2 e 3
☐ B) 3, 1 e 2
☐ C) 3, 2 e 1
☐ D) 2, 1 e 3.

31 O sulfato de salbutamol é um broncodilatador e expectorante indicado no espasmo brônquico e em afecções broncopulmonares, como asma, bronquite, bronquiectasia e enfisema pulmonar. Durante sua administração os cuidados de enfermagem são, *exceto*:

☐ A) monitorar a função renal e suspender o fármaco se os níveis de transaminases mostrarem-se alterados, particularmente se ultrapassarem mais de três vezes o limite superior de normalidade de forma persistente
☐ B) observar presença de arritmias cardíacas, incluindo fibrilação arterial e taquicardia supraventricular
☐ C) administrar com extremo cuidado a pacientes em tratamento com inibidores da monoaminoxidase ou antidepressivos tricíclicos, uma vez que pode aumentar sua ação no sistema vascular
☐ D) monitorar o nível de potássio, porque o fármaco pode provocar hipopotassemia grave quando usado concomitante de outros agonistas betadrenérgicos com corticosteroides, diuréticos ou xantinas.

32 As hipofibrinogenemias geralmente apresentam manifestações clínicas quando associadas a trauma ou quando a concentração de fibrinogênio é inferior a:

☐ A) 10 mg/dℓ
☐ B) 20 mg/dℓ
☐ C) 30 mg/dℓ
☐ D) 40 mg/dℓ
☐ E) 50 mg/dℓ.

33 Os direitos do paciente devem estar garantidos nos pressupostos dos códigos de ética dos profissionais da saúde, sendo *correto* afirmar que:

☐ A) o paciente e/ou os responsáveis legais só terão acesso ao prontuário por decisão judicial
☐ B) a gravidade do caso permite o uso de tratamento experimental, independentemente da aprovação do comitê de ética e do paciente
☐ C) ao paciente deve ser dado o direito de conhecer as condutas e os procedimentos técnicos a que será submetido
☐ D) as decisões quanto aos procedimentos relativos à terminalidade cabem à equipe de assistência profissional.

34 Segundo a Agência Nacional de Vigilância Sanitária, sobre infecção hospitalar, está *correto* afirmar que:

1. É aquela adquirida após a admissão do paciente e que se manifesta durante a internação ou após a alta, quando puder ser relacionada com a internação ou com os procedimentos hospitalares.
2. Quando se desconhecer o período de incubação do micro-organismo e não houver evidência clínica e/ou dado laboratorial de infecção no momento da internação, convenciona-se infecção hospitalar toda manifestação clínica de infecção que se apresentar a partir de 72 h após a admissão.
3. É aquela constatada ou em incubação no ato de admissão do paciente, desde que não relacionada com internação anterior no mesmo hospital.

Assinale a alternativa *correta*.

☐ A) 1, 2, 3
☐ B) 1 e 2, somente
☐ C) 1 e 3, somente
☐ D) 2 e 3, somente.

35 Considerando os conceitos e os critérios de diagnóstico de infecção hospitalar, estabelecidos pela Portaria Ministerial 2.616, de 12 de maio de 1998, é *correto* afirmar que:

☐ A) a infecção hospitalar está associada à complicação e à extensão da infecção já presente na admissão
☐ B) quando, na mesma topografia em que foi diagnosticada infecção comunitária,

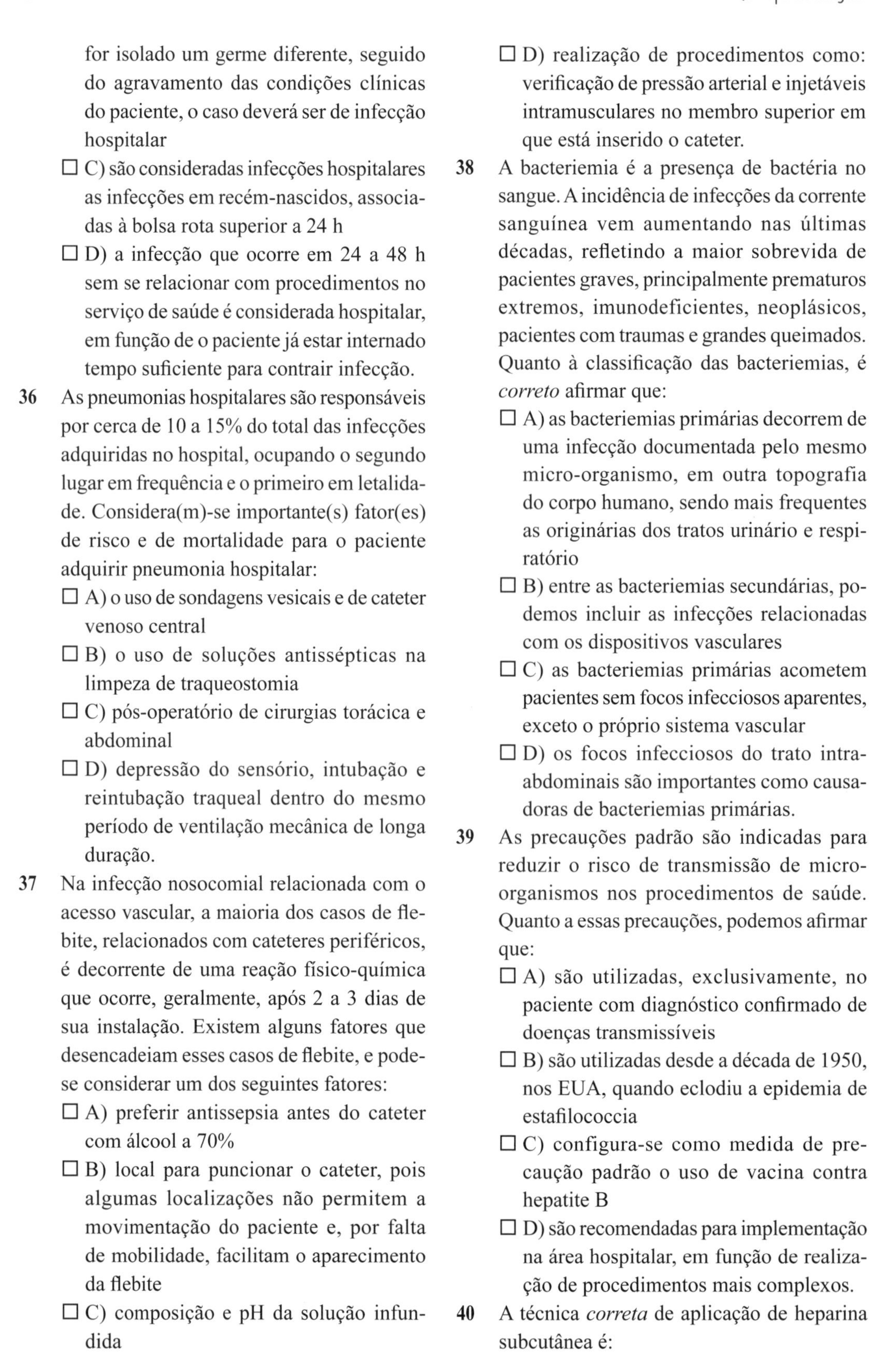

for isolado um germe diferente, seguido do agravamento das condições clínicas do paciente, o caso deverá ser de infecção hospitalar

☐ C) são consideradas infecções hospitalares as infecções em recém-nascidos, associadas à bolsa rota superior a 24 h

☐ D) a infecção que ocorre em 24 a 48 h sem se relacionar com procedimentos no serviço de saúde é considerada hospitalar, em função de o paciente já estar internado tempo suficiente para contrair infecção.

36 As pneumonias hospitalares são responsáveis por cerca de 10 a 15% do total das infecções adquiridas no hospital, ocupando o segundo lugar em frequência e o primeiro em letalidade. Considera(m)-se importante(s) fator(es) de risco e de mortalidade para o paciente adquirir pneumonia hospitalar:

☐ A) o uso de sondagens vesicais e de cateter venoso central

☐ B) o uso de soluções antissépticas na limpeza de traqueostomia

☐ C) pós-operatório de cirurgias torácica e abdominal

☐ D) depressão do sensório, intubação e reintubação traqueal dentro do mesmo período de ventilação mecânica de longa duração.

37 Na infecção nosocomial relacionada com o acesso vascular, a maioria dos casos de flebite, relacionados com cateteres periféricos, é decorrente de uma reação físico-química que ocorre, geralmente, após 2 a 3 dias de sua instalação. Existem alguns fatores que desencadeiam esses casos de flebite, e pode-se considerar um dos seguintes fatores:

☐ A) preferir antissepsia antes do cateter com álcool a 70%

☐ B) local para puncionar o cateter, pois algumas localizações não permitem a movimentação do paciente e, por falta de mobilidade, facilitam o aparecimento da flebite

☐ C) composição e pH da solução infundida

☐ D) realização de procedimentos como: verificação de pressão arterial e injetáveis intramusculares no membro superior em que está inserido o cateter.

38 A bacteriemia é a presença de bactéria no sangue. A incidência de infecções da corrente sanguínea vem aumentando nas últimas décadas, refletindo a maior sobrevida de pacientes graves, principalmente prematuros extremos, imunodeficientes, neoplásicos, pacientes com traumas e grandes queimados. Quanto à classificação das bacteriemias, é *correto* afirmar que:

☐ A) as bacteriemias primárias decorrem de uma infecção documentada pelo mesmo micro-organismo, em outra topografia do corpo humano, sendo mais frequentes as originárias dos tratos urinário e respiratório

☐ B) entre as bacteriemias secundárias, podemos incluir as infecções relacionadas com os dispositivos vasculares

☐ C) as bacteriemias primárias acometem pacientes sem focos infecciosos aparentes, exceto o próprio sistema vascular

☐ D) os focos infecciosos do trato intra-abdominais são importantes como causadoras de bacteriemias primárias.

39 As precauções padrão são indicadas para reduzir o risco de transmissão de micro-organismos nos procedimentos de saúde. Quanto a essas precauções, podemos afirmar que:

☐ A) são utilizadas, exclusivamente, no paciente com diagnóstico confirmado de doenças transmissíveis

☐ B) são utilizadas desde a década de 1950, nos EUA, quando eclodiu a epidemia de estafilococcia

☐ C) configura-se como medida de precaução padrão o uso de vacina contra hepatite B

☐ D) são recomendadas para implementação na área hospitalar, em função de realização de procedimentos mais complexos.

40 A técnica *correta* de aplicação de heparina subcutânea é:

☐ A) não aspirar, aplicar o medicamento, massagear o local durante 1 min
☐ B) aspirar antes de aplicar o medicamento massageando após a injeção
☐ C) não aspirar antes e não massagear após a injeção
☐ D) fazer antes da injeção a massagem no local da aplicação.

41 A diarreia causada pela peristalse aumentada e por uma combinação de secreção aumentada e absorção diminuída no intestino é classificada como:
☐ A) diarreia mista
☐ B) diarreia secretora
☐ C) diarreia osmótica
☐ D) diarreia noturna.

42 Analise as afirmativas a seguir sobre as doenças crônicas.
1. O processo de transição epidemiológica, pelo qual o predomínio das doenças transmissíveis cede lugar às doenças crônicas, ocorre de maneira igual nos países desenvolvidos e em desenvolvimento.
2. O aumento das doenças crônicas é motivado pela diminuição das doenças infecciosas.
3. O aumento na expectativa de vida acarreta maior possibilidade de expressão das doenças crônicas isoladas ou múltiplas e se constitui como um dos fatores que acelera o processo de transição epidemiológica.

A partir dessa análise, é *correto* afirmar que:
☐ A) apenas as afirmativas 1 e 2 estão corretas
☐ B) apenas as afirmativas 1 e 3 estão corretas
☐ C) apenas as afirmativas 2 e 3 estão corretas
☐ D) as três afirmativas estão corretas.

43 Analise os motivos que justificam uma abordagem conjunta da hipertensão arterial e do diabetes melito pelos profissionais de saúde.
1. Elas constituem os principais fatores de risco populacional para as doenças cardiovasculares, sendo que, entre elas, o acidente vascular encefálico e o infarto agudo do miocárdio são as mais prevalentes em nosso país.
2. Na etiopatogenia, elas apresentam vários aspectos em comum, ou seja, em ambas identificam-se a presença de resistência insulínica, a resistência vascular periférica aumentada e a disfunção endotelial.
3. Elas apresentam fatores de risco em comum tais como o sedentarismo, a obesidade, a dislipidemia e pouca influência da hereditariedade.

A partir dessa análise, pode-se concluir que:
☐ A) apenas as afirmativas 1 e 2 estão corretas
☐ B) apenas as afirmativas 1 e 3 estão corretas
☐ C) apenas as afirmativas 2 e 3 estão corretas
☐ D) as três afirmativas estão corretas.

44 A respeito dos mecanismos que influenciam o surgimento de transtornos mentais é *correto* afirmar que:
☐ A) as mudanças hormonais interferem no humor das pessoas, entretanto não são responsáveis por deflagrar estados psicóticos
☐ B) doenças orgânicas como infecções, traumatismos, intoxicações ou vasculopatias afetam o sistema nervoso, mas não causam transtorno mental
☐ C) os fatores genéticos e hereditários não interferem no desenvolvimento de transtornos mentais
☐ D) qualquer fator físico ou biológico pode ser responsável pela ocorrência do transtorno mental
☐ E) a exposição constante e prolongada do bebê a frustrações pode levá-lo, quando adulto, a desenvolver psicoses ou a síndrome do pânico.

45 Sobre as alterações presentes nos transtornos mentais, analise as afirmativas a seguir.
1. Nas alucinações o objeto percebido existe, mas sua percepção é deformada.

2. Na ecolalia observa-se a repetição das palavras proferidas por alguém, como se fosse um eco.
3. Na glossolalia, o paciente usa a linguagem de forma estranha e incorreta, criando termos novos, às vezes, incompreensíveis.
4. A hipermnésia constitui-se de distorções dos dados da memória, ocorrendo falseamento na recordação.

Está(ão) *correta(s)*:

☐ A) 1, 2 e 3
☐ B) 2, 3 e 4
☐ C) 1 e 3
☐ D) 2 e 3
☐ E) Apenas a 4.

46 Sobre a administração de psicofármacos, é *correto* afirmar que:

☐ A) os psicoanalépticos são fármacos que atuam aumentando a atividade psíquica normal ou alterada
☐ B) os eutímicos atuam sobre os estados psíquicos normais, mantendo o nível, porém sem corrigir os estados alterados
☐ C) os psicodislépticos promovem o aparecimento de estados psíquicos anormais, como alucinações
☐ D) os psicoanalépticos promovem euforia, desinibição, porém são drogas ilícitas
☐ E) a insônia é uma queixa comum que afeta a saúde mental, por isso são prescritos psicotogênicos para seu tratamento.

47 O uso do álcool impõe à sociedade uma carga global de agravos indesejáveis e extremamente dispendiosos que acometem os indivíduos em todos os domínios de sua vida. Dessa forma, uma política nacional de atenção à saúde relacionada com o consumo de álcool implica:

☐ A) uma assistência voltada exclusivamente para os usuários de álcool em fase avançada, estruturada para receber e acompanhar os pacientes durante a internação e a desintoxicação
☐ B) uma assistência a usuários de álcool oferecida em todos os níveis de atenção, privilegiando os dispositivos extrahospitalares, como Centro de Atenção Psicossocial para Álcool e Drogas, devendo ser inserida, também, na atuação do Programa Saúde da Família (PSF), o Programa de Agentes Comunitários de Saúde (PACS), Programas de Redução de Danos e da Rede Básica de Saúde
☐ C) uma assistência exclusivamente comunitária que enfatize a atenção primária e a prevenção mediante campanhas de conscientização em massa veiculadas pelos meios de comunicação
☐ D) uma assistência pautada na abstinência, sendo este o único objetivo a ser alcançado. Para tal, é oferecida uma rede de atenção em vários níveis, sendo fundamental o isolamento e a reclusão do paciente a ser recuperado
☐ E) uma assistência oferecida em todos os níveis de atenção, em que as internações em hospitais psiquiátricos devem ser privilegiadas.

48 As síndromes demenciais nos idosos caracterizam-se por um empobrecimento progressivo dos processos psíquicos, cognitivos e afetivos; elas podem ser decorrentes de doença cerebral difusa, crônica, que compromete as atividades mentais. Ao montar um plano de cuidados para um idoso demenciado, o enfermeiro deve:

☐ A) estabelecer rotinas, desenvolvendo as mesmas atividades com formas e horários fixos, com o objetivo de substituir o processo de organização do pensamento que está comprometido
☐ B) aos poucos, mostrar ao idoso suas limitações e lembrá-lo de que ele não é mais capaz de realizar determinadas atividades sozinho
☐ C) racionalizar e discutir com o idoso o motivo de seus delírios e alucinações, procurando trazê-lo para a realidade sempre que ele esquecer-se disso
☐ D) designar alguém para realizar a higiene pessoal do idoso, ainda que ele possa fazê-la, a fim de garantir sua segurança

☐ E) elaborar uma rotina na qual o idoso movimente-se o menos possível a fim de evitar quedas.

49 Os neurolépticos são fármacos antipsicóticos usados normalmente nas alterações psiquiátricas. Devem ser administrados sob a supervisão e o acompanhamento da enfermagem, uma vez que apresentam importantes efeitos colaterais. *Não* representa(m) efeito(s) colateral(is) de fármacos neurolépticos:

☐ A) distúrbios endócrinos que resultam na produção de prolactina (ginecomastia, lactação e mamas doloridas)
☐ B) síndrome neuroléptica maligna semelhante à síndrome de hipertermia
☐ C) efeitos extrapiramidais semelhantes à síndrome parkinsoniana
☐ D) efeitos cardiovasculares, sendo o principal deles a hipertensão postural
☐ E) reações cutâneas do tipo urticariformes.

50 Relacione o fármaco, listado à esquerda, com sua indicação clínica mais comum, à direita.

A. Carbamazepina 1. Anticonvulsivante
B. Lítio 2. Antidepressivo
C. Clorpromazina 3. Antipsicótico
D. Fluoxetina 4. Transtorno afetivo bipolar

Assinale a sequência *correta*.

☐ A) 1D, 2C, 3B, 4A
☐ B) 1A, 2B, 3C, 4D
☐ C) 1B, 2A, 3D, 4C
☐ D) 1A, 2C, 3D, 4B
☐ E) 1A, 2D, 3C, 4B.

51 Uma paciente com quadro depressivo, em uso de medicação específica, deve ser observada com cautela quando a terapêutica começar a fazer efeito, pois:

☐ A) o nível de depressão tende a piorar. O quadro só melhora depois do uso prolongado da medicação
☐ B) os efeitos colaterais da medicação são muito intensos e podem até indicar a necessidade de suspensão da terapêutica
☐ C) o humor começa a elevar-se, e isso promove maior energia para a implementação e a execução de um plano de suicídio
☐ D) o quadro de depressão pode dar lugar a um quadro de mania, e a medicação deverá ser trocada
☐ E) poderá apresentar comportamento anormal como recusar-se a realizar sua higiene pessoal ou a aceitar a medicação.

52 Iniciada no final da década de 1970, a reforma psiquiátrica pode ser entendida como um esforço na direção de uma mudança no modelo assistencial em que se busca a substituição dos manicômios e dos hospitais tradicionais por:

☐ A) uma rede comunitária em saúde mental
☐ B) hospitais gerais
☐ C) internações domiciliares
☐ D) asilos e casas de repouso
☐ E) hospitais psiquiátricos reformulados.

53 Transtorno grave que começa tipicamente próximo ao final da adolescência ou no início da idade adulta. Caracteriza-se por distorções fundamentais do pensamento e da percepção e por emoções impróprias. Envolve as funções mais básicas que dão à pessoa normal um senso de individualidade, singularidade e autodireção. Essa descrição refere-se a:

☐ A) depressão
☐ B) esquizofrenia
☐ C) transtorno obsessivo-compulsivo
☐ D) psicose puerperal
☐ E) transtorno bipolar.

54 Alteração que representa um custo elevado para a sociedade. Caracteriza-se por um declínio progressivo de funções cognitivas como a memória, o pensamento, a compreensão, o cálculo, a linguagem, a capacidade de aprender e o discernimento. Acomete indivíduos de idade avançada. Trata-se de:

☐ A) transtorno do humor
☐ B) doença de Alzheimer
☐ C) transtorno de ansiedade
☐ D) transtorno obsessivo-compulsivo
☐ E) retardamento mental.

55 A desinstitucionalização e efetiva reintegração de doentes mentais graves na comunidade é uma tarefa a que o SUS vem se dedicando com especial empenho nos últimos anos. São projetos e programas implantados pelo SUS que obedecem à lógica da reforma psiquiátrica, *exceto*:

☐ A) programa "De volta para casa"

☐ B) reestruturação dos hospitais psiquiátricos

☐ C) ampliação de vagas nas unidades hospitalares psiquiátricas para internações

☐ D) serviço residencial terapêutico

☐ E) centros e núcleos de atenção psicossocial.

56 A família, que deveria constituir a primeira instância de inclusão social, muitas vezes contribui para segregar a pessoa portadora de deficiência. É comum portadores de transtornos mentais serem contidos com cordas, ataduras ou isolados em quartos. Em alguns casos, observa-se a administração exagerada de medicamentos e de álcool. Essas atitudes podem representar a negação do problema e constituem uma forma de violência. Assim, o enfermeiro que trabalha na área de saúde mental deve adotar a seguinte medida de prevenção contra esses maus-tratos:

☐ A) estimular a família a incluir a pessoa portadora de deficiência nas atividades próprias para ela, mantendo-a o mais isolada possível do contexto geral para evitar episódios de ansiedade e consequente agitação

☐ B) orientar os familiares para o fato de que, geralmente, os deficientes mentais são dóceis, sinceros e afetivos, porém os sentimentos de rejeição e incompreensão podem torná-los agressivos e infelizes. Assim, como são imprevisíveis, devem estar sob vigilância constante e, se necessário, deverão ser isolados e internados em instituições específicas para este tipo de cuidado, nas quais permanecem por tempo indeterminado

☐ C) recomendar aos familiares que não façam comentários sobre fatos que causem constrangimento, como urinar na roupa ou na cama, babar, nem utilizem expressões como "burro", "louco" ou "desastrado". É importante destacar que eles têm condições de ser educados. Quando orientados, podem aprender a discriminar situações. Em todo caso, é importante recomendar que crianças ou adolescentes com deficiência mental não sejam deixadas a sós com estranhos

☐ D) estimular os responsáveis a falar com firmeza com os filhos que apresentem deficiência mental, dando-lhes ordens precisas. Devem ser repreendidos de modo firme quando agirem de maneira inadequada. Se necessário, devem ser castigados e responsabilizados por seus erros

☐ E) portadores de transtornos mentais, principalmente no caso de pessoas com transtornos de comportamento (agitação intensa e agressividade), devem ser inseridos no contexto social e devem frequentar locais como festas ou jogos de futebol, ainda que isto promova excitação e ansiedade no paciente, o que pode precipitar uma crise.

57 De acordo com a Política de Saúde Mental do Ministério da Saúde, os centros de atenção psicossocial, assim como os núcleos de atenção psicossocial e os centros de referência e outros tipos de serviços substitutivos são:

☐ A) serviços de atenção intensiva, abertos 24 h por dia, que atendem emergências psiquiátricas

☐ B) serviços de atendimento de pacientes com transtornos mentais graves e persistentes, em regime de tratamento intensivo, semi-intensivo e não intensivo, responsáveis pela internação, que funciona diariamente, segundo a lógica do território

☐ C) locais anexos e estreitamente ligados aos hospitais psiquiátricos que funcionam como ambulatórios, recebendo os pacientes de um determinado território para recebimento de medicação psiquiátrica e realização de consultas

☐ D) locais onde se busca integrar o portador de transtorno mental em um ambiente social e cultural concreto, designado como seu "território", o espaço da cidade no qual se desenvolve a vida cotidiana de usuários e familiares. É a principal estratégia do processo de reforma psiquiátrica

☐ E) serviços que atendem na porta de entrada dos hospitais psiquiátricos e servem como elo de ligação entre os pacientes e o hospital. Na lógica da reforma psiquiátrica só deverá ser encaminhado ao hospital o paciente que tenha vínculo formal com os centros de atenção psicossocial.

58 Ao dar entrada na emergência psiquiátrica, o paciente apresentava os seguintes sinais clínicos: tremores, ansiedade, agitação, incontinência, insônia, alucinações visuais e auditivas. Ao exame, o enfermeiro notou taquicardia, dilatação das pupilas e profusa transpiração. Na entrevista com o acompanhante do paciente foi constatado o uso prolongado de bebida alcoólica. O enfermeiro suspeitou logo de que se tratava de um quadro de:

☐ A) transtorno de ansiedade
☐ B) *delirium tremens*
☐ C) estado torporoso
☐ D) distúrbio neurovegetativo
☐ E) coma alcoólico.

59 Com relação à assistência de pacientes que apresentam transtornos mentais, avalie as afirmações a seguir.

1. Toda classificação de transtornos mentais classifica síndromes e condições, mas não indivíduos. Estes podem sofrer um ou mais transtornos durante um ou mais períodos da vida, mas não se deve usar uma etiqueta diagnóstica para descrever um indivíduo.
2. O transtorno afetivo bipolar é um distúrbio depressivo acompanhado de episódios de mania caracterizados por humor expansivo, aumento da atividade, autoconfiança excessiva e deterioração da concentração.
3. Embora o uso de substâncias (juntamente com os transtornos associados a elas) varie de uma região para outra, o tabaco e o álcool são as substâncias de maior uso no mundo em geral embora estatisticamente não apresentem consequências significativas para a saúde pública.

☐ A) Somente a afirmativa 3 está correta
☐ B) Somente a afirmativa 1 está correta
☐ C) As afirmativas 1 e 3 estão corretas
☐ D) As afirmativas 2 e 3 estão corretas
☐ E) As afirmativas 1 e 2 estão corretas.

60 Durante o tratamento, a enfermagem deve planejar uma assistência que busque a adesão do paciente. É(são) fator(es) que melhora(m) a adesão ao tratamento de transtornos mentais:

☐ A) uma relação enfermeiro/paciente estritamente profissional e de cobrança
☐ B) gasto de tempo e energia na educação do paciente com respeito às metas da terapia e às consequências da boa e da má adesão
☐ C) um plano de tratamento elaborado e imposto pelo enfermeiro
☐ D) distanciamento de familiares e amigos para não atrapalhar o plano terapêutico e sua implementação
☐ E) ampliação do regime de tratamento aumentando o período de internação o máximo possível.

61 O paciente deprimido, com ideia suicida, necessita de assistência e cuidados especializados. No que tange ao suicídio, vários mitos são reafirmados pelo senso comum. Das alternativas a seguir, a única que *não* configura um mito em relação ao suicídio é:

☐ A) o suicídio é hereditário e recorrente nas famílias
☐ B) o suicídio ocorre sem aviso, de repente
☐ C) qualquer pessoa pode, em determinada circunstância, pensar em suicídio. Apenas 10 a 20% das pessoas que se matam têm transtornos mentais
☐ D) quem fala sobre suicídio e diz que vai se matar não se mata
☐ E) os suicídios ocorrem com mais frequência nas camadas mais pobres da população.

62 Os principais cuidados com os membros inferiores de um paciente portador de insuficiência arterial são:

☐ A) terapia compressiva, analgesia, hidratação

☐ B) cuidado com o corte de unhas, bota de Unna e hidratação da pele

☐ C) proteção térmica com enfaixamento frouxo, cuidado com o corte de unha, evitar fonte direta de calor

☐ D) analgesia, proteção térmica com enfaixamento frouxo e posição de Trendelenburg

☐ E) hidratação da pele, cuidado com o corte de unha e aquecimento do membro com fonte direta de calor.

63 Ideias recorrentes e rituais de comportamento são características dos transtornos de ansiedade. Qual é o transtorno de ansiedade que corresponde a esta afirmação?

☐ A) Transtorno de ansiedade generalizada

☐ B) Fobias

☐ C) Transtorno obsessivo-compulsivo

☐ D) Transtorno dissociativo

☐ E) Estresse.

64 Associe os termos técnicos a seguir, à esquerda, às suas definições, à direita.

1. Bradipneia	☐ Limpeza de ferida aparando suas bordas
2. Desbridamento	☐ Dor localizada no ouvido
3. Galactorreia	☐ Lentidão anormal da respiração
4. Otalgia	☐ Secreção láctea que ocorre entre as mamadas ou após o desmame

Assinale a alternativa que contém a sequência *correta*.

☐ A) 2, 4, 1, 3

☐ B) 1, 2, 3, 4

☐ C) 2, 1, 4, 3

☐ D) 4, 3, 2, 1.

65 Com relação ao processo de cicatrização de feridas, é *correto* afirmar que:

☐ A) a irrigação sanguínea adequada é essencial para todas as etapas

☐ B) a desnutrição e alterações associadas ao envelhecimento não alteram o processo

☐ C) na infecção da ferida, a resposta inflamatória é retardada e a cicatrização é rápida

☐ D) os ferimentos podem cicatrizar apesar de uma infecção presente.

66 Sobre o papel do enfermeiro na área da saúde mental, é *correto* afirmar que:

☐ A) a relação terapêutica não considera a importância dos valores individuais no desenvolvimento da consciência do paciente

☐ B) na relação enfermeiro-paciente, somente o enfermeiro tem condições de reconhecer o outro como ser humano singular e importante

☐ C) a relação enfermeiro-paciente é a base sobre a qual se estabelece a enfermagem de saúde mental

☐ D) as técnicas básicas de aconselhamento são dispensáveis na relação enfermeiro-paciente uma vez que este último encontra-se com o nível de consciência alterado.

67 A pele, durante o processo de envelhecimento, sofre alterações quanto às funções de proteção, regulação da temperatura, excreção e sensibilidade. Entre essas mudanças, está excluída a possibilidade de:

☐ A) o colágeno tornar-se mais macio e aumentado

☐ B) a gordura subcutânea diminuir, especialmente nas extremidades

☐ C) a epiderne e a derme tornarem-se mais delgadas

☐ D) o suprimento sanguíneo sofrer decréscimo.

68 Estima-se que nada menos de 200 milhões de pessoas no planeta sofram de osteoporose, epidemia de manifestação lenta e silenciosa, que acarreta altos índices de incapacidade, e compromete a qualidade de vida, especialmente dos idosos. Esse problema, considerado um desafio em termos de saúde pública mundial, pode ser prevenido por meio de ações que visem à:

☐ A) manutenção óssea, por meio da suplementação de cálcio, de vitamina D e de atividade física moderada, regular e contínua

☐ B) mudança no estilo de vida, de forma a evitar a lactose, as proteínas animais, o tabagismo, a obesidade e o uso de cafeína

☐ C) correção dos fatores predisponentes, como os decorrentes de patologias cardiorrespiratórias, os relacionados com a menacma e com o uso de corticoides

☐ D) reposição de substâncias como fitoestrogênios, na pós-menopausa; de andrógenos, na andropausa e de calcitonina, a partir dos 40 anos de idade.

69 Quando possível, conforme o III Consenso Brasileiro de hipertensão arterial sistêmica (HAS), a avaliação mínima do portador de HAS deve constar dos seguintes exames, *exceto*:

☐ A) urina (bioquímica e sedimento)

☐ B) creatinina sérica

☐ C) potássio sérico

☐ D) glicemia (curva glicêmica)

☐ E) colesterol total.

70 Marque a alternativa que apresenta um fator de risco para o desenvolvimento de acidente vascular encefálico:

☐ A) alcoolismo

☐ B) epilepsia

☐ C) doença de Parkinson

☐ D) hipertensão arterial

☐ E) uso contínuo de corticosteroide.

71 Com relação ao processo de trabalho na enfermagem, é *correto* afirmar que:

☐ A) é a dinâmica das ações sistematizadas e interrelacionadas visando à assistência do ser humano

☐ B) deve ser cíclico, com etapas inter-relacionadas, dependentes e recorrentes

☐ C) a primeira etapa é o recolhimento não sistemático de dados a respeito das necessidades de enfermagem do paciente

☐ D) a verificação sistemática da enfermagem alertará para uma mudança no estado funcional e para a dispensável observação imediata e posterior

☐ E) Os diagnósticos de enfermagem são especificações das metas de ação de enfermagem a curto prazo.

72 Em uma prescrição, 2.500 UI de penicilina G potássica devem ser acrescentadas a 100 mℓ de soro glicosado a 5% e administradas por via intravenosa, sendo infundidas em 50 min. Sabe-se que a penicilina apresenta-se em frasco-ampola contendo 5.000 UI, sob a forma de pó. A diluição desse frasco deve ser feita com 10 mℓ de água destilada. O gotejamento será de:

☐ A) 35 gotas/min

☐ B) 40 gotas/min

☐ C) 42 gotas/min

☐ D) 49 gotas/min

☐ E) 56 gotas/min.

73 A aminofilina apresentada em ampola de 10 mℓ/240 mg deve ser administrada acrescentando-a a 250 mℓ de soro fisiológico a 0,9%, que será infundido por via intravenosa em 40 min. Considerando que a aminofilina será acrescida aos 250 mℓ de soro fisiológico a 0,9%, qual deve ser a concentração do citado medicamento por mililitro após diluição?

☐ A) 0,70 mg/mℓ

☐ B) 1,00 mg/mℓ

☐ C) 0,92 mg/mℓ

☐ D) 1,20 mg/mℓ

☐ E) 1,50 mg/mℓ.

74 A respeito da escolha da via para administração de medicamentos, é *correto* afirmar que:

☐ A) a via oral tem como vantagem o baixo custo e a rapidez sobre as outras vias

☐ B) as vias parenterais são de mais rápida absorção, convenientes e confortáveis para os clientes

☐ C) a administração tópica sobre abrasões da pele pode ter a absorção retardada sem efeitos sistêmicos

☐ D) a via subcutânea é evitada se o paciente tem tendência a sangramentos

☐ E) os supositórios retais são indicados em casos de cirurgias ou sangramento retal.

75 A administração de injeções é um procedimento invasivo e necessita de técnica asséptica. Sobre os critérios para a sua realização, é *correto* afirmar que:

☐ A) para aplicar medicação subcutânea, é necessária uma angulação da agulha de 15°

☐ B) os biséis longos minimizam o desconforto causado pelas injeções intramusculares e subcutâneas

☐ C) a administração intramuscular requer uma agulha de calibre 13 × 3,8

☐ D) a viscosidade do medicamento não interfere na escolha do diâmetro da agulha

☐ E) peso e tamanho do cliente não são considerados na escolha do calibre e tamanho da agulha.

76 Sobre a administração de medicamentos por via parenteral, é *correto* afirmar que:

☐ A) o terço médio do músculo vasto lateral é o melhor local para administração da medicação

☐ B) o ângulo de inserção para a injeção intramuscular é de 45°

☐ C) a via subcutânea fornece absorção mais rápida que a via intramuscular

☐ D) a via intramuscular suporta até 8 mℓ de líquidos, sem causar desconforto grave

☐ E) O acesso a região ventroglútea exige que o cliente se posicione em decúbito dorsal.

77 Sobre as teorias de enfermagem é *correto* afirmar que:

☐ A) o modelo de adaptação de Roy tem quatro elementos essenciais, relacionando o receptor do cuidado, o ambiente, a saúde e a enfermagem

☐ B) o modelo de Rogers é orientado para as necessidades/problemas dos clientes/pacientes

☐ C) o modelo transcultural de Neuman tem um núcleo de recursos de energia da estrutura básica

☐ D) Orlando baseia o processo de enfermagem no desenvolvimento do indivíduo em busca do autocuidado

☐ E) King se fundamenta no modelo de Rogers, enfatizando a interferência da cultura no processo de enfermagem.

78 Quanto aos movimentos da mecânica corporal, assinale a alternativa *correta*.

☐ A) Supinação é o movimento de virar para baixo, em direção ao chão

☐ B) Pronação é o movimento de virar para cima (oposto da supinação)

☐ C) Abdução é o movimento para fora do eixo central (linha média) do corpo

☐ D) Rotação é o movimento em direção ao eixo central do corpo

☐ E) Adução é o movimento para fora do eixo central (linha média) do corpo.

79 Considere as afirmativas a seguir:

1. A finalidade da anotação de enfermagem é essencialmente fornecer informações a respeito da assistência prestada, de modo a assegurar a comunicação entre os membros da equipe de saúde e, assim, garantir a continuidade das ações nas 24 h seguintes.
2. No conteúdo das anotações de enfermagem devem constar informações referentes à movimentação do paciente, interna ou externamente à instituição, às manifestações físicas, às funções fisiológicas e aos aspectos psicossociais.
3. A principal característica da evolução de enfermagem é ser realizada por toda a equipe de enfermagem.
4. As anotações de enfermagem devem ser claras, objetivas e concisas.

Assinale a alternativa *correta*.

☐ A) Somente as afirmativas 3 e 4 são verdadeiras

☐ B) Somente as afirmativas 2 e 4 são verdadeiras

☐ C) Somente as afirmativas 1 e 3 são verdadeiras

☐ D) Somente as afirmativas 1, 2 e 4 são verdadeiras

☐ E) Somente as afirmativas 1, 2 e 3 são verdadeiras.

80 Na realização do exame físico pelo enfermeiro, pode-se fazer a avaliação da função cerebelar (teste de Romberg). Assinale a alternativa que contém o procedimento para análise dessa função.

☐ A) Solicita-se ao paciente que permaneça em posição ereta, com os pés juntos, com os olhos abertos e depois fechados, observando-se a presença de algum balanço ou perda do equilíbrio

☐ B) Solicita-se ao paciente que permaneça em posição ereta, com os pés separados, com os olhos abertos e depois fechados, observando-se a presença de algum balanço ou perda do equilíbrio

☐ C) Solicita-se ao paciente que permaneça sentado, com os pés separados, com os olhos abertos, observando-se a presença de algum balanço ou perda do equilíbrio após a realização de três movimentos de extensão e flexão da coluna cervical

☐ D) Solicita-se ao paciente que permaneça em decúbito dorsal, com os pés juntos, com os olhos abertos e depois fechados, observando-se a presença de algum zumbido

☐ E) Solicita-se ao paciente que permaneça em decúbito dorsal, com os pés separados, com os olhos abertos e depois fechados, observando-se a presença de zumbido após a realização de três movimentos de extensão e flexão da coluna cervical.

81 Há mais de dez anos, foi implantada e informatizada a sistematização da assistência de enfermagem, também conhecida como metodologia da assistência de enfermagem, em um hospital. No entanto, a maior parte dos enfermeiros da instituição não utiliza esse instrumento de trabalho. Qual dos seguintes argumentos resultaria na retomada da Metodologia da Assistência de Enfermagem no processo de trabalho desses enfermeiros, quando utilizado por uma liderança em situação diretiva?

☐ A) É uma exigência contida na Resolução 272/2002 do sistema COFEN/COREN; é a sistematização da assistência de enfermagem; é de responsabilidade do enfermeiro

☐ B) É uma estratégia que possibilita o direcionamento da tomada de decisão para uma assistência organizada e individualizada do cuidado; por fim, propicia a geração de conhecimento a partir da prática de enfermagem

☐ C) É um instrumento flexível, livre de imposições e rotinizações que envolve o profissional enfermeiro e o cliente, sustentado por reflexões, ações, reações e contínuas construções do saber

☐ D) É uma tentativa para a superação da crise institucional e uma proposta de novos paradigmas para a assistência de enfermagem

☐ E) É um instrumento que proporciona autonomia e visibilidade ao trabalho do profissional enfermeiro.

82 Sobre a metodologia da assistência, considere as seguintes afirmativas:

1. A evolução deve ocorrer em função dos resultados propostos e não apenas dos que foram alcançados com as ações realizadas.
2. O histórico caracteriza-se pelo julgamento clínico das respostas do indivíduo, da família ou da comunidade aos processos vitais ou aos problemas de saúde atuais ou potenciais.
3. O diagnóstico de enfermagem caracteriza-se pela análise dos dados que permitem identificar as situações da assistência. Para a sua realização, o enfermeiro utiliza um sistema de classificação.
4. A prescrição de enfermagem deve ser redigida como um objetivo operacional, usando-se um verbo infinitivo que traduza a ação de enfermagem.

Assinale a alternativa *correta*.

☐ A) Somente as afirmativas 2 e 4 são verdadeiras

☐ B) Somente as afirmativas 1, 3 e 4 são verdadeiras
☐ C) Somente as afirmativas 1, 2 e 3 são verdadeiras
☐ D) Somente as afirmativas 3 e 4 são verdadeiras
☐ E) Somente as afirmativas 1 e 2 são verdadeiras.

83 Uma prescrição médica de hidratação venosa é de 2.000 mℓ, sendo 1.000 mℓ de soro glicosado a 5% e 1.000 mℓ de soro fisiológico a 0,9%. Diante dessa prescrição, associe a coluna com a quantidade aproximada de gotas, à esquerda, à coluna com o tempo de infusão, à direita.

1. 28 gotas/min	☐ 12 h
2. 33 gotas/min	☐ 18 h
3. 36 gotas/min	☐ 20 h
4. 37 gotas/min	☐ 24 h
5. 55 gotas/min	☐ Outra

A sequência *correta* é:
☐ A) 2, 3, 5, 4, 1
☐ B) 3, 5, 2, 1, 4
☐ C) 3, 1, 4, 2, 5
☐ D) 5, 3, 4, 2, 1
☐ E) 5, 4, 2, 1, 3.

84 O enfermeiro atuante em uma instituição de saúde mental deve ter conhecimento sobre a ação, a interação e a reação adversa dos medicamentos utilizados. Um estado caracterizado por rigidez muscular, sialorreia e tremores de extremidades é causado pelo uso de:
☐ A) ansiolíticos
☐ B) anti-histamínicos
☐ C) hipnóticos
☐ D) antibióticos
☐ E) neurolépticos.

85 O Ministério da Saúde definiu, como uma das estratégias da atenção psiquiátrica, a remuneração, pelo SUS, de procedimentos como a assistência em hospital-dia, em núcleos e centros de atenção psicossocial, as oficinas terapêuticas, entre outros. Essa estratégia da reforma psiquiátrica, que propõe a reorientação do modelo assistencial, tem como uma de suas diretrizes a:
☐ A) desinstitucionalização dos doentes
☐ B) internação em hospitais gerais
☐ C) medicação preventiva
☐ D) desobrigação do estado
☐ E) N.R.A.

86 Conforme a abordagem psicológica, define-se como "distúrbios de aspectos da personalidade nos quais se altera a relação com o mundo permanecendo íntegra a capacidade de pensamento e de manter relações afetivas":
☐ A) neurose
☐ B) catatonia
☐ C) esquizofrenia
☐ D) psicose
☐ E) paranoia.

87 Assinale a opção incorreta com relação à reforma psiquiátrica no Brasil.
☐ A) Atualmente, utiliza o paradigma cujos instrumentos materiais mais evidentes são os núcleos e/ou centros de atendimento psicossocial (NAPS e/ou CAPS), hospitais-dias, enfermarias e ambulatórios em hospitais gerais
☐ B) Vem-se desenvolvendo há várias décadas, a partir do final dos anos 1970, como um movimento que mostra as inconveniências do modelo que fundamentou os paradigmas da psiquiatria clássica
☐ C) No contexto da referida reforma, vários autores apontaram para o processo de trabalho de enfermagem em saúde mental como claramente em acordo com as propostas de reinserção social das pessoas com transtornos mentais. Esse processo era caracterizado por ser ativo e totalmente integrado à equipe multiprofissional
☐ D) A desinstitucionalização é uma de suas principais vertentes, com a consequente desconstrução da ideia de manicômio e dos paradigmas que o sustentam, o que significa a substituição progressiva dos manicômios
☐ E) Todos os itens estão incorretos.

88 Na esquizofrenia, o sintoma mais comumente associado a distorções do conteúdo do pensamento é:

☐ A) sonolência
☐ B) alucinações
☐ C) embotamento afetivo
☐ D) catatonia
☐ E) delírio.

89 O carbonato de lítio é um dos fármacos utilizados no tratamento da seguinte psicopatologia:
☐ A) síndrome do pânico
☐ B) transtorno de humor
☐ C) esquizofrenia
☐ D) ansiedade
☐ E) Parkinson.

90 O enfermeiro que está coordenando um grupo terapêutico diz aos membros: "Este é o nosso grupo e nós nos reunimos para aprender maneiras diferentes de falar às pessoas. Nosso grupo se destina a ajudar no falar e no ouvir". Essa resposta é classificada como:
☐ A) não terapêutica, porque desconsidera a vontade de cada membro do grupo
☐ B) não terapêutica, porque limita a espontaneidade do grupo
☐ C) não terapêutica, porque desobedece às normas
☐ D) terapêutica, por aumentar a coesão do grupo
☐ E) terapêutica por deixar clara a importância de evitar o surgimento de conflitos.

91 O processo de enfermagem na saúde mental compreende, sequencialmente, as fases:
☐ A) avaliação, planejamento, diagnóstico, implementação e avaliação final
☐ B) avaliação, diagnóstico, planejamento, implementação e avaliação final
☐ C) planejamento, diagnóstico, avaliação e avaliação final
☐ D) avaliação, implementação, diagnóstico, planejamento e avaliação final
☐ E) avaliação, diagnóstico, planejamento, implementação e avaliação final.

92 A ansiedade, o medo e o estresse alteram a pressão arterial porque:
☐ A) diminuem a frequência cardíaca, aumentam o débito cardíaco e diminuem a resistência vascular periférica
☐ B) diminuem a frequência cardíaca, aumentam o débito cardíaco e aumentam a resistência vascular periférica
☐ C) aumentam a frequência cardíaca, aumentam o débito cardíaco e aumentam a resistência vascular periférica
☐ D) aumentam a frequência cardíaca, diminui o débito cardíaco e aumentam a resistência vascular periférica
☐ E) N.R.A.

93 De acordo com a Legislação em Saúde Mental (1990-2002), os serviços de urgência psiquiátrica em prontos-socorros gerais devem funcionar, diariamente, dispondo de leitos de internação psiquiátrica e de equipe qualificada. O tempo de internação e a equipe que deve atender a esse cliente são, respectivamente:
☐ A) até 36 h/equipe multiprofissional
☐ B) até 72 h/equipe multiprofissional
☐ C) até 48 h/equipe de enfermagem e clínico
☐ D) até 48 h/equipe de enfermagem e psiquiatra
☐ E) até 36 h/equipe de enfermagem.

94 Em lesões cutâneas crônicas ou agudas, não infectadas e sem secreção intensa deve-se estabelecer a troca de curativos em que tempo, respectivamente, a cada tipo de lesão?
☐ A) 48 a 72 h/24 h
☐ B) 24 a 48 h/12 h
☐ C) 12 a 24 h/6 h
☐ D) 6 a 12 h/3 h
☐ E) 8 a 16 h/4 h.

95 A elaboração de um programa de controle de infecção hospitalar reúne ações que desenvolvidas deliberada e sistematicamente são responsáveis por:
☐ A) fragmentar a incidência de bactérias oportunistas e vírus
☐ B) reduzir a virulência intensa e grave
☐ C) fracionar a gravidade das infecções
☐ D) eliminar a incidência de infecções oportunistas
☐ E) reduzir ao máximo a incidência e gravidade das infecções.

96 Os fatores de risco para a infecção hospitalar podem ser classificados em dois grupos, a saber:

☐ A) condições ambientais e resistência do hospedeiro

☐ B) equipamentos e materiais hospitalares

☐ C) equipe de enfermagem e funcionários de apoio

☐ D) outros pacientes e visitantes.

97 O serviço de enfermagem deve estabelecer sistemas próprios de controle, para atingir seus objetivos. Para tal, é preciso estabelecer controles de qualidade e quantidade dos serviços. Ao mencionar controles de qualidade e quantidade, estes estão representados por:

☐ A) supervisão, delegação de atividades e controle da quantidade do pessoal de enfermagem

☐ B) supervisão, treinamento em serviço e boas relações humanas

☐ C) supervisão e racionalização de tempos e movimentos

☐ D) delegação de atividades, treinamento em serviço e controle da quantidade do pessoal de enfermagem.

98 O treinamento em serviço visa sempre ao atendimento de certas necessidades da empresa, que podem ser *a priori* ou *a posteriori*. Das alternativas a seguir, qual determinante pode ser deixada *a posteriori*?

☐ A) Admissão de novos funcionários ou redução de número de funcionários

☐ B) Mudanças de métodos ou processos de trabalho

☐ C) Aquisição de habilidades que serão valiosas, no futuro, para o funcionário

☐ D) Modernização de equipamentos e expansão do serviço.

99 Segundo a legislação vigente, qual das atividades abaixo *não* é privativa do enfermeiro generalista?

☐ A) Realização de episiotomia e episiorrafia e aplicação de anestesia, quando necessário, em parto eutócico

☐ B) Prescrição de medicamentos estabelecidos em programas de saúde pública e em rotina aprovada pela instituição de saúde

☐ C) Planejamento, organização, coordenação, execução e avaliação dos serviços de enfermagem

☐ D) Prestar cuidados diretos de enfermagem a pacientes graves, com risco de vida.

100 Com base nos seus conhecimentos sobre a sistematização da assistência de enfermagem ao idoso, é *correto* afirmar que:

☐ A) a prescrição de enfermagem para a melhora da permeabilidade das vias respiratórias inclui: a aspiração de secreções orofaríngeas, a hidratação, as mudanças de decúbito e a administração de oxigênio

☐ B) os diagnósticos de enfermagem mais importantes são: déficit de conhecimento sobre o regime terapêutico e as medidas preventivas, nutrição alterada relacionada com ingestão menor do que as necessidades corporais e eliminação traqueobrônquica ineficaz

☐ C) a ingestão de líquidos deve ser cautelosa para os clientes com quadro de pneumonia em razão do aumento na perda insensível de água

☐ D) o paciente é encorajado à deambulação com o intuito de prevenir a atelectasia e pneumonias.

101 Considere os conhecimentos relacionados com a hipertensão arterial sistêmica (HAS) para maiores de 18 anos e a IV Diretrizes Brasileiras de hipertensão arterial. A HAS é considerada limítrofe quando os resultados da aferição, para as pressões sistólica e diastólica, são, respectivamente:

☐ A) 120 a 129 e 90 a 99 mmHg

☐ B) < 120 e < 80 mmHg

☐ C) 130 a 139 e 85 a 89 mmHg

☐ D) 140 a 159 e 90 a 99 mmHg.

102 As doenças cerebrovasculares são as maiores causas de mortalidade. Com base nessas informações, é *correto* afirmar que:

☐ A) os acidentes vasculares encefálicos (AVE) podem ser divididos em duas categorias: não hemorrágicos e hemorrágicos. O AVE não hemorrágico apresenta o maior número de ocorrências

☐ B) os déficits do campo visual, como diplopia e perda da visão periférica, em decorrência de AVE são corrigidos pela sistematização da assistência de enfermagem (SAE), mediante uso de bengala ou outro objeto para identificar objetos

☐ C) a integridade cutânea e tecidual do cliente que sofreu AVE é alterada pela sensibilidade diminuída e pela incapacidade de responder. Para tanto, a SAE deve promover um esquema intensivo de mudança de decúbito (de 1 em 1 h)

☐ D) a incontinência urinária transitória no AVE pode ser minimizada com exercícios do tônus muscular.

103 As doenças isquêmicas do coração estão entre as causas de óbito por doenças do aparelho circulatório. A avaliação diagnóstica inclui o cateterismo cardíaco, com o objetivo de avaliar a permeabilidade da artéria coronária e determinar procedimentos. Entre os cuidados de enfermagem ao paciente submetido a um cateterismo cardíaco, está incluído:

☐ A) registrar os pulsos distais do membro oposto ao do exame antes do procedimento

☐ B) mobilizar ativamente o membro afetado imediatamente antes e após a realização do exame

☐ C) avaliar sintomas dolorosos sugestivos de infarto do miocárdio

☐ D) registrar a pressão arterial e o pulso apical a cada 90 min.

104 São diretrizes da Política Nacional de Saúde da Pessoa Portadora de Deficiência:

☐ A) promoção da qualidade de vida; assistência integral à saúde; prevenção de deficiências; organização e funcionamento dos serviços de atenção à pessoa portadora de deficiência; e capacitação de recursos humanos

☐ B) promoção da qualidade de vida; prevenção de deficiências; ampliação e fortalecimento dos mecanismos de informação; organização e funcionamento dos serviços de atenção à pessoa portadora de deficiência; e capacitação de recursos humanos

☐ C) promoção da qualidade de vida; assistência integral à saúde; prevenção de deficiências; ampliação e fortalecimento dos mecanismos de informação; e organização e funcionamento dos serviços de atenção à pessoa portadora de deficiência

☐ D) assistência terciária à saúde; prevenção de deficiências; ampliação e fortalecimento dos mecanismos de informação; organização e funcionamento dos serviços de atenção à pessoa portadora de deficiência; e capacitação de recursos humanos

☐ E) promoção da qualidade de vida; assistência integral à saúde; prevenção de deficiências; ampliação e fortalecimento dos mecanismos de informação; organização e funcionamento dos serviços de atenção à pessoa portadora de deficiência; e capacitação de recursos humanos.

105 Sobre gastrite crônica tipo "B" é *correto* afirmar que:

☐ A) afeta o antro e o piloro

☐ B) denominada "autoimune", resulta de alterações das células parietais, levando a atrofia e infiltração celular

☐ C) está associada a doenças autoimunes como a anemia perniciosa e ocorre no fundo ou no corpo do estômago

☐ D) é assintomática, exceto a sintomatologia relacionada com carência de vitamina B12

☐ E) está associada a acloridria ou hipocloridria.

106 A respeito da asma, analise as afirmativas a seguir:

1. Manifesta-se por dispneia, tosse e sibilos, resultante do estreitamento das vias respiratórias.

2. A asma alérgica está relacionada com história alérgica familiar e história pregressa de eczema ou rinite alérgica.
3. A asma mista pode progredir para bronquite crônica e enfisema.
4. O surgimento da asma idiopática está relacionado com resfriado comum, infecções do trato respiratório, exercícios e emoções.

Está(ão) *correta(s)*:

☐ A) 1, 2 e 3
☐ B) 2 e 3
☐ C) 1, 2 e 4
☐ D) 2, 3 e 4
☐ E) Apenas 4.

107 Sobre câncer de intestino grosso, analise as afirmativas a seguir.

1. A incidência aumenta com a idade e é mais alta nas pessoas com história familiar de câncer de cólon e na presença de doença intestinal inflamatória crônica e pólipo.
2. Os cânceres de cólon e reto são predominantemente adenocarcinomas e pode iniciar-se como um pólipo benigno.
3. As complicações incluem obstrução intestinal completa ou parcial, perfuração e formação de abscesso.
4. As colostomias fazem parte do tratamento cirúrgico e em geral as localizadas do lado direito têm efluente pastoso e as do esquerdo o efluente é líquido ou semilíquido.

Estão *corretas*:

☐ A) 1, 2 e 4
☐ B) 2, 3 e 4
☐ C) 1, 2 e 3
☐ D) 2 e 4
☐ E) 1, 3 e 4.

108 Sobre a angina do peito, analise as afirmativas a seguir.

1. É uma síndrome caracterizada por crises de dor ou sensação de pressão na região anterior do tórax.
2. A exposição ao frio, o esforço físico, a ingestão de uma refeição copiosa e o estresse são fatores desencadeadores da doença.
3. A dor anginosa regride quando o fator precipitante é eliminado e nunca vem acompanhada de fraqueza ou dormência nos braços, punhos e mãos.
4. A nitroglicerina é o principal medicamento utilizado no tratamento e apresenta como efeitos colaterais rubor, cefaleia pulsátil, hipotensão e taquicardia.

Estão *corretas*:

☐ A) 1 e 3
☐ B) 1, 2 e 3
☐ C) 2 e 3
☐ D) 1, 2 e 4
☐ E) 2, 3 e 4.

109 Sobre embolia pulmonar, é correto afirmar que:

☐ A) os sintomas não guardam nenhuma relação com o tamanho do trombo e com a área de oclusão arterial, uma vez que podem ser inespecíficos
☐ B) as consequências hemodinâmicas incluem resistência vascular pulmonar diminuída e redução da pressão arterial pulmonar
☐ C) deve ser evitado o uso de cumadina como substância profilática no período pré-operatório pelo risco de hemorragia
☐ D) os dispositivos pneumáticos de compressão intermitente das pernas devem ser usados apenas nas intervenções de emergência
☐ E) está associada a trauma, gravidez, cirurgia, insuficiência cardíaca, imobilidade prolongada e idade avançada.

110 Sobre osteomielite, analise as afirmativas a seguir.

1. Pode ser causada por amidalite, furunculose e infecções respiratórias altas que se disseminam por via hematogênica.
2. Os agentes etiológicos compreendem o *Staphylococcus aureus*, *Proteus mirabilis*, *Pseudomonas aeruginosa* e *Escherichia coli*, sendo o primeiro responsável por 70 a 80% das infecções ósseas.
3. Calafrio, febre, taquisfgmia e mal-estar geral são manifestações clínicas, quando a infecção ocorre por via hematogênica.

4. Mobilidade física comprometida, associada à dor, dispositivos de imobilização e limitações de sustentação do peso corporal constitui um diagnóstico de enfermagem.

Estão *corretas*:

☐ A) 1 e 2
☐ B) 3 e 4
☐ C) 1, 2 e 3
☐ D) 1, 2, 3 e 4
☐ E) 2, 3 e 4.

111 Sobre hipertensão arterial, leia as sentenças a seguir.

1. Ao realizar a anamnese do cliente hipertenso, o enfermeiro dá maior enfoque aos hábitos de fumar e de beber, ao aumento de peso, ao uso de anticoncepcionais e a sinais e sintomas sugestivos de lesão em órgão-alvo e/ou causas secundárias de hipertensão.
2. O enfermeiro, ao aferir a pressão arterial do cliente hipertenso, verifica a pressão arterial em ambos os membros superiores com o paciente sentado, deitado e em pé.
3. Na anamnese do paciente hipertenso, o enfermeiro enfoca os mesmos pontos que qualquer paciente portador de doença crônica não transmissível.
4. Faz parte do exame físico do portador de hipertensão arterial pesar e medir o paciente, para estabelecer o índice de massa corporal.

Estão *corretas* as afirmativas:

☐ A) 1, 2, 3 e 4
☐ B) 1, 3 e 4 apenas
☐ C) 1, 2 e 4 apenas
☐ D) 2 e 4 apenas
☐ E) 2, 3 e 4 apenas.

112 Quanto aos distúrbios cardiovasculares, leia as sentenças a seguir e assinale a alternativa *correta*.

☐ A) Ao fazer um histórico de enfermagem de um paciente portador de insuficiência cardíaca congestiva, o enfermeiro não deve avaliar o débito urinário nem valorizar sinais e sintomas do aparelho respiratório
☐ B) Na avaliação do paciente, o enfermeiro identifica arritmias, intoxicação digitálica e alcalose metabólica, atribuindo essas alterações à hiperpotassemia
☐ C) O paciente apresenta os seguintes sintomas: dor torácica com irradiação para o braço, hipotensão, dispneia, taquicardia, palidez, náuseas e ansiedade, características que foram evidenciadas pelo enfermeiro como choque cardiogênico
☐ D) As alterações das enzimas não são indicadores confiáveis para o diagnóstico de infarto agudo do miocárdio
☐ E) A dor do infarto se difere da dor esofágica por ser subesternal e/ou sobre o precórdio, podendo disseminar-se amplamente pelo tórax, ocasionando algumas vezes incapacidade dolorosa dos ombros e das mãos, tendo duração superior a 15 min.

113 Sobre assistência de enfermagem aos pacientes com distúrbio do sistema gastrintestinal, leia as sentenças a seguir.

1. Na hemorragia digestiva alta, o enfermeiro orienta o cliente a ingerir dieta oral morna, reduzir o estresse e manter via respiratória permeável.
2. Na hemorragia digestiva alta, o enfermeiro instala sonda nasogástrica, realiza lavagem gástrica, mantém a sonda nasogástrica fechada e monitora sinais vitais.
3. Na hemorragia digestiva alta, o enfermeiro avalia perda sanguínea, monitora sinais vitais, realiza lavagem gástrica, avalia hematócrito e hemoglobina, instala sonda nasogástrica e sonda vesical de demora, monitora débito urinário.
4. Na hemorragia digestiva alta, o enfermeiro identifica e controla a hematêmese, monitora sinais vitais, observa sinais de choque hipovolêmico, débito urinário, presença de melena e dor abdominal.

Estão *corretas* as afirmativas:

☐ A) 1, 2, 3 e 4

☐ B) 2, 3 e 4 apenas
☐ C) 3 e 4 apenas
☐ D) 2 e 3 apenas
☐ E) 1 e 3 apenas.

114 No atendimento ao paciente epiléptico, o enfermeiro interroga sobre a história da doença, fatores desencadeantes, uso de bebida alcoólica e limitações enfrentadas pelo paciente. Com relação à educação do paciente sobre anticonvulsivante, analise as afirmativas a seguir.

1. O paciente que faz uso de anticonvulsivante não precisa evitar atividades que exijam estado de alerta e boa coordenação, pois não há necessidade de avaliar os efeitos da medicação.
2. O paciente deve tomar o anticonvulsivante diariamente para manter o nível sanguíneo constante e, assim, evitar convulsões.
3. O paciente que faz uso de anticonvulsivante, quando vai coletar sangue para exames laboratoriais diversos, não precisa relatar o uso desse tipo de medicamento.
4. A bebida alcoólica está liberada no curso da terapêutica medicamentosa para epilepsia (anticonvulsivante), bem como fazer uso de outras medicações que não sejam o anticonvulsivante sem consultar o médico e cessar o uso destes quando achar necessário.

Está(ão) *correta(s)*:
☐ A) 1, 2, 3 e 4
☐ B) 2 apenas
☐ C) 2 e 3 apenas
☐ D) 1 e 4 apenas
☐ E) 1 e 3 apenas.

115 As convulsões são episódios de atividade motora anormal sensorial, autônoma ou psíquica. Para o enfermeiro assistir o cliente em crise convulsiva, ele deve:
☐ A) identificar as causas da convulsão e, só após, realizar a assistência de enfermagem correta
☐ B) proteger e lateralizar a cabeça do cliente, evitando traumatismos e broncoaspiração pulmonar
☐ C) realizar avaliação do balanço hidreletrolítico
☐ D) puncionar veia periférica durante a crise convulsiva para controlar movimentos tônico-clônicos
☐ E) posicionar o paciente em decúbito de Fowler e conter os membros inferiores e superiores.

116 Sobre pacientes com distúrbio musculoesquelético, leia as alternativas a seguir e assinale a *correta*.
☐ A) O enfermeiro reconhece a luxação de ombro como uma lesão das estruturas ligamentares que circundam a articulação
☐ B) O enfermeiro, ao examinar o cliente, deve fazer inspeção e palpação, investigando hematomas, lesões cortantes, perfurantes, desalinhamentos dos membros, exposição óssea e sangramentos
☐ C) O enfermeiro deve desconsiderar a queixa do paciente em relação à dor intensa na proeminência óssea, pois ela resulta obrigatoriamente da imobilização por aparelho gessado
☐ D) A entorse do tornozelo é uma lesão dos tecidos moles, produzidas por uma força contundente, do tipo queda
☐ E) A distensão é uma afecção na qual as superfícies articulares dos ossos, que formam a articulação, deixam de estar em contato anatômico.

117 A Resolução 272/2002 do COFEN, que dispõe sobre a sistematização da assistência de enfermagem (SAE) nas instituições de saúde brasileiras, estabelece que a consulta de enfermagem é:
☐ A) exclusiva do enfermeiro
☐ B) composta pela prescrição médica
☐ C) substitutiva da consulta médica
☐ D) delegada ao técnico de enfermagem
☐ E) realizada apenas na pré-consulta médica.

118 A avaliação física de pacientes com distúrbios pulmonares deve, entre outros, compreender:
☐ A) exame do tórax, que pode abranger quatro tipos principais de deformidades,

sendo o tórax de pombo a deformidade mais comum devida à elevação da escápula, que comprime o coração e os grandes vasos causando sopros

☐ B) observação da frequência respiratória e da profundidade da respiração, sendo esta importante para determinar o padrão respiratório do paciente. Se há aumento na frequência e na profundidade da respiração, haverá aumento da PCO_2 arterial

☐ C) palpação, que faz parte do exame do tórax e na qual achados referentes à não apresentação do frêmito tátil, podem indicar a consolidação de um lobo pulmonar em decorrência de pneumonia

☐ D) percussão, que movimenta a parede torácica e as estruturas adjacentes, produzindo vibrações audíveis e táteis que pode identificar um som maciço, chamado de macicez pulmonar, resultante de um parênquima substituído por líquido ou tecido sólido

☐ E) ausculta dos sons respiratórios para determinar as condições dos pulmões que podem evidenciar ruídos musicais e contínuos chamados de crepitações que aparecem em decorrência da asma e do acúmulo de secreção.

119 A insuficiência renal ocorre quando os rins são incapazes de remover as escórias metabólicas do corpo ou realizar funções reguladoras. Sobre esta afecção, assinale a alternativa *correta*.

☐ A) Na insuficiência renal aguda (IRA), independentemente do volume de urina excretado, o paciente apresenta elevação dos níveis séricos de creatinina e nitrogênio úrico sanguíneo e retenção de outros produtos metabólicos normalmente excretados pelo rim

☐ B) Depleção de volume, vasodilatação e comprometimento do desempenho cardíaco se encontram dentro da categoria de distúrbios pós-renal, que causam a IRA

☐ C) Entre as fases clínicas da IRA, o período de diurese é acompanhado por elevação da concentração sérica de elementos excretados pelos rins

☐ D) As causas intrarrenais da IRA estão relacionadas com a obstrução em algum ponto distal do rim e podem ser causadas por cálculos, tumores e coágulos sanguíneos

☐ E) Entre as manifestações clínicas da IRA, encontra-se a anemia causada principalmente pelo aumento da produção de eritropoetina pelos rins.

120 J.R., 60 anos de idade, sexo masculino, foi admitido no hospital com o quadro de incontinência urinária por neuropatia diabética. Diante do quadro, foi prescrita cateterização da bexiga de demora. Para realizar o procedimento, o enfermeiro deve:

☐ A) avaliar o paciente, realizando exame físico, a fim de determinar o calibre da sonda a ser instalada, que, para homens, varia de 12 a 18

☐ B) adotar, para realização do procedimento, técnica rigorosa de assepsia, utilizando circuito aberto de drenagem, evitando, assim, presença de micro-organismos na luz do cateter

☐ C) realizar higiene perineal antes da introdução do cateter, que, no homem, deve ocorrer, retraindo o prepúcio, iniciando a higiene pelo meato uretral, avançando pelo corpo do pênis através de movimentos unidirecionais

☐ D) utilizar lubrificante sobre a superfície da ponta do cateter, preferencialmente vaselina, por ser lipossolúvel, aplicando no homem, pelo menos, 15 cm da sonda

☐ E) verificar a integridade do balão da sonda vesical de demora, injetando polivinilpirrolidona-iodo, por ser uma substância antisséptica, impedindo, assim, o risco de infecção.

121 Com relação à assistência em saúde mental, é *correto* afirmar que:

☐ A) os Centros de Apoio Psicossocial (CAPS) são hospitais de pequeno porte para atendimento de pacientes oriundos dos hospitais de grande porte

☐ B) CAPS são unidades de saúde não regionalizadas do nível secundário
☐ C) os CAPS oferecem atendimento de cuidados intermediários e devem funcionar 24 h por dia, durante 7 dias
☐ D) nos CAPS, a equipe mínima é formada por: médico, nutricionista, enfermeiro, fisioterapeuta e assistente social
☐ E) os critérios de hierarquização e regionalização da rede são definidos pela equipe médica.

122 A maioria das feridas cicatriza sem problemas, porém podem ocorrer fatores internos e externos que afetam a cicatrização, e a infecção pode ser um deles. Quanto a esse dado, assinale a alternativa *correta.*
☐ A) O idoso apresenta as mesmas possibilidades que o jovem para o risco de infecção nos vários tipos de ferida, pois a produção de colágeno pelos fibroblastos é fisiológica e independe da idade
☐ B) A obesidade aumenta o índice de infecção na ferida limpa, aparecendo em uma ampla gama de casos cirúrgicos
☐ C) Não há relação entre o déficit do estado nutricional e o risco de infecção, pois o empobrecimento proteico não influencia a produção dos neutrófilos
☐ D) O tempo aumentado de permanência no hospital possibilita um melhor acompanhamento da ferida, não interferindo no índice de infecção
☐ E) Irradiação, esteroides e fármacos imunossupressoros não interferem na produção de fibroblastos, consequentemente, de colágeno e glóbulos brancos.

123 A automonitoração do cliente portador de diabetes melito em tratamento pode ser acompanhada de:
☐ A) cetonúria
☐ B) glicemia plasmática
☐ C) glicemia capilar
☐ D) proteinúria
☐ E) gliocosúria.

124 Sobre AIDS, leia as sentenças a seguir.

1. As doenças sexualmente transmissíveis são o principal fator facilitador da transmissão sexual do vírus da AIDS, pois feridas nos órgãos genitais favorecem a entrada do HIV.
2. Na infecção precoce pelo HIV, também conhecida como fase assintomática, o estado clínico básico é mínimo ou inexistente. Alguns pacientes podem apresentar uma linfadenopatia generalizada persistente, "flutuante" e indolor.
3. A fase assintomática do processo de infecção pelo HIV é caracterizada pelos seguintes processos oportunistas: úlceras aftosas, diarreia, sinusopatias, herpes simples recorrente e herpes-zoster.
4. As infecções oportunistas podem ser causadas por micro-organismos não considerados em geral patogênicos, ou seja, que não são capazes de desencadear doença em pessoas com sistema imune normal; as doenças oportunistas associadas à AIDS são várias, podendo ser causadas por vírus, bactérias, protozoários, fungos e certas neoplasias.

Estão *corretas* as afirmativas:
☐ A) 1, 2, 3 e 4
☐ B) 1, 3 e 4
☐ C) 1 e 4
☐ D) 1, 2 e 4
☐ E) 2, 3 e 4.

125 O envelhecimento é considerado um processo biológico básico que começa com a concepção e finda com a morte. Trata-se de um fenômeno normal, fisiológico, comum a todos os seres vivos. Sobre as alterações normais do processo de envelhecimento, leia as sentenças a seguir.

1. Redução da capacidade vital e capacidade pulmonar total, volume residual aumentado, ventilação diminuída.
2. As alterações morfológicas ocorridas no coração têm como resultado redução da força contrátil e fibrose miocárdica.
3. A compressibilidade está aumentada na pele idosa, provavelmente causada pelo maior conteúdo d'água.

4. Redução da atividade auditiva para frequências mais elevadas e aumento da sensibilidade para ruídos altos são características da presbiacusia.

Está(ão) *correta(s)*:

☐ A) Apenas a 1
☐ B) Apenas 1, 2 e 4
☐ C) Apenas 1 e 4
☐ D) Apenas 2 e 3
☐ E) Apenas 2, 3 e 4.

126 Não consta, como propósito basilar da Portaria 1.395/99, do Ministério da Saúde, que aprova a Política Nacional do Idoso:

☐ A) a promoção do envelhecimento saudável
☐ B) a manutenção e a melhora, ao máximo, da capacidade funcional dos idosos
☐ C) a reabilitação daqueles que venham a ter a sua capacidade funcional restringida
☐ D) a recuperação da saúde dos que adoecem
☐ E) a prioridade absoluta para os idosos na ocupação dos leitos reservados para terapia intensiva nos hospitais públicos.

127 A Portaria 1.395/99, do Ministério da Saúde, dispõe explicitamente que a consulta geriátrica deve:

☐ A) evitar a prescrição de ações terapêuticas não farmacológicas
☐ B) não desviar o foco para as questões sociais trazidas pelo paciente
☐ C) abolir da orientação terapêutica os fármacos que apresentem potencial iatrogênico
☐ D) atentar para a busca de problemas de alta prevalência e que não são comumente diagnosticados
☐ E) contraindicar qualquer ação de reabilitação que possa ser feita pelo paciente e seus acompanhantes no ambiente domiciliar.

128 Com base na Portaria 1.060/2002, do Ministério da Saúde, que aprova a Política Nacional de Saúde da Pessoa Portadora de Deficiência, é *correto* afirmar que:

☐ A) as deficiências que representam o foco desta política são as de natureza motora, visual, auditiva e mental mas não as múltiplas
☐ B) estabelece níveis de prioridade para o atendimento dos diferentes tipos de deficiência, uma vez que admite ter as deficiências de natureza motora menor impacto sobre a qualidade de vida do que as demais
☐ C) a deficiência visual é definida exclusivamente como a perda total e irreversível da visão
☐ D) pessoas portadoras de deficiências produzidas por doenças como reumatismos e hanseníase não estão contempladas por esta política tendo em vista serem alvo de políticas específicas
☐ E) a rubéola gestacional e a otite média são apontadas como causas frequentes de deficiência auditiva na infância.

129 A respeito dos exames bioquímicos, analise as afirmativas a seguir.

1. A amostra de urina obtida muito cedo na gravidez não interfere no resultado do teste para a presença de gonadotropina coriônica humana (hCG).
2. Em homens, o estradiol (E_2) é útil para avaliar tumores produtores de estrogênio.
3. O estrogênio sérico total, que mensura o nível de estriol (E_3), deve ser amplamente utilizado na gravidez e para avaliar o bem-estar fetal.
4. Na síndrome de Kallmann observa-se diminuição do estradiol (E_2) urinário.
5. Observa-se na síndrome de Down a diminuição do estriol (E_3) urinário.

Estão *corretas*:

☐ A) 2, 4 e 5
☐ B) 1, 2 e 3
☐ C) 2, 3 e 4
☐ D) 1, 2 e 5
☐ E) 1, 3 e 5.

130 Quantos frascos de insulina NPH (100 UI/mℓ) são necessários para cumprir uma prescrição de 10 UI por via subcutânea 2 vezes/dia durante 30 dias, sabendo-se que cada frasco-ampola contém 5 mℓ?

☐ A) 0,5 frasco-ampola
☐ B) 1,0 frasco-ampola
☐ C) 1,5 frasco-ampola
☐ D) 1,2 frasco-ampola
☐ E) 1,8 frasco-ampola.

131 Observa-se diminuição da tolerância à glicose em todos os casos a seguir, *exceto*:

☐ A) feocromocitoma
☐ B) doença de Addison
☐ C) lesões do sistema nervoso central
☐ D) doença de von Gierke
☐ E) hemocromatose.

132 Sobre as características da insulina usada para tratamento da diabetes melito, é *correto* afirmar que:

☐ A) a insulina comum ou a zinco cristalina tem ação intermediária e aspecto leitoso
☐ B) a insulina ultralenta tem seu pico de ação entre 4 e 12 h após sua administração
☐ C) a insulina NPH é de curta ação e não pode ser combinada com insulina de ação longa
☐ D) A insulina lenta tem aspecto claro e tempo de ação entre 6 e 8 h após sua administração
☐ E) A insulina de curta ação apresenta pico entre 2 e 3 h após administração e tempo de duração entre 4 e 6 h.

133 É observada hipercolesterolemia na seguinte condição:

☐ A) síndrome de Werner
☐ B) doença hepatocelular grave
☐ C) hipertireoidismo
☐ D) doença mieloproliferativa
☐ E) retardamento mental.

134 Quantos minutos são necessários para infundir 500 mg de metronidazol, cuja apresentação é em frasco-ampola de 100 mℓ e a velocidade de infusão é de 40 gotas/min?

☐ A) 50 min
☐ B) 15 min
☐ C) 25 min
☐ D) 30 min
☐ E) 40 min.

135 Qual a concentração por mililitro de cloreto de potássio a 19,1% (ampola com 10 mℓ), após diluição em 500 mℓ de soro fisiológico?

☐ A) 0,037 mg/mℓ
☐ B) 0,025 mg/mℓ
☐ C) 0,29 mg/mℓ
☐ D) 0,030 mg/mℓ
☐ E) 0,35 mg/mℓ.

136 A respeito das ações do enfermeiro como facilitador da aprendizagem ao assistir pessoas na terceira idade, analise as afirmativas a seguir:

1. Oferecer materiais mnemônicos para aumentar a lembrança de dados relacionados.
2. Assegurar um ambiente movimentado e com muitas fontes de estimulação.
3. Encorajar o uso contínuo do intelecto.
4. Manter longos períodos de aprendizado.

Estão *corretas*:

☐ A) apenas 1, 2 e 4
☐ B) apenas 2, 3 e 4
☐ C) apenas 3 e 4
☐ D) apenas 1 e 3
☐ E) apenas 1 e 2.

137 Quanto ao exame físico da cabeça e do pescoço, é *incorreto* afirmar que:

☐ A) a inspeção e a palpação do crânio permitem a identificação de tumores, bossas, afundamentos e pontos dolorosos
☐ B) quando se detecta que o diâmetro anteroposterior do crânio é bem maior que o diâmetro transverso, essa situação é denominada dolicocefalia
☐ C) a queda dos supercílios está relacionada com mixedema, esclerodermia, desnutrição acentuada e hanseníase
☐ D) quando o globo ocular encontra-se afundado para dentro da órbita com diminuição da fenda palpebral, isto é denominado enoftalmia

☐ E) ao se detectar hipertrofia do nariz, deve-se sempre associar à sífilis contraída intrauterinamente.

138 Sobre o exame de tórax, é *correto* afirmar que:
☐ A) as vibrações percebidas pela mão do examinador quando o paciente emite algum som, são denominadas frêmito toracovocal
☐ B) a inspeção estática compreende o tipo respiratório, o ritmo e a frequência, enquanto a dinâmica inclui a forma do tórax, o abaulamento e as depressões
☐ C) a expansibilidade dos pulmões é avaliada por uma única técnica, a inspeção
☐ D) a expansibilidade dos ápices e das bases pulmonares é avaliada utilizando-se a técnica da percussão
☐ E) a percussão do tórax deve ser feita iniciando-se pela face posterior, indo de cima para baixo, golpeando os pontos simétricos, passando-se às regiões laterais e, finalmente, à face anterior.

139 É manifestação de dor associada a alterações vasculares no idoso:
☐ A) dor osteoartrítica
☐ B) incapacidade de deglutir
☐ C) degeneração macular
☐ D) claudicação intermitente.

140 O mecanismo de retroalimentação renina-aldosterona ajuda a regular o(a):
☐ A) pressão sanguínea
☐ B) apetite
☐ C) peso
☐ D) débito urinário.

141 Marque a alternativa *correta* que descreve uma mudança relacionada com o envelhecimento e notável ao exame físico.
☐ A) Marcha mais longa nas mulheres e mais curta nos homens
☐ B) Cabelo mais fino nas orelhas e no nariz
☐ C) Aumento da massa muscular e da espessura das dobras da pele
☐ D) Aprofundamento dos espaços ocos da axila, intercostais e supraclaviculares.

142 A definição de presbiopia é:
☐ A) acomodação mais lenta da luz para a escuridão
☐ B) capacidade diminuída de focalizar e de visualizar objetos próximos
☐ C) visão periférica mais estreita
☐ D) cores esmaecidas, mais contraste exigido.

143 O fator que contribui para o alto risco de infecções nos adultos idosos relacionado com o envelhecimento é:
☐ A) atividade respiratória aumentada
☐ B) maior alcalinidade das secreções vaginais
☐ C) menor fragilidade da pele e das mucosas
☐ D) capacidade aumentada para expelir as secreções dos pulmões.

144 O índice de Katz é um instrumento que avalia:
☐ A) o estado mental
☐ B) o risco para úlceras de decúbito
☐ C) a independência nas atividades da vida diária
☐ D) o desenvolvimento de depressão geriátrica.

145 O distúrbio sistêmico associado ao prurido em pessoas idosas é:
☐ A) hipertensão arterial
☐ B) osteoporose
☐ C) alterações climáticas
☐ D) ingestão de fármacos.

146 A lesão cutânea anormal de ocorrência comum em pessoas idosas é:
☐ A) queratose actínica ou senil
☐ B) ectasias senis
☐ C) lentigens senis
☐ D) acrocórdons.

147 A eritropoetina constitui um tratamento eficaz para os clientes com anemia crônica e deve ser administrada pela via:
☐ A) subcutânea
☐ B) intramuscular
☐ C) intratecal
☐ D) transdérmica
☐ E) oral.

148 O movimento involuntário rápido, de amplitude variável, comum nos distúrbios metabólicos e observado nos segmentos distais é denominado:

- ☐ A) apraxia
- ☐ B) anosmia
- ☐ C) ataxia
- ☐ D) asterixe
- ☐ E) distonia.

149 A cautelosa reposição de potássio intravenosa nos casos de cetoacidose diabética tem como finalidade:

- ☐ A) prevenir a desidratação
- ☐ B) corrigir o edema cerebral
- ☐ C) tratar a bradipneia
- ☐ D) prevenir a hipernatremia
- ☐ E) tratar a arritmia cardíaca.

150 A posição indicada para o cliente na mesa de exame durante a realização de colonoscopia é:

- ☐ A) ventral
- ☐ B) lateral direita
- ☐ C) lateral esquerda
- ☐ D) Trendelenburg reversa
- ☐ E) Fowler modificada.

151 O tratamento definitivo do feocromocitoma é a excisão do tumor por:

- ☐ A) lobectomia
- ☐ B) hipofisectomia
- ☐ C) tireoidectomia
- ☐ D) colectomia
- ☐ E) adrenalectomia.

152 Ao realizar a ausculta cardíaca em um cliente com insuficiência mitral, o enfermeiro evidencia um som extra logo após a segunda bulha cardíaca. Este som recebe o nome de:

- ☐ A) primeira bulha cardíaca
- ☐ B) terceira bulha
- ☐ C) quarta bulha
- ☐ D) murmúrio mitral.

153 O enfermeiro suspeita de coagulação intravascular disseminada (CID) em um cliente que sofreu fratura da pelve em um acidente automobilístico. Qual dos exames laboratoriais mencionados auxilia a confirmação de CID?

- ☐ A) Contagem de plaquetas elevada
- ☐ B) Diminuição do nível de fibrinogênio
- ☐ C) Nível reduzido de fibrina
- ☐ D) Diminuição do tempo de tromboplastina parcial.

154 O enfermeiro deverá monitorar as reações adversas que o cliente em uso de metaproterenol apresenta. Uma das reações que pode ocorrer dependendo da dose que o cliente fizer uso é:

- ☐ A) edema, face em lua cheia
- ☐ B) taquicardia, tremores
- ☐ C) úlcera péptica sangrante, vômitos
- ☐ D) hipotensão moderada, convulsão.

155 Qual é a posição indicada para manter o cliente que tenha sido submetido à pneumectomia?

- ☐ A) Em decúbito dorsal
- ☐ B) Em decúbito ventral
- ☐ C) Na posição mais confortável para o cliente
- ☐ D) Do lado oposto ao da cirurgia.

156 Após ser submetido a uma punção lombar o cliente informa o enfermeiro que está sentindo uma "dor de cabeça muito forte". O enfermeiro deverá:

- ☐ A) aumentar a ingesta hídrica do cliente
- ☐ B) administrar medicamento hipotensor prescrito
- ☐ C) reduzir a luminosidade do ambiente
- ☐ D) manter compressas de gelo no local da punção.

157 Um cliente recebe uma prótese de quadril para sustentar o membro após uma queda. No período pós-operatório imediato o enfermeiro deverá manter a perna do cliente:

- ☐ A) em posição de abdução
- ☐ B) em posição de adução
- ☐ C) com o quadril fletido a 90°
- ☐ D) em posição neutra.

158 De acordo com o Programa de Hipertensão Arterial do Ministério da Saúde, analise as afirmativas a seguir e marque a alternativa *correta*.

1. Na consulta de enfermagem, ao fazer a anamnese, o enfermeiro chama a atenção para os mesmos pontos que de um outro

paciente portador de doença crônica não transmissível.
2. Na anamnese do hipertenso é dado enfoque aos hábitos de fumar, e de beber, ao aumento de peso, ao uso de anticoncepcional e a sinais e sintomas sugestivos de lesão em órgão-alvo e/ou causas secundárias.
3. Faz parte do exame físico do portador de hipertensão arterial pesar e medir o paciente para estabelecer o índice de massa corporal.
4. O enfermeiro deve verificar a pressão arterial em ambos os membros superiores com o paciente sentado, deitado e em pé.

☐ A) Estão corretas 1, 2 e 3
☐ B) Estão corretas 2, 3 e 4
☐ C) Estão corretas 1 e 3
☐ D) Estão corretas 2 e 4
☐ E) Estão corretas 2 e 3.

159 De acordo com o Programa de Hipertensão Arterial do Ministério da Saúde, marque a alternativa *correta*.

☐ A) A verificação da pressão arterial nas posições sentada, deitada ou em pé não interfere no resultado
☐ B) Antes da menopausa, as mulheres apresentam pressão arterial maior do que os homens em idade similar
☐ C) O avançar da idade, bem como as dislipidemias estão associados ao aumento da pressão arterial
☐ D) A pressão arterial de 90 × 60 mmHg pode ser chamada de tensão convergente
☐ E) Na anamnese do paciente hipertenso o enfermeiro não deve considerar a história familiar de hipertensão arterial.

160 É função do enfermeiro segundo o Programa de Hipertensão Arterial do Ministério da Saúde.

1. Realizar consulta abordando fatores de risco, tratamento não medicamentoso, adesão e possíveis intercorrências, encaminhando o indivíduo ao médico quando necessário.
2. Agendar consultas médica e de enfermagem para os casos indicados.
3. Prescrever tratamento não medicamentoso e os medicamentosos.
4. Estabelecer, junto com a equipe, estratégias que possam favorecer a adesão ao tratamento dos portadores de hipertensão arterial.

Estão *corretas*:

☐ A) 1 e 2
☐ B) 2 e 4
☐ C) 1, 2 e 3
☐ D) 2, 3 e 4
☐ E) 1 e 4.

161 A dor torácica deve ser identificada e avaliada pelo enfermeiro. Leia as afirmativas a seguir e assinale a alternativa *correta*.

1. A dor da angina tem localização subesternal ou retroesternal, alastrando-se pelo tórax. Pode irradiar para face interna do braço, pescoço ou mandíbula.
2. A dor esofágica localiza-se na parte esquerda do tórax e não tem irradiação; o paciente pode queixar-se de dormência e formigamento nas mãos e na boca.
3. O infarto agudo do miocárdio provoca dor intensa, aguda, localizada à esquerda do esterno, a qual pode ser sentida no epigástrio e referida no pescoço, nos braços ou nas costas.

☐ A) Estão corretas 2 e 3
☐ B) Apenas a 2 está correta
☐ C) Apenas a 3 está correta
☐ D) Apenas a 1 está correta
☐ E) Estão corretas 1 e 2.

162 Ao realizar uma consulta de enfermagem do paciente epiléptico, o enfermeiro interroga sobre a história da doença, os fatores desencadeantes, ingestão de bebida alcoólica e as limitações enfrentadas pelo paciente. Com relação à educação do paciente sobre anticonvulsivante, é *correto* afirmar que:

☐ A) o paciente não precisa evitar atividades que exijam estado de alerta e boa coordenação, pois não há necessidade de avaliar os efeitos da medicação
☐ B) quando o paciente vai coletar sangue para exames laboratoriais diversos, não

há necessidade de relatar o uso de anticonvulsivante

☐ C) a bebida alcoólica está liberada no curso da terapêutica medicamentosa para epilepsia (anticonvulsivante)

☐ D) o paciente deve tomar medicação diariamente para manter o nível sanguíneo constante e assim evitar convulsões

☐ E) fazer uso de outras medicações, que não o anticonvulsivante, sem consultar o médico, bem como cessar o uso destas quando achar necessário.

163 O traumatismo abdominal é causa mais importante de morte em pacientes vítimas de traumatismo. Leia as sentenças a seguir e marque a alternativa *correta*.

☐ A) Na avaliação inicial do paciente com traumatismo abdominal o enfermeiro é obrigado a saber qual o órgão lesionado para intervir corretamente

☐ B) A avaliação inicial do paciente com traumatismo abdominal por traumatismo automobilístico compreende: história do mecanismo do trauma, condição em que a vítima foi encontrada e posição que ocupava no veículo, quantidade de vítimas, se houve vítimas fatais, uso de cinto de segurança, tempo entre o acidente e o socorro, escore do traumatismo (na cena do acidente e durante o trajeto)

☐ C) Nos traumatismos abdominais em que há fratura pélvica pode haver choque hipovolêmico, porém de fácil controle e não há registro de morte

☐ D) Não há necessidade de história sobre o mecanismo da lesão nos traumatismos abdominais; essa informação não vai interferir na prestação da assistência ao paciente

☐ E) Na avaliação inicial, o paciente com traumatismo abdominal deve ser mantido em decúbito lateral esquerdo e examinado para presença de fraturas.

164 Os acidentes provocados por queimaduras constituem a maior causa morbimorbidade no trauma. Leia as sentenças a seguir e marque a alternativa *correta*.

1. No atendimento inicial ao paciente queimado não há necessidade de realizar uma abordagem do tipo ABC (via aérea, ventilação, circulação) pois o paciente não é portador de trauma cranioencefálico.
2. No atendimento inicial ao paciente queimado deve haver classificação segundo a área corporal e a profundidade das queimaduras.
3. Quanto à profundidade, inicialmente a lesão pode ser classificada pela aparência e pelo agente causador.

☐ A) Estão corretas 1 e 2

☐ B) Estão corretas 1 e 3

☐ C) Estão corretas 1, 2 e 3

☐ D) Estão corretas 2 e 3

☐ E) Está correta apenas a 1.

165 M.J.S., 30 anos de idade, diabético tipo 1, atendido na emergência de um hospital apresentando dor abdominal, náuseas, vômitos, secura na boca e aumento excessivo da diurese. Na anamnese foi identificado não uso de insulina e hipoglicemiantes orais há 5 dias. Ao realizar glicemia capilar, identificou-se resultado de 570 mg/dℓ. Assinale a alternativa *correta*.

☐ A) O paciente está apresentando um quadro de infecção gastrintestinal caracterizada por dor abdominal, náuseas e vômitos

☐ B) O paciente está apresentando um quadro de hiperglicemia no qual dor abdominal, náuseas, vômitos, polidipsia e poliúria podem indicar presença de cetoacidose diabética

☐ C) O paciente apresenta um quadro de infecção não identificado que pode estar interferindo nos sintomas de hipoglicemia apresentados pelo paciente

☐ D) O paciente está apresentando um quadro de coma hiperosmolar não cetótico caracterizado pela dor abdominal

☐ E) O enfermeiro deve encaminhar o paciente para orientação com a nutrição, pois náuseas indicam utilização de alimentação inadequada.

166 Ao avaliar um paciente com asma brônquica, o enfermeiro identifica o seguinte diagnóstico de enfermagem: padrão respiratório ineficaz relacionado com dispneia, muco, broncoconstrição e irritantes das vias respiratórias. Qual a prescrição de enfermagem identificada para melhorar o padrão respiratório do paciente?

- ☐ A) Auscultar sons respiratórios, identificando alterações, monitorar e avaliar frequência respiratória, encorajar e ajudar nos exercícios respiratórios prescritos
- ☐ B) Aumentar ingesta hídrica para 3.000 mℓ/dia, pois na asma não há risco de comprometimento cardíaco, proporcionar nebulização com broncodilatadores, manter cabeceira do leito em Fowler
- ☐ C) Diminuir ingesta hídrica para 700 mℓ/dia; realizar nebulização com broncodilatadores, manter cabeceira do leito em decúbito de Trendelenburg
- ☐ D) Administrar broncodilatadores, observar presença de dispneia e nebulizar com micronebulizador, avaliar pele do paciente observando cianose dos leitos ungueais, o que indica cianose central
- ☐ E) Administrar 10 a 12 ℓ/min de oxigênio por cateter, diminuir ingestas hídrica e alimentar, indicar posição genupeitoral para controle da tosse.

167 A hemorragia digestiva é a complicação mais comum da úlcera péptica. Como o enfermeiro deve conduzir a assistência de enfermagem nesta situação?

- ☐ A) Orientar o consumo de dieta morna oral, reduzir o estresse, manter via respiratória permeável
- ☐ B) Instalar sonda nasoenteral para alimentação, observar débito urinário, aumentar hidratação
- ☐ C) Observar a presença de melena, realizar lavagem intestinal com 3.000 mℓ de soro fisiológico ou mais até retorno limpo, controlar débito urinário
- ☐ D) Avaliar perda sanguínea, monitorar sinais vitais, realizar lavagem gástrica, avaliar hematócrito e hemoglobina, instalar sonda nasogástrica e sonda vesical de demora, monitorar débito urinário
- ☐ E) Instalar sonda nasogástrica, realizar lavagem gástrica, manter sonda nasogástrica fechada, monitorar sinais vitais.

168 O diagnóstico do infarto agudo do miocárdio (IAM) baseia-se em história da doença atual, eletrocardiograma e níveis séricos de enzimas. Quanto às enzimas, é *correto* afirmar que:

- ☐ A) o indicador mais específico para o diagnóstico do IAM é a CK-MB
- ☐ B) a desidrogenase láctica (LDH) é o indicador mais confiável para o diagnóstico do IAM na primeira hora
- ☐ C) existem cinco isoenzimas da desidrogenase láctica e todas são enzimas importantes no diagnóstico de IAM
- ☐ D) a CK-MB só pode ser utilizada como indicador de IAM 72 h após o início do episódio
- ☐ E) As enzimas não são indicadores confiáveis para o diagnóstico de IAM, pois vários fatores podem interferir em outros achados.

169 A embolia pulmonar refere-se à obstrução de uma ou mais artérias pulmonares por um trombo. Quanto a esse agravo, é *correto* afirmar que:

- ☐ A) as consequências hemodinâmicas são: atelectasia, edema e hemorragia
- ☐ B) as causas da embolia pulmonar são: obesidade, cifoescoliose, pneumonia
- ☐ C) as manifestações clínicas mais comuns são dor torácica, ocasionalmente, podendo ser subesternal, dispneia acompanhada por taquipneia, febre, tosse, taquicardia e síncope
- ☐ D) o uso de meias elásticas é contraindicado, pois diminui o retorno venoso, aumentando a hipertensão pulmonar
- ☐ E) para prevenir a embolia pulmonar o paciente deve ser instruído a permanecer em repouso o maior tempo possível a fim de evitar o deslocamento do trombo.

170 Quanto à gastrite, é *correto* afirmar que:

☐ A) a gastrite aguda do tipo A é uma inflamação prolongada do estômago, conhecida como gastrite autoimune

☐ B) a gastrite aguda manifesta-se por desconforto abdominal, dor de cabeça, náuseas e anorexia e frequentemente é acompanhada de vômitos e soluços

☐ C) o tratamento da gastrite crônica se limita apenas a modificações da dieta

☐ D) a gastrite aguda está comumente acompanhada pela bactéria *H. pylori*

☐ E) a gastrite crônica do tipo A pode ser revertida com administração de vitamina B12.

171 As seguintes características clínicas foram identificadas em um paciente admitido na emergência de um hospital: ansiedade, dispneia, mãos frias e úmidas, circulação ungueal cianótica, pulso fraco e rápido, tosse ininterrupta com crescente escarro mucoide, espumoso e sanguinolento. Qual é o provável diagnóstico clínico apresentado?

☐ A) Infarto agudo do miocárdio

☐ B) Asma brônquica

☐ C) Edema agudo de pulmão

☐ D) Insuficiência respiratória aguda

☐ E) Insuficiência cardíaca congestiva.

172 O acidente vascular encefálico é uma emergência. O enfermeiro reconhece como principal fator de risco para acidente vascular encefálico:

☐ A) diabetes

☐ B) pressão arterial elevada

☐ C) hiperpotassemia

☐ D) hipocalcemia

☐ E) obesidade.

173 O funcionamento do serviço de enfermagem é realizado dentro de uma estrutura organizacional que busca atingir os objetivos da assistência e que deve ter como característica mais importante:

☐ A) ser formal, hierarquizada e com definição dos canais de comunicação entre os diversos níveis de chefia

☐ B) demonstrar os recursos humanos planejados segundo a diversidade de funções e papéis

☐ C) ser apresentada em organograma horizontal que demonstre as diversas atividades e os setores administrativos

☐ D) demonstrar uma tentativa deliberada de estabelecer as relações entre os diversos componentes da organização

☐ E) apresentar de modo claro os objetivos institucionais dos integrantes do serviço de enfermagem.

174 A administração dos recursos humanos tem diversas técnicas de trabalho, entre elas é o processo seletivo que tem por objetivo:

☐ A) integração dos órgãos internos para recrutamento de pessoal

☐ B) definição das funções segundo atribuições para os cargos eletivos

☐ C) investigação das condições e das necessidades da clientela para lotação no quadro de pessoal

☐ D) movimento de busca dos recursos humanos para alcançar os objetivos organizacionais

☐ E) movimento interno dos funcionários para definir plano de cargos e salários.

175 O processo de trabalho de enfermagem em nível ambulatorial utiliza procedimentos diversos para atendimento ao cliente, recomendada para atuação técnica profissional do enfermeiro:

☐ A) organizar o pessoal para tratar os casos segundo diagnósticos clínicos

☐ B) identificar os problemas do cliente mediante consultas de enfermagem que priorizam sua resolutividade

☐ C) apoiar a assistência do paciente no tratamento indicado pela prescrição médica

☐ D) utilizar as técnicas de atuação de enfermagem segundo modelo mecanicista

☐ E) realizar um processo de trabalho organizado segundo sugestões com flexibilidade e informalidade.

176 Auditoria em saúde é vista atualmente como processo avaliativo de implementação de melhoria no processo de trabalho e pode ser definido como:
- ☐ A) trabalho analítico voltado especialmente para estudo do comportamento das pessoas
- ☐ B) serviço voltado para correção das falhas no atendimento às necessidades materiais
- ☐ C) exame sistemático para determinar atividades de qualidade e verificar se os objetivos organizacionais foram alcançados
- ☐ D) processo que implementa acordos e negociações da instituição com órgãos do ambiente de trabalho
- ☐ E) trabalho que tem por objetivo avaliar custos de procedimentos realizados pela enfermagem.

177 No exercício de suas funções o enfermeiro necessita desenvolver qualidades de liderança que podem ser identificadas em atitude como:
- ☐ A) competência gerencial voltada para a gestão de pessoas, segundo seu nível hierárquico
- ☐ B) evitar discussões sobre planos e ações que estão centradas em ordens superiores
- ☐ C) estar sempre preocupado com relacionamento amigável, evitando discussões e conflitos administrativos
- ☐ D) buscar identificação de situações e avaliação das forças que poderão servir de elemento impulsionador de mudanças
- ☐ E) estimular os funcionários para uma atitude conciliadora, evitando polêmicas sobre aspectos organizacionais.

178 A administração de materiais é uma área especializada da ciência da administração desenvolvida pela enfermagem em que é considerado fator mais importante:
- ☐ A) previsão de itens de consumo para os procedimentos de enfermagem usando fórmulas
- ☐ B) atuar utilizando estudos internos que facilitem o gerenciamento em todas as etapas administrativas
- ☐ C) providenciar especificação de materiais considerados indispensáveis à previsão dos materiais
- ☐ D) realizar cronograma de compras de maneira eficiente facilitando o trabalho de armazenamento
- ☐ E) estabelecer filosofia institucional para solicitação de materiais realizando aquisição de itens de menor custo.

179 Pode-se considerar valor normal de glicose na urina:
- ☐ A) 0 mg
- ☐ B) 10 a 20 mg
- ☐ C) 25 a 50 mg
- ☐ D) 50 a 80 mg
- ☐ E) 80 a 120 mg.

180 O enfermeiro, ao realizar a gasometria de um paciente, reencapou a agulha utilizada e acabou furando-se. O protocolo de conduta a ser adotado nesse caso de acidente com material biológico é:
- ☐ A) limpar o local com sabão antisséptico e água. Realizar teste sorológico no paciente-fonte e no enfermeiro para hepatites B e C e para HIV. Se o enfermeiro já estiver vacinado contra a hepatite B, avaliar seu nível de anticorpos protetores. As recomendações a serem seguidas dependerão do resultado dos testes sorológicos do paciente para hepatite B e infecção pelo HIV
- ☐ B) limpar o local com hipoclorito de sódio. Realizar teste sorológico no enfermeiro para hepatites B e C e para HIV. Se o esquema para hepatite B estiver completo, fazer o reforço da vacina. Iniciar antirretrovirais dependendo da condição clínica do paciente
- ☐ C) lavar o local com soro fisiológico. Realizar teste sorológico no paciente para hepatites B e C e para HIV. Se o paciente não tiver o esquema vacinal completo, o enfermeiro deverá receber a imunoglobu-

lina anti-hepatite B. As recomendações a serem seguidas dependerão do resultado dos testes sorológicos do paciente apenas para o HIV 1

☐ D) limpar o local com sabão neutro e água. Realizar teste sorológico no enfermeiro para hepatites B e C e para HIV. Se tiver vacina contra a hepatite B e o esquema estiver completo, avaliar o nível de anticorpos protetores do enfermeiro. As recomendações a serem seguidas dependerão das condições clínicas do paciente-fonte

☐ E) limpar o local com álcool a 70%. Realizar teste sorológico no enfermeiro e no paciente para hepatites B e C e para HIV. Se tiver vacina contra a hepatite B e o esquema estiver completo, o enfermeiro deve iniciar o uso de imunoglobulina anti-hepatite B imediatamente. As recomendações a serem seguidas dependerão do resultado dos testes sorológicos do enfermeiro.

181 Um paciente foi internado no setor de doenças infectoparasitárias com quadro de tuberculose multirresistente. O enfermeiro, para evitar a transmissão de tuberculose intra-hospitalar, deve adotar as seguintes condutas:

☐ A) precauções por transmissão aérea com recomendação de quarto privativo com porta fechada e uso de máscara N95. Observadas também as precauções padrão, como a lavagem das mãos antes e após examinar o paciente

☐ B) precauções por transmissão aérea com recomendação de uso de máscara cirúrgica e porta semiaberta. Observadas também as precauções padrão, como a lavagem das mãos antes e após examinar o paciente

☐ C) precauções de contato, com recomendação para uso exclusivo por esse doente dos equipamentos não críticos. Observar também as precauções padrão, com recomendação de uso de máscara cirúrgica por toda a equipe

☐ D) precauções por gotículas, com uso obrigatório de máscara cirúrgica e quarto privativo, podendo a porta ser mantida semiaberta. Observar sempre as precauções padrão, como a lavagem das mãos antes e após examinar o paciente

☐ E) apenas em casos de tuberculose pulmonar, confirmados após baciloscopia, será determinado o isolamento por transmissão aérea.

182 O enfermeiro, ao realizar o exame físico em paciente portador de hipertensão arterial sistêmica (HAS), deve fazê-lo de forma orientada/direcionada. Assinale a opção que contém os itens do exame físico adequado à avaliação e à estratificação da HAS.

☐ A) No que se refere à avaliação dos pulsos, é suficiente verificar os pulsos radial e apical, desde que se observem e registrem seu ritmo e frequência com precisão

☐ B) É suficiente verificar a pressão arterial no membro superior esquerdo com o paciente deitado, registrando o valor encontrado. Só em casos de cardiopatias se procede à investigação mais complexa da pressão arterial

☐ C) quanto aos dados antropométricos, o ideal é que o paciente seja pesado, devendo o resultado ser comparado com o peso registrado na última consulta

☐ D) é recomendado verificar os pulsos radial e pedioso, o pulso carotídeo e o precordial

☐ E) os exames neurológico e de fundo-de-olho são indicados somente para pacientes que, além da HAS, já apresentaram acidente vascular encefálico.

183 A ausculta cardíaca é parte integrante do exame físico do tórax. Com relação a esse exame, são feitas as seguintes afirmações.

1. O foco mitral localiza-se na sede do *ictus cordis*.
2. O foco aórtico localiza-se no 2º espaço intercostal direito, na linha paraesternal.
3. O foco pulmonar localiza-se na base do apêndice xifoide
4. A 1ª bulha corresponde ao fechamento das valvas mitral e pulmonar.

5. A 2ª bulha corresponde ao fechamento das valvas aórtica e pulmonar, tendo um timbre mais agudo e duração menor que a 1ª bulha.

São *verdadeiras* as afirmativas:

☐ A) 2 e 4
☐ B) 1, 2 e 4
☐ C) 1, 2 e 3
☐ D) 2, 3 e 5
☐ E) 1, 2 e 5.

184 Sobre os cuidados que a terapêutica medicamentosa requer, é *correto* afirmar que:

☐ A) o conhecimento quanto a fotossensibilidade, concentração e conservação dos medicamentos é da competência exclusiva do setor de farmácia do hospital
☐ B) a administração de medicamentos no horário de passagem de plantão, desde que realizada com atenção, não aumenta o risco de erros
☐ C) o registro da administração do medicamento logo após sua administração evita que sejam dadas doses extras
☐ D) o reconhecimento de reações do paciente aos efeitos colaterais e interações medicamentosas é competência exclusiva do médico que prescreve
☐ E) as dúvidas na transcrição ou na interpretação da prescrição médica não devem interromper a administração de um medicamento.

185 Durante a infusão de um fármaco citostático, em acesso venoso periférico, o paciente queixou-se de queimação e dor no local da infusão, o qual se apresentava edemaciado e com vermelhidão. Houve, também, diminuição do fluxo no equipo de soro. Neste caso, a conduta a ser adotada é:

☐ A) interromper primeiramente a infusão, mantendo a agulha no local do acesso, aspirar a medicação residual e aplicar compressa gelada
☐ B) interromper a infusão e puncionar novo acesso para dar prosseguimento à administração do citostático até que toda a dosagem prescrita seja infundida
☐ C) manter a infusão, administrar soro fisiológico, para aliviar a queimação e a dor, e aplicar compressa quente no local
☐ D) interromper a infusão, retirar o acesso e aplicar compressa com éter
☐ E) manter a infusão, administrar glicose hipertônica e aplicar compressa fria.

186 As quedas, uma das principais causas de incapacidades e lesões em idosos, podem sinalizar o início de fragilidade ou indicar doença aguda. A medida contraindicada na prevenção de quedas em idosos é:

☐ A) reorganizar os móveis para que o caminho fique livre para a passagem
☐ B) remover os tapetes ou usar fita adesiva dupla face ou um forro de borracha a fim de evitar que estes deslizem
☐ C) usar barras de metal fixas dentro do boxe do chuveiro e ao lado do vaso sanitário
☐ D) incentivar os idosos a permanecerem ativos, realizando exercícios físicos para manter a força muscular
☐ E) sempre que possível, evitar que o idoso se movimente, restringindo sua locomoção.

187 "Doença comum acima dos 60 anos de idade, crônica, progressiva, que promove deterioração cerebral e acaba por comprometer a memória, a cognição e a capacidade de autocuidado dos indivíduos". Esta descrição refere-se à:

☐ A) doença de Alzheimer
☐ B) esclerose mútipla
☐ C) doença de Parkinson
☐ D) doença de Huntington
☐ E) miastenia *gravis*.

188 A conduta correta, segundo as normas e as rotinas de controle para MRSA (*Staphylococcus aureus* resistente à meticilina), para limitar a disseminação de infecções entre pacientes hospitalizados é:

☐ A) nas unidades críticas, tais como UTI neonatal, pediátrica e de adulto, deve-se coletar *swab* da mucosa nasal em todo paciente que apresente febre há mais de 3 dias e encaminhar ao laboratório

☐ B) o rastreamento dos contactantes de um caso colonizado/infectado por MRSA de uma mesma enfermaria é indicado para todos os pacientes ali internados
☐ C) as medidas de descolonização e de rastreamento do profissional de saúde serão indicadas apenas em situações epidêmicas sob a orientação da Comissão de Controle de Infecção Hospitalar (CCIH)
☐ D) os pacientes com *swab* nasal ou qualquer outro material como sangue e secreção traqueal que apresente bacteriologia positiva para MRSA deverão ficar em isolamento de contato até que a bacteriologia esteja negativa
☐ E) os visitantes não necessitam respeitar os procedimentos para o isolamento de contato como lavagem das mãos, uso de capote e luvas de procedimento, mas os acompanhantes deverão fazê-lo.

189 De acordo com a finalidade, podemos classificar a quimioterapia antiblástica em adjuvante, neoadjuvante, potencializadora e paliativa. O objetivo da quimioterapia paliativa é:
☐ A) melhorar a sobrevida do paciente, visto que na maioria dos casos promove a cura do tumor
☐ B) eliminar a doença residual, sendo indicada após a retirada cirúrgica completa do tumor, na ausência de metástases
☐ C) diminuir o volume tumoral, sendo administrada antes da cirurgia e da radioterapia
☐ D) manter o tumor sob controle
☐ E) minimizar os sintomas da proliferação tumoral, melhorar a qualidade de vida e aumentar a sobrevida do paciente.

190 Quanto às condutas para a realização de curativos, é *correto* afirmar que:
☐ A) nos casos que requerem a manutenção de curativos cirúrgicos recomenda-se a troca a cada 72 h, caso estejam limpos e secos. Os mais indicados são os curativos que apresentam filmes semipermeáveis transparentes
☐ B) deve-se desprezar as sobras das soluções antissépticas apenas quando for realizada a desinfecção das almotolias, usadas nos carros de curativos, o que deve ser feito semanalmente
☐ C) a papaína é indicada nas feridas cirúrgicas limpas para acelerar o processo de cicatrização
☐ D) recomenda-se o uso de antissépticos à base de hexaclorofeno em curativos cirúrgicos
☐ E) a água oxigenada é o antisséptico indicado na limpeza das feridas.

191 Ao tomar uma decisão, o chefe ou o supervisor de enfermagem deve estar apto a escolher o estilo adequado a cada decisão administrativa. Analise os casos a seguir.

1. O supervisor de enfermagem tem que tomar uma decisão importante sobre a compra de um equipamento para a UTI, mas não tem experiência suficiente com aquele tipo de equipamento. Sua chefia deu-lhe um prazo de 24 h para resolver o problema. Diante da situação o supervisor decide sozinho, utilizando as informações disponíveis no momento.
2. Haverá um congresso de enfermagem fora do estado. Dos seis enfermeiros do Centro Cirúrgico, quatro pleiteiam participar, sendo possível a liberação de apenas um. A chefe de enfermagem expõe o problema aos enfermeiros do setor, coletando sugestões quanto aos critérios que devem nortear a tomada de decisão. Com base na análise desses critérios, o chefe toma a decisão que pode ou não coincidir com a que o grupo adotaria.
3. O enfermeiro chefe da Pediatria consultou sua equipe e implantou um plano de cuidados de enfermagem para os pacientes, pois havia diagnosticado deficiências na assistência prestada. Para surpresa de todos isso não melhorou a qualidade do atendimento, embora em outros setores do hospital tal procedimento tenha surtido bons resultados. Diante do fato, ele busca

saber junto à equipe as causas do insucesso. Decide pela continuidade do plano de cuidados, sem solicitar ao grupo soluções alternativas, visto que existe suspeita de que alguns enfermeiros estejam sabotando seus esforços.

O(s) caso(s) que indica(m) decisões adequadas à situação é(são):

☐ A) 1, 2 e 3
☐ B) 2 e 3 apenas
☐ C) 1 apenas
☐ D) 3 apenas
☐ E) 2 apenas.

192 Foi hospitalizado na Clínica Médica de um hospital público o sr. H.G.F., de 75 anos, aposentado, viúvo, portador de sequela de acidente vascular encefálico isquêmico, confinado ao leito há 8 meses. Na avaliação, o enfermeiro identificou os seguintes diagnósticos:

1. Deglutição comprometida relacionada com a hemiplegia decorrente de lesão cerebral.
2. Mobilidade física comprometida relacionada com hemiplegia, perda do equilíbrio e da coordenação motora e lesão cerebral.
3. Eliminações vesical e fecal alteradas relacionadas com bexiga flácida, distúrbio neuromuscular, confusão mental e lesão neurológica.
4. Integridade da pele comprometida relacionada com hemiplegia e mobilidade reduzida.
5. Déficit do autocuidado relacionado com comprometimento neuromuscular, força e resistência muscular reduzida.

Com relação aos diagnósticos apresentados, entre outras intervenções, correlacione-os com as condutas de enfermagem a seguir.

☐ Prover reforço positivo aos esforços e às realizações
☐ Realizar higiene íntima e trocar fraldão sempre que urinar e/ou evacuar
☐ Mudar a posição do paciente a cada 2 h, colocando-o em decúbito lateral; realizar massagens nos pontos de apoio
☐ Ministrar alimento por sonda nasoenteral a cada 3 h
☐ Exercitar membros afetados para aumentar mobilidade, força e uso

Assinale a alternativa com a sequência *correta.*

☐ A) 3 – 5 – 1 – 4 – 2
☐ B) 4 – 2 – 3 – 5 – 1
☐ C) 5 – 3 – 4 – 1 – 2
☐ D) 2 – 5 – 3 – 1 – 4.

193 Segundo Stefanelli, "a comunicação deve ser considerada como competência interpessoal a ser adquirida pelo enfermeiro. E é esta competência interpessoal usada de modo terapêutico que vai permitir ao enfermeiro atender ao paciente em todas as suas dimensões". Sobre comunicação em enfermagem, relacione os itens numéricos com as descrições que os seguem.

1. Comunicação terapêutica
2. Comunicação verbal
3. Comunicação não verbal
4. Proxêmica
5. Tacêsica
6. Cinésica
7. Paralinguagem

☐ Transmissão de mensagem sem o uso das palavras
☐ Uso de sinais para demonstrar sentimentos, características pessoais, atitudes, entre outros
☐ Habilidade do profissional em usar seu conhecimento sobre comunicação para ajudar pessoas na prevenção, na promoção e na reabilitação da saúde
☐ Uso e interpretação do espaço dentro do processo de comunicação
☐ Linguagem do corpo e seus movimentos
☐ Associada às palavras expressas, por meio da linguagem escrita ou falada
☐ Comunicação tátil, o tocar

Assinale a alternativa com a sequência *correta.*

☐ A) 1 – 3 – 5 – 2 – 4 – 7 – 6
☐ B) 3 – 4 – 6 – 7 – 2 – 5 – 1
☐ C) 4 – 5 – 1 – 3 – 2 – 7 – 6
☐ D) 3 – 7 – 1 – 4 – 6 – 2 – 5.

194 As teorias de enfermagem constituem o conjunto de conceitos e proposições que visam a descrever, explicar, predizer e controlar os fenômenos no âmbito da profissão e elucidar o manejo de tais fenômenos. A teoria tem um marco conceitual e um processo, sendo passível de teste e, portanto, sujeita a alteração e refutação. Sobre as teorias de enfermagem, considere as proposições abaixo e sua respectiva correspondência.

Teoria	*Autor*	*Objeto*
1. Autocuidado	Dorothea E. Orem	Atendimento às necessidades do ser humano mediante desenvolvimento do autocuidado no "processo saúde-doença"
2. Necessidades humanas básicas	Wanda de Aguiar Horta	Assistir o ser humano no atendimento de suas necessidades básicas
3. Modelo ambiental	Florence Nightingale	A enfermagem é uma ciência humanística dedicada a manter e promover a saúde
4. Modelo conceitual de homem	Martha Rogers	Controle do ambiente, dos indivíduos e das famílias, tanto dos sadios quantos dos enfermos
5. Relações interpessoais em enfermagem	Hildegard Peplau	Estabelecimento de um processo interpessoal terapêutico para alcançar a saúde dos indivíduos
6. Holística	Myra E. Levine	Promover a adaptação do ser humano aos estímulos que se apresentam no "processo saúde-doença"

Marque a alternativa com os itens *corretos*.

☐ A) 1 – 2 – 5
☐ B) 2 – 5 – 6
☐ C) 3 – 4 – 6
☐ D) 1 – 2 – 3.

195 O processo de trabalho da enfermagem constitui-se dos seguintes subprocessos: cuidar-assistir, administrar-gerenciar, ensinar-educar e pesquisar-investigar. Na definição da estrutura organizacional do serviço de enfermagem, com relação ao subprocesso administrar-gerenciar, devem ser considerados:

☐ A) a autoridade e a responsabilidade de cada membro da equipe da enfermagem; o volume e a complexidade das atividades a serem desenvolvidas; os recursos disponíveis
☐ B) a filosofia dos serviços de enfermagem e as estruturas formal e informal da organização; os objetivos do serviços de enfermagem e a complexidade da assistência a ser prestada
☐ C) a filosofia e os objetivos dos serviços de enfermagem; o volume e a complexidade das atividades a serem desenvolvidas; os recursos disponíveis e as características almejadas na estrutura
☐ D) a filosofia e os objetivos dos serviços; o planejamento e a implementação da sistematização da assistência de enfermagem (SAE); avaliação dos serviços.

196 As auditorias devem ser realizadas em três etapas:

1. 1ª etapa: planejamento, programação, preparação do *check list*.
2. 2ª etapa: execução e emissão de relatório.
3. 3ª etapa: acompanhamento das ações saneadoras/corretivas propostas

Com base na sequência descrita, marque a alternativa *correta*.

☐ A) A sequência está correta
☐ B) Os itens 1 e 2 estão corretos
☐ C) Nenhum item está correto
☐ D) Apenas o item 1 está correto.

197 De acordo com a filosofia de auditoria de gestão, seu objetivo principal é:

1. A avaliação de indicadores não monetários.
2. O apoio no desenvolvimento e acompanhamento de sistemas que auxiliam o processo de tomada de decisões.

3. A participação da auditoria interna em todos os momentos empresariais, visando a total integração e conhecimento detalhado das atividades da empresa.

Assinale a alternativa *correta*.

☐ A) Apenas as proposições 1 e 2 são verdadeiras

☐ B) Apenas as proposições 2 e 3 são verdadeiras

☐ C) Apenas as proposições 1 e 3 são verdadeiras

☐ D) Todas as proposições são verdadeiras.

198 O processo de enfermagem "é um sistema para identificação e resolução dos problemas de saúde no sentido de atender aos problemas de saúde da pessoa e as necessidades de atenção de enfermagem". Uma de suas etapas é o diagnóstico de enfermagem. A organização oficial NANDA (North American Nursing Diagnosis Association) aprovou, recomenda e busca incluir na 10ª revisão da Classificação Internacional das Doenças:

☐ A) os princípios da teoria da adaptação de Sister Callista Roy

☐ B) a classificação das necessidades humanas básicas psicobiológicas, psicossociais e psicoespirituais

☐ C) a natureza e o grau da dependência de enfermagem

☐ D) a identificação dos problemas de enfermagem

☐ E) a taxonomia para classificação dos diagnósticos de enfermagem.

199 A Lei 7.498/86 e o Decreto que a regulamenta (94.406/87) dispõem sobre o exercício de enfermagem. O artigo 8º descreve o que cabe ao enfermeiro privativamente e o que lhe compete como integrante da equipe de saúde. Assinale a atividade profissional, regulamentada pela legislação de enfermagem, como sendo incumbência privativa do enfermeiro.

☐ A) Planejamento, organização, coordenação, execução e avaliação dos serviços da assistência de enfermagem

☐ B) Prevenção e controle sistemático da infecção hospitalar

☐ C) Participação no desenvolvimento de tecnologia apropriada à assistência de saúde

☐ D) Acompanhamento da evolução e do trabalho de parto

☐ E) Aplicação de oxigenoterapia, nebulização, enteroclisma, enema e calor ou frio.

200 Os últimos censos do IBGE indicam o aumento da população total de idosos, constituindo-se em novos desafios para os serviços de saúde e requerendo a adoção de modelos de atenção apropriados a esse grupo etário. Assinale a afirmativa mais condizente com a concepção preconizada pela Organização Panamericana de Saúde (OPAS) e pela Política Nacional de Saúde do Idoso (PNSI).

☐ A) De acordo com a concepção da OPAS, a velhice é um período de declínio biológico e, por decorrência, o modelo pertinente é o que a avalia em termos de déficit e involução

☐ B) De acordo com o modelo preconizado na Política Nacional de Saúde do Idoso; a velhice implica necessariamente em doença e incapacidade, devido ao desgaste dos anos

☐ C) A Política Nacional de Saúde do Idoso estabelece que a saúde do idoso deve ser considerada em termos da manutenção da sua capacidade funcional

☐ D) A concepção da Política Nacional de Saúde do Idoso é de que o envelhecimento implica limitação de atividades regulares e perda de independência, por isso a prioridade no tratamento das doenças

☐ E) De acordo com a concepção da OPAS, a saúde do idoso deve ser considerada a partir da homogeneidade biológica, psicológica e sociocultural do envelhecimento.

201 Em ambulatórios, postos de saúde e setores de pronto atendimento, é frequente a aplicação intramuscular (IM) de medicamentos. Apesar de comum, essa técnica requer conhecimento e adequação ao tipo de medicamento e de paciente. Quanto às injeções IM, é *correto* afirmar que:

☐ A) a região do músculo vasto lateral está contraindicada para injeções em crianças pela presença de nervos importantes
☐ B) a região do deltoide é a mais indicada para injeções frequentes e doses de 3 mℓ por apresentar menor quantidade de nervos e artérias
☐ C) a região dorsoglútea é a mais indicada para crianças com idade inferior a 2 anos e para idosos imobilizados no leito, desde que se localize o limite da área em que a aplicação de injeção IM é segura
☐ D) a técnica do bloqueio de ar (aspiração de uma bolha de ar que permite que toda a medicação seja ejetada da agulha) é indicada quando a medicação for potencialmente prejudicial ao tecido subcutâneo
☐ E) na técnica de aplicação em Z usa-se agulha de 4 cm de comprimento, devendo a pele ser pinçada entre os dedos polegar e médio e a agulha introduzida em ângulo de 90º,com sua remoção imediata após a introdução do líquido.

202 Um dos objetivos da educação em saúde pela enfermagem é permitir aos pacientes a expressão de sentimentos e preocupações, promovendo segurança a esses pacientes. As ações educativas que permitem atingir esses objetivos são:

☐ A) palestras e apresentação de vídeos
☐ B) ensino em grupo e discussão dialógica
☐ C) instrução programada e palestras
☐ D) discussão em grupo e demonstração
☐ E) instrução programada e repetição de técnicas.

203 A *influenza* ou gripe é muito frequente na população em geral. As complicações mais usuais da *influenza* ou gripe e os grupos mais comumente afetados por elas são:

☐ A) pneumonias virais secundárias em idosos e lactentes
☐ B) pneumonias bacterianas secundárias em idosos e pessoas debilitadas
☐ C) doença pulmonar obstrutiva crônica em idosos e lactentes
☐ D) bronquites e bronquiolites alérgicas em recém nascidos e lactentes
☐ E) bronquiectasias e bronquites em lactentes e pessoas debilitadas.

204 Hábitos alimentares, tensão emocional, uso de contraceptivos orais, tabagismo e atividade física são informações importantes em uma primeira consulta de enfermagem com vistas ao diagnóstico de:

☐ A) hipertensão arterial
☐ B) câncer de útero
☐ C) diabetes melito
☐ D) doença pulmonar obstrutiva crônica
☐ E) doenças pépticas

205 Uma paciente de 40 anos de idade chegou ao ambulatório com um quadro de emagrecimento, irritação, tontura, náuseas entre as refeições, infeções ginecológicas de repetição, aumento da frequência urinária e polidipsia. Estes sinais e sintomas são indicativos da seguinte doença:

☐ A) câncer de colo de útero
☐ B) AIDS
☐ C) diabetes melito
☐ D) gravidez
☐ E) cistite.

206 Gerenciar uma unidade de internação tem sido um desafio para o enfermeiro, principalmente no que diz respeito ao exercício da liderança. Assinale o conceito contemporâneo de liderança que promova a integração e a interação do grupo e garanta a qualidade do trabalho em enfermagem.

☐ A) Liderar é exercer o poder de influenciar as pessoas, levando-as a alcançar as metas organizacionais e, consequentemente, à obtenção da qualidade
☐ B) Liderar é motivar o grupo a alcançar os objetivos propostos pelo líder, incentivando-o a formar uma visão crítica da realidade social
☐ C) Liderar é promover a autonomia do grupo de forma não dirigida ou dirigida quando requerida por ele, visando à mudança de comportamentos

☐ D) Liderar é estabelecer relações de interação e participação entre pessoas, de forma a promover a ação crítica, reflexiva, criativa, inovadora e transformadora da realidade

☐ E) Liderar é usar as funções administrativas para estimular a visão crítica, reflexiva, e a mudança de valores, levando o grupo a mudar a realidade.

207 Assinale a alternativa que indica o conceito que melhor define planejamento nas atividades de enfermagem.

☐ A) O planejamento garante a racionalização das ações dividindo-as por atividades entre os membros da equipe de enfermagem

☐ B) O planejamento garante o cuidado personalizado, elevando o seu padrão

☐ C) O planejamento em bases científicas valoriza a assistência de enfermagem, além de garantir o cumprimento das ordens médicas

☐ D) O planejamento garante o cumprimento da lei do exercício profissional e confere ao enfermeiro o mesmo status que tem o médico

☐ E) O planejamento garante o cuidado individualizado em bases científicas, orienta as ações e a avaliação da assistência prestada pela enfermagem

208 Entre as penalidades definidas pelo Código de Ética dos Profissionais de Enfermagem, a que consiste em "admoestação ao infrator, de forma reservada, que será registrada no Prontuário do mesmo, na presença de duas testemunhas" é denominada:

☐ A) multa

☐ B) censura

☐ C) advertência verbal

☐ D) suspensão do exercício profissional

☐ E) cassação do direito ao exercício profissional.

209 Na administração de um medicamento por via oral, um enfermeiro observa que a dosagem prescrita é de 50 gotas, mas a preparação de que dispõe não tem conta-gotas. Ao utilizar uma seringa para adequar a dose, esse enfermeiro deverá administrar:

☐ A) 1,5 mℓ

☐ B) 2,5 mℓ

☐ C) 3 mℓ

☐ D) 4 mℓ

☐ E) 5 mℓ.

210 Na terapia anticoagulante após a ocorrência de trombose venosa profunda, o enfermeiro deverá cumprir alguns cuidados, considerando que:

☐ A) a interação medicamentosa com salicilatos e barbitúricos tende a diminuir os efeitos dos anticoagulantes

☐ B) o local de aplicação subcutânea de anticoagulantes é preferencialmente a área abdominal, 5 cm ao redor do umbigo

☐ C) recomenda-se a técnica em Z para a minimização da dor local na terapia subcutânea de longa duração

☐ D) o uso concomitante de anticoncepcionais orais pode acarretar diminuição dos efeitos dos anticoagulantes

☐ E) se deve alertar para a duplicação da dose subsequente quando houver esquecimento da anterior, para garantir os efeitos anticoagulantes.

211 Sobre o dimensionamento do pessoal de enfermagem nos serviços de saúde, é *correto* afirmar que:

☐ A) na maioria das instituições de saúde o pessoal de enfermagem representa, quantitativamente, um percentual pouco significativo mas importante do ponto de vista qualitativo

☐ B) a definição do quantitativo de profissionais com base no tipo de unidade de internação não é considerada adequada, por não considerar a variação na gravidade dos pacientes e no tipo de assistência de enfermagem a ser prestada

☐ C) a ausência de parâmetros bem definidos para o dimensionamento de equipes de enfermagem não representa problema ou causa fragilização da categoria

☐ D) a inadequação numérica e qualitativa dos recursos humanos da enfermagem repercute no direito à assistência livre de risco, mas não compromete legalmente a instituição

☐ E) o enfoque qualitativo é mais importante que o quantitativo no dimensionamento do pessoal de enfermagem.

212 Sobre a atual política de saúde mental, é *correto* afirmar que:

☐ A) a prestação de cuidados de saúde mental é promovida prioritariamente em nível ambulatorial

☐ B) o tratamento de doentes mentais em regime de internamento deve ocorrer em hospitais especializados

☐ C) as ações devem promover o afastamento dos doentes do seu meio habitual, a fim de facilitar a sua reabilitação e inserção social

☐ D) a reabilitação psicossocial é assegurada, preferencialmente, em estruturas de média complexidade

☐ E) os centros de atenção psicossocial deverão estar inseridos nas comunidades e adaptados ao grau de autonomia dos doentes.

213 Quanto aos cuidados de enfermagem em pacientes com úlceras por pressão estágio II, considera-se que:

☐ A) a migração celular epitelial é facilitada na presença de curativos secos

☐ B) curativos oclusivos semipermeáveis são úteis para auxiliar na cicatrização

☐ C) para ser eficiente, a limpeza da ferida deve ser feita com movimentos vigorosos

☐ D) deve ser utilizada solução de peróxido de hidrogênio a 10% para a limpeza da úlcera

☐ E) a lâmpada de calor pode ser utilizada para auxiliar na cicatrização de uma ferida aberta.

214 O exame físico é parte integrante da consulta de enfermagem. Ao examinar o abdome, o enfermeiro inspeciona, palpa e percute a área hepática. A percussão do fígado normal produz um som:

☐ A) timpânico

☐ B) maciço

☐ C) submaciço

☐ D) ressonante.

215 A comunicação é conhecida como o instrumento básico da assistência de enfermagem porque torna possível o relacionamento enfermeiro-paciente. Entre as diversas formas de comunicação utilizadas pelo enfermeiro no processo de cuidar, a que melhor transmite sentimentos de empatia e confiança é:

☐ A) a expressão facial

☐ B) o toque

☐ C) a expressão corporal

☐ D) o espaço pessoal.

216 O protocolo assistencial é um instrumento de gerência que tem por finalidade:

☐ A) dar suporte aos relatórios de produção

☐ B) estruturar as anotações clínicas

☐ C) padronizar os julgamentos clínicos

☐ D) dar suporte aos cuidados prestados.

217 A endoscopia digestiva alta é um exame diagnóstico realizado com frequência em pacientes internados para tratamento clínico ou cirúrgico. O preparo do paciente para esse tipo de exame inclui:

☐ A) orientação sobre o exame; jejum; higiene oral e controle de sinais vitais

☐ B) controle de sinais vitais; higiene oral; lavagem esofágica e tricotomia cervical

☐ C) jejum; lavagem esofágica; lavagem intestinal e controle de peso e altura

☐ D) orientação sobre o exame; higiene oral; lavagem intestinal e controle dos sinais vitais

☐ E) jejum; lavagem intestinal; tricotomia cervical e controle de peso e altura.

218 Com relação à terapêutica medicamentosa, além do soro glicosado a 5%, 1.000 mℓ, com eletrólitos, para correr a cada 8 h, foi prescrito um frasco de soro fisiológico 0,9%, 500 mℓ, em 6 h. A velocidade de infusão dessas soluções, em gotas por minuto, deve ser, respectivamente de:

☐ A) 14 e 21

☐ B) 28 e 28

☐ C) 42 e 28

☐ D) 42 e 42

☐ E) 42 e 83.

219 Pacientes portadores de câncer, com frequência, apresentam constipação intestinal acompanhada de dor abdominal e desconforto. Entre as orientações de enfermagem ao paciente, *não* é recomendável estimular:

☐ A) o consumo de dieta rica em fibras
☐ B) o aumento da ingestão de líquidos
☐ C) a realização de caminhadas leves
☐ D) o uso diário de laxantes e enemas
☐ E) a realização de massagens abdominais.

220 Mulher de 30 anos de idade apresenta crise convulsiva na sala de espera de um consultório médico. Nessa situação, o profissional de saúde deve:

☐ A) fazer proteção contra queda e deitá-la no chão, longe de objetos que possam causar-lhe ferimentos
☐ B) restringir-lhe, ao máximo, os movimentos involuntários e descoordenados para evitar traumatismos
☐ C) segurar-lhe a língua com os dedos polegar e indicador, para impedir que esta obstrua a respiração
☐ D) estimular a volta rápida à consciência por meio de chamados insistentes, vigorosos e em voz alta
☐ E) introduzir-lhe qualquer objeto entre a arcada dentária superior e inferior, para a proteção da língua.

221 Após atender no ambulatório de uma empresa uma mulher de 28 anos de idade com crise de descontrole emocional, o médico prescreve 10 mg de diazepam para administração intramuscular. Para atender à dose prescrita, considerando que o medicamento está disponível em ampola de 2 mℓ, com 5 mg/mℓ, deve-se aplicar:

☐ A) 0,50 mℓ
☐ B) 0,75 mℓ
☐ C) 1,25 mℓ
☐ D) 1,00 mℓ
☐ E) 2,00 mℓ.

222 Lesões por esforços repetitivos (LER) é uma expressão abrangente que se refere aos distúrbios ou doenças do sistema:

☐ A) digestório
☐ B) tegumentar
☐ C) reprodutor
☐ D) musculoesquelético
☐ E) endócrino.

223 A adoção do processo de supervisão contínua, recomendada pelo Ministério da Saúde – Padrões Mínimos de Assistência de Enfermagem em Recuperação da Saúde –, tem como objetivo:

☐ A) redistribuir pessoal e material indispensáveis ao trabalho
☐ B) favorecer a preservação da capacidade funcional da equipe
☐ C) controlar a frequência do pessoal no ambiente de trabalho
☐ D) assegurar o desenvolvimento das ações de enfermagem
☐ E) facilitar o processo de tomada de decisões no âmbito das chefias.

224 As atividades desenvolvidas para e junto ao cliente devem ser registradas no prontuário dele. O administrador de enfermagem deve, portanto, supervisionar a elaboração do registro dos cuidados de enfermagem, a fim de garantir:

☐ A) comunicação, organização e evolução do cliente
☐ B) coordenação, controle e planejamento da qualidade da assistência
☐ C) avaliação, planejamento e continuidade do tratamento
☐ D) organização, avaliação e aprazamento do tratamento
☐ E) comunicação, coordenação e continuidade da assistência.

225 Durante a infusão da nutrição parenteral total, o enfermeiro deve controlar o gotejamento da solução e observar os sinais de dispneia e ingurgitamento das veias do pescoço do paciente, objetivando prevenir, respectivamente:

☐ A) hipoglicemia e reação alérgica
☐ B) hiperglicemia e septicemia
☐ C) hiperglicemia e reação alérgica
☐ D) hipoglicemia e embolia
☐ E) hiperglicemia e sobrecarga circulatória.

226 Quando o enfermeiro assiste um paciente com choque hemorrágico, a providência inicial mais importante é:

☐ A) aplicar calor por foco de luz e compressas quentes
☐ B) aplicar calor e manter a cabeceira elevada
☐ C) puncionar veia periférica e administrar lidocaína
☐ D) puncionar veia periférica e iniciar a reposição de volume
☐ E) puncionar veia periférica e iniciar antibiótico profilático.

227 Um frasco com 5.000.000 U de antibiótico foi inicialmente diluído em 10 mℓ de água destilada. Da solução, foram aspirados 2 mℓ nos quais foi adicionada água destilada até se alcançar 20 mℓ. Dessa solução final aproveitou-se 1 mℓ, que corresponde a:

☐ A) 10.000 U
☐ B) 50.000 U
☐ C) 100.000 U
☐ D) 150.000 U
☐ E) 200.000 U.

228 No plano de cuidados a um cliente que recebe suporte ventilatório mecânico, deve estar prescrita a necessidade de o enfermeiro manter a umidificação e o aquecimento do ar inspirado. Essa prescrição tem por finalidade:

☐ A) aumentar o volume corrente
☐ B) evitar a diaférese
☐ C) fluidificar as secreções e manter a permeabilidade mucociliar
☐ D) evitar o pneumotórax
☐ E) facilitar o procedimento de aspiração das vias respiratórias inferiores.

229 A 500 mℓ de soro glicosado isotônico a 5%, contidos em um frasco, foram adicionados 10 mℓ de KCl a 10% e 5 mℓ de NaCl a 20%. Após 4 h de perfusão, a 30 microgotas/min, a quantidade em miligramas de KCl administrada foi de, aproximadamente:

☐ A) 120 mg
☐ B) 170 mg
☐ C) 230 mg
☐ D) 340 mg
☐ E) 450 mg.

230 A obstrução brônquica produzida por um tampão mucoso pode causar o colapso do respectivo lobo, gerando um quadro de:

☐ A) pleurisia
☐ B) atelectasia
☐ C) enfisema
☐ D) pneumotórax
☐ E) pneumonia.

231 A sistematização da assistência de enfermagem permite ao enfermeiro:

☐ A) adequar a assistência de enfermagem prestada, com a finalidade de ser reconhecida pela equipe de trabalho
☐ B) mostrar sua capacidade de organização da unidade de trabalho
☐ C) estabelecer normas e rotinas na unidade de trabalho
☐ D) planejar e implementar aos pacientes cuidados de enfermagem individualizados e globalizantes
☐ E) estabelecer normas e mostrar sua capacidade de organização da unidade de trabalho.

232 Um cliente com septicemia está sob o risco de defeitos de coagulação. Os indicadores específicos de perda sanguínea mínima incluiriam:

☐ A) hematócrito de 42%
☐ B) pressão sanguínea de 102/64 mmHg
☐ C) turgor cutâneo diminuído
☐ D) frequência cardíaca de 135 batimentos por minuto
☐ E) cianose de extremidades.

233 Entre as causas da hipertensão associadas à insuficiência renal crônica destacam-se:

☐ A) produção de hormônio antidiurético diminuída e febre
☐ B) hipoaldosteronismo e edema
☐ C) produção de renina diminuída e polidipsia
☐ D) sódio aumentado e retenção de água
☐ E) redução de fosfato e hiperproteinemia.

234 Em um paciente com doença de Crohn, a equipe de enfermagem deve estar atenta à administração de dieta:

☐ A) pobre em ferro

☐ B) rica em sódio
☐ C) pobre em resíduo
☐ D) rica em produtos lácteos

235 São componentes etiológicos da tromboflebite:
☐ A) midríase, cianose e respiração agônica
☐ B) edema, prostração, calafrios e intoxicações
☐ C) lesão endotelial, estase circulatória e alteração do equilíbrio dos fatores de coagulação
☐ D) hipoventilação, infarto do miocárdio e oligúria.

236 A enteróclise é contraindicada nos casos de:
☐ A) vômitos intenso
☐ B) abdome agudo
☐ C) hemorragia digestiva alta
☐ D) hemorragia digestiva baixa.

237 A quantidade de estiramento miocárdico exatamente antes da sístole, gerada pela pressão criada pelo volume de sangue dentro do ventrículo antes da contração, é denominada:
☐ A) débito cardíaco
☐ B) volume sistólico
☐ C) pré-carga
☐ D) contratilidade.

238 As principais manifestações clínicas da cetoacidose diabética são:
☐ A) hipoglicemia, desidratação, perda eletrolítica e acidose
☐ B) hiperglicemia, desidratação, perda eletrolítica e acidose
☐ C) hipoglicemia, convulsões e dificuldade em acordar
☐ D) hipoglicemia, acidose e dificuldade em acordar.

239 Ocorre quando o estômago se distende com líquidos (suco gástrico, sangue) e alimentos que não passam para o intestino em decorrência de falta de peristaltismo. O enunciado indica:
☐ A) dilatação gástrica
☐ B) distensão abdominal
☐ C) embolismo
☐ D) pangastrite.

240 O termo científico azotemia refere-se ao acúmulo no sangue de:
☐ A) lipídios
☐ B) catabólitos
☐ C) glicerídeos
☐ D) proteínas.

241 Todas as veias conduzem sangue venoso e todas as artéria conduzem sangue arterial, mas existem exceções, as quais correspondem, respectivamente, a:
☐ A) veias pulmonares e artéria umbilical
☐ B) capilares e artéria pulmonar
☐ C) artéria pulmonar e veia pulmonar
☐ D) artéria pulmonar e capilares.

242 O mecanismo mais comum de metástase dos processos patológicos malignos é:
☐ A) a disseminação linfática
☐ B) a disseminação hematogênica
☐ C) a angiogênese
☐ D) a invasão.

243 São complicações da colite ulcerativa:
☐ A) megacólon tóxico, perfuração e sangramento
☐ B) obstrução intestinal, doença perineal e desequilíbrio hidreletrolítico
☐ C) obstrução intestinal, perfuração e sepse
☐ D) peritonite, abscesso e sangramento.

244 A absorção de fármacos no idoso é afetada pelas seguintes alterações:
☐ A) menor fluxo sanguíneo e temperatura retal
☐ B) diminuição da superfície corporal e menor quantidade de água no organismo
☐ C) redução do tamanho do fígado e diminuição da superfície corporal
☐ D) menor acidez gástrica e menor motilidade gastrintestinal.

245 Para o enfermeiro realizar o dimensionamento de pessoal de enfermagem, é necessário que sejam seguidas as seguintes fases, sequencialmente:
☐ A) reconhecimento da situação, utilização do método universal de dimensionamento e avaliação dos resultados
☐ B) reconhecimento da situação, cálculo de pessoal de enfermagem, avaliação dos resultados

☐ C) utilização do método universal de dimensionamento, conhecimento da instituição e avaliação dos resultados

☐ D) cálculo de pessoal, índice de segurança técnica, avaliação dos resultados.

246 A sobrecarga circulatória provocada pelo fornecimento de quantidades excessivas de líquidos endovenosos (um risco principalmente para pacientes idosos, bebês ou doentes com insuficiência cardíaca ou renal) tem como manifestações clínicas:

☐ A) hipertensão, aumento da pressão venosa central (PVC) e ansiedade

☐ B) hipotensão, taquicardia e aumento da pressão venosa central

☐ C) hipotensão, cianose e taquipneia

☐ D) hipertensão, cianose e perda da consciência.

247 Quanto às variáveis de avaliação epidemiológica na psiquiatria, pode-se afirmar que:

☐ A) as mulheres têm mais tendência para doenças mentais ligadas a infecções, traumatismos e epilepsia

☐ B) os homens têm mais tendência para os distúrbios afetivos e psicossomáticos

☐ C) cada idade tem suas possibilidades patológicas, e se inclui em papel social determinado

☐ D) estado civil e estrutura familiar não são variáveis que podem determinar o adoecimento psíquico.

248 Relacione as Normas Regulamentadoras do Ministério do Trabalho, à esquerda, com o campo de aplicação, à direita.

NR	*Campo de aplicação*
1. NR-6	☐ líquidos combustíveis e inflamáveis
2. NR-17	☐ condições sanitárias e de conforto no trabalho
3. NR-15	☐ ergonomia
4. NR-20	☐ equipamentos de proteção individual
5. NR-24	☐ atividades e operações insalubres

A sequência *correta* é:

☐ A) 1, 3, 5, 4, 2

☐ B) 2, 4, 1, 3, 5

☐ C) 3, 2, 4, 5, 1

☐ D) 4, 5, 2, 1, 3

☐ E) 5, 1, 3, 2, 4.

249 A complicação mais frequente no alcoolista é a polineuropatia. Sua origem está associada à deficiência de vitamina B6, tiamina e dos seguintes ácidos:

☐ A) lisérgico e araquidônico

☐ B) araquidônico e ascórbico

☐ C) lisérgico e fólico

☐ D) pantotênico e fólico

☐ E) ascórbico e pantotênico.

250 Marque F (falso) ou V (verdadeiro).

1. ☐ Planejar, dirigir, coordenar, orientar, supervisionar e avaliar são os passos da administração para se obter a qualidade dos serviços prestados.
2. ☐ O chefe de um serviço pode delegar a autoridade e a responsabilidade.
3. ☐ O chefe competente é aquele cuja ausência afeta decisivamente o andamento do serviço.
4. ☐ Comando significa fazer funcionar o corpo social da empresa.
5. ☐ A principal característica de um supervisor é comandar, delegar funções e controlar pessoal.

A sequência *correta* é:

☐ A) V, F, F, V, F

☐ B) F, V, F, V, V

☐ C) V, F, V, F, V

☐ D) F, F, V, V, F

☐ E) V, V, V, F, F.

251 Constitui diretriz para implantação da Política Nacional de Humanização:

☐ A) a verticalização dos processos de trabalho

☐ B) a priorização do atendimento conveniado

☐ C) o apoio à gestão municipal no planejamento normativo

☐ D) o estímulo às práticas resolutivas

☐ E) a priorização do planejamento centralizado na Unidade Básica de Saúde.

252 Leia as três afirmativas a seguir sobre a alimentação por sonda nasogástrica.

1. Antes de administrar a alimentação, as secreções gástricas devem ser aspiradas e medidas.
2. É contraindicado irrigar a sonda com água após administrar a alimentação.
3. Náuseas e vômitos são complicações da alimentação por sonda.

Marque a alternativa *correta* em relação às afirmativas anteriores.

☐ A) Apenas a afirmativa 1 é correta
☐ B) As afirmativas 1 e 2 são corretas
☐ C) As afirmativas 2 e 3 são corretas
☐ D) As afirmativas 1 e 3 são corretas
☐ E) Todas as afirmativas são corretas.

253 Sr. S.M.P., idoso, hemiplégico, consciente, orientado encontra-se acamado e dependente de cuidados domiciliares. Sobre o posicionamento na cama, analise as afirmativas a seguir.

1. A mão do lado afetado deve ser mantida em pronação.
2. A posição de decúbito ventral é contraindicada para o sr. S.M.P.
3. Os pés devem ficar em ângulo reto com as pernas quando o paciente estiver em decúbito dorsal.
4. Evitar que o braço afetado se mantenha colado ao corpo.

Com relação às afirmativas anteriores:

☐ A) as afirmativas 1 e 4 estão corretas
☐ B) as afirmativas 1 e 3 estão corretas
☐ C) as afirmativas 2 e 3 estão corretas
☐ D) as afirmativas 2 e 4 estão corretas
☐ E) as afirmativas 3 e 4 estão corretas.

254 Os diuréticos tiazídicos são fármacos utilizados no tratamento inicial da hipertensão arterial de idosos. Qual é o seu efeito adverso?

☐ A) Hipopotassemia
☐ B) Tosse
☐ C) Bradicardia
☐ D) Modificações do paladar
☐ E) Aumento do apetite.

255 Sobre o exame físico, analise as assertivas a seguir e assinale a alternativa *correta*.

☐ A) A percussão avalia o tamanho, as bordas e a consistência dos órgãos e identifica a presença de líquidos nas cavidades corporais
☐ B) Na ausculta, a campânula do estetoscópio é indicada para ouvir os sons de alto volume tais como os pulmonares e os intestinais
☐ C) A inspeção e o exame de marcha, posição corporal, força e movimentos dos membros são evidências imprecisas da condição neurológica
☐ D) A posição de Sims é indicada para examinar o trato genital feminino
☐ E) A inspeção do abdome permite identificar a presença de achados tais como obstrução, distensão, ascite e visceromegalias.

256 A sra. D.M.P. é diabética tipo 2 e procurou a Unidade Básica de Saúde da Família com uma ferida no pé esquerdo. Após o exame do pé, o enfermeiro classificou como "pé neuroisquêmico" porque identificou:

☐ A) ausência de pulso tibial posterior, rubor postural e palidez com a elevação da perna
☐ B) calosidades e ausência dos reflexos tendinosos
☐ C) insensibilidade ao frio e ao calor e diminuição do pulso pedioso
☐ D) pigmentação no terço inferior das pernas e unhas hipotrofiadas
☐ E) anidrose e dedos em garra.

257 Para um portador de diabetes melito foi prescrita uma dose de 5 unidades de insulina regular e 15 unidades de insulina NPH, diariamente antes do café da manhã. Qual a orientação *correta* para o preparo da dose?

☐ A) Colocar as duas insulinas na mesma seringa porque a mistura não interfere na ação desejada
☐ B) Utilizar uma seringa para cada insulina porque a mistura das insulinas na mesma seringa é contraindicada
☐ C) Utilizar a mesma seringa e aspirar primeiro a insulina NPH

☐ D) Utilizar a mesma seringa sem levar em conta a ordem de aspiração porque se trata de duas insulinas modificadas

☐ E) As alternativas A e D estão corretas.

258 A dose prescrita na questão anterior deverá ser administrada pela via:

☐ A) intravenosa

☐ B) intramuscular

☐ C) subcutânea

☐ D) intradérmica

☐ E) as alternativas C e D estão corretas.

259 O enfermeiro, ao realizar consulta de enfermagem para avaliar a função cerebral do cliente, deverá comprender que o parâmetro normal da cognição é:

☐ A) ser receptivo e colaborador

☐ B) apresentar boa postura e bons modos de se expressar

☐ C) memórias anterior e recente preservadas

☐ D) comunicações escrita e verbal de acordo com o nível de instrução, coerência e raciocínio

☐ E) apresentar iniciativa, ter capacidade de julgamento e crítica.

260 O enfermeiro, em uma avaliação respiratória, detectou que existiam estertores creptantes em um cliente na ausculta em fase inspiratória, logo os descrevendo em:

☐ A) ruídos finos, homogêneos, de mesma altura, timbre e intensidade

☐ B) ruídos mais grossos e de tonalidade mais grave

☐ C) ruídos que obstruem parcialmente os brônquios

☐ D) ruídos intensos, ouvidos a distância

☐ E) ruídos acompanhados de espasmo muscular.

261 Com a aprovação do Projeto de Lei 3.657, de 1989, somente aprovada no ano de 1999 após inúmeras emendas, foram contemplados pontos fundamentais da reforma psiquiátrica, entre os quais:

☐ A) promover a segregação dos portadores de transtorno mental

☐ B) aumentar o número de internação psiquiátrica

☐ C) possibilitar a proteção contra qualquer forma de abuso e exploração do portador de transtorno mental

☐ D) tratamento preferencialmente em serviços hospitalares de psiquiatria/saúde mental

☐ E) manter o modelo assistencial hospitalocêntrico liberando somente os inválidos de todos os gêneros.

262 Considerando-se que as articulações devem ser avaliadas quanto a amplitude de movimentos ativos e passivos (flexão, pronação e outros), volume e condições dos tecidos circundantes, poderíamos destacar como limitação da amplitude:

☐ A) osteoartrite, gota, artrite reumatoide

☐ B) paralisias, mioclonias, tetânia

☐ C) contratura, luxação e artropatia

☐ D) sinovite, bursite, drenagem articular

☐ E) fibrose, contusões, entorses.

263 São intervenções do enfermeiro diante de um paciente portador de hipernatremia:

☐ A) instalar balanço hídrico, higiene oral, mudança de decúbito

☐ B) punção venosa, instalar balanço hídrico, verificar sinais vitais e cateterismo vesical

☐ C) verificar sinais vitais, instalar oxigênio, higiene oral

☐ D) mudança de decúbito, higiene corporal e punção venosa

☐ E) punção venosa, oxigenoterapia, verificar sinais vitais.

264 São consideradas mudanças no estado funcional do idoso, *exceto*:

☐ A) débito cardíaco diminuído

☐ B) redução na velocidade de condução nervosa

☐ C) sistema tegumentar com proteção diminuída

☐ D) diminuição das secreções vaginais

☐ E) diminuição no volume pulmonar residual.

265 Levando em consideração as alterações fisiológicas do organismo em fase senil, analise as afirmativas a seguir.

1. A prática de exercícios para o assoalho pélvico podem ser extremamente úteis na redução dos sintomas da incontinência urinária por estresse ou de urgência.
2. São cuidados com o sistema gastrintestinal do idoso a ingestão de dieta hipolipídica e rica em fibras, bem como o ajuste no volume de água diário.
3. A fim de reduzir as consequências musculoesqueléticas durante o processo senilidade, o indivíduo deverá realizar uma dieta rica em fósforo, exercícios regulares e exposição ao sol.

Está(ão) *correta(s)* a(s) afirmativa(s):

☐ A) 2 e 3 apenas
☐ B) 1 e 3 apenas
☐ C) 1 e 2 apenas
☐ D) 3 apenas
☐ E) 2 apenas.

266 Antes de administrar as medicações parenterais, a enfermagem deve selecionar o calibre das agulhas de acordo com as vias de aplicação e a estrutura física do cliente adulto. O calibre recomendado para uma solução aquosa via intramuscular é:

☐ A) 25 × 7
☐ B) 20 × 6
☐ C) 30 × 8
☐ D) 40 × 7

267 Um cliente adulto foi submetido a vários exames laboratoriais porque apresenta histórico clínico compatível com AIDS. Os resultados que confirmaram que o cliente é HIV posistivo foram:

☐ A) anti-HBs negativo e PCR positivo
☐ B) teste Elisa e PSA positivos
☐ C) *Western blot* e contagem de linfócitos T CD4
☐ D) IgM não reagente e contagem de linfócitos T CD4
☐ E) PCR positivo e *Western blot*.

268 Em pessoas idosas, a diminuição na atividade física e as mudanças no padrão alimentar, com redução da ingesta hídrica e aumento de alimentos pastosos, pode levar a:

☐ A) diarreia
☐ B) polaciúria
☐ C) incontinência fecal
☐ D) constipação intestinal
☐ E) incontinência urinária.

269 No uso do iodo radioativo para o tratamento do câncer da tireoide, os cuidados que a enfermagem deve ter para evitar a contaminação ambiental incluem:

☐ A) proteger todos os equipamentos e os aparelhos do quarto do paciente com plástico
☐ B) liberar o paciente para deambular pela enfermaria comum, desde que usando avental adequado
☐ C) orientar a família a usar avental nas crianças durante o horário de visita
☐ D) designar enfermeiras grávidas para o cuidado desses pacientes somente após o primeiro trimestre de gestação
☐ E) se for necessário fazer algum exame laboratorial, transportar o paciente em cadeira de rodas.

270/271 Texto para as questões 270 e 271

Uma mulher de 38 anos de idade encontra-se internada em uma clínica médica para tratamento de doença cardíaca pulmonar. Sua queixa principal é de inchaço nas pernas há 2 meses. Relata anorexia, dispneia paroxística noturna e ortopneia importantes. Também percebeu diminuição do volume urinário, distensão abdominal, fraqueza e edema. Relata que fazia uso irregular de furosemida, 40 mg/dia, e de espironolactona, 50 mg/dia.

270 Assinale a opção que apresenta o cuidado de enfermagem mais apropriado a ser instituído para o caso relatado no texto.

☐ A) Administrar digitálicos à paciente quando sua frequência cardíaca estiver abaixo de 60 batimentos por minuto
☐ B) Anotar, para efeito de controle, o volume de líquidos ingeridos e eliminados pela paciente
☐ C) Orientar a paciente a permanecer em decúbito dorsal durante todo o dia

☐ D) Realizar, na paciente, sondagem vesical de alívio a cada 6 h
☐ E) Oferecer à paciente dieta constipante, rica em carboidratos e proteínas.

271 Os sintomas relatados de anorexia, dispneia paroxística noturna e ortopneia são, respectivamente:
☐ A) perda de apetite, falta de ar durante o sono e falta de ar quando deitado em posição horizontal
☐ B) diminuição da eliminação de urina, falta de ar durante o dia e dificuldade para andar
☐ C) perda de apetite, falta de ar durante todo o dia e dificuldade para mover-se
☐ D) diminuição da eliminação de urina, roncos excessivos durante o sono e falta de ar
☐ E) fraqueza, falta de energia e falta de ar quando sentado.

272 As medicações utilizadas irregularmente pela paciente referida no texto – furosemida e espironolactona – pertencem à classe dos:
☐ A) antibióticos
☐ B) anti-inflamatórios
☐ C) diuréticos
☐ D) analgésicos
☐ E) antivirais.

273 Trata-se de solução hipertônica:
☐ A) albumina a 25%
☐ B) solução fisiológica a 0,9%
☐ C) lactato de Ringer
☐ D) solução de cloreto de sódio a 0,3%.

274 São efeitos colaterais da infusão de dieta em bolo:
☐ A) náuseas e cólicas
☐ B) distensão abdominal e diarreia
☐ C) broncoaspiração
☐ D) todas as alternativas estão corretas.

275 Os pacientes idosos respondem de maneira diferente a queimaduras por causa das alterações relacionadas com a idade e da reserva fisiológica diminuída. É certo afirmar que:
☐ A) condições clínicas preexistentes e complicações decorrentes da lesão são fatores não significativos para a mortalidade do paciente idoso queimado
☐ B) os efeitos adversos do trauma, inclusive queimaduras, podem persistir por um período maior depois da lesão
☐ C) uma vez lesionados, os pacientes idosos sempre recuperam seu nível de saúde pré-lesão
☐ D) N.R.A.

276 São características das neoplasias benignas, *exceto*:
☐ A) não se disseminam por metástase
☐ B) geralmente causam a morte, a menos que o crescimento possa ser controlado
☐ C) geralmente não causam lesão tecidual, exceto quando sua localização interfere no fluxo sanguíneo
☐ D) N.R.A.

277 Foi prescrito cloridrato de tramadol para ser administrado por gotejamento. No hospital, estão disponíveis ampolas desse medicamento de 50 mg com 1 mℓ. Preparada uma solução final de 50 mℓ com 2 ampolas do medicamento, foi mantido um gotejamento de aproximadamente 40 gotas por minuto. Considerando o fator de gotejamento do equipo igual a 20, assinale a opção que apresenta, respectivamente, a dose final da solução preparada e o tempo previsto para o término da infusão.
☐ A) 100 mg e 60 min
☐ B) 50 mg e 25 min
☐ C) 100 mg e 50 min
☐ D) 50 mg e 50 min
☐ E) 100 mg e 25 min.

278 Os relacionamentos profissionais, tanto entre os membros da equipe de saúde quanto entre o profissional e o paciente, são estabelecidos mediante a aplicação de estratégias para o alcance de objetivos. Acerca desse tema, assinale a opção *correta*.
☐ A) Para o estabelecimento do relacionamento terapêutico é importante que o profissional mostre ao paciente as normas e as rotinas da instituição, as quais deverão ser estritamente seguidas
☐ B) Relacionamento terapêutico é o mesmo que relacionamento social, pois ambos

caracterizam-se pela informalidade em iniciar a comunicação interpessoal

☐ C) Para se criar um ambiente terapêutico, é importante que o profissional de enfermagem busque a comunicação efetiva com o paciente e o seu conforto, ajudando-o, ainda, a satisfazer suas próprias necessidades

☐ D) Entre os elementos da comunicação profissional, destacam-se o comportamento e a competência, sendo de pouca relevância a aparência e a conduta

☐ E) O relacionamento entre os diferentes profissionais da equipe de saúde deve constituir-se exclusivamente de interações sociais.

279 A assistência ao paciente com esquizofrenia deve levar em conta as características próprias da doença. Assinale a opção que corresponde aos cuidados de enfermagem adequados a um paciente que apresenta esquizofrenia.

☐ A) O paciente deve ser tratado como um doente e deve ser isolado do grupo social

☐ B) Nos casos de agitação psicomotora, é necessário advertir o paciente, mostrando o que é real, e realizar a contenção física

☐ C) É importante mostrar ao paciente a realidade dos fatos, impondo a visão correta e não distorcida dos dados observados

☐ D) Deve-se proporcionar confiança ao paciente, mantendo vínculo com ele e ajudando-o a desenvolver relacionamento com outras pessoas

☐ E) É necessário estimular as alucinações, criando com o paciente personagens fictícios, a fim de dar suporte à doença.

280 Julgue os itens a seguir, relativos à psicologia aplicada à enfermagem.

1. Os estigmas limitam-se a alguma característica visível física ou corporal.
2. Ao cuidar de uma mulher que cometeu aborto, o profissional de enfermagem deve estar atento às próprias emoções para que não interfiram no seu trabalho, reprimindo-as e evitando conversar com qualquer pessoa acerca da situação.
3. Diante da família de um paciente que acabou de morrer, o profissional de enfermagem deve assumir uma postura de distanciamento, firmeza e impassibilidade, para evitar manifestações repentinas de emoção.
4. O preparo psicológico do paciente antes da realização de um cuidado de enfermagem é fundamental para que ele se acalme.
5. A sexualidade de um indivíduo abrange vários aspectos ligados às sensações e emoções físicas e psíquicas, que variam de acordo com as experiências de cada sujeito.

Estão *corretos* apenas os itens:

☐ A) 1 e 2

☐ B) 1 e 3

☐ C) 2 e 4

☐ D) 3 e 5

☐ E) 4 e 5.

281 De acordo com as novas perspectivas em saúde mental preconizadas pela reforma psiquiátrica, é imprescindível no tratamento da pessoa com transtorno mental:

☐ A) melhorar a estrutura dos hospitais psiquiátricos

☐ B) aumentar o número de leitos nos hospitais psiquiátricos

☐ C) integração social, envolvendo família e sociedade

☐ D) evitar a exposição do paciente na sociedade.

282 O processo pelo qual, através de uma fístula arteriovenosa, filtra-se o sangue, promovendo a eliminação de toxinas denomina-se:

☐ A) diálise peritoneal

☐ B) hemodiálise

☐ C) drenagem peritoneal

☐ D) todas estão corretas.

283 A urina deve ser coletada em recipiente estéril, quando o exame solicitado é:

☐ A) presença de elementos anormais e de sedimentos

☐ B) urocultura

☐ C) prova da função renal

☐ D) pesquisa de sangue oculto.

284 Nas transfusões sanguíneas, os primeiros sinais/sintomas de reações alérgicas se manifestam por intermédio de:

☐ A) diarreia, cianose e coma
☐ B) tosse, urticária e edema
☐ C) anúria, taquicardia e tosse
☐ D) icterícia, urticária e diarreia

285 Ao receber uma prescrição de administração intramuscular (IM) de medicamento em um homem adulto, o profissional de enfermagem verifica que se trata de um antibiótico liofilizado, a ser diluído, e com volume total de 5 mℓ a ser aplicado. Assinale a conduta mais adequada nesse caso.

☐ A) O profissional prepara a solução, verificando a diluição total do medicamento, e aplica por meio de injeção IM profunda no glúteo médio
☐ B) O profissional prepara a injeção fracionando-a em duas injeções de 2,5 mℓ, aplicando-as sequencialmente no músculo deltoide
☐ C) Antes de aspirar o medicamento, o profissional verifica se houve correta diluição, e depois aplica a injeção no músculo vasto lateral
☐ D) O profissional realiza a diluição em um volume menor de diluente, perfazendo um total de 3 mℓ, e depois aplica no músculo deltoide
☐ E) O profissional não prepara nem aplica a injeção e busca verificar se a prescrição está correta, já que nunca se aplica um volume de 5 mℓ IM.

286 O cloridrato de ondansetrona é um potente antagonista dos receptores 5-HT3. Esse fármaco é indicado nos casos de:

☐ A) úlcera duodenal
☐ B) dor abdominal
☐ C) fadiga crônica
☐ D) náuseas e vômitos.

287 Com o objetivo de se avaliarem as funções respiratórias e circulatórias de um homem com 54 anos de idade, foram solicitados os seguintes exames diagnósticos: espirometria, gasometria arterial e ecodoppler (ultrassonografia vascular). Com relação a essa situação, julgue os próximos itens.

1. Na avaliação da função respiratória pela espirometria, utiliza-se o endoscópio.
2. Um dos cuidados pré-teste para a espirometria consiste em explicar ao paciente como realizar o mínimo de esforço respiratório possível com respiração superficial, a fim de se obterem resultados mais conclusivos no exame.
3. Após a coleta de sangue para a realização da gasometria, o local da punção deve ser levemente comprimido por cerca de 20 s.
4. A amostra de sangue arterial deve ser encaminhada 1 h após a coleta, podendo ser armazenada ou transportada em temperatura ambiente, sem prejuízo do resultado do exame.
5. O paciente deve ser orientado quanto aos procedimentos de analgesia necessários antes da realização do ecodoppler, visto que se trata de um exame invasivo.

A quantidade de itens *correto* é:

☐ A) 2
☐ B) 0
☐ C) 1
☐ D) 5
☐ E) 3.

288/290 Texto para as questões 288 a 290

Um homem de 37 anos de idade foi internado para investigação de piora de quadro de derrame pleural. Apresenta história de dor em pontadas no terço inferior do hemitórax direito, irradiada para região dorsal, que piora à respiração e à compressão, com tosse seca. Foi realizada punção do líquido pleural para análise. Há dez dias, evoluiu com febre noturna, com temperatura variando entre 38°C e 38,5°C, passando a ser constante. Encontra-se orientado e comunicativo. Sinais vitais estáveis. Consta, na prescrição médica, dipirona intravenosa 2 mℓ e levofloxacino 500 mg, 1 cápsula 1 vez/dia.

288 Considerando a condição presente do paciente objeto do caso clínico relatado no texto, assinale a opção que apresenta o cuidado de enfermagem apropriado a ser instituído.

☐ A) Instalar sondas nasogástrica e vesical
☐ B) Administrar oxigênio e preparar para intubação
☐ C) Posicionar o paciente com as pernas pendendo para a lateral do leito
☐ D) Controlar a dor, administrando os medicamentos prescritos.

289 Ainda com relação ao caso clínico relatado, a dipirona e o levofloxacino prescritos correspondem, respectivamente, às classes de medicamentos:
☐ A) anticoagulantes e cardiotônicos
☐ B) analgésicos e antibióticos
☐ C) antitérmicos e sedativos
☐ D) vasodilatadores e antiarrítmicos.

290 Considerando que, na situação descrita no texto, haja alteração do quadro clínico do paciente e seja necessária a instalação de um sistema de drenagem torácica em selo d'água, assinale a opção correta acerca dos cuidados de enfermagem nessa situação.
☐ A) Caso o paciente seja transportado para uma outra área, o sistema de drenagem deve permanecer abaixo do nível do tórax
☐ B) A câmara do selo d'água deve ser preenchida com água filtrada até o nível máximo
☐ C) O cateter de drenagem que sai da cavidade torácica deve ficar conectado ao extensor da câmara de coleta e ser periodicamente desconectado a fim de não haver obstrução
☐ D) Não deverá haver flutuação do nível de líquido na câmara com selo d'água, e o paciente deverá ser instruído a evitar movimentar-se ou tossir.

291 A lavagem das mãos é o mais simples e importante procedimento para prevenir infecção. Em qual área das mãos as bactérias se localizam em maior quantidade?
☐ A) Ventral
☐ B) Dorsal
☐ C) Digital
☐ D) Interdigital
☐ E) Ungueal.

292 A aplicação de calor, independentemente da prescrição médica, é um cuidado de enfermagem. Esta aplicação está indicada nas situações que envolvem:
☐ A) fragilidade capilar
☐ B) lesões abertas
☐ C) ferida cirúrgica
☐ D) processo supurativo
☐ E) processo hemorrágico.

293 Ao atender um cliente com crise de vômitos em que o conteúdo do estômago é súbita e violentamente expelido a certa distância, deve-se registrar a ocorrência como vômito:
☐ A) negro
☐ B) estercoráceo
☐ C) pernicioso
☐ D) em pó de café
☐ E) em jato.

294 Entre as provas funcionais usadas, está aquela que utiliza a Escala de Snellen para investigar:
☐ A) acuidade auditiva
☐ B) acuidade visual
☐ C) dinamometria lombar
☐ D) dinamometria manual
☐ E) dinamometria escapular.

295 A via geniturinária refere-se especialmente às medicações de ação local introduzidas no orifício vaginal, com absorção pela mucosa, ou através do meato urinário, mediante utilização de:
☐ A) cálice
☐ B) conta-gotas
☐ C) sonda
☐ D) seringa
☐ E) espéculo.

296 No que se refere às ações das medicações em geral, julgue os itens subsequentes.
1. A fenitoína é um anticonvulsivante que, por ser uma substância irritante, deve ser administrada por via intravenosa, em veias calibrosas, após diluição em água destilada ou soro glicosado.
2. A morfina é um analgésico opiáceo que produz dependência física e psíquica e pode causar depressão neurológica e respiratória, taquicardia e hipotensão.

3. Pacientes tratados com corticosteroides têm propensão a apresentar hipotensão. Diante disso, é importante manter o controle hídrico, do peso e da pressão arterial.
4. Os cardiotônicos são substâncias que aumentam a força de contração do miocárdio. Deve-se verificar o pulso do paciente antes da administração de digitálicos, pois são fármacos que induzem a bradicardia.
5. A heparina, administrada principalmente por vias venosa, subcutânea e oral, é um anticoagulante utilizado em trombose venosa profunda, embolia pulmonar e outros fenômenos tromboembolísticos.

A quantidade de itens *corretos* é:

☐ A) 2
☐ B) 0
☐ C) 1
☐ D) 5
☐ E) 3.

297 Com referência a distúrbios renais e urinários, julgue os itens que se seguem.

1. A hematúria é comum em pacientes com litíase das vias urinárias, tuberculose renal e pielonefrite aguda; é considerada um sinal grave e exige melhor avaliação.
2. Na poliúria, o volume de urina é desproporcional à ingestão de líquidos e ao padrão miccional normal. É característica de diabetes melito e raramente observada em casos de diabetes insípido.
3. A oligúria consiste em pequeno volume de urina com débito entre 100 mℓ e 50 mℓ em períodos de 24 h, que resulta de insuficiência renal aguda, choque ou desidratação.
4. A anúria é ausência de urina na bexiga, com débito inferior a 50 mℓ em 24 h, o que indica grave disfunção renal e exige intervenção clínica imediata.
5. A nictúria consiste em micção excessiva à noite, que interrompe o sono. Sua ocorrência está relacionada com situações de insuficiência cardíaca e esvaziamento deficiente da bexiga, mas ainda não foi demonstrada relação com diabetes melito.

A quantidade de itens *corretos* é:

☐ A) 2
☐ B) 0
☐ C) 1
☐ D) 5
☐ E) 3.

298 No que se refere aos cuidados de enfermagem com indivíduos portadores de distúrbios imunológicos e reumáticos, julgue os itens a seguir.

1. A artrite reumatoide, uma doença crônica sistêmica e progressiva, é um distúrbio inflamatório que afeta principalmente a membrana sinovial das articulações, provavelmente como consequência de resposta imunológica a antígenos desconhecidos de origens interna e externa.
2. A febre reumática é conhecida como uma complicação tardia, não supurativa, de infecção por estreptococos do grupo A, mais comum em crianças com idade superior a 3 anos.
3. O lúpus eritematoso é uma doença autoimune inflamatória crônica que atinge vários órgãos, mas que pode afetar apenas a pele. Nos casos de lúpus eritematoso sistêmico, não há relatos de comprometimento cardíaco.
4. A gota, um distúrbio do metabolismo na formação e excreção de ácido úrico, causando hiperuricemia, causa dor intensa na articulação (que fica quente, hiperemiada e sensível), mas dificilmente leva ao desenvolvimento de insuficiência renal.
5. A AIDS é uma doença caracterizada por imunodeficiência grave causada pelo vírus HIV, que ataca os linfócitos T. A doença pode ser transmitida por meio de atividade sexual sem proteção, compartilhamento de agulhas contaminadas e transfusões sanguíneas.

A quantidade de itens *correto* é:

☐ A) 2
☐ B) 0
☐ C) 1
☐ D) 3
☐ E) 5.

299 Acerca da administração de unidades de enfermagem, julgue os itens a seguir.

1. Com a utilização de materiais modernos para a execução de procedimentos de alta complexidade, os custos hospitalares estão aumentando consideravelmente.
2. No orçamento de tratamentos hospitalares, geralmente os custos com recursos humanos são menos elevados do que com os materiais utilizados.
3. A maior parte dos materiais necessários ao funcionamento de hospitais refere-se a equipamentos sofisticados e muito complexos.
4. O produto final das instituições de saúde e a prestação de serviços de saúde ao cliente recebem ações terapêuticas que podem sofrer interrupções quando necessário.
5. A administração de recursos materiais nas instituições de saúde tem como objetivo a coordenação e o suprimento das atividades ao menor custo possível, de tal modo que a prestação de serviços possa sofrer interrupções sem prejuízo ao cliente.

A quantidade de itens *correto* é:

☐ A) 2
☐ B) 1
☐ C) 0
☐ D) 3
☐ E) 5.

300 O cuidado de enfermagem que antecede a administração de digitálico ao cliente é a verificação de:

☐ A) frequência respiratória
☐ B) pressão de pulso
☐ C) frequência cardíaca
☐ D) pressão venosa central.

301 De acordo com a classificação de dosagem de medicamento, a quantidade de um fármaco que ultrapassa a dosagem terapêutica e que, portanto, causa perturbações, por vezes muito graves, é definida como dose:

☐ A) mediana
☐ B) máxima
☐ C) tóxica
☐ D) letal.

302 Os medicamentos utilizados em psiquiatria são classificados de acordo com a indicação clínica. Assim, os medicamentos que atuam na insônia são classificados como:

☐ A) ansiolíticos
☐ B) neurolépticos
☐ C) hipnóticos
☐ D) antidepressivos.

303 Um paciente com depressão, principalmente quando começa a manifestar sinais de melhora, requer muito da enfermagem, em razão de:

☐ A) diminuição dos reflexos
☐ B) alucinações
☐ C) pânico
☐ D) risco de suicídio.

304 No alcoolista, são complicações psiquiátricas decorrentes da síndrome de abstinência:

☐ A) hepatomegalia e hipertensão arterial
☐ B) insônia e pesadelos
☐ C) arritimias e insônia
☐ D) hipertensão arterial e pesadelos.

305 O auxiliar de enfermagem procura o enfermeiro com uma medicação na seringa a fim de certificar-se de ter preparado a dose correta para o paciente. A prescrição é de 9 mg de dexametazona. Deve-se retirar do frasco de 2,5 mℓ contendo 6 mg/mℓ, o volume equivalente a:

☐ A) 0,8 mℓ
☐ B) 1,5 mℓ
☐ C) 1,8 mℓ
☐ D) 2,0 mℓ
☐ E) 2,2 mℓ.

306 O processo de enfermagem compõe-se dos passos de avaliação, diagnóstico, planejamento, implementação e reavaliação. Tal processo pode ser resumido como um trabalho que:

☐ A) sistematiza as ações assistenciais
☐ B) justifica as ações do cuidar
☐ C) organiza os instrumentos do trabalho assistencial
☐ D) regulamenta as ações gerenciais
☐ E) nenhuma das alternativas está correta.

307 O termo esteatorreia significa presença de:

- [ ] A) gordura nas fezes
- [ ] B) sangue na urina
- [ ] C) bilirrubina no sangue
- [ ] D) glicose na urina.

308 Há na unidade de saúde ampolas de 20 mℓ de glicose a 50%. Em gramas de glicose há nessa ampola:

- [ ] A) 5 g
- [ ] B) 20 g
- [ ] C) 10 g
- [ ] D) 100 g
- [ ] E) 1 g.

309 Os quimioterápicos antineoplásicos podem ser subdivididos quanto ao seu potencial de lesão tecidual em:

- [ ] A) vesicantes e cáusticos
- [ ] B) infiltrantes e carcinogênicos
- [ ] C) monoclonais e antitumorais
- [ ] D) citostáticos e citocidas
- [ ] E) irritantes e vesicantes.

310 O enfermeiro deve administrar 16 mℓ de uma solução de glicose a 30%. Estão disponíveis ampolas de 10 mℓ com água bidestilada e ampolas de 20 mℓ de glicose hipertônica a 50%. Os volumes de água e de solução glicose a 50% a serem aspirados são, respectivamente:

- [ ] A) 5,5 mℓ e 10,5 mℓ
- [ ] B) 5,8 mℓ e 10,2 mℓ
- [ ] C) 6,0 mℓ e 10,0 mℓ
- [ ] D) 6,2 mℓ e 9,8 mℓ
- [ ] E) 6,4 mℓ e 9,6 mℓ.

311 A paciente M.C.M. precisa receber ciprofloxacino 800 mg, de 12 em 12 h por via intramuscular. O enfermeiro dispõe de medicamento em frasco de 500 mg em pó e diluente em ampola de 2,0 mℓ de água destilada. Após a diluição, a solução tem 2,4 mℓ de volume por frasco. Para atender a dose prescrita, deverá administrar:

- [ ] A) 3,00 mℓ
- [ ] B) 3,20 mℓ
- [ ] C) 3,52 mℓ
- [ ] D) 3,65 mℓ
- [ ] E) 3,84 mℓ.

312 A Teoria de Dorothea Orem (1971) tem como fundamentos e princípios a Teoria de Kotarbinski da ação eficiente, destacando-se como foco principal:

- [ ] A) o homem biopsicossocial
- [ ] B) o homem como parte integrante do universo
- [ ] C) o homem como ser responsável por si mesmo
- [ ] D) o homem como um todo dinâmico
- [ ] E) o homem interagindo com as mudanças ambientais.

313 O enfermeiro, na Teoria do Autocuidado, deve ter um planejamento dos sistemas de enfermagem, sendo que como educador requer:

- [ ] A) ajudar o paciente a reajustar suas metas
- [ ] B) reconhecer as respostas orgânicas do cliente
- [ ] C) identificar percepções do cliente
- [ ] D) prestar os cuidados que atendam as necessidades
- [ ] E) mobilizar a utilização de suas possibilidades.

314 Quanto ao pressuposto que orienta a Teoria das Necessidades Humanas Básicas, de Wanda Horta, assinale a alternativa *correta*.

- [ ] A) A enfermagem reconhece o ser humano como membro de uma família e de uma comunidade
- [ ] B) Seres humanos são organismos biológicos e podem ser afetados por hereditariedade, meio ambiente, cultura, experiência de vida
- [ ] C) Educação e cultura influenciam o indivíduo
- [ ] D) A enfermagem é relação transacional e investigativa, cuja significância demanda conceptualização fundamentada em uma consciência existencial do enfermeiro, de si mesmo e do outro.

315 As teorias de enfermagem formam a base de conhecimento científico para a prática profissional, constituindo-se da inter-relação de diferentes conceitos, os quais geralmente são: enfermagem, saúde, sociedade/ambiente e ser humano ou indivíduo. Estabeleça a relação entre a teoria de enfermagem, à esquerda, e o referencial para a prática da enfermagem, à direita.

1. Teoria de Nightingale	☐ Teoria do déficit do autocuidado. O cuidado de enfermagem se torna necessário quando o cliente é incapaz de atender às necessidades biológicas, psicológicas, de desenvolvimento ou sociais
2. Teoria de Rogers	☐ O processo interpessoal é visto como uma relação pessoa a pessoa formada durante a doença e a experiência de sofrimento
3. Teoria de Orem	☐ O ambiente externo afeta a saúde do cliente e inclui a ventilação, iluminação, calor, ruídos e odores
4. Teoria de Travelbee	☐ O ser humano unitário se desenvolve ao longo do processo da vida. O cliente continuamente muda e coexiste com o ambiente

Assinale a sequência *correta*.

☐ A) 2, 1, 3, 4
☐ B) 1, 3, 4, 2
☐ C) 4, 3, 1, 2
☐ D) 3, 4, 1, 2.

316 Quanto aos acidentes que podem ocorrer na administração de fármacos pela via intramuscular relacione a coluna da esquerda com a coluna da direita.

1. Local de Hochstetter	☐ lesão do nervo ciático
2. Face antero lateral da coxa	☐ lesão do nervo radial
3. Região deltóidea	☐ lesão acidental do nervo femoral cutâneo
4. Região dorsoglútea	☐ raramente apresenta lesão

Assinale a sequência *correta*.

☐ A) 4, 3, 2, 1
☐ B) 4, 3, 1, 2
☐ C) 3, 2, 1, 4
☐ D) 3, 4, 2, 1.

317 O médico prescreve 3.000 mℓ de soro fisiológico (SF) a 0,9% e 1.500 mℓ de soro glicosado (SG) a 5% em 24 h. Sabe-se que no hospital existem apenas frascos de SF 0,9% de 500 mℓ e frascos de SG 5% de 250 mℓ. Quantos frascos de SF 0,9% e de SG 5% serão ministrados? Qual o gotejamento de ambos? Assinale a alternativa *correta*.

☐ A) 6 frascos de SF 0,9% a 40 gotas/min e 3 frascos de SG 5% a 21 gotas/min
☐ B) 6 frascos de SF 0,9% a 42 gotas/min e 6 frascos de SG 5% a 21 gotas/min
☐ C) 3 frascos de SF 0,9% a 21 gotas/min e 3 frascos de SG 5% a 18 gotas/min
☐ D) 6 frascos de SF 0,9% a 28 gotas/min e 6 frascos de SG 5% a 18 gotas/min.

318 Quantos miligramas tem um frasco de dexametasona, sabendo-se que cada mililitro tem 4 mg e o volume total do frasco é de 2,5 mℓ. Assinale a alternativa *correta*.

☐ A) 8 mg
☐ B) 4 mg
☐ C) 15 mg
☐ D) 10 mg.

319 O cliente está recebendo um esquema de antibiótico, sendo prescritos 2 g de ceftazidima intravenosa de 8/8 h. Sabendo-se que essa medicação deverá ser diluída em equipo tipo bureta com 80 mℓ de soro fisiológico a 0,9%, qual é a quantidade de microgotas necessárias para que a medicação corra em 1 h? Assinale a alternativa correta.

☐ A) 80 microgotas
☐ B) 150 microgotas
☐ C) 90 microgotas
☐ D) 50 microgotas.

320 O papel da enfermagem é ajudar a pessoa a alcançar os requisitos do autocuidado, limitando assim os déficits de autocuidado, uma ação própria da pessoa e, quando efetivamente realizada, contribui para o modo como ela desenvolve suas funções. A este modelo chamamos de:

☐ A) Teoria de Roger
☐ B) Teoria de Orem
☐ C) Teoria de Betty Neuman
☐ D) Teoria de Roy
☐ E) Teoria de Huston.

321 A etapa do processo de enfermagem na saúde do trabalhador que tem como objetivo direcionar o planejamento da assistência, informar os resultados das condutas implementadas e avaliar a assistência prestada representa o(a):

☐ A) prognóstico
☐ B) diagnóstico
☐ C) histórico
☐ D) prescrição
☐ E) evolução.

322 "Para calcular o comprimento de inserção da sonda nasogástrica, o enfermeiro antes mede externamente, usando o corpo do paciente, colocando a extremidade distal da sonda na ponta do nariz do paciente, estendendo até o lóbulo da orelha e, a seguir, estendendo até ________."

A lacuna é *corretamente* preenchida por:

☐ A) a região periumbilical inferior
☐ B) a ponta do apêndice xifoide
☐ C) a cicatriz umbilical
☐ D) a costela inferior
☐ E) a clavícula.

323 O cateterismo vesical de demora é um procedimento necessário em muitos casos acerca do qual é *correto* afirmar que:

☐ A) a movimentação e mobilização do cateter, após sua inserção, é procedimento de rotina para evitar sua obstrução
☐ B) o risco de infecção urinária após o cateterismo é muito maior nos pacientes do sexo masculino que nas mulheres
☐ C) o sistema de drenagem aberto é preferível ao fechado por diminuir o risco de infecção
☐ D) para a deambulação do paciente, deve-se desconectar o equipo de drenagem no sistema fechado
☐ E) se a bolsa de drenagem tiver que ficar acima do nível da bexiga do paciente, o equipo deverá ser pinçado para evitar fluxo retrógrado.

324 A administração de medicamentos pela técnica em Z é bastante utilizada quando o fármaco é irritante ou cáustico. Um dos cuidados mais importantes durante a execução dessa técnica é:

☐ A) administrar o medicamento pela via subcutânea
☐ B) aplicar o medicamento de preferência no deltoide
☐ C) esticar a pele e o tecido subcutâneo lateralmente
☐ D) administrar o medicamento por via intradérmica
☐ E) esticar a pele e administrar em um ângulo de 15°.

325 Quanto à aferição da pressão arterial pelo método auscultatótio em um adulto, assinale a alternativa *incorreta*.

☐ A) Aferir a pressão arterial em ambos os braços caso esteja sendo verificada pela primeira vez
☐ B) O tamanho do manguito deve ser igual à circunferência do braço
☐ C) Não se conseguindo aferir a pressão após a insulflação do manguito, este deve ser totalmente esvaziado antes de uma nova tentativa
☐ D) O diafragma do estetoscópio deverá ser posicionado acima da artéria braquial
☐ E) Deve-se orientar o repouso antes da aferição da pressão arterial.

326 Na administração de um medicamento por via oral, um enfermeiro observa que a dosagem prescrita é de 50 gotas, mas a preparação de que dispõe não tem conta-gotas. Ao utilizar uma seringa para adequar a dose, esse enfermeiro deverá administrar:

☐ A) 1,5 mℓ
☐ B) 2,5 mℓ
☐ C) 3 mℓ
☐ D) 4 mℓ
☐ E) 5 mℓ.

327 O processo de enfermagem "é um sistema para identificação e resolução dos problemas de saúde no sentido de atender aos problemas de saúde da pessoa e as necessidades de atenção de enfermagem". Uma de suas etapas é o diagnóstico de enfermagem. A organização oficial NANDA (North American Nursing Diagnosis Association) aprovou, recomenda e busca incluir na 10ª revisão da Classificação Internacional das Doenças:

☐ A) os princípios da Teoria da Adaptação de Sister Callista Roy

☐ B) a classificação das necessidades humanas básicas psicobiológicas, psicossociais e psicoespirituais

☐ C) a natureza e o grau da dependência de enfermagem

☐ D) a identificação dos problemas de enfermagem

☐ E) a taxonomia para classificação dos diagnósticos de enfermagem.

328 Sobre os cuidados que a terapêutica medicamentosa requer, é *correto* afirmar que:

☐ A) o conhecimento quanto a fotossensibilidade, concentração e conservação dos medicamentos é da competência exclusiva do setor de farmácia do hospital

☐ B) a administração de medicamentos no horário de passagem de plantão, desde que realizada com atenção, não aumenta o risco de erros

☐ C) o registro da administração do medicamento logo após sua administração evita que sejam dadas doses extras

☐ D) o reconhecimento de reações do paciente aos efeitos colaterais e interações medicamentosas é competência exclusiva do médico que prescreve

☐ E) as dúvidas na transcrição ou na interpretação da prescrição médica não devem interromper a administração de um medicamento.

329 Durante a aferição da pressão arterial, o enfermeiro, para evitar erro de paralaxe e leitura falsamente baixa decorrente da presença do hiato auscultatório (intervalo de ausculta), deve:

☐ A) olhar para cima do menisco do mercúrio e identificar o primeiro som de Korotkoff

☐ B) posicionar-se sempre perto do aparelho e manter o manguito apertado ao redor do membro

☐ C) manter sempre o manômetro aneroide fixado ao manguito de compressão e insuflar a bolsa inflável até 250 mmHg

☐ D) realizar a leitura do manômetro ao nível dos olhos e utilizar o método palpatório da pressão arterial sistólica.

▸Questões comentadas

330 É cuidado de enfermagem durante o exame de punção lombar:

☐ A) orientar para que o paciente esteja em jejum
☐ B) solicitar que respire profundamente
☐ C) manter o paciente em decúbito lateral com o dorso em flexão máxima
☐ D) as alternativas B e C estão corretas
☐ E) todas as alternativas estão corretas

331 Assinale a via de administração de medicações que deve ser utilizada em casos de emergência e a que causa menos risco ao paciente, respectivamente.

☐ A) Intravenosa e intramuscular
☐ B) Intracardíaca e oral
☐ C) Intravenosa e oral
☐ D) Oral e intramuscular
☐ E) Intracardíaca e intravenosa.

332 A pressão venosa central abaixo dos limites considerados normais pode indicar:

☐ A) hipervolemia
☐ B) falência ventricular esquerda
☐ C) falência biventricular
☐ D) hipovolemia
☐ E) as alternativas B e D estão corretas.

333 A sistematização da assistência de enfermagem é atividade privativa do enfermeiro, e seus componentes incluem todos os elementos a seguir, *exceto*:

☐ A) exame físico
☐ B) evolução da assistência
☐ C) diagnóstico de enfermagem
☐ D) planejamento estratégico situacional
☐ E) prescrição da assistência de enfermagem.

334 Um cliente apresenta batimento de asa de nariz, taquicardia, dispneia e gases sanguíneos arteriais anormais. O enfermeiro, utilizando a terminologia de diagnósticos de enfermagem da NANDA (2005 a 2006), diagnosticou troca de gases prejudicada. Esse quadro clínico que subsidiou o diagnóstico é denominado:

☐ A) alterações das necessidades humanas básicas
☐ B) fatores relacionados
☐ C) fatores de risco
☐ D) características definidoras
☐ E) alterações correlatas.

335 Ao conversar com o usuário, o enfermeiro percebe que ele apresenta hálito com cheiro de "maçã podre". Essa situação deve ser rapidamente notificada porque retrata:

☐ A) aumento da taxa de fenilcetonúria
☐ B) reação hipoglicêmica
☐ C) diabetes do tipo insípido
☐ D) hiperglicemia, com glicose superior a 250 mg/dℓ
☐ E) a doença de Cushing diabética.

336 A doença de Alzheimer é um distúrbio progressivo, que afeta principalmente:

☐ A) a transmissão neuromuscular, a coordenação motora e a capacidade intelectual
☐ B) a capacidade intelectual e emocional e a coordenação dos movimentos coreiformes involuntários
☐ C) os centros cerebrais responsáveis pelo controle e pela regulação dos movimentos e bradicinesia
☐ D) a memória, a cognição e a capacidade de autocuidado
☐ E) a bainha de mielina, a capacidade intelectual e a transmissão neuromuscular.

337 Define-se miastenia *gravis* como:

☐ A) a doença desmielinizante progressiva imunomediada do sistema nervoso central
☐ B) uma agressão autoimune da mielina dos nervos periféricos que produz fraqueza ascendente com discinesia e hiporreflexia
☐ C) processo inflamatório agudo dos nervos periféricos que produz fraqueza ascendente com discinesia e hiporreflexia
☐ D) distúrbio autoimune que afeta a junção mioneural o qual se caracteriza por vários graus de fraqueza dos músculos voluntários.

338 Qual é o período, após a aplicação, em que ocorre o pico de ação da insulina glargina?

☐ A) 1 h

☐ B) 2 a 3 h
☐ C) Não tem pico
☐ D) 6 a 12 h.

339 Em se tratando de uma infusão intravenosa periférica, o termo "infiltração" pode ser definido como:
☐ A) derrame sanguíneo que produz uma coleção de sangue que pode apresentar-se encistado ou infiltrado
☐ B) endurecimento patológico de um tecido ou órgão provocado por traumas excessivos sobre o tecido conjuntivo que o sustenta
☐ C) penetração de uma substância estranha no tecido a qual pode ser medicamento, células tumorais, gás ou soluções, entre outras
☐ D) uma forma de obstrução venosa por trombo que ocorre concomitantemente a uma reação inflamatória nas paredes da veia afetada
☐ E) infusão intravenosa de quantidade excessiva de líquidos e formação de coágulos na extremidade da agulha ou do cateter.

340 Como parte da regulação endócrina do equilíbrio dos líquidos corporais, qual dos seguintes hormônios é secretado pelas células osmorreceptoras no hipotálamo posterior quando a osmolaridade do líquido extracelular aumenta?
☐ A) Angiotensina I
☐ B) Hormônio antidiurético (ADH)
☐ C) Renina
☐ D) Aldosterona
☐ E) Hormônio paratireóideo (PTH).

341 Durante o exame de um cliente idoso, o enfermeiro observa que a perna esquerda está edemaciada e quente, com pulsos pediosos palpáveis; uma úlcera úmida, aberta, acima do maléolo médio; e pele espessa, pigmentada de marrom em torno da úlcera. Com base nesses achados, o enfermeiro provavelmente identificaria a causa provável da úlcera como:
☐ A) trombose venosa profunda aguda
☐ B) insuficiência venosa crônica
☐ C) insuficiência arterial crônica
☐ D) linfedema crônico
☐ E) oclusão arterial aguda.

342 O enfermeiro deve aconselhar um cliente diabético com ferida aberta no pé a:
☐ A) limpar o pé e observar sinais de infecção
☐ B) lavar o pé diariamente
☐ C) limpar o pé e aplicar mercurocromo
☐ D) elevar o pé e aplicar calor
☐ E) lavar o pé e fazer curativo compressivo.

343 O trabalho de equipe desenvolvido na prática de enfermagem, no qual o enfermeiro, como líder, toma decisões após discussões grupais, planeja as ações de enfermagem observando as propostas do grupo e toma o cuidado de fazer críticas de forma impessoal, caracteriza uma liderança com estilo:
☐ A) autocrático
☐ B) democrático
☐ C) *laissez-faire*
☐ D) orientado pela tarefa.

344 A etapa do processo de gerenciamento de recursos materiais na enfermagem definida como a reposição dos materiais necessários para a realização das atividades da unidade mediante o encaminhamento do impresso de solicitação é denominada:
☐ A) previsão
☐ B) organização
☐ C) controle
☐ D) provisão
☐ E) armazenamento.

345 Segundo a Portaria 2.616 da ANVISA, as equipes que compõe uma Comissão de Controle de Infecção Hospitalar (CCIH) deverão ter por competências, entre outras:
☐ A) apoiar a descentralização das ações de prevenção e controle de infecção hospitalar
☐ B) implantar um sistema de vigilância epidemiológica das infecções hospitalares
☐ C) estabelecer critérios, parâmetros e métodos para o controle de infecção hospitalar

☐ D) elaborar carta compromisso para a CCIH
☐ E) propiciar a infraestrutura necessária à correta operacionalização da CCIH.

346 Estudos mostram que existem indivíduos adultos considerados limítrofes quanto à pressão arterial as quais devem ser alvo de *ações preventivas na atenção básica*, quais são a pressão arterial sistólica (PAS) e a pressão arterial diastólica (PAD) desses casos?
☐ A) PAS 138 e 145 mmHg e PAD 89 e 98 mmHg
☐ B) PAS 135 e 145 mmHg e PAD 89 e 95 mmHg
☐ C) PAS 140 e 150 mmHg e PAD 80 e 89 mmHg
☐ D) PAS 120 e 139 mmHg e PAD 80 e 89 mmHg.

347 Na tromboembolia, a principal complicação da terapia anticoagulante é:
☐ A) infecção
☐ B) angina de peito
☐ C) sangramento espontâneo em qualquer parte do corpo
☐ D) derrame pleural
☐ E) choque neurogênico.

348 O principal objetivo do tratamento do diabetes é tentar normalizar a atividade de insulina e os níveis sanguíneos de glicose. Os componentes para atingir esta meta terapêutica são:
☐ A) educação, repouso, supervisão, higiene e dieta
☐ B) monitoração, repouso, higiene, exame de vista e educação
☐ C) medicação (se necessário), repouso, supervisão, higiene e dieta
☐ D) dieta, exercícios, monitoração, medicação (se necessário) e educação
☐ E) dieta, repouso, higiene, exame de vista e monitoração.

349 No planejamento da assistência de enfermagem são usados instrumentos que possibilitam sua sistematização e sua operacionalização. O roteiro que tem como principal objetivo o levantamento e a identificação de problemas é o(a):
☐ A) plano de cuidados de enfermagem
☐ B) exame físico
☐ C) prescrição de enfermagem
☐ D) histórico de enfermagem
☐ E) intervenção de enfermagem.

350 O diabetes melito é uma doença crônica de deficiência de insulina, ou de resistência à insulina, absoluta ou relativa. Suas consequências a longo prazo decorrem de alterações micro e macrovasculares. Como complicações crônicas podemos incluir:
☐ A) retinopatia, cirrose e ascite
☐ B) neuropatia, retinopatia e nefropatia
☐ C) neuropatia, síndrome de Cushing e obesidade
☐ D) cirrose, obesidade e síndrome pancreática
☐ E) obstrução biliar e síndrome pancreática.

351 Ao fazer a evolução de um paciente, o enfermeiro anotou que ele se queixava de pirose, disfagia, sialorreia e odinofagia. Em palavras do paciente, considera-se que ele se queixou, respectivamente, de:
☐ A) vômitos, dificuldade para comer por falta de apetite, fraqueza e dor no ouvido
☐ B) queimação durante ou após as refeições, dificuldade para engolir os alimentos, salivação excessiva e dor ao engolir os alimentos
☐ C) náuseas, dificuldade para engolir os alimentos, fraqueza e dor no ouvido
☐ D) queimação durante ou após as refeições, dificuldade para comer por falta de apetite, salivação excessiva e dor com regurgitação de conteúdo do estômago
☐ E) queimação durante ou após as refeições, dificuldade para engolir os alimentos, salivação excessiva e dor no ouvido.

352 Um paciente chega à unidade de saúde e, durante a anamnese, queixa-se de falta de apetite, náuseas, dor abdominal, fraqueza e emagrecimento. Ao ser examinado pelo enfermeiro, verifica-se que ele apresenta ascite, edema de membros e icterícia. Refere ser etilista há 20 anos e também relata o aumento de peso progressivo. De acordo com os sintomas apresentados, o enfermeiro pode suspeitar que esse paciente provavelmente apresenta:

☐ A) esofagite
☐ B) gastrite
☐ C) cirrose hepática
☐ D) retocolite
☐ E) pancreatite.

353 Durante palestras para clientes do Programa de Diabetes, o enfermeiro vem enfatizando as complicações decorrentes dessa patologia, como a retinopatia, responsável por 90% dos casos de cegueira nos diabéticos dependentes de insulina. Para os diabéticos do tipo II, uma das causas mais frequentes de cegueira é:

☐ A) glaucoma
☐ B) presbiopia
☐ C) uveíte
☐ D) cetoacidose.

354 São exames complementares invasivos e não invasivos, solicitados nas rotinas ambulatorial e hospitalar, para os quais se recomenda o jejum:

☐ A) endoscopia digestiva alta e micológico direto
☐ B) preventivo do câncer de colo uterino e glicemia
☐ C) raios X panorâmico do abdome e urina–EAS
☐ D) endoscopia digestiva alta e glicemia.

355 Uma das medidas recomendadas para a prevenção de infecção do trato urinário é o uso do sistema fechado de coleta de urina. Que recomendação primária é necessário o enfermeiro observar?

☐ A) A manutenção da integridade do cateter e do sistema coletor de drenagem
☐ B) A padronização criteriosa do tempo de permanência do cateter de 20 dias
☐ C) A hidratação do paciente, a fim de evitar acúmulo de urina residual
☐ D) Manter a altura da bolsa coletora no nível inferior à bexiga do paciente.

356 Quanto às medidas preventivas da pneumonia nosocomial é necessária a adoção de estratégia que atinja todos os aspectos relacionados com a assistência, incluindo profissionais e funcionários da área da saúde, bem como a constituição de um sistema de vigilância, por intermédio da Comissão de Controle de Infecção Hospitalar (CCIH). Constitui, então, uma das medidas centrais de prevenção:

☐ A) o uso de máscaras pelos profissionais de saúde
☐ B) a lavagem das mãos, que deve ser realizada antes e depois de cada contato com o paciente
☐ C) manutenção do paciente em posição supina
☐ D) trocar os circuitos do ventilador não mais do que 1 vez/semana.

357 Homem de 83 anos de idade, internado há 4 dias com diagnóstico clínico de bronquite crônica, apresenta expectoração espessa, de difícil eliminação. Ao realizar a ausculta, durante o exame físico, o enfermeiro identificou estertores, roncos, sibilos e murmúrios vesiculares diminuídos em bases pulmonares. Nessa situação, a conduta de enfermagem inclui:

☐ A) instalar oxigenoterapia para melhorar as condições respiratórias
☐ B) evitar manobras que estimulem a tosse em virtude da fragilidade alveolar apresentada pelos idosos
☐ D) manter o paciente em repouso no leito para evitar a piora da função respiratória
☐ E) instituir manobras que facilitem a remoção de secreções e contribuam para a diminuição de estertores e roncos.

358 Ao elaborar o plano assistencial de enfermagem para um paciente, o enfermeiro busca atender às necessidades afetadas desse paciente, respeitando a sua privacidade e respectivas características:

☐ A) individuais
☐ B) vitais
☐ C) sociais
☐ D) básicas.

359 O teste de Mantoux e o teste de Mitsuda são utilizados, respectivamente, para o diagnóstico de:

☐ A) histoplasmose e hanseníase
☐ B) hepatite e tuberculose
☐ C) tuberculose e hanseníase
☐ D) tuberculose e brucelose
☐ E) hanseníase e coqueluche.

360 Entre as causas da hipertensão associadas à insuficiência renal crônica, destacam-se:

☐ A) produção de hormônio antidiurético diminuída e febre
☐ B) hipoaldosteronismo e edema
☐ C) produção de renina diminuída e polidipsia
☐ D) sódio aumentado e retenção de água
☐ E) redução de fosfato e hiperproteinemia.

361 A insulina, hormônio produzido pelo pâncreas, controla o nível de glicose no sangue ao regular sua produção e armazenamento. Quanto aos cuidados de enfermagem relacionados com a administração de insulina, é *correto* afirmar que:

☐ A) na técnica de aplicação de insulina, deve-se sempre pinçar a pele e inserir a agulha 13 × 5 em ângulo de 45°
☐ B) se recomenda massagear o local após a aplicação de insulina para acelerar a sua absorção
☐ C) os locais indicados para a aplicação de insulina são: abdome, superfície anterior dos braços, coxas e quadris
☐ D) a via de administração da insulina é a muscular
☐ E) é importante respeitar o rodízio dos locais de aplicação da insulina para evitar a lipodistrofia e favorecer a sua absorção.

362 Os resíduos provenientes da assistência à saúde são possíveis veículos de contaminação e de poluição do solo, do ar e da água. Todos os estabelecimentos de atenção à saúde necessitam elaborar um plano de gerenciamento de resíduos. Segundo a RDC 33, o termo tratamento significa:

☐ A) recolhimento dos resíduos da lixeira e dos recipientes
☐ B) guarda dos resíduos em recipientes adequados
☐ C) identificação e separação dos resíduos
☐ D) processo que modifica as características dos resíduos.

363 A densidade específica da urina determina a capacidade do rim de:

☐ A) concentrar a urina
☐ B) depurar solutos do plasma
☐ C) liberar a eritropoetina
☐ D) regular a pressão arterial
☐ E) produzir prostaglandina.

364 A assistência de enfermagem para o paciente após transplante de medula óssea é direcionada para:

☐ A) prevenir infecções
☐ B) monitorar sangramento
☐ C) administrar hemoderivados
☐ D) controlar a diurese
☐ E) evitar rejeição

365 Acerca do Estatuto do Idoso, assinale a opção *incorreta*.

☐ A) O estatuto foi instituído com o objetivo de assegurar os direitos às pessoas com idade igual ou superior a 65 anos
☐ B) É vedada a discriminação do idoso nos planos de saúde, pela cobrança de valores diferenciados em razão da idade
☐ C) Um critério de desempate em concurso público será a idade, dando-se preferência ao candidato de maior idade
☐ D) Os benefícios de aposentadoria e pensão do regime geral da previdência social devem preservar o valor real dos salários sobre os quais incidiu a contribuição, nos termos da legislação vigente.

366 A sondagem nasogástrica é uma técnica que o enfermeiro está habilitado a executar. Na execução dessa técnica, esse profissional deve levar em consideração o(a):

☐ A) indicação, que pode ter o propósito de nutrição, remoção de substâncias venenosas – processo conhecido por lavagem –, controle de sangramento gástrico ou descompressão – remoção de secreções ou gases

☐ B) procedimento de inserção, que envolve o preparo do paciente e a sua manutenção durante todo o procedimento em posição de decúbito dorsal, com o pescoço em hiperextensão
☐ C) material, que deve incluir obrigatoriamente sonda, seringa, esparadrapo e, opcionalmente, luvas de procedimento
☐ D) avaliação do comprimento da sonda a ser introduzida, que deve ser feita antes da inserção da mesma, medindo-se a distância da ponta do nariz ao apêndice xifoide.

367 Entre as diversas funções da pele, destaca-se a de barreira protetora contra micro-organismos. Uma lesão nesse órgão implica riscos para a segurança e desencadeia uma resposta complexa de cicatrização. Julgue os itens a seguir, relativos a esse tema.

1. Na cicatrização por intenção secundária, o espaço formado em razão das perdas de tecido é preenchido por tecido de granulação, o qual representa uma forma de tecido conjuntivo que tem suprimento sanguíneo mais abundante que o colágeno.
2. Drenagem com aparência pálida, avermelhada e aquosa é conhecida como serossanguinolenta. Drenagem espessa, amarelada ou esverdeada é chamada de purulenta.
3. Um dreno é introduzido em uma ferida cirúrgica quando se espera a drenagem de grande quantidade de secreção. Nesse caso, deve ser sempre mantido fixo, sem tração, a exemplo do dreno de Penrose.
4. No processo de cicatrização normal, a fase inflamatória ocorre tipicamente 3 dias depois da lesão e caracteriza-se pelo aparecimento de novos vasos sanguíneos e pelo preenchimento do espaço vazio por um novo tecido.

Estão *corretos* apenas os itens:

☐ A) 1 e 2
☐ B) 1 e 3
☐ C) 2 e 4
☐ D) 3 e 4.

368 Criar filhos pode ser a mais emocionante aventura da vida, mas não é tarefa fácil. Imagine-se quando a ela se junta uma responsabilidade espinhosa: cuidar do pai ou da mãe que se tornaram dependentes em decorrência de um acidente vascular encefálico ou doenças típicas da velhice, como Alzheimer e Parkinson. Em 1980, a expectativa de vida no Brasil era de 62 anos. Hoje é de 71, chegando a 80 anos nas grandes cidades do Sudeste. Além disso, a população idosa está crescendo mais rapidamente que a quantidade de crianças. Em 1980, eram 16 idosos para cada 100 crianças. Atualmente, essa proporção é de 30 para 100 (*Fonte*: Rosana Zakabi. *In*: Veja, 9/3/2005, p. 62 [com adaptações]).
Com relação ao texto e ao tema nele tratado, assinale a opção incorreta.

☐ A) Os cuidados de enfermagem com idosos representam um importante desafio em razão da grande variação nos aspectos fisiológico, cognitivo e psicossocial dessas pessoas. Estudos sobre esse tema exigem dados que levem em consideração as especificidades relativas à idade e ao processo de envelhecimento
☐ B) Medicamentos devem ser administrados com cautela em pessoas idosas por causa das alterações nos processos fisiológicos de absorção, distribuição, metabolismo e excreção. Por exemplo, a afinidade de medicamentos por moléculas de proteína é baixa, e, como no idoso os níveis séricos de albumina estão aumentados, a ação de alguns medicamentos pode ser potencializada
☐ C) As alterações fisiológicas normais decorrentes do envelhecimento incluem mudanças no sistema neurológico, como menor velocidade de reflexos voluntários ou automáticos, menor capacidade de resposta a múltiplos estímulos, insônia e períodos mais curtos de sono
☐ D) A doença de Alzheimer é um tipo de demência caracterizada por atrofia cerebral, desenvolvimento de placas senis e

presença de emaranhados neurofibrilares nos hemisférios cerebrais. Os sintomas dessa doença incluem dificuldade em aprender, em reter novas informações e em lidar com tarefas complexas que exijam a realização de uma série de etapas.

369 Com relação às síndromes infecciosas hospitalares, julgue os itens a seguir.

1. As pneumonias hospitalares estão associadas ao uso de ventilação mecânica. A maneira mais comum de se adquirir a doença é a aspiração de bactérias presentes na orofaringe.
2. O principal fator de risco para infecções urinárias em pacientes hospitalizados é a sonda vesical, que destroi vários mecanismos de defesa inespecíficos.
3. Os fungos, espécies de *Candida*, são os agentes mais comumente associados às infecções do acesso vascular.
4. A tricotomia reduz as infecções do local cirúrgico, pois retira os pelos que funcionam como reservatórios de microorganismos.

Estão *corretos* apenas os itens:

☐ A) 1 e 2
☐ B) 1 e 3
☐ C) 2 e 4
☐ D) 3 e 4.

370/371 Texto para as questões 370 e 371

Vanda, com 48 anos de idade, portadora de insuficiência renal crônica (IRC) há 5 anos, foi admitida para tratamento de hipertensão arterial e anemia. Na época em que a IRC surgiu, chegou a fazer tratamento hemodialítico 3 vezes/semana a partir de um cateter temporário instalado em veia jugular. Após algum tempo, foi confirmado o diagnóstico clínico de nefroesclerose hipertensiva e foi confeccionada uma fístula arteriovenosa. Após passar por várias internações para tratamento de infecções recorrentes e perda do acesso para realização de hemodiálise, decidiu suspender todo o acompanhamento médico. Evoluiu com hipertensão arterial persistente, letargia, prurido, cansaço e inchaço nas mãos e tornozelos. Na atual internação, queixou-se de dificuldades para dormir, perda do apetite, cansaço, letargia, dispneia a qualquer esforço físico e sangramentos gengivais. A pressão arterial medida foi de 180 mmHg × 100 mmHg (deitada em decúbito dorsal), frequência respiratória de 19 incursões respiratórias por minuto, frequência cardíaca de 110 batimentos por minuto e temperatura de 36,2°C.

370 Com base no texto, é *correto* afirmar que Vanda:

☐ A) desenvolveu IRC possivelmente em decorrência de hipertensão arterial não controlada que se agrava com o passar do tempo por causa da produção de quantidades crescentes de renina que levou à diminuição na secreção de aldosterona, com retenção de água e sódio
☐ B) submeteu-se ao procedimento de hemodiálise, no início do problema, com o objetivo principal de melhorar a hipertensão, a acidose e a ascite que possivelmente estavam presentes, uma vez que representam condições maiores que indicam a hemodiálise a pacientes portadores de IRC
☐ C) deve ter suas perdas metabólicas renais compensadas a partir da diálise e pode ficar curada da IRC após alguns anos de tratamento dialítico
☐ D) tem os sintomas de fadiga, letargia, fraqueza geral, anorexia e tendências hemorrágicas em decorrência de possível quadro de uremia instalado, que pode levar a complicações como convulsões, sonolência e coma caso não sejam tomadas medidas imediatas.

371 De acordo com o texto, intervenções de enfermagem adequadas a serem instituídas no tratamento de Vanda incluem:

☐ A) oferecer dieta rica em proteínas e controlar a ingestão e excreção a partir do balanço hídrico
☐ B) restringir a ingestão proteica, limitando-se às proteínas de alto valor biológico, e orientar a paciente quanto à importância de dar continuidade ao tratamento dialítico

☐ C) restringir a ingestão de líquidos a índices menores que os excretados e administrar oxigênio sob pressão positiva
☐ D) administrar suplementação vitamínica e correção da acidose metabólica a partir da administração de potássio.

372 A nicotina, substância extraída do tabaco, é comercializada livremente. O álcool, substância psicotrópica cuja venda também é legalizada, causa dependência e mudanças no comportamento. Ambos causam sensações de prazer, relaxamento e alívio da dor. Entretanto, essas substâncias podem causar debilidades progressivas no organismo e até a morte. Acerca desse tema, assinale a opção correta.
☐ A) No caso de indivíduos que frequentemente ingerem altas doses de álcool, pode-se esperar a ocorrência de anemia megaloblástica, plaquetocitose e leucocitose
☐ B) A interrupção brusca do uso crônico do tabaco pode ocasionar a síndrome de abstinência, cujas principais manifestações clínicas são sonolência, náuseas, perda de peso e aumento da frequência cardíaca e da pressão arterial
☐ C) A incidência de doenças cardiovasculares (coronariopatias e doenças vasculares) aumenta com o tabagismo em razão, principalmente, do monóxido de carbono presente na fumaça
☐ D) A deficiência de ácido fólico decorrente do consumo habitual de altas doses de álcool pode gerar elevação do volume corpuscular médio.

373 Como são denominados sangue na urina, sangue vivo nas fezes, vômitos com sangue?
☐ A) Hematúria, melena, enterorragia
☐ B) Piúria, hematêmese, enterorragia
☐ C) Hematúria, enterorragia, hematêmese
☐ D) Colúria, hematêmese, melena
☐ E) Metrorragia, enterorragia, melena.

374 Na insuficiência cardíaca congestiva, podem ser encontrados os seguintes sinais e sintomas:
☐ A) edema, dispneia, cianose
☐ B) hálito cetônico, edema, cianose
☐ C) hipoglicemia, dispneia, hemoglobinúria
☐ D) hemoblobinúria, hálito cetônico, hipoglicemia
☐ E) cianose, hipoglicemia, hemoglobinúria.

375 O que significa diérese, hemostasia, síntese?
☐ A) Análise/coagular/fechar
☐ B) Cirurgia/sangramento/fio
☐ C) Corta/coagular/suturar
☐ D) Lavar/sangramento/fio
☐ E) Cortar/exérese/sutura.

376 Para prevenir atelectasia, deve-se realizar quando indicado(a):
☐ A) aspiração de vias respiratórias
☐ B) mudança de decúbito a cada hora
☐ C) massagens em membros inferiores
☐ D) exercícios respiratórios
☐ E) tapotagem.

377 Os manuais de enfermagem são instrumentos importantes que integram o sistema de informação das organizações. Acerca das características, dos objetivos e da composição dos manuais de enfermagem, assinale a opção *incorreta*.
☐ A) Esses manuais reúnem, de forma sistematizada, normas, rotinas, procedimentos e outras informações necessárias para a execução das ações de enfermagem
☐ B) Têm como objetivo determinar diretrizes e normas da organização
☐ C) Esses manuais devem ser constantemente atualizados, considerando os avanços na área da enfermagem
☐ D) São elementos facilitadores das ações de enfermagem
☐ E) Constam nesses manuais etapas de diagnóstico da situação, determinação dos assuntos, estruturação dos instrumentos, implantação e avaliação.

378 Márcio, 73 anos de idade, sofreu um acidente vascular encefálico recentemente e deverá iniciar o processo de reabilitação. Antes da doença, era muito ativo, gostava de praticar esportes e de fazer caminhadas. Agora, deve adaptar-se às limitações nos cuidados de higiene e alimentação e na deambulação (consegue andar com auxílio de aparelhos). Considerando o caso hipotético apresentado e o planejamento de ensino a ser elaborado para esse paciente, o enfermeiro *não* deve:

☐ A) utilizar-se da espontaneidade no processo de ensino-aprendizagem, por exemplo, aproveitando a oportunidade durante um banho para ensinar Márcio a se locomover até o chuveiro

☐ B) utilizar uma conversação informal e não estruturada para auxiliar Márcio a compreender as consequências e implicações da doença para a mudança em seu estilo de vida e as formas de lidar com os agentes que causam estresse

☐ C) empregar o reforço negativo para diminuir respostas indesejadas nem utilizar estímulos de reforço material

☐ D) estabelecer metas mutuamente acordadas

☐ E) demonstrar o uso de muletas ou de andadores para Márcio, a fim de ensiná-lo acerca da maneira correta de utilizar esses acessórios.

379 Infecções hospitalares representam grave problema a ser considerado por todos os profissionais que trabalham na assistência ao paciente. Acerca desse tema, assinale a opção *correta*.

☐ A) No ambiente ambulatorial, aplicam-se somente as medidas de assepsia clínica, como a lavagem das mãos, não sendo empregados os princípios da assepsia cirúrgica, por serem restritos aos ambientes de centro cirúrgico ou à área obstétrica

☐ B) Durante a realização do procedimento de escovação cirúrgica das mãos, devem-se considerar a sequência correta – iniciando-se das pontas dos dedos até os cotovelos – e a força empregada – realizando atrito intenso e efetivo para que haja destruição completa da flora residencial

☐ C) A limpeza terminal a ser realizada em salas de cirurgia deve ser semanal, em paredes, portas e mobiliário interno, com produtos químicos esterilizantes

☐ D) Quando for isolado um germe diferente, na mesma topografia em que foi diagnosticada uma infecção comunitária, seguido do agravamento das condições clínicas do paciente, o caso deve ser considerado infecção hospitalar.

380 Tendo como referência o Programa de Diabetes do Ministério da Saúde, julgue os itens a seguir.

1. O diabetes melito (DM) do tipo 1 tem maior incidência em crianças, adolescentes e adultos jovens.
2. O DM do tipo 2 tem início insidioso, acomete comumente os indivíduos obesos e tem sua incidência restrita aos adultos.
3. Os exames de hemoglobina glicada e de glicemia realizados por meio de tiras reagentes são indicados para a definição do diagnóstico de DM, podendo também ser utilizados para o controle metabólico do paciente diabético.
4. Pacientes idosos raramente desenvolvem cetoacidose, mas podem, em vez disso, entrar em estado de hiperosmolaridade e apresentar-se com confusão, coma ou sinais neurológicos focais.

Estão *corretos* apenas os itens:

☐ A) 1 e 2

☐ B) 1 e 4

☐ C) 2 e 3

☐ D) 3 e 4.

381 Paciente do sexo masculino, garimpeiro, 30 anos de idade, foi admitido na enfermaria de um hospital geral com malária *falciparum* apresentando confusão mental e torpor. Na assistência de enfermagem é prioritário, entre outras, a observação de:

☐ A) acidose respiratória aguda

☐ B) disfunção sensorial e motora

☐ C) diminuição da perfusão renal

☐ D) alteração na pupila

☐ E) sensibilidade aos fármacos.

382 Ao planejar ações educativas para pacientes hipertensos, o enfermeiro deve ter em mente que a hipertensão é uma doença:

☐ A) multicausal

☐ B) multifatorial
☐ C) multicausal e multifatorial
☐ D) psicogênica e unicausal
☐ E) multifocal.

383 As escalas de distribuição de pessoal de enfermagem pressupõem o conhecimento:

1. Das leis trabalhistas que subsidiam a elaboração das escalas.
2. Do regulamento da instituição, do regimento do serviço de enfermagem e das atribuições dos elementos da equipe de enfermagem.
3. Da duração semanal de trabalho do pessoal de enfermagem na instituição.
4. Das características da clientela dinâmica das unidades e da equipe de enfermagem.
5. Da importância do desenvolvimento do pessoal de enfermagem.

A quantidade de itens *corretos* é igual a:

☐ A) 1
☐ B) 2
☐ C) 3
☐ D) 4
☐ E) 5.

384 Acerca do tratamento insulínico do diabetes melito, assinale a opção *incorreta*.

☐ A) A insulina simples ou regular é indicada no tratamento da cetoacidose, durante certas intercorrências, como cirurgia, infecção proveniente de traumatismo, ou sempre que houver necessidade de controle mais rápido de glicemia
☐ B) A lipodistrofia é uma complicação do tratamento com insulina, que ocorre no local das injeções de insulina
☐ C) Insulinoterapia é a injeção subcutânea de insulina, de ação curta ou intermediária. Em casos de urgência, tanto a insulina NPH quanto a insulina regular podem ser administradas por via intravenosa
☐ D) No diabetes do tipo 1, o corpo perde a capacidade de produzir insulina, portanto a insulina exógena deve ser administrada indefinidamente
☐ E) Nos casos de manifestação alérgica local após o uso de insulina, não se deve interromper o tratamento insulínico; são indicados apenas antialérgicos comuns.

385 A insulina é uma substância que tem por finalidade conduzir as moléculas de glicose para dentro das células do corpo humano para que se transformem em energia. Qual é o órgão responsável pela sua produção?

☐ A) Fígado
☐ B) Rins
☐ C) Suprarrenal
☐ D) Baço
☐ E) Pâncreas.

386 Um hospital geral que trabalha com enfermeiros especialistas em cargos de supervisão em suas áreas de atuação caracteriza que tipo de estrutura organizacional?

☐ A) Uma estrutura de organização matricial
☐ B) Estrutura de organização funcional
☐ C) Estrutura de organização linear
☐ D) Um organograma comum em hospitais grandes
☐ E) Um organograma com organização do tipo setorial

387 Qual o cuidado com as roupas de cama de pacientes portadores de vírus HIV?

☐ A) Devem ser identificadas apenas com tarja vermelha
☐ B) Devem ser acondicionadas em saco de lixo preto com identificação da doença
☐ C) Devem ser acondicionados como as roupas de pacientes não portadores de HIV
☐ D) Devem ser colocadas em sacos de *hamper* identificados com o nome da doença
☐ E) Devem ser retiradas da cama e incineradas.

388 Qual é a maneira correta de descartar seringa com agulha após seu uso?

☐ A) Desconectar a agulha da seringa e jogar a agulha em recipiente para perfurocortante
☐ B) Desprezar todo o conjunto, agulha e seringa, em recipiente para perfurocortante

☐ C) Reencapar a agulha e desprezar o conjunto em saco branco de lixo
☐ D) Reencapar a agulha e desconectá-la da seringa, desprezando a agulha em recipiente para perfurocortante
☐ E) Reencapar a agulha e desprezar o conjunto em recipiente para perfurocortante.

389 No ambiente hospitalar, é fundamental a aplicação de medidas de biossegurança para a prevenção e o combate das doenças infecciosas. Uma dessas medidas é tão importante que pode reduzir em até 80% a ocorrência de infecções. Assinale a alternativa que se refere a essa medida.
☐ A) Utilização de medidas de isolamento
☐ B) Realização de limpeza concorrente e terminal
☐ C) Realização de lavagem das mãos
☐ D) Utilização de técnicas assépticas
☐ E) Utilização de material estéril.

390 Os conceitos de qualidade são aplicáveis nas instituições independentemente do ramo de atividades em que atuam. A trilogia de Juran estabelece:
- Planejamento da qualidade
- Controle da qualidade
- Melhoria da qualidade.

Identifique a seguir a ordem *correta* dessa trilogia.
1. Avaliação do desempenho do serviço; comparação do desempenho real com os objetivos do serviço; atuação sobre as diferenças.
2. Determinação dos clientes e de suas necessidades; desenvolvimento de projetos que atendam às necessidades dos clientes; operacionalização do plano.
3. Estabelecimento da infraestrutura; determinação dos times e treinamento para implantar soluções; estabelecimento de controles para garantir os ganhos de qualidade.

☐ A) 2, 1, 3
☐ B) 1, 2, 3
☐ C) 3, 2, 1
☐ D) 2, 3, 1
☐ E) 3, 1, 2.

391 Todo hospital deve ter uma Comissão de Controle de Infecção Hospitalar (CCIH) composta por membros consultores e executores. Assinale quais dos serviços a seguir são representados pelos membros consultores.
☐ A) Serviço médico, serviço de enfermagem, serviço de farmácia, central de material esterilizado, administração e superintendência hospitalar
☐ B) Serviço médico, serviço de enfermagem, serviço de lavanderia, laboratório de microbiologia e central de material esterilizado
☐ C) Serviço médico, serviço de enfermagem, serviço de farmácia, laboratório de microbiologia e administração
☐ D) Serviço de enfermagem, patologistas, laboratório de microbiologia e central de material esterilizado
☐ E) Serviço médico, serviço de enfermagem, central de material esterilizado, laboratório de análises clínicas e superintendência hospitalar.

392 O exercício físico traz os seguintes benefícios ao indivíduo com diabetes:
☐ A) aumento da sensibilidade à insulina, melhora da tolerância à glicose, aumento da pressão arterial
☐ B) diminuição da sensibilidade à insulina, melhora da tolerância à glicose, diminuição da pressão arterial
☐ C) aumento da sensibilidade à insulina, melhora da tolerância à glicose, diminuição da pressão arterial
☐ D) aumento da sensibilidade à insulina, piora da tolerância à glicose, diminuição da pressão arterial
☐ E) diminuição da sensibilidade à insulina, piora da tolerância à glicose, aumento da pressão arterial.

393 O Índice de Katz das atividades da vida diária é uma escala que avalia a pessoa idosa quanto a:
☐ A) aspectos cognitivos das funções mentais
☐ B) atitudes associadas a depressão

☐ C) grau de dependência ou independência funcional
☐ D) funcionamento social da família.

394 A infecção do trato urinário no jovem apresenta-se de forma clássica, com disúria, frequência, urgência e nictúria. No idoso, o sintoma frequentemente ausente é a:
☐ A) Disúria
☐ B) Frequência
☐ C) Urgência
☐ D) Nictúria.

395 O uso de medicamentos apresenta-se como um dos fatores de risco para quedas em idosos, principalmente os seguintes medicamentos:
☐ A) polivitamínicos e diuréticos
☐ B) sedativos e anti-hipertensivos
☐ C) antidepressivos e analgésicos
☐ D) antipsicóticos e anti-inflamatórios.

396 A principal causa de deficiência física nos idosos é:
☐ A) fratura
☐ B) artrite reumatoide
☐ C) osteoartrite
☐ D) câncer nos ossos.

397 O enfermeiro, ao avaliar um idoso com diagnóstico clínico provável de infarto agudo do miocárdio, deve considerar os sintomas atípicos. Principalmente, no idoso, a ausência de:
☐ A) palidez
☐ B) arritmias
☐ C) sudorese
☐ D) dor.

398 Os sintomas clássicos, como a taquicardia, a agitação, a sudorese e a ansiedade, podem estar totalmente ausentes no indivíduo idoso com hipoglicemia. Os idosos podem apresentar na hipoglicemia a alteração do padrão de:
☐ A) fala
☐ B) audição
☐ C) olfato
☐ D) paladar.

499 A incidência de embolia pulmonar é alta no idoso, porém a sua detecção e seu diagnóstico são difíceis nessa faixa etária. As condições frequentes nos idosos que podem contribuir para o desenvolvimento da embolia pulmonar são:
☐ A) incontinência urinária e desidratação
☐ B) infecção e hipotensão arterial
☐ C) imobilização e desnutrição
☐ D) hipertensão arterial e obesidade.

400 Os pacientes idosos podem não apresentar cianose como primeiro sinal de hipoxia. Em vez disso, podem apresentar:
☐ A) sonolência, nictúria e bradicardia
☐ B) impaciência, irritabilidade e dispneia
☐ C) dispneia, dor epigástrica e taquicardia
☐ D) irritabilidade, incontinência e sonolência.

401 O enfermeiro, no atendimento ao paciente com distúrbio neurológico, deve protegê-lo contra determinados riscos. Os problemas que colocam esses pacientes sob alto risco de acidentes são:
☐ A) letargia, confusão mental e dor
☐ B) distúrbios visuais, movimentos ordenados e equilíbrio
☐ C) distúrbios auditivos, dor e afasia
☐ D) movimentos desordenados, fraqueza e tonturas.

402 O hipotireoidismo é uma condição que prevalece com a idade e os sintomas podem não ser facilmente percebidos ou atribuídos a outras condições. Os sintomas do hipotireoidismo são:
☐ A) pele oleosa, diarreia e perda de peso
☐ B) pele seca, constipação intestinal e ganho de peso
☐ C) anorexia, intolerância ao frio e olhar proeminente
☐ D) aumento do apetite, confusão e ganho de peso.

403 O enfermeiro, ao avaliar um idoso com diagnóstico clínico provável de pneumonia, deve considerar os sintomas atípicos como, por exemplo, a ausência de:
☐ A) febre
☐ B) dispneia
☐ C) tosse seca
☐ D) cefaleia.

404 Um importante risco intra e pós-operatório para pacientes idosos é a:
☐ A) imobilidade
☐ B) hipotermia
☐ C) desidratação
☐ D) hemorragia.

405 Recomenda-se que, além das precauções padronizadas, devam-se usar precauções contra gotículas nos casos de:
☐ A) *Mycoplasma pneumoniae*
☐ B) conjuntivite hemorrágica
☐ C) *Clostridium difficile*
☐ D) hepatite A
☐ E) herpesvírus simples.

406 O planejamento da assistência de enfermagem consiste em:
☐ A) estabelecer as prioridades da assistência de enfermagem
☐ B) identificar os problemas relacionados com a assistência de enfermagem
☐ C) promover a continuidade da assistência de enfermagem
☐ D) acompanhar os resultados da assistência de enfermagem
☐ E) analisar as variáveis que afetam a assistência de enfermagem.

407 Uma manifestação clínica comum na paralisia de Bell é:
☐ A) lacrimejamento aumentado
☐ B) parestesia dos membros
☐ C) reflexos tendinosos ausentes
☐ D) deformidade postural
☐ E) atrofia muscular.

408 A assistência de enfermagem para o paciente após transplante de medula óssea é direcionada para:
☐ A) prevenir infecções
☐ B) monitorar sangramento
☐ C) administrar hemoderivados
☐ D) controlar a diurese
☐ E) evitar rejeição.

409 O fármaco anticolinesterase indicado para o tratamento de miastenia *gravis* é:
☐ A) piridostigmina
☐ B) edrofônio
☐ C) ambenônio
☐ C) fisostigmina
☐ D) L-deprenil.

410 A assistência de enfermagem prestada ao doador de órgãos e tecidos tem como objetivo:
☐ A) viabilizar os órgãos para transplante
☐ B) integrar receptor e família
☐ C) cumprir as normas da Comissão de Controle de Infecção Hospitalar (CCIH)
☐ D) promover e difundir medidas educativas
☐ E) manter a família informada.

411 São ações realizadas no acolhimento com classificação de risco:
☐ A) identificação dos pacientes de acordo com o grau de sofrimento e agravos à saúde
☐ B) organização da dimensão espacial e assistencial nos cenários de saúde
☐ C) triagem administrativa e repasse dos encaminhamentos às unidades de saúde
☐ D) dinâmica de humanização das relações da equipe e paciente
☐ E) produção e análise dos dados de morbimortalidade da região.

412 É atribuição do Fórum Nacional sobre Saúde Mental da Infância e Juventude:
☐ A) produzir conhecimento e informações que subsidiem as instituições responsáveis pelas políticas públicas nessa área, nos diversos âmbitos da gestão
☐ B) reestruturar toda a rede de atendimento existente no sentido de afiná-la com as atuais diretrizes da Política Pública de Saúde Mental
☐ C) assegurar que as ações tenham centralidade na família, garantindo a convivência familiar e comunitária
☐ D) articular a rede de atenção na saúde mental – CAPS e ambulatório com as demandas psicossociais das crianças e adolescentes
☐ E) elaborar uma política voltada para as peculiaridades e as necessidades de crianças e adolescentes com transtornos mentais.

413 O cliente em uso de nitrato deverá ser monitorado para o seguinte efeito adverso:

☐ A) edema
☐ B) hipotensão
☐ C) hipoglicemia
☐ D) taquicardia.

414 No exame laboratorial do cliente portador de doença de von Willebrand, constitui um achado comum:

☐ A) tempo de sangramento diminuído
☐ B) contagem de plaquetas aumentadas
☐ C) fator de von Willebrand diminuído
☐ D) fator VIII aumentado.

415 O enfermeiro deverá orientar o cliente que foi submetido à colostomia para a seguinte complicação:

☐ A) íleo paralítico
☐ B) melena
☐ C) prurido
☐ D) desidratação.

416 Após a determinação do índice tornozelo-braquial, será considerado portador de insuficiência arterial grave o cliente que obtiver o seguinte resultado:

☐ A) 0,00 a 0,40
☐ B) 0,71 a 0,90
☐ C) 0,91 a 1,10
☐ D) 1,11 a 1,30.

417 Recomenda-se adotar precaução respiratória para *Neisseria meningitidis* invasiva pelo período de:

☐ A) 72 h após o início do tratamento
☐ B) 24 h após o início do tratamento
☐ C) 36 h após o início do tratamento
☐ D) 48 h após o início do tratamento.

418 O produto do metabolismo proteico filtrado pelo sangue que serve como importante medida do funcionamento renal é:

☐ A) potássio
☐ B) sódio
☐ C) ureia
☐ D) cálcio.

419 A dor lombar aguda tem origem:

☐ A) nos discos intervertebrais
☐ B) no interior do canal espinal
☐ C) na parte óssea da coluna vertebral
☐ D) nos músculos e ligamentos.

420 A sensação de dor envolve:

☐ A) sistema nervoso autônomo
☐ B) sistema nervoso central
☐ C) sistema nervoso simpático
☐ D) todas as alternativas estão corretas.

▸Respostas comentadas

Questão 330 – ***Resposta:*** letra **C**.
Comentário. Manter o cliente em decúbito lateral com o dorso em flexão máxima. O cliente é posicionado de um lado à beira do leito ou da mesa de exame, com as costas para o médico; as coxas e as pernas são flexionadas o máximo possível para aumentar os espaços entre os processos espinhosos das vértebras, para uma penetração mais fácil no espaço aracnoide.

Questão 331 – ***Resposta:*** letra **C**.
Comentário. Intravenosa e oral; a via parenteral consiste na injeção de medicamentos pelas vias intramuscular, intravenosa, subcutânea e intradérmica. A via intravenosa é indicada quando se espera uma ação mais rápida da substância, como nos casos de emergência. Na via oral, os medicamentos serão ingeridos com água ou previamente diluídos; esta é uma via que apresenta menos risco para o cliente.

Questão 332 – ***Resposta:*** letra **D**.
Comentário. A pressão venosa central pode ser medida para avaliar o estado do volume hídrico e serve como referência para reposição hídrica. Quando abaixo dos limites considerados normais (< 4 cm H_2O), pode indicar hipovolemia.

Questão 333 – ***Resposta:*** letra **D**.
Comentário. O planejamento estratégico situacional, sistematizado originalmente pelo economista chileno Carlos Matus, diz respeito à gestão de governo. As etapas da sistematização da assistência de enfermagem são investigação, diagnóstico de enfermagem, planejamento, implementação da assistência de enfermagem e avaliação.

Questão 334 – ***Resposta:*** letra **D**.
Comentário. As características definidoras são sugestões/inferências observáveis que se agrupam como manifestações de um diagnóstico de enfermagem real ou de bem-estar. São manifestações clínicas as evidências que levaram o profissional a concluir que o problema existe.

Questão 335 – ***Resposta:*** letra **D**.
Comentário. A cetoacidose diabética é causada por ausência ou quantidade acentuadamente inadequada de insulina, o que resulta em hiperglicemia com consequente distúrbio no metabolismo dos carboidratos, proteínas e lipídios. O cliente pode apresentar hálito cetônico em decorrência de níveis elevados de cetona.

Questão 336 – ***Resposta:*** letra **D**.
Comentário. A doença de Alzheimer é um distúrbio degenerarivo progressivo do córtex cerebral. Em geral, a história do cliente mostra alterações como perda discreta da memória, dificuldade em aprender e deterioração da higiene e da aparência pessoal.

Questão 337 – ***Resposta:*** letra **D**.
Comentário. A miastenia *gravis* causa fraqueza progressiva e fadigabilidade anormal dos músculos estriados. Parece ser um distúrbio autoimune no qual as células sanguíneas e o timo do cliente produzem anticorpos que bloqueiam, destroem e enfraquecem os neurorreceptores.

Questão 338 – ***Resposta:*** letra **D**.
Comentário. O curso de tempo da insulina glargina é do tipo ação muito longa, indicada para controlar principalmente o nível de glicose em jejum. É uma insulina do tipo basal "sem pico", absorvida muito lentamente durante as 24 h, podendo ser administrada 1 vez/dia.

Questão 339 – ***Resposta:*** letra **C**.
Comentário. É competência e responsabilidade do enfermeiro a administração de medicação intravenosa, bem como os cuidados com a manutenção da punção. A penetração de uma substância estranha no tecido, a qual pode ser medicamento, células tumorais, gás ou soluções, dentre outras, é denominada infiltração.

Questão 340 – ***Resposta:*** letra **B**.
Comentário. Os mecanismos compensatórios são ativados por perfusão tecidual ineficaz. O hormônio antidiurético (ADH) aumenta a reabsorção de água pelo rim.

Questão 341 – ***Resposta:*** letra **B**.
Comentário. A insuficiência venosa crônica caracteriza-se por dor difusa ou contusa. O pé e o tornozelo podem estar edemaciados. As ulcerações se dão na área do maléolo medial ou

lateral, são superficiais e exsudativas. A coloração marrom se deve ao extravasamento de proteínas no espaço intersticial.

Questão 342 – *Resposta:* letra **A**.
Comentário. As infecções no pé diabético serão sempre sérias e devem ser consideradas ameaças ao membro. O próprio diabetes, a neuropatia diabética, a vasculopatia e a deficiência dos mecanismos de cicatrização da ferida contribuem para o problema da infecção em clientes diabéticos.

Questão 343 – *Resposta:* letra **B**.
Comentário. O estilo democrático tem o seu gerenciamento voltado para seus subordinados e suas respectivas necessidades, procurando apoiá-los e criar um clima mais aberto e familiar.

Questão 344 – *Resposta:* letra **D**.
Comentário. São fundamentos básicos da gerência de materiais a previsão, a provisão, a organização e o controle. A provisão consiste na reposição dos materiais necessários para a realização das atividades da unidade mediante impresso de solicitação de serviços que fornecem materiais.

Questão 345 – *Resposta:* letra **B**.
Comentário. A Comissão de Controle de Infecção Hospitalar (CCIH) tem como competência a implantação de um sistema de vigilância epidemiológica das infecções hospitalares. A vigilância epidemiológica das infecções hospitalares é a observação ativa, sistemática e contínua de sua ocorrência e de sua distribuição entre os clientes, hospitalizados ou não, e dos eventos que afetam o risco de sua ocorrência, com vistas à execução oportuna das ações de prevenção e controle.

Questão 346 – *Resposta:* letra **D**.
Comentário. A hipertensão arterial é definida como pressão arterial sistólica $\geq$ 140 mmHg e pressão arterial diastólica $\geq$ 90 mmHg em indivíduos que não estão fazendo uso de medicação anti-hipertensiva. Para os clientes que apresentam níveis de pressão arterial limítrofes, a abordagem terapêutica na atenção básica deve ser baseada nas mudanças no estilo de vida.

Questão 347 – *Resposta:* letra **C**.
Comentário. O uso terapêutico de anticoagulantes orais requer um equilíbrio cuidadoso, pois a administração insuficiente pode não alterar a coagulação indesejada e a administração excessiva pode levar à hemorragia.

Questão 348 – *Resposta:* letra **D**.
Comentário. Os cinco componentes do tratamento do diabetes são: educação, exercício, monitoração, terapia farmacológica (se necessário) e terapia nutricional.

Questão 349 – *Resposta:* letra **D**.
Comentário. Dividir o processo de enfermagem em etapas serve para enfatizar as ações de enfermagem essenciais. Os dados do histórico correspondem à história de saúde (determina o estado de bem-estar ou doença de uma pessoa) e ao exame físico (identifica aspectos que indicam a necessidade de cuidados de enfermagem).

Questão 350 – *Resposta:* letra **B**.
Comentário. Por causa de seu início insidioso, as complicações crônicas do diabetes podem aparecer a qualquer momento da vida do cliente. A neuropatia (periférica ou autonômica), retinopatia (aparece nos estágios iniciais na forma de problemas visuais agudos) e nefropatia (doença renal) são complicações crônicas do diabetes melito.

Questão 351 – *Resposta:* letra **B**.
Comentário. Pirose: sensação de queimação (azia) na região epigástrica e na região retroesternal, geralmente provocada pelo ácido gástrico; disfagia: incapacidade de deglutir; sialorreia: salivação aumentada; odinofagia: dor ao engolir alimentos.

Questão 352 – *Resposta:* letra **C**.
Comentário. A cirrose hepática é uma doença crônica caracterizada por substituição do tecido hepático normal por fibrose difusa que rompe a estrutura e a função do fígado. A cirrose alcoólica, causada pelo etilismo crônico, é o tipo mais comum de cirrose.

Questão 353 – *Resposta:* letra **A**.
Comentário. A prevalência de complicações microvasculares é elevada no diabetes melito. O glaucoma é uma das causas principais de cegueira. Manter a pressão arterial dentro dos limites normais reduz o risco de retinopatia.

Questão 354 – ***Resposta:*** letra **D**.
Comentário. São denominados exames complementares aqueles que complementam os dados da anamnese e do exame físico. Para a realização da endoscopia digestiva, exame invasivo, o jejum de, no mínimo, 8 h é preconizado. A glicemia, exame não invasivo, requer jejum quando se pretende medir a taxa de glicose no sangue.

Questão 355 – ***Resposta:*** letra **A**.
Comentário. A inserção e a permanência do cateter urinário representam o maior risco para infecção hospitalar do trato urinário. A troca do cateter está recomendada quando este está visivelmente sujo, tanto interna quanto externamente, ou quando houver violação do sistema fechado.

Questão 356 – ***Resposta:*** letra **B**.
Comentário. A lavagem das mãos é o principal elemento no controle de infecção. Tem como principal objetivo a remoção da maior quantidade de micro-organismos tanto da flora transitória quanto da flora residente. A lavagem das mãos antes e após o contato com o cliente protege tanto o cliente quanto o enfermeiro.

Questão 357 – ***Resposta:*** letra **D**.
Comentário. A conduta de enfermagem inclui facilitar a remoção de secreção por meio de terapêuticas que contribuam para a diminuição de estertores e roncos. As ações prescritas incluem hidratação, mobilização do cliente, estímulo da tosse, aspiração de secreção e controle/monitoração da condição respiratória.

Questão 358 – ***Resposta:*** letra **A**.
Comentário. O estabelecimento das prioridades da assistência é uma atividade complexa e dinâmica que ajuda a assegurar que a atenção e as ações do enfermeiro sejam enfocadas adequadamente. Para tanto, é imprescindível que as características individuais do cliente sejam consideradas.

Questão 359 – ***Resposta:*** letra **C**.
Comentário. O teste de Mantoux é usado para determinar se uma pessoa foi infectada pelo bacilo da tuberculose. O teste de Mitsuda é um teste utilizado para diferenciar casos de hanseníase já diagnosticados previamente.

Questão 360 – ***Resposta:*** letra **D**.
Comentário. A insuficiência renal crônica é uma deterioração progressiva e irreversível da função renal. As condições que causam a doença renal crônica incluem doenças sistêmicas como a hipertensão em decorrência de retenção de sódio e água ou a ativação do sistema renina-angiotensina.

Questão 361 – ***Resposta:*** letra **E**.
Comentário. A insulina é absorvida mais rapidamente em algumas áreas do corpo. Recomenda-se o rodízio sistemático dos locais de injeção dentro de uma área anatômica para evitar as alterações localizadas no tecido adiposo (lipodistrofia).

Questão 362 – ***Resposta:*** letra **D**.
Comentário. O plano de gerenciamento de resíduos de serviços de saúde consiste em um documento que estabelece a quantificação e a caracterização dos resíduos gerados, a implantação de um sistema de segregação e acondicionamento e o estabelecimento do fluxo e dos locais de armazenamento. O termo tratamento é todo o processo realizado de acordo com os padrões de segurança, que modifica as características físicas, químicas ou biológicas dos resíduos, eliminando ou minimizando o risco associado.

Questão 363 – ***Resposta:*** letra **A**.
Comentário. A densidade urinária é um importante parâmetro no exame de urina de rotina utilizado para auxiliar a detectar patologias do trato urinário. A densidade específica da urina determina a capacidade do rim de concentrar a urina.

Questão 364 – ***Resposta:*** letra **A**.
Comentário. O transplante de medula óssea é uma modalidade terapêutica utilizada no tratamento de inúmeras doenças hematológicas, benignas ou malignas. O objetivo do tratamento é substituir a medula óssea doente ou deficitária por células normais de medula óssea de um doador sadio. No período pós-transplante, o cliente estará sujeito a infecções. A assistência de enfermagem para o paciente após transplante de medula óssea é direcionada para prevenir Infecções

Questão 365 – ***Resposta:*** letra **A**.
Comentário. A Lei 10.741, de 1º de outubro de 2003, em seu artigo 1º – Disposições preliminares

– institui o Estatuto do Idoso, destinado a regular os direitos assegurados às pessoas com idade igual ou superior a 60 anos.

Questão 366 – *Resposta:* letra **A**.
Comentário. A intubação gastrintestinal consiste na inserção de um tubo flexível dentro do estômago, além do piloro, dentro do duodeno ou do jejuno. As sondas/tubos apresentam comprimentos variados, dependendo de seu uso pretendido. Este procedimento pode ser indicado para descomprimir o estômago e remover gás e líquido; lavar o estômago e remover toxinas; administrar medicamentos e alimentações; aspirar conteúdo gástrico; tratar uma obstrução; comprimir um local hemorrágico; e aspirar conteúdo gástrico para análise.

Questão 367 – *Resposta:* letra **A**.
Comentário. A pele é o maior órgão do corpo e está constantemente exposta a agressões físicas e mecânicas que podem ter consequências físicas permanentes ou não. A pele atua como barreira física contra micro-organismos, protegendo contra infecções e perda excessiva de líquidos. Quando a integridade da pele é alterada e aparece uma ferida, inicia-se o processo de cicatrização. Na cicatrização por segunda intenção (granulação), o material necrótico se desintegra e sai e a ferida se enche com um tecido avermelhado macio e sensível. Drenagens serossanguinolentas são pálidas, avermelhadas ou aquosas. As drenagens purulentas são espessas, de coloração amarelada ou esverdeada.

Questão 368 – *Resposta:* letra **B**.
Comentário. Para o adequado manejo dos fármacos em idosos deve-se considerar as alterações fisiológicas próprias do envelhecimento. As taxas séricas de albumina encontram-se reduzidas. Os processos de metabolização hepática e de excreção renal também estão diminuídos, o que aumenta o risco de toxicidade.

Questão 369 – *Resposta:* letra **A**.
Comentário. Também chamada de pneumonia nosocomial, a pneumonia hospitalar é definida como o início dos sintomas de pneumonia com mais de 48 h após a admissão na unidade de internação nos pacientes sem evidência de infecção no momento da internação. A pneumonia associada ao ventilador se desenvolve nos pacientes com insuficiência respiratória aguda expostos a equipamentos de terapia ventilatória. Quanto às infecções urinárias inferiores ou superiores complicadas, são comumente adquiridas durante a hospitalização e estão relacionadas com cateterismo vesical, fator de risco para infecção urinária.

Questão 370 – *Resposta:* letra **D**.
Comentário. A insuficiência renal crônica consiste na perda permanente da função renal, o que resulta no desenvolvimento de sinais e sintomas conhecidos como uremia. Uremia é o excesso de ureia e outros resíduos nitrogenados no sangue. As manifestações clínicas decorrem de alterações nos sistemas gastrintestinal, cardiovascular, respiratório, neuromuscular, metabólicas e endócrinas, cutâneo e musculoesquelético. Tais manifestações incluem também náuseas, debilidade, fadiga, desorientação, dispneia, edema.

Questão 371 – *Resposta:* letra **B**.
Comentário. A função adequada dos sistemas renal e urinário é essencial para a vida. O enfermeiro desempenha um papel importante no ensino do paciente com doença renal. Uma referência nutricional e as explicações são valiosas pelas inúmeras alterações necessárias na dieta. Restringir a ingestão proteica, limitando-se às proteínas de alto valor biológico, e orientar o cliente quanto à importância de dar continuidade ao tratamento dialítico são intervenções de enfermagem necessárias para a melhor adesão do cliente ao tratamento.

Questão 372 – *Resposta:* letra **D**.
Comentário. O álcool é uma substância psicotrópica que afeta o humor, o juízo crítico, o comportamento, a concentração e a consciência. O álcool, ou etanol, é uma substância multissistêmica. As complicações observadas com frequência incluem infecções, traumatismos, insuficiência hepática, hipoglicemia e problemas cardiovasculares. A deficiência de ácido fólico decorrente do consumo habitual de altas doses de álcool pode gerar elevação do volume corpuscular médio. A

terapia vitamínica suplementar e uma dieta rica em proteínas são fornecidas para combater os déficits nutricionais.

Questão 373 – ***Resposta:*** letra **C**.
Comentário. Sinal de distúrbios dos tratos renal e urinário, a hematúria é a presença anormal de sangue na urina. A hematúria microscópica é confirmada por exame de sangue oculto, enquanto a hematúria macroscópica é imediatamente visível. Os ruídos peristálticos hiperativos constituem o indício mais imediato de sangramento gastrintestinal. Enterorragia consiste em hemorragia no trato intestinal. Hematêmese é o vômito de sangue. Outras anormalidades que acompanham os episódios de sangramento são redução do débito urinário, taquicardia e hipotensão.

Questão 374 – ***Resposta:*** letra **A**.
Comentário. A insuficiência cardíaca é a incapacidade do coração de bombear sangue suficiente para atender às necessidades teciduais de oxigênio e nutrientes. É uma síndrome clínica caracterizada por sinais e sintomas de sobrecarga hídrica ou da perfusão tissular inadequada. Podem estar presentes sinais e sintomas de congestão pulmonar e sistêmica como edema, dispneia, cianose.

Questão 375 – ***Resposta:*** letra **C**.
Comentário. Em termos técnicos, diérese significa solução de continuidade, divisão, corte; hemostasia significa cessação de sangramento, parada de circulação em alguma parte, coagulação; e síntese significa também suturar, ou seja, unir duas superfícies por costura com fio de sutura.

Questão 376 – ***Resposta:*** letra **D**.
Comentário. A atelectasia é o ar diminuído ou ausente em todo o pulmão ou parte dele, com a resultante perda de volume pulmonar. As medidas de enfermagem para evitar a atelectasia incluem manobras de respiração profunda voluntária pelo menos a cada 2 h. Tal intervenção estimula a expansão pulmonar, diminui o potencial para o fechamento da via respiratória, e estimula a tosse, o que mobiliza as secreções e impede que se acumulem.

Questão 377 – ***Resposta:*** *letra* **B**.
Comentário. Os manuais não têm como objetivo determinar diretrizes e normas da organização.

A padronização é uma ferramenta gerencial e serve como uma forma de orientação dos funcionários novos, ou novos na função, sobre a maneira correta de executar tarefas, possibilitando redução de custos e segurança. Os manuais reúnem informações de maneira sistematizada, tendo como principal finalidade o esclarecimento e a orientação para a execução das ações relacionadas com rotina ou procedimento, constituindo um instrumento de consulta.

Questão 378 – ***Resposta:*** letra **C**.
Comentário. O processo de recuperação e reabilitação depois de um acidente vascular encefálico pode ser prolongado e exige paciência e perseverança. O enfermeiro envolvida no cuidado domiciliar precisa estimular a adesão do cliente e da família às mudanças necessárias à adaptação. Para tanto, o enfermeiro deve evitar empregar o reforço negativo para diminuir respostas indesejadas e não deve utilizar estímulos de reforço material.

Questão 379 – ***Resposta:*** letra **D**.
Comentário. Infecção hospitalar é qualquer infecção adquirida após a internação do paciente em hospital e que se manifeste durante a internação ou mesmo após a alta, quando puder ser relacionada com a hospitalização. Usa-se como critério geral quando na mesma topografia em que foi diagnosticada infecção comunitária for isolado um germe diferente, seguida do agravamento das condições clínicas do cliente.

Questão 380 – ***Resposta:*** letra **B**.
Comentário. O diabetes melito é um distúrbio metabólico sistêmico decorrente de produção insuficiente de insulina com consequente hiperglicemia devida à má utilização de carboidratos, gorduras e proteínas. O diabetes do tipo 1 tem como características o início em qualquer idade, mas em geral em jovens com idade inferior a 30 anos. A hiperosmolaridade e a hiperglicemia predominam nos clientes idosos, em associação a doença subjacente e vulnerabilidade, levando a um quadro de hipotensão, desidratação profunda,

taquicardia e sinais neurológicos variáveis como alteração sensorial, convulsões e hemiparesia. Se não tratadas, podem levar ao coma e a morte.

Questão 381 – ***Resposta:*** letra **C**.
Comentário. O *Plamodium falciparum* é o responsável por 90% dos casos de malária, associada aos casos mais graves da doença. Entre os sinais e os sintomas da malária, pode-se citar a insuficiência renal, que resulta na redução da diurese.

Questão 382 – ***Resposta:*** letra **C**.
Comentário. A hipertensão é definida como pressão arterial sistólica superior a 140 mmHg e pressão diastólica superior a 90 mmHg na média de duas ou mais medições exatas obtidas pelo profissional de saúde. Deduz-se que a hipertensão é uma condição multifatorial e multicausal. Como a hipertensão é um sinal, é mais provável que também tenha muitas causas. Entre as causas e os fatores de risco, podem ser citados: história familiar de hipertensão, idade avançada, obesidade, sedentarismo, estenose arterial renal, feocromocitoma, contraceptivos orais.

Questão 383 – ***Resposta:*** letra **D**.
Comentário. A distribuição de pessoal de enfermagem é uma atividade que requer do gerente/responsável conhecimentos relativos às necessidades da clientela, às características da equipe, à dinâmica da unidade e às leis trabalhistas.

Questão 384 – ***Resposta:*** letra **C**.
Comentário. As insulinas podem ser agrupadas em diversas categorias com base em início, pico máximo e duração da ação. Nos casos de urgência, recomenda-se insulina regular, de ação curta. É a única insulina aprovada para uso intravenoso.

Questão 385 – ***Resposta:*** letra **E**.
Comentário. A insulina, um hormônio produzido pelo pâncreas secretado pelas células B das ilhotas de Langerhans, e necessária para o metabolismo de carboidratos, proteínas e lipídios.

Questão 386 – ***Resposta:*** letra **B**.
Comentário. Na enfermagem o método funcional apresenta-se como aquele em que se atribui a cada servidor a execução de determinados trabalhos, assim a um servidor é designada a verificação dos sinais vitais de todos os clientes, a outro a administração de medicamentos e a outro a prestação de cuidados de higiene, e assim por diante. Apresenta as seguintes características: preocupação com o "como fazer" a tarefa, nítida divisão do trabalho, padronização das tarefas, escalas diárias de tarefas, assistência de enfermagem fragmentada, impessoalidade nas relações e ênfase nos procedimentos.

Questão 387 – ***Resposta:*** letra **C**.
Comentário. O HIV é um vírus que só pode ser transmitido de humanos para humanos. As quatro vias de transmissão mais comuns são via sexual, agulhas contaminadas, leite materno e transmissão vertical (mãe e bebê). O HIV não é transmitido pelo contato cotidiano, social e domiciliar, devendo as roupas dos portadores de HIV ser acondicionadas da mesma forma daquelas de pessoas não portadoras.

Questão 388 – ***Resposta:*** letra **B**.
Comentário. A NR32 estabelece que "deve ser assegurado o uso de materiais perfurocortantes com dispositivo de segurança". Assim, todo o conjunto, agulha e seringa, deve ser desprezado em recipiente para perfurocortante.

Questão 389 – ***Resposta:*** letra **C**.
Comentário. A lavagem das mãos é uma das principais medidas para o controle da infecção cruzada. Deve ser realizada antes e após o contato com o cliente, o instrumental e os artigos contaminados. A simples prática de lavagem das mãos com água e sabonete líquido é capaz de reduzir em até 80% as infecções cruzadas. A lavagem das mãos é capaz de remover grande parte da sua flora.

Questão 390 – ***Resposta:*** letra **A**.
Comentário. Na trilogia de Juran a administração para a qualidade se faz com a utilização dos mesmos processos administrativos de planejamento, controle e aperfeiçoamento. Apresenta-se na seguinte ordem: planejamento da qualidade: a atividade de desenvolvimento de produtos que atendam às necessidades do cliente; controle da

qualidade: processo usado pelos grupos operacionais como auxílio para atender aos objetivos do processo e do produto, consiste em avaliar o desempenho operacional real; comparar o desempenho real com os objetivos e agir com base na diferença; aperfeiçoamento da qualidade: tem por objetivo atingir níveis de desempenho sem precedentes – níveis significantemente melhores do que qualquer outro no passado.

Questão 391 – *Resposta:* letra **C**.
Comentário. A Comissão de Controle de Infecção Hospitalar (CCIH), formada por membros executores e membros consultores, realiza atividades de prevenção e controle de infecção hospitalar.

Os membros executores são profissionais altamente especializados em prevenção e controle de infecção hospitalar. Os membros consultores são representantes de diversos setores do hospital como serviço médico, serviço de enfermagem, serviço de farmácia, laboratório de microbiologia e administração.

Questão 392 – *Resposta:* letra **C**.
Comentário. A prática regular de exercício físico, em especial os aeróbicos, trás os seguintes benefícios ao diabético:
• estimula a produção de insulina
• aumenta a sensibilidade celular à insulina
• eleva a capacidade de captação de glicose pelos músculos
• diminui a gordura corporal, relacionada com o diabetes tipo 2.

Questão 393 – *Resposta:* letra **C**.
Comentário. O índice de independência em atividades da vida diária baseia-se em uma avaliação da independência ou dependência funcional de pacientes no banho, ao se vestir, ao usar o toalete, nas transferências, na continência e na alimentação.

Questão 394 – *Resposta:* letra **A**.
Comentário. À medida que envelhecemos, existe uma tendência de redução da manifestação clínica das doenças. Nas infecções do trato urinário, o idoso pode apresentar-se com sintomas pouco característicos ou até os sintomas clássicos mesmo ausentes, como a disúria.

Questão 395 – *Resposta:* letra **B**.
Comentário. Muitos fatores contribuem para a alta incidência de quedas nos idosos, como as medicações principalmente as que podem provocar tontura, sonolência, hipotensão ortostática e incontinência, como os anti-hipertensivos, os sedativos, os antipsicóticos, os diuréticos.

Questão 396 – *Resposta:* letra **C**.
Comentário. A osteoartrite é a principal causa de deficiência física nos idosos.

Questão 397 – *Resposta:* letra **D**.
Comentário. O infarto do miocárdio é constantemente visto em idosos. O diagnóstico de infarto pode ser retardado, descartado ou confundido nessa idade por causa de um conjunto de sintomas atípicos e da frequente ausência de dor.

Questão 398 – *Resposta:* letra **A**.
Comentário. Os sintomas clássicos, como a taquicardia, a agitação, a sudorese e a ansiedade, podem estar totalmente ausentes no indivíduo idoso com hipoglicemia. Em vez disso, qualquer um dos seguintes pode ser uma indicação inicial do problema: transtorno de comportamento, convulsões, sonolência, confusão, desorientação noturna, fala arrastada e inconsciência.

Questão 399 – *Resposta:* letra **C**.
Comentário. A incidência de embolia pulmonar é alta no idoso, porém a sua detecção e o seu diagnóstico são difíceis nessa faixa etária. Os clientes particularmente propensos a desenvolver esse problema são aqueles com fratura de quadril, insuficiência cardíaca congestiva, arritmias e história de trombose. A *imobilização* e a *desnutrição*, frequentes nessa população, podem contribuir para o desenvolvimento da embolia pulmonar.

Questão 400 – *Resposta:* letra **B**.
Comentário. Os clientes idosos podem não apresentar cianose como primeiro sinal de hipoxia. Em vez disso, podem tornar-se *impacientes*, *irritáveis* e *dispneicos*. Antes de apresentar cianose, o cliente idoso com hipoxia apresentará impaciência, irritabilidade e dispneia.

Questão 401 – *Resposta:* letra **D**.
Comentário. No atendimento ao cliente com distúrbio neurológico é de primordial importância

protegê-lo contra determinados riscos. Os *movimentos desordenados*, a *fraqueza* e as *tonturas* estão entre os problemas que colocam esses clientes sob alto risco de acidentes.

Questão 402 – ***Resposta:*** letra **B**.
Comentário. Concentração subnormal do hormônio da tireoide é conhecida como hipotireoidismo, condição que prevalece com a idade e é mais comum nas mulheres do que nos homens. Os sintomas podem não ser facilmente percebidos ou atribuídos a outras condições e incluem: a fadiga, a fraqueza e a letargia, a depressão e o desinteresse nas atividades, a anorexia, o *ganho de peso*, a audição prejudicada, o edema periorbital ou periférico, a *constipação intestinal*, a intolerância ao frio, a mialgia, a parestesia e a ataxia, a *pele seca* e o cabelo áspero.

Questão 403 – ***Resposta:*** letra **A**.
Comentário. A tosse produtiva, a *febre* e a dor torácica podem ser atípicas no adulto idoso em virtude de modificações relacionadas com a idade, causando atraso no diagnóstico da pneumonia.

Questão 404 – ***Resposta:*** letra **B**.
Comentário. A hipotermia é um importante risco intra e pós-operatório para os pacientes idosos. A hipotermia é uma das complicações importantes que os idosos enfrentam no intra e no pós-operatorio. Os fatores que contribuem para esse problema incluem as temperaturas normais mais baixas apresentadas por muitos idosos, a temperatura baixa da sala de operação e o uso de medicamentos que diminuem o metabolismo.

Questão 405 – ***Resposta:*** letra **A**.
Comentário. Além das precauções padronizadas, devem-se usar precauções contra gotículas nos casos de doenças graves transmitidas por grandes gotículas particuladas como *Mycoplasma pneumoniae*.

Questão 406 – ***Resposta:*** letra **A**.
Comentário. Planejamento é uma categoria dos comportamentos de enfermagem na qual os objetivos da assistência são determinados, as prioridades são estabelecidas, os resultados são projetados.

Questão 407 – ***Resposta:*** letra **A**.
Comentário. A paralisia de Bell (facial) envolve o sétimo nervo periférico e causa a manifestação clínica do lacrimejamento aumentado.

Questão 408 – ***Resposta:*** letra **A**.
Comentário. A assistência de enfermagem para o cliente após transplante de medula óssea é direcionada para prevenir infecções.

Questão 409 – ***Resposta:*** letra **A**.
Comentário. O fármaco anticolinesterase em uso atual para tratamento da miastenia *gravis* é o brometo de piridostigmina.

Questão 410 – ***Resposta:*** letra **A**.
Comentário. O objetivo da assistência de enfermagem prestada ao doador de órgãos e tecidos é viabilizar os órgãos para o transplante.

Questão 411 – ***Resposta:*** letra **A**.
Comentário. O acolhimento com classificação de risco faz parte da Política Nacional de Humanização e consiste na identificação dos clientes de acordo com o grau de sofrimento e agravos à saúde, em que o foco deixa de ser a doença e passa a ser o cliente e suas necessidades.

Questão 412 – ***Resposta:*** letra **A**.
Comentário. Uma das atribuições do Fórum Nacional sobre Saúde Mental da Infância e Juventude é produzir conhecimento e informações que subsidiem as instituições responsáveis pelas políticas públicas nessa área, nos diversos âmbitos da gestão.

Questão 413 – ***Resposta:*** letra **B**.
Comentário. Os nitratos permanecem como base para o tratamento da angina de peito. Trata-se de agente vasoativo administrado para reduzir o consumo miocárdio de oxigênio. A dilatação das veias provoca o represamento do sangue por todo o corpo. A quantidade de nitroglicerina administrada baseia-se nos sintomas do cliente, enquanto se previne os efeitos colaterais como a hipotensão.

Questão 414 – ***Resposta:*** letra **C**.
Comentário. A doença de von Willebrand é o distúrbio hemorrágico mais comum e inclui múltiplos subtipos com intensidade variada. Alguns

achados na avaliação diagnóstica são o tempo de sangramento aumentado, o fator de von Willebrand diminuído e o fator VIII diminuído.

Questão 415 – *Resposta:* letra **A**.
Comentário. O enfermeiro deverá ensinar ao cliente o cuidado com a colostomia. Entre as complicações potenciais da colostomia, pode-se citar o íleo paralítico. Para tal complicação, o enfermeiro deverá iniciar ou manter a sondagem nasogástrica e repor líquidos e eletrólitos conforme prescrição.

Questão 416 – *Resposta:* letra **A**.
Comentário. A doença arterial periférica oclusiva é uma forma grave de aterosclerose em que as artérias periféricas tornam-se obstruídas. A interpretação do índice tornozelo-braquial demonstra o grau de comprometimento arterial. O resultado 0,00 a 0,40 tem significado clínico de obstrução arterial grave.

Questão 417 – *Resposta:* letra **B**.
Comentário. As precauções contra patógenos transmitidos por perdigotos previnem a disseminação de doenças infecciosas transmitidas quando secreções nasais ou orais provenientes do cliente infectado entram em contato com as mucosas do hospedeiro suscetível. O periodo de precaução da doença por *Neisseria meningitidis* invasiva é de 24 h após o início do tratamento.

Questão 418 – Resposta: letra C.
Comentário. A ureia é uma importante medida da função do néfron, e portanto seu valor, quando determinado, revela a função renal.

Questão 419 – *Resposta:* letra **D**.
Comentário. Também conhecida como lombalgia, a dor lombar aguda tem origem em músculos ou ligamentos costais. É uma dor ou rigidez na região lombossacra, causada quando um músculo é estirado ou existe uma anormalidade como peso excessivo ou postura prolongada ou submetido à tração.

Questão 420 – *Resposta:* letra **B**.
Comentário. A dor é uma experiência sensorial e emocional causada por lesões reais ou potenciais desencadeada por agentes lesivos biológicos, químicos, físicos e psicológicos, que envolve o sistema nervoso central.

1 2 3
4 5
A B

Enfermagem nas Situações de Cuidados Intensivos: Atendimento Pré-hospitalar, Emergências e CTI

Denise de Assis Corrêa Sória

Marli da Luz

As questões selecionadas tratam da assistência de enfermagem aos clientes em situações de urgência, emergência e cuidados intensivos. Os cuidados intensivos em nossa realidade constituem um importante campo para a prática de enfermagem, que, para atender a esse contexto, necessitou encontrar meios adaptativos para subsidiar a assistência especializada em face das condições de trabalho. O atendimento ao cliente de alto grau de complexidade exige dos profissionais envolvidos diretamente na assistência a necessidade de capacitação, adaptações e atualizações constantes para conviverem e adequarem a realidade à assistência a ser prestada.

▸Questões gabaritadas

421 A asma é uma razão comum de ida ao pronto-socorro. Ao receber um asmático em crise de broncospasmo na unidade de emergência, o enfermeiro deve estar atento aos sinais de gravidade do caso, que são:

☐ A) dispneia inspiratória, cianose, tosse seca, incapacidade de falar e torpor
☐ B) taquicardia, pulso paradoxal, sudorese, alteração do nível de consciência
☐ C) amplitude respiratória diminuída, dor torácica, murmúrio vesicular diminuído e tosse seca
☐ D) taquipneia intensa, cianose, pulso filiforme
☐ E) dispneia expiratória, cianose, taquicardia e hipertensão.

422 A respeito da parada cardiorrespiratória e das finalidades dos fármacos utilizados no seu controle, julgue os itens abaixo.

☐ A) A lidocaína é eficaz no controle e na supressão das arritmias ventriculares, não causando alterações do sistema nervoso
☐ B) A hipoxia induz o metabolismo anaeróbio, que produz ácido láctico e leva à acidose respiratória
☐ C) A epinefrina é uma catecolamina endógena que estimula os receptores alfa e beta, diminuindo a resistência vascular sistêmica e a necessidade miocárdica de oxigênio
☐ D) Como as catecolaminas podem ser inativadas por soluções alcalinas, não se deve administrar epinefrina com bicarbonato de sódio
☐ E) A dobutamina aumenta a contratilidade miocárdica e o débito cardíaco, além de reduzir o fluxo sanguíneo renal e mesentérico.

423 Diante de uma vítima com suspeita de fratura ou luxação, o procedimento mais recomendado para o primeiro atendimento é:

☐ A) imobilizar a parte comprometida com um tubo gessado
☐ B) imobilizar temporariamente a parte imobilizada
☐ C) colocar bolsa de gelo no local traumatizado
☐ D) preparar a vítima para cirurgia
☐ E) encaminhar a vítima a clínica especializada.

424 O enfermeiro, ao prestar cuidados a um paciente inconsciente, com reflexo corneano ausente, deverá preservar sua função visual do seguinte modo:

☐ A) verificando a ausência de midríase
☐ B) inspecionando o aparecimento de secreção purulenta
☐ C) mantendo as córneas expostas
☐ D) irrigando os olhos com soro fisiológico
☐ E) N.R.A.

425 Nos caso de ingestão de gasolina, deve-se proceder de imediato à seguinte medida:

☐ A) lavagem gástrica
☐ B) lavagem intestinal
☐ C) instilação vesical
☐ D) provocar vômitos
☐ E) administrar antídoto.

426 Com relação ao eletrocardiograma (ECG), assinale a alternativa *incorreta*.

☐ A) O ECG é a representação visual da atividade elétrica do coração
☐ B) Cada fase do ciclo cardíaco é representada por ondas específicas que são captadas e registradas em um traçado

☐ C) A monitoração contínua do ECG é pouco indicada em unidades de terapia intensiva para detecção de arritmias
☐ D) O ECG é particularmente útil para avaliação de distúrbios de frequência ou ritmo, distúrbios da condução, aumento das câmaras cardíacas, presença do infarto do miocárdio e distúrbios eletrolíticos.

427 A isquemia do miocárdio, não importando o mecanismo exato, pode resultar em dor transitória, conhecida como angina de peito, ou infarto agudo do miocárdio por necrose dos tecidos. A elevação das enzimas cardíacas com isoenzimas (CPK-MB e DLH-1), é específica para a necrose das células cardíacas. Essas elevações ocorrem, respectivamente:
☐ A) dentro de 4 e 8 h
☐ B) dentro de 12 e 24 h
☐ C) dentro de 10 e 20 h
☐ D) dentro de 6 e 20 h
☐ E) dentro de 2 e 4 h.

428 Entre as complicações após a cirurgia cardíaca, podemos encontrar insuficiência renal, bem como:
☐ A) hipervolemia e hipertensão
☐ B) hipervolemia e infecção
☐ C) hipovolemia e hipertensão
☐ D) hipovolemia e hemodiluição
☐ E) hipervolemia e sangramento persistente.

429 São sinais clássicos de choque:
☐ A) pele fria e úmida, petéquias e cefaleia
☐ B) hipertensão, infecção e pele fria
☐ C) desidratação, anemia e pulso rápido e fino
☐ D) pulso rápido e fino, pele fria e úmida e respiração rápida
☐ E) pulso rápido e fino, edema de membros inferiores e prurido.

430 Um cliente adulto apresenta quadro de fibrilação ventricular. De acordo com a American Heart Association (2005), recomenda-se ao enfermeiro aplicar:
☐ A) um choque, seguido de reanimação cardiopulmonar imediata
☐ B) dois choques, seguidos de reanimação cardiopulmonar imediata
☐ C) três choques, seguidos de averiguação do ritmo cardíaco e, se necessário, reanimação cardiopulmonar
☐ D) três choques, seguidos de reanimação cardiopulmonar imediata
☐ E) dois choques, seguidos de averiguação do ritmo cardíaco e, se necessário, reanimação cardiopulmonar.

431 Além da redução da ansiedade e da dispneia, o uso intravenoso de morfina em edema agudo de pulmão visa à:
☐ A) redução da frequência respiratória
☐ B) elevação da resistência periférica
☐ C) redução da perfusão tecidual
☐ D) elevação da pressão arterial
☐ E) N.R.A.

432 Na acidose respiratória, em relação à análise dos gases sanguíneos, encontra-se:
☐ A) PO_2 elevada
☐ B) PO_2 diminuída
☐ C) PCO_2 elevada
☐ D) PCO_2 diminuída
☐ E) N.R.A.

433 Os protocolos de atendimento pré-hospitalar orientam a equipe de suporte avançado de vida para suspeitar de edema agudo dos pulmões quando a vítima apresentar:
☐ A) estertores pulmonares à ausculta, hipoxemia relativa e bradipneia
☐ B) ortopneia, tosse com expectoração clara ou rósea e extremidades frias
☐ C) hipertermia vespertina, sibilos pulmonares e bradicardia
☐ D) hipotensão arterial, hipovolemia e respiração de Cheyne-Stokes
☐ E) epistaxe, pulso em platô e respiração estertorosa.

434 Uma vítima, após aspirar água do mar, apresenta-se consciente, com respiração normal, tosse e ausculta pulmonar normal. No atendimento, a equipe de atendimento pré-hospitalar deve:
☐ A) instalar acesso venoso e manter a vítima em posição de recuperação

☐ B) instalar oxigenoterapia e remover a vítima para o hospital
☐ C) aquecer a vítima e removê-la para o hospital
☐ D) providenciar repouso e instalar nebulização contínua
☐ E) providenciar repouso e aquecimento.

435 Para a aplicação de compressões torácicas eficazes, durante a reanimação cardiopulmonar no adulto, recomenda-se que os profissionais devam:
☐ A) comprimir o tórax em uma frequência de aproximadamente 25 compressões por minuto
☐ B) fazer compressão forte, vagarosa e com interrupções cronometradas
☐ C) tentar minimizar as interrupções das compressões torácicas
☐ D) fazer nova compressão antes que o tórax retorne à posição normal
☐ E) realizar as compressões com o cliente deitado em decúbito dorsal horizontal e sobre superfície macia.

436 Diante de um quadro de choque, a equipe do suporte avançado de vida no atendimento pré-hospitalar deve:
☐ A) transportar a vítima, rápida e preferencialmente, para um hospital primário
☐ B) tratar todo choque como sendo neurogênico até prova em contrário
☐ C) manter a punção intraóssea após a obtenção do acesso venoso
☐ D) realizar a punção intraóssea para infundir fluidos, se não for possível obter acesso venoso
☐ E) infundir solução cristaloide, preferencialmente, por punção intraóssea, nos casos de politraumatismo.

437 Nas crises convulsivas no adulto, a administração de fenitoína requer, como cuidado:
☐ A) diluir o medicamento em soro fisiológico
☐ B) iniciar a dose de ataque com aplicação do medicamento em *bolus*
☐ C) infundi-la pela via subcutânea nos casos de acesso venoso difícil
☐ D) ministrá-la por via sublingual, nos casos de acesso venoso difícil
☐ E) diluir o medicamento em soro glicosado a 5%.

438 Entre as medidas de atendimento pré-hospitalar ao cliente com quadro de intoxicação alcoólica aguda consta:
☐ A) realizar avaliação primária e secundária e fazer compressas frias
☐ B) instalar acesso venoso e avaliar glicemia capilar
☐ C) avaliar segurança da cena e repor volume com solução de manitol a 20%
☐ D) proceder à lavagem gástrica e administrar tiamina pela sonda gástrica
☐ E) realizar hiperventilação e manter decúbito lateral.

439 Uma das condutas de atendimento pré-hospitalar dispensado ao cliente com acidente vascular encefálico é:
☐ A) manter o cliente em posição de Trendelenburg, se não houver suspeita de traumatismo craniano
☐ B) realizar intubação traqueal se o cliente apresentar Escala de Coma de Glasgow ≤ 12
☐ C) realizar intubação traqueal se o cliente apresentar Escala de Cincinnati > 8
☐ D) administrar oxigênio sob máscara, 30 a 40 ℓ por minuto
☐ E) manter o cliente em decúbito elevado, se não houver suspeita de traumatismo cervical.

440 Na aspiração de secreção endotraqueal pela traqueostomia, o enfermeiro deve:
☐ A) utilizar uma única sonda para aspirar a cavidade bucal e as cânulas interna e externa
☐ B) utilizar sondas esterilizadas e de calibre variando de 22 a 26 para os adultos
☐ C) retirar a cânula interna da traqueostomia, antes de iniciar a aspiração
☐ D) fluidificar as secreções com 10 mℓ de soro fisiológico antes de iniciar a aspiração
☐ E) usar máscara como medida de biossegurança.

441 São cuidados de enfermagem com o paciente durante crise convulsiva em ambiente hospitalar:

☐ A) proteção do paciente, restrição mecânica e proteção mecânica da língua
☐ B) manutenção de vias respiratórias permeáveis e observação das características da crise
☐ C) restrição mecânica, punção de acesso venoso periférico, remoção das roupas e proteção mecânica da língua
☐ D) manutenção de vias respiratórias permeáveis, remoção das roupas e proteção mecânica da língua
☐ E) proteção do paciente em posição de semi-Fowler e contenção mecânica.

442 No atendimento ao paciente que sofreu traumatismo craniano grave, o procedimento de emergência prioritário é:

☐ A) exame de raios X e ressonância magnética do crânio
☐ B) repouso absoluto em ambiente silencioso
☐ C) limpeza e proteção dos ferimentos
☐ D) permeabilidade de vias respiratórias e oxigenação
☐ E) iniciar infusão venosa e antibioticoterapia.

443 Homem, 32 anos de idade, chega à emergência em que você está de plantão trazido por terceiros com quadro de coma. Você não tem elementos da história clínica do paciente e, em um exame inicial, ele não apresenta sinais de traumatismo. A primeira medida a ser tomada pela equipe é:

☐ A) intubação traqueal
☐ B) quantificação do nível sérico de glicose
☐ C) administração de glicose hipertônica por via intravenosa
☐ D) tomografia computadorizada de crânio
☐ E) realização de eletrocardiograma de urgência.

444 A emergência ambiental que se caracteriza pela falência dos mecanismos corpóreos de regulação de calor após exposição a altas temperaturas e umidade elevada ou, ainda, durante atividades esportivas sob calor e umidade altas é:

☐ A) desidratação
☐ B) hipertermia
☐ C) intermação
☐ D) descompressão
☐ E) hipotermia.

445 O marcador sérico mais específico para lesões miocárdicas agudas ou em eventos mais tardios de busca por tratamento de infarto agudo do miocárdio é:

☐ A) creatinoquinase de músculo cardíaco (CK-MB)
☐ B) supradesnivelamento do segmento ST em traçado eletrocardiográfico
☐ C) desidrogenase láctica
☐ D) mioglobina
☐ E) troponina I.

446 Os clientes com aumento de pressão intracraniana devem ter um plano de cuidados específicos. *Não* constitui uma assistência de enfermagem a estes clientes:

☐ A) observar fatores que elevem a pressão intracraniana como hipercapnia e hipovemia
☐ B) evitar procedimentos dolorosos e promover ambiente calmo
☐ C) aferir com precisão a pressão intracraniana e acompanhar seus valores continuamente
☐ D) manter o cliente em posição de Trendelenburg
☐ E) evitar flexão extrema dos quadris e flexão do pescoço.

447 Em uma unidade de emergência, há um paciente internado com história de traumatismo cranioencefálico decorrente de acidente de trânsito. Não responde a estímulos verbais ou dolorosos. Na fase de coleta de dados de enfermagem é prioritária, entre outras, a observação de:

☐ A) alterações nas pupilas
☐ B) hiperemia reativa na pele da região dos calcâneos
☐ C) eliminação urinária
☐ D) aumento do pulso
☐ E) respiração superficial e regular.

448 O enfermeiro da Unidade de Neurocirurgia realiza um exame neurológico aplicando a Escala de Coma de Glasgow em um de seus pacientes. A finalidade e os parâmetros de avaliação da escala são, respectivamente:

☐ A) diagnosticar traumatismo encefálico; otorragia; midríase e resposta motora
☐ B) avaliar integridade da circulação cerebral; diplopia; otorragia e resposta motora
☐ C) avaliar nível de consciência; abertura ocular; respostas verbal e motora
☐ D) verificar hematoma craniano; midríase; respostas verbal e motora
☐ E) dimensionar lesão cerebral; abertura ocular; reflexo fotomotor e resposta verbal.

449 A nutrição parenteral total está indicada para pacientes com:

☐ A) úlcera duodenal
☐ B) colite ulcerativa
☐ C) hipertensão porta
☐ D) fístula enterocutânea
☐ E) pancreatite aguda.

450 Eutanásia é:

☐ A) proibida ao profissional de enfermagem
☐ B) ação suavizadora do sofrimento dos doentes incuráveis
☐ C) abreviação da vida de um doente incurável
☐ D) proibida ao profissional médico
☐ E) todas as alternativas estão corretas.

451 São sinais clínicos de atelectasia:

☐ A) febre alta seguida de tremores com sudorese
☐ B) dispneia, tosse e tiragem intercostal
☐ C) fadiga e hipoxia crônica
☐ D) dispneia e febre alta
☐ E) N.R.A.

452 Qual a principal função da nitroglicerina e o cuidado que o enfermeiro e sua equipe devem ter quando o paciente está em uso desta substância?

☐ A) Hipertensor, verificar frequência cardíaca
☐ B) Hipotensor, verificar frequência respiratória
☐ C) Vasodilatador coronariano, verificar pressão arterial
☐ D) Hipertensor, verificar pressão arterial
☐ E) Todas as alternativas estão corretas.

453 Relacione a coluna de números, à esquerda, com a de quadrados, à direita. São comparações entre os expansores plasmáticos:

1. Cristaloides	☐ Possibilidade de transmitir doenças
2. Coloides	☐ Possibilidade de ocorrer acidente de intolerância, preço elevado
3. Plasma	☐ Poder oncótico baixo
4. Albumina	☐ Catabolismo rápido, depleção proteica

Assinale a sequência *correta.*

☐ A) 3, 4, 1, 2
☐ B) 3, 4, 2, 1
☐ C) 2, 3, 4, 1
☐ D) 4, 1, 3, 2
☐ E) 4, 2, 1, 3.

454 Assinale a afirmativa *correta.*

☐ A) Quanto maior o cateter vascular maior a probabilidade de infecção
☐ B) Quanto mais grosso o cateter urinário maior a chance de infecção
☐ C) Cateteres periféricos predispõem mais à infecção
☐ D) As alternativas A, B e C estão corretas
☐ E) As alternativas B e C estão corretas.

455 Qual o ritmo cardíaco mais frequentemente encontrado em casos de parada cardíaca súbita?

☐ A) Fibrilação ventricular
☐ B) Taquicardia ventricular sem pulso
☐ C) Assistolia
☐ D) Dissociação eletromecânica
☐ E) N.R.A.

456 São sinais e sintomas do estado de choque:

☐ A) agitação, pele fria e pegajosa, pálida ou arroxeada
☐ B) náuseas, vômitos, visão nublada, pulso fraco e rápido

☐ C) respiração rápida e superficial
☐ D) suor na testa e nas mãos, pressão arterial baixa
☐ E) todas as alternativas estão corretas.

457 Nas afirmativas a seguir há, uma única alternativa *incorreta* no que se refere aos tipos de intoxicação. Assinale-a.
☐ A) Intoxicação aguda leve: quadro clínico caracterizado por cefaleia, irritação cutaneomucosa, dermatite de contato irritativa ou por hipersensibilização, náuseas e discreta tontura
☐ B) Intoxicação aguda moderada: quadro clínico caracterizado por cefaleia intensa, náuseas, vômitos, cólicas abdominais, tontura mais intensa, fraqueza generalizada, parestesia, dispneia, salivação e sudorese aumentadas
☐ C) Intoxicação aguda moderada: quadro clínico caracterizado por tontura mais intensa, cefaleia intensa, insuficiência respiratória, alterações da consciência e convulsões
☐ D) Intoxicação aguda grave: quadro clínico caracterizado por arritmias cardíacas, choque e coma, podendo evoluir para óbito
☐ E) Intoxicação aguda grave: quadro clínico caracterizado por miose, hipotensão, edema agudo de pulmão e pneumonite química.

458 Com relação ao ABCD no atendimento inicial do traumatizado, numere a coluna da direita com base nas informações da coluna da esquerda.

1. A	☐ Avaliação neurológica
2. B	☐ Avaliação da respiração
3. C	☐ Avaliação de permeabilidade das vias respiratórias e controle cervical
4. D	☐ Avaliação do volume circulante e bomba cardíaca

Assinale a sequência *correta*.
☐ A) 1, 2, 4, 3
☐ B) 4, 2, 3, 1
☐ C) 3, 1, 4, 2
☐ D) 4, 2, 1, 3
☐ E) 1, 4, 3, 2.

459 O choque é definido como uma anormalidade circulatória cuja perfusão orgânica e a oxigenação tecidual estão inadequadas. Assim, o choque:
☐ A) hemorrágico ocorre em pacientes politraumatizados
☐ B) hipovolêmico ocorre nos casos de sangramentos volumosos, perda de líquido excessiva, drenagem de grandes volumes de transudatos e sequestro líquido por tecidos inflamados
☐ C) neurogênico ocorre nos traumatismos por lesão medular quando há hipotensão pela perda do tônus simpático, havendo taquicardia e vasoconstrição cutânea
☐ D) cardiogênico ocorre pela disfunção miocárdica por contusão miocárdica, tamponamento cardíaco, embolia gasosa ou infarto do miocárdio não associado ao traumatismo.

460 Os envenenamentos podem ser acidentais ou voluntários. Para a prestação dos primeiros socorros, é fundamental que o socorrista reconheça os sinais e os sintomas que uma vítima, nessa situação, pode apresentar, a fim de serem empregadas as medidas que possam surtir o melhor efeito. Nos casos de ingestão de substâncias venenosas, os sinais e sintomas não incluem:
☐ A) hálito com odor de veneno
☐ B) mudança de cor dos lábios e da boca
☐ C) dor e sensação de queimadura na boca e na garganta
☐ D) cãibras na região abdominal
☐ E) estado de inconsciência, de confusão ou mal súbito.

461 A atuação da equipe de enfermagem em situações de emergência é imprescindível. Na assistência ao paciente politraumatizado, é prioritário:
☐ A) verificar sinais vitais
☐ B) estabelecer a manutenção das vias respiratórias permeáveis
☐ C) reduzir as fraturas
☐ D) fazer cateterismo vesical
☐ E) verificar a glicemia capilar.

462 No atendimento a um caso de fratura exposta, deve-se prioritariamente:
☐ A) imobilizar o membro sem redução da fratura
☐ B) proceder à redução imediata da fratura
☐ C) imobilizar o membro com redução da fratura
☐ D) colocar o membro em sua posição anatômica.

463 De acordo com a profundidade, a queimadura em que há presença de flictenas é denominada queimadura de:
☐ A) 1º grau
☐ B) 2º grau
☐ C) 3º grau
☐ D) 4º grau
☐ E) 5º grau.

464 No atendimento de emergência, a êmese não deve ser provocada em hipótese alguma, principalmente em casos de envenenamento por substância:
☐ A) alcoólica
☐ B) corrosiva
☐ C) oleosa
☐ D) básica.

465 O quadro que se caracteriza pelo fluxo inadequado de sangue para os órgãos vitais ou pela incapacidade destes de utilizar oxigênio e outros nutrientes é denominado:
☐ A) hipotensão arterial
☐ B) lipotimia
☐ C) choque
☐ D) hipoglicemia
☐ E) astenia.

466 O sibilo é um ruído respiratório com frequência observado em clientes portadores de:
☐ A) asma
☐ B) pleurite
☐ C) atelectasia
☐ D) pneumotórax
☐ E) fibrose pulmonar.

467 M.E.G. deu entrada no pronto-socorro apresentando agitação, sibilos audíveis durante a inspiração, murmúrios vesiculares presentes, ausência de estertores, respiração difícil e história de asma. Sinais vitais: temperatura axilar = 37,2ºC, frequência cardíaca = 110 bpm, pressão arterial = 110/80 mmHg. Com base nestes dados, o diagnóstico de enfermagem mais adequado é:
☐ A) hipoxemia
☐ B) dispneia relacionada com febre
☐ C) isquemia
☐ D) obstrução completa das vias respiratórias superiores
☐ E) dispneia relacionada com provável crise asmática.

468 Monitoração que permite a verificação do volume sanguíneo circulante e, consequentemente, serve como guia para reposição hídrica, é denominada:
☐ A) gasometria arterial
☐ B) pressão não invasiva
☐ C) pressão arterial periférica
☐ D) pressão venosa central
☐ E) balanço hídrico.

469 Para avaliação e tratamento primário das hemorragias no traumatismo, devemos:
☐ A) infundir sangue em acessos venosos calibrosos
☐ B) oferecer bastante líquido para hidratar o paciente por via oral
☐ C) garrotear 10 cm acima do sangramento externo em qualquer circunstância
☐ D) comprimir o sangramento externo com compressa ou pano o mais limpo possível e viabilizar reposição volêmica com soro em acessos venosos calibrosos.

470 As principais ações de enfermagem no cuidado imediato, no pronto-socorro, ao paciente vítima de traumatismo craniano, devem contemplar:
☐ A) manutenção de via respiratória pérvia e boa ventilação
☐ B) reposição volêmica com soro glicosado a 5%
☐ C) retirar a imobilização cervical
☐ D) mensuração da pressão intracraniana.

471 No acidente com picada de cobra um dos primeiros socorros prestados à vítima, entre outros, será:

☐ A) gelo e torniquete
☐ B) aquecimento e deambulação
☐ C) repouso e remoção de adornos de dedos (anéis)
☐ D) deambulação e gelo
☐ E) torniquete e repouso.

472 Quando o paciente apresenta parada cardiorrespiratória e o médico indica as manobras de reanimação, ele pode solicitar a administração de duas substâncias vasoativas nesse momento. São elas:
☐ A) epinefrina e atropina
☐ B) atropina e nitroglicerina
☐ C) lidocaína e adenosina
☐ D) lidocaína e dobutamina
☐ E) atropina e dopamina.

473 Entre os métodos endotraqueais de emergência, encontra-se a intubação endotraqueal, que tem como propósito estabelecer e manter a via respiratória do cliente com insuficiência respiratória ou hipoxia e está indicada nos seguintes casos, *exceto*:
☐ A) estabelecer uma via respiratória para clientes que não possam ser adequadamente ventilados com uma cânula orofaríngea
☐ B) contornar uma oclusão de via respiratória baixa
☐ C) prevenir aspiração
☐ D) prevenir a conexão do cliente a uma máscara conectada a um ambu de reanimação ou ventilador mecânico
☐ E) facilitar a remoção de secreções traqueobrônquicas.

474 Para assegurar uma melhor eficácia no atendimento ao cliente em parada cardiorrespiratória, os serviços de emergência respeitam as orientações da American Heart Association (2005). Recomenda-se que a proporção compressão torácica/ventilações seja, respectivamente, de:
☐ A) 5/1
☐ B) 10/1
☐ C) 15/1
☐ D) 15/2
☐ E) 30/2.

475 Relacione os diagnósticos de enfermagem, na coluna de números, com os cuidados para paciente pós-infarto agudo do miocárdio, na coluna de quadrados.
1. Débito cardíaco diminuído relacionado com fatores elétricos, afetando a frequência, o ritmo ou a condução
2. Déficit de conhecimento relacionado com a doença e o impacto sobre o futuro do paciente
3. Ansiedade relacionada com o ambiente e temor da doença/morte
4. Alto risco para perfusão tissular alterada, relacionada com o impacto do tratamento sobre o miocárdio

☐ Iniciar orientações de reabilitação cardíaca relacionada com fatores de risco, fisiopatologia, medicações, atividade sexual, volta ao trabalho e redução do esforço
☐ Avaliar pressão sanguínea, dispneia, nível de consciência, taquipneia, distensão jugular e débito urinário
☐ Manter monitoração cardíaca contínua
☐ Explicar sobre ambiente, equipamentos, procedimentos e expectativas

Assinale a sequência *correta*.
☐ A) 2, 1, 3, 4
☐ B) 1, 2, 3, 4
☐ C) 2, 3, 1, 4
☐ D) 4, 1, 2, 3
☐ E) 2, 4, 1, 3.

476 Segundo a política de atenção às urgências e seus vários componentes, há redes locais e regionais interligadas. Faz parte dessas redes um componente chamado de pré-hospitalar fixo que pode ser exemplificado como:
☐ A) serviço de salvamento e resgate
☐ B) serviço de atendimento móvel de urgência (SAMU)
☐ C) unidades básicas de saúde e saúde da família
☐ D) unidades de reabilitação integral comunitárias
☐ E) serviço de terapia semi-intensiva.

477 A dispneia surge como consequência de condições ambientais, traumatismo e doenças clínicas. São cuidados no atendimento de emergência pré-hospitalar:

1. Manter abertura de vias respiratórias.
2. Elevar membros inferiores aproximadamente 20 cm.
3. Não dar nada para a vítima comer ou beber.
4. Transportar a vítima com cabeceira elevada 45°, exceto em caso de traumatismo.

Assinale a alternativa *correta.*

☐ A) Somente as afirmativas 2 e 4 são verdadeiras
☐ B) Somente as afirmativas 1 e 2 são verdadeiras
☐ C) Somente as afirmativas 3 e 4 são verdadeiras
☐ D) Somente as afirmativas 1 e 4 são verdadeiras.

478 Um paciente com alcalose respiratória apresenta:

☐ A) cefaleia, convulsão, sonolência, aumento da frequência e da profundidade da respiração, náuseas e vômitos
☐ B) formigamento de dedos e artelhos, tontura e hipertonia muscular
☐ C) aumento da frequência de pulso e respiratória, hipertensão arterial, obnubilação mental e sensação de plenitude na cabeça
☐ D) estado ácido-básico: $HCO_3 < 24$ mEq/ℓ e pH > 7,4.

479 Uma das complicações que podem ocorrer na fratura supracondiliana é a contratura isquêmica de Volkmann. Essa complicação é provocada pela compressão da artéria:

☐ A) umeral
☐ B) tibial
☐ C) poplítea
☐ D) braquial.

480 Na avaliação de um paciente, vítima de envenenamento, devem-se observar:

☐ A) vômitos, sialorreia e evidência de lesões pancreáticas
☐ B) oligúria, disúria, hematúria, dor intensa, ardor na boca e na faringe
☐ C) dor ao deglutir, dificuldade de deglutição e artrite
☐ D) cãibras abdominais, sialorreia e infecção retal
☐ E) debilidade muscular, dor articular em membros inferiores e urticária.

481 A Central de Regulação de Urgências e Emergências no Atendimento Pré-hospitalar, responsável pelo acionamento do socorro médico móvel nacional, atende via telefônica, quando tecnicamente possível, pelo número:

☐ A) 190
☐ B) 191
☐ C) 192
☐ D) 193
☐ E) 194.

482 No tratamento da insuficiência respiratória, qual o parâmetro que diretamente não é levado em conta ou é de pouca importância quando se avalia a oferta ou transporte de oxigênio aos tecidos?

☐ A) PaO_2
☐ B) Débito cardíaco
☐ C) Concentração de hemoglobina
☐ D) Saturação da hemoglobina pelo O_2.

483 Paciente sob ventilação mecânica controlada com volume corrente (VC) = 800 mℓ; $FiO_2 = 0,6$; frequência respiratória FR = 20 irpm; pico de pressão = 35 cmH_2O; PEEP = 10 cmH_2O, e sabendo-se ser o espaço morto VD/VT = 0,3. Pergunta-se: qual é o valor da ventilação alveolar (VA) e da complacência efetiva (Cef)?

☐ A) VA = 16 ℓ; Cef = 32 mℓ/cmH_2O
☐ B) VA = 11,2 ℓ; Cef = 23 mℓ/cmH_2O
☐ C) VA = 11,2 ℓ; Cef = 32 mℓ/cmH_2O
☐ D) VA = 16 ℓ; Cef = 23 mℓ/cmH_2O.

484 Para um paciente pulmonar crônico intubado sob ventilação mecânica o suporte nutricional proposto mais adequado seria:

☐ A) dieta rica em gorduras e com menor concentração de carboidratos
☐ B) dieta rica em proteínas e com menor concentração de gorduras
☐ C) dieta hiperproteica e hipercalórica
☐ D) dieta rica em carboidratos e com menor concentração de proteínas.

485 Qual das situações mencionadas *não* deve ser esperada na síndrome de desconforto respiratório do adulto?

☐ A) Permeabilidade vascular pulmonar aumentada

☐ B) Resistência vascular pulmonar aumentada

☐ C) Capacidade residual funcional aumentada

☐ D) Espaço morto aumentado.

486 A pressão expiratória final positiva (PEEP) não é indicada para:

☐ A) prevenir microatelectasias

☐ B) aumentar o débito cardíaco

☐ C) estabilizar os alvéolos

☐ D) diminuir áreas de *shunt*.

487 Quanto ao manejo de um paciente portador de doença pulmonar obstrutiva crônica descompensado, seria *correto* afirmar que:

☐ A) o parâmetro que melhor indica a necessidade de intubação orotraqueal é a PCO_2; níveis superiores a 60 mmHg indicam fortemente a necessidade de ventilação mecânica

☐ B) alteração do nível de consciência e presença de acidemia (principalmente acidose metabólica) seriam os melhores parâmetros para indicar a necessidade de ventilação mecânica

☐ C) a utilização de oxigenoterapia deve ser muito cautelosa: pequenas elevações da PCO_2 após a introdução de oxigênio são um bom indício de que, em nenhuma hipótese, deve-se tentar obter uma saturação de oxigênio arterial adequada (por volta de 90%), sob risco de se suprimir a atividade do centro respiratório

☐ D) uma vez instalada a ventilação mecânica, é importante buscar rápida normalização dos gases sanguíneos, diminuindo assim os possíveis distúrbios hidreletrolíticos associados.

488 Quanto às infecções pulmonares adquiridas em unidades de terapia intensiva, seria *incorreto* afirmar que:

☐ A) a cultura de secreção traqueal pode ser útil na escolha dos agentes antimicrobianos, principalmente no caso de isolamento de *Staphylococcus aureus*, juntamente com o achado de germes Gram-positivos intracelulares e numerosos polimorfonudeares na coloração de Gram

☐ B) as infecções adquiridas dentro da unidade são normalmente polimicrobianas

☐ C) o isolamento de *Candida albicans* em secreção traqueal não deve ser normalmente valorizado em vista das altas chances de contaminação com esse agente, sobretudo quando ele é concomitantemente isolado de outros locais

☐ D) entre as possíveis medidas para tentar diminuir as chances de contaminação respiratória a partir da flora do tubo digestório estariam: uso de protetores gástricos que não elevam o pH gástrico, regulagem do ventilador impedindo que o doente faça grandes esforços inspiratórios, decúbito elevado e baixa velocidade de infusão de dieta enteral.

489 Paciente atendido no pronto-socorro com a seguinte gasometria: pH = 7,23; PCO_2 = 72 mmHg; PO_2 = 51 mmHg; HCO_3 = 28 mEq/ℓ, obtida enquanto respirava ar ambiente. As alterações da troca gasosa que melhor explicam esses achados são:

☐ **A)**hipoventilação apenas

☐ B) hipoventilação e distúrbio da relação ventilação/perfusão, uma vez que o nível de hipoxemia encontrado não pode ser explicado apenas por hipoventilação

☐ C) distúrbio da relação ventilação/perfusão, semelhante a um quadro de doença pulmonar obstrutiva crônica descompensado

☐ D) distúrbio grave da relação ventilação/perfusão, uma vez que o CO_2 é um gás normalmente muito difusível, elevando-se apenas quando a relação V/Q é extremamente desfavorável.

490 Com relação ao paciente da questão anterior, a conduta mais apropriada seria:

☐ A) oxigenoterapia com cateter de O_2 de baixo fluxo, tomando-se cuidado para não oferecer oxigênio demais e piorar a retenção de CO_2

☐ B) intubação e ventilação mecânica com baixa fração inspirada de O_2 (menor de 40%)

☐ C) intubação e ventilação com fração inspirada de O_2 maior que 60%, visando-se a uma rápida correção da hipoxemia e da hipercarbia

☐ D) intubação e nebulização em tubo T com altos fluxos de O_2, coletando-se uma gasometria logo a seguir para avaliar a necessidade de se conectar o doente ao ventilador.

491 Com relação aos diversos modos de ventilação mecânica, escolha a afirmativa *errada*.

☐ A) A ventilação do tipo pressão positiva contínua da via respiratória (CPAP) é uma boa alternativa em situações de *shunt* pulmonar elevado, podendo ainda ser utilizada como uma forma de desmame ou como um auxílio à ventilação de doentes com obstrução brônquica e altos níveis de pressão expiratória final positiva (PEEP) intrínseca

☐ B) Quando um paciente está "brigando" contra o ventilador funcionando em volume assistido/controlado, causando altos picos de pressão inspiratória, deve-se tentar, como regra, diminuir o fluxo inspiratório para melhorar a sincronia paciente/ventilador

☐ C) A ventilação mandatória intermitente sincronizada (SIMV) deve ser sempre preferível à ventilação mandatória intermitente (IMV), em vista dos menores riscos de assincronia paciente/ventilador, diminuindo as chances de barotrauma

☐ D) SIMV e IMV são modos de ventilação que podem ser utilizados não apenas como forma de desmame, mas também como assistência à fase aguda da insuficiência respiratória, desde que o doente tenha um bom *drive* ventilatório e esteja estável hemodinamicamente. Seu grande benefício seria uma diminuição da pressão média de vias respiratórias.

492 Sobre a pressão de suporte, incorporada em muitos ventiladores modernos, seria *incorreto* afirmar que:

☐ A) é um recurso muito útil para melhorar a sincronia paciente/ventilador, diminuindo de forma considerável o trabalho realizado pela musculatura respiratória durante os ciclos assistidos

☐ B) Pode ser utilizada juntamente com ventilação mandatória intermitente sincronizada (SIMV) ou pressão positiva contínua da via respiratória (CPAP), diminuindo o esforço do doente durante os ciclos espontâneos

☐ C) é um tipo de ventilação ciclado a pressão, terminando a fase inspiratória assim que o nível pré-programado de pressão é alcançado, permitindo um bom controle do pico de pressão inspiratória

☐ D) deve ser utilizada apenas em doentes que estejam com um *drive* ventilatório estável, devendo, como norma geral, ser evitada no caso de doentes neurológicos.

493 Quanto à fisiopatologia da síndrome da angústia respiratória do adulto (SARA) podemos afirmar que:

☐ A) o ácido acetilsalicílico e a indometacina inibem a ação dos metabólitos do ácido araquidônico

☐ B) o aumento acentuado da pressão hidrostática capilar leva a aumento da resistência vascular pulmonar

☐ C) não ocorre broncoconstrição quando a etiologia é a sepse

☐ D) quando o fator desencadeante é o traumatismo, não temos alterações da permeabilidade capilar.

494 Qual dos parâmetros a seguir não se presta para acompanhar a melhora de pacientes com síndrome do desconforto respiratório do adulto?

☐ A) Volume-minuto (VM = VC × FR)

☐ B) *Shunt* (QS/QT)

☐ C) PaO_2/FiO_2

☐ D) Complacência pulmonar efetiva (VC/AP).

495 Complicações traqueais como estenose decorrente de intubação e na assistência respiratória estão relacionadas principalmente a:

☐ A) diâmetro do tubo endotraqueal

☐ B) gravidade da insuficiência respiratória

☐ C) complacência do *cuff*

☐ D) comprimento do tubo endotraqueal

496/497 Traçado eletrocardiográfico na derivação D2 para as questões 496 e 497.

496 O diagnóstico da arritmia é:

☐ A) fibrilação atrial

☐ B) taquicardia paroxística supraventricular

☐ C) *flutter* atrial

☐ D) taquicardia atrial com dissociação AV.

497 O tratamento mais eficiente é:

☐ A) digital

☐ B) cardioversão elétrica

☐ C) fenitoína

☐ D) xilocaína.

498 O uso de fibrinolíticos na embolia pulmonar depende de:

☐ A) uso concomitante de heparina intravenosa contínua

☐ B) estado hemodinâmico do paciente

☐ C) realização de angiografia pulmonar prévia

☐ D) instalação de cateteres de Swan-Ganz para monitoração hemodinâmica à beira do leito.

499 Demonstra-se no tromboembolismo pulmonar que os fibrinolíticos:

☐ A) reduzem, como a heparina, a resistência arteriolar pulmonar

☐ B) devem ser utilizados após a suspensão prévia de heparina

☐ C) interferem de forma positiva no perfil hemodinâmico dos pacientes

☐ D) nunca devem ser prescritos após cirurgias abdominais, na gravidez ou no puerpério.

500 Contribui para o prognóstico do infarto do miocárdio:

☐ A) a utilização de trombolíticos na fase aguda do infarto do miocárdio

☐ B) a idade e os níveis tensionais arteriais pregressos e atuais dos pacientes

☐ C) o registro de baixas frações de ejeção após o episódio agudo

☐ D) todas as alternativas estão corretas.

501 Em paciente na fase aguda do infarto do miocárdio, sob monitoração hemodinâmica, observa-se que o gradiente entre a pressão diastólica da artéria pulmonar e o capilar pulmonar apresenta um valor de 22. O diagnóstico mais provável é de:

☐ A) tamponamento cardíaco

☐ B) extensão do infarto

☐ C) infarto do ventrículo direito

☐ D) embolia pulmonar.

502 Quanto às perspectivas no tratamento do choque cardiogênico por infarto agudo do miocárdio, podemos afirmar que:

☐ A) apesar do uso de balão intra-aórtico e cinecoronariografia de urgência com angioplastia, a mortalidade continua em 90%

☐ B) a dopamina não deve ser usada, pois é arritmogênica

☐ C) qualquer substância vasoativa está contraindicada, pois aumenta o consumo de oxigênio

☐ D) a mortalidade chega a 60% com uso de balão intra-aórtico e angioplastia.

503 No infarto agudo do miocárdio, com o paciente em boas condições hemodinâmicas, a instalação de marca-passo provisório está indicada quando:

☐ A) no infarto de parede anterior ocorre bloqueio de ramo direito e bloqueio atrioventricular de primeiro grau

☐ B) o paciente já portador de bloqueio completo de ramo esquerdo apresenta infarto agudo anterior

☐ C) no infarto do miocárdio inferior ocorre bloqueio atrioventricular de 2Q grau tipo Mobitz 1

☐ D) o paciente portador de bloqueio de ramo esquerdo apresenta infarto de parede inferior dorsal.

504 Quanto ao uso de substâncias trombolíticas:

☐ A) estreptoquinase e rt-PA são enzimas bacterianas

☐ B) o ativador do plasminogênio tecidual recombinante (rt-PA) é um ativador específico do plasminogênio

☐ C) a estreptoquinase ativa diretamente o plasminogênio e causa menor quantidade de acidentes hemorrágicos

☐ D) o rt-PA tem-se mostrado muito mais eficaz na diminuição da mortalidade por infarto do miocárdio.

505 Quanto à reperfusão no infarto agudo do miocárdio, podemos afirmar que:

☐ A) a angioplastia, por ser um tratamento definitivo, deve ser preferível à trombólise intravenosa

☐ B) se arritmias de reperfusão constituem uma grande limitação para o uso rotineiro das substâncias trombolíticas

☐ C) os sinais clínicos de reperfusão sem dúvida atestam o sucesso da trombólise

☐ D) a evolução eletrocardiográfica não tem se mostrado um bom parâmetro para atestar o sucesso da reperfusão.

506 Quanto aos fármacos utilizados no tratamento da insuficiência cardíaca congestiva, podemos afirmar que:

☐ A) anrinona é um inibidor da fosfodiesterase, aumenta o débito cardíaco e diminui a resistência periférica

☐ B) dobutamina age por intermédio de receptores alfa-adrenérgicos, aumentando a resistência periférica

☐ C) dopamina é utilizada em doses de 15 μg/kg/min como potente vasodilatador

☐ D) nitroprussiato de sódio é utilizado preferencialmente à nitroglicerina na cardiopatia isquêmica pela melhor ação coronariodilatadora.

507 Alguns mecanismos sugeridos de lesão cerebral na chamada "síndrome pós-reanimação" são:

☐ A) utilização de substâncias depressoras do sistema nervoso central e de oxigênio

☐ B) traumatismo cerebral e hipertensão arterial

☐ C) hipoperfusão e lesão de reoxigenação

☐ D) hipervolemia e desfibrilação.

508 Qual é o padrão clássico do aminoacidograma de um doente cirrótico em coma hepático?

☐ A) Diminuição de aminoácidos (AAC) de cadeia ramificada e de cadeia aromática (ACA)

☐ B) Diminuição de aminoácidos de cadeia aromática e aumento de aminoácidos de cadeia ramificada

☐ C) Aumento de aminoácidos de cadeias ramificada e aromática

☐ D) N.R.A.

509 Uma relação da nutrição parenteral com diminuição de aminoácidos de cadeia aromática e aumento de aminoácidos de cadeia ramificada é mais bem indicada para:

☐ A) insuficiência renal

☐ B) encefalopatia hepática

☐ C) insuficiência respiratória aguda

☐ D) fístula biliar.

510 Assinale a alternativa *correta* com relação ao apoio nutricional no paciente séptico.

☐ A) As formulações com relação entre caloria não proteica e nitrogênio < 100:1 possibilitam maior retenção de nitrogênio do que formulações com maior relação

☐ B) As soluções de lipídios são contraindicadas pelo seu potencial de hepatotoxicidade nesses pacientes

☐ C) Nos pacientes com síndrome da angústia respiratória do adulto e retenção de CO_2, a melhor fonte calórica disponível são os carboidratos

☐ D) O balanço nitrogenado não tem valor na monitoração de suporte nutricional.

511 Um doente com nutrição parenteral prolongada apresenta um quadro típico de deficiência do oligoelemento cobre, incluindo baixa concentração plasmática e em pelos e cabelos, um outro método sensível de dosagem. Qual das manifestações a seguir é a mais provável?

☐ A) Osteoporose
☐ B) Anemia microcítica
☐ C) Intolerância à glicose
☐ D) Hipertrofia gengival.

512 Um adequado plano de suporte nutricional se baseia na quantidade de proteínas ingeridas e eliminadas. Qual é o equivalente proteico para cada grama de nitrogênio?

☐ A) Um grama de nitrogênio equivale a 6,25 g de proteínas porque a proporção de nitrogênio na molécula proteica é praticamente constante em torno de 16%
☐ B) Um grama de nitrogênio equivale a 4,34 g de proteína porque a concentração de nitrogênio na molécula proteica é de aproximadamente 23%
☐ C) Como a concentração de nitrogênio é extremamente variável nas diferentes proteínas, 1 g de nitrogênio pode corresponder a 2,65 a 32 g de proteínas
☐ D) Um grama de nitrogênio equivale a 0,25 g de proteínas.

513 Das principais medidas na eventualidade de transfusões incompatíveis, assinale a *incorreta*.

☐ A) Manutenção de diurese adequada com soluções intravenosas e diuréticos
☐ B) Controle da coagulação por intermédio de testes hemostáticos
☐ C) Administração de produtos irradiados na vigência de novas transfusões
☐ D) Solicitar teste de Coombs direto e indireto do receptor logo após a transfusão incompatível.

514 Assinale a alternativa *correta* relacionada com transfusões maciças.

☐ A) Ocorre sempre coagulopatia dilucional após a transfusão da 10ª unidade de glóbulos
☐ B) Deve-se administrar gliconato de cálcio (1 mℓ a 10%) a cada quatro unidades transfundidas como prevenção dos efeitos tóxicos do citrato
☐ C) A coagulopatia, quando instalada, ocorre geralmente como consequência do choque prolongado e não se relaciona com o número de unidades transfundidas
☐ D) A cada 10 unidades de glóbulos transfundidos devem-se administrar oito unidades de concentrados de plaquetas.

515 Qual é o incremento esperado na contagem plaquetária de um paciente após receber uma unidade de concentrado plaquetário (em mm^3/m^2 de superfície corporal)?

☐ A) 10.000
☐ B) 50.000
☐ C) 2.000
☐ D) 20.000.

516 Com relação à transfusão de plaquetas, assinale a alternativa *incorreta.*

☐ A) São efetivas para o controle profilático de sangramentos em pacientes com contagem plaquetária entre $60.000/mm^3$ e $100.000/mm^3$
☐ B) Não são necessárias para o tratamento profilático de pacientes com trombocitopenia crônica causada por produção alterada de plaquetas (mielodisplasias e anemias aplásicas)
☐ C) Não são justificadas para uso profilático em pacientes submetidos a cirurgias cardíacas com circulação extracorpórea
☐ D) As transfusões provavelmente não controlarão sangramentos com tempo de sangria $< 2,0$ o limite normal, a menos que existam condições que interfiram na hemostasia.

517 Na insuficiência renal aguda, usa-se a Fe_{Na} como parâmetro diagnóstico para diferenciação da insuficiência renal aguda pré-renal da necrose tubular aguda já estabelecida. O valor aceito como normal para a Fe_{Na} é:

☐ A) maior que 3%
☐ B) menor que 1%
☐ C) maior que 10%
☐ D) maior que 20%.

518 No pós-operatório de neurocirurgia, o paciente que desenvolve agudamente secreção inapropriada de hormônio antidiurético com sódio plasmático ≤ 120 mEq/ℓ e sintomático deve ser tratado com:

☐ A) restrição hídrica
☐ B) diurético de alça como furosemida
☐ C) administração de cloreto de sódio hipertônico
☐ D) não deve ser tratado porque essa síndrome costuma ser passageira e o paciente corrige espontaneamente.

519 A correção da hipernatremia grave, com sintomas de comprometimento do sistema nervoso central (convulsão e torpor) deve ser:

☐ A) rápida, em menos de 6 h, para evitar edema cerebral
☐ B) rápida, a despeito do edema cerebral
☐ C) deve ser feita entre 6 e 12 h para reduzir o sódio plasmático em uma quantidade de mEq igual à metade da correção total
☐ D) deve ser muito lenta, em um tempo superior a 72 h para evitar edema cerebral.

520 Caracterizam a síndrome de secreção inapropriada de hormônio antidiurético:

☐ A) letargia, hiponatremia e hiperosmolaridade urinária
☐ B) confusão mental, hiperosmolaridade plasmática e oligúria
☐ C) coma, hipernatremia, sódio elevado na urina
☐ D) convulsão, hiponatremia e osmolaridade urinária baixa.

521 Um paciente com diurese = 5.000 mℓ/24 h, sódio plasmático = 140 e potássio = 3,9 pode ter o seguinte diagnóstico:

☐ A) diabetes insípido
☐ B) secreção inadequada de hormônio antidiurético
☐ C) insuficiência de suprarrenal
☐ D) hiperidratação.

522 A concentração de sódio encontrada na solução comercializada com nome de "soro glicofisiológico" é de:

☐ A) 40 mEq/ℓ
☐ B) 75 mEq/ℓ
☐ C) 150 mEq/ℓ
☐ D) 200 mEq/ℓ.

523 Uma moça de 20 anos de idade admitida em cetoacidose diabética com glicemia de 420 mg/dℓ, após tratamento com insulina está com glicemia de 85 mg/dℓ, cetonúria, ainda torporosa. Nesta fase admite-se que:

☐ A) esse quadro deve desaparecer sem nenhum tratamento, pois a glicemia já está normal
☐ B) a glicemia está muito baixa para uma diabética e deve ser a causa do torpor; indica-se glicose hipertônica intravenosa
☐ C) a acidose deve ser a causa do torpor e deve regredir com administração de glicose e insulina
☐ D) é provável que a paciente tenha desenvolvido um quadro neurológico primário; indicam-se corticoides intravenosos.

524 Qual a primeira conduta mais adequada para um paciente que logo após o início de um processo hemodialitíco apresenta hipotensão grave, torpor, broncospasmo, estertores crepitantes disseminados por todo o campo pulmonar?

☐ A) Expansão com solução salina
☐ B) Inalação de broncodilatadores
☐ C) Garroteamento em rodízio dos quatro membros
☐ D) Interrupção imediata do processo dialítico.

525 Qual a maneira mais simples de diminuir a incidência de extrassístoles ventriculares durante um processo hemodialítico?

☐ A) Uso profilático de digital
☐ B) Infusão contínua de dopamina durante a hemodiálise
☐ C) Suplementação de potássio ao banho de hemodiálise
☐ D) Betabloqueadores intravenosos durante a hemodiálise.

526 Qual das alternativas a seguir é uma contraindicação formal para diálise peritoneal?

☐ A) Diabetes melito
☐ B) Hiperpotassemia
☐ C) Hérnia inguinal bilateral
☐ D) Insuficiência cardíaca.

527 Na intoxicação por álcool etílico grave, com depressão do sistema nervoso central, hipoventilação, hipotermia e hipotensão, qual o melhor método para depuração deste álcool?

☐ A) Diálise peritoneal
☐ B) Hemoperfusão com carvão ativado
☐ C) Hiperidratação e diuréticos
☐ D) Hemodiálise.

528 Assinale a alternativa *correta* sobre a verificação de débito cardíaco mediante cateter de Swan-Ganz.

☐ A) Injeta-se um volume fixo a uma temperatura conhecida na via proximal
☐ B) Injeta-se um volume fixo a uma temperatura conhecida na via distal
☐ C) Injeta-se um volume fixo a uma temperatura conhecida no ventrículo direito
☐ D) Injeta-se um volume fixo a uma temperatura conhecida no ventrículo esquerdo.

529 Várias etiologias subjacentes podem determinar o desenvolvimento de uma insuficiência respiratória, sendo indicada a intubação com as seguintes razões:

1. Manutenção de oxigenação adequada.
2. Proteção das vias respiratórias.
3. Acesso para aspiração das secreções pulmonares.
4. Conexão a um ventilador mecânico.
5. Fornecimento de oxigênio suplementar e instituição de ventilação com pressão positiva.

Assinale a alternativa *correta*.

☐ A) 3, 4 e 5
☐ B) 2, 4 e 5
☐ C) 1, 2 e 5
☐ D) 2, 3 e 4
☐ E) 1, 3 e 5.

530 Quais podem ser as vias de acesso para a cateterização venosa central?

☐ A) Veias subclávia, jugular e axilar
☐ B) Veias axiliar, basílica e jugular interna
☐ C) Veias jugular interna, jugular externa e cefálica
☐ D) Veias cefálica, subclávia e axiliar
☐ E) Veias axiliar, jugular interna e jugular externa.

531 Com relação aos modos especiais de ventilação, relacione a coluna de números com a de quadrados.

1. Pressão positiva contínua da via respiratória
2. Pressão expiratória final positiva
3. Volume mandatório intermitente

☐ Mantém-se positiva a pressão expiratória final, impede-se o fechamento precoce das vias respiratórias e pulmão fica com certo grau de insuflação
☐ É uma pressão superior à da atmosfera, mantida no nível de abertura das vias respiratórias por todo o ciclo respiratório durante a respiração espontânea
☐ É um modo de ventilação periodicamente controlada com pressão inspiratória positiva, no qual o paciente respira espontaneamente entre as respirações controladas

Assinale a sequência *correta*.

☐ A) 2, 1 e 3
☐ B) 2, 3 e 1
☐ C) 3, 2 e 1
☐ D) 3, 1 e 2

532 Uma mulher com 65 anos de idade é atendida pela ambulância do suporte avançado; quando você inicia a monitoração cardíaca encontra o traçado ilustrado a seguir na tela.

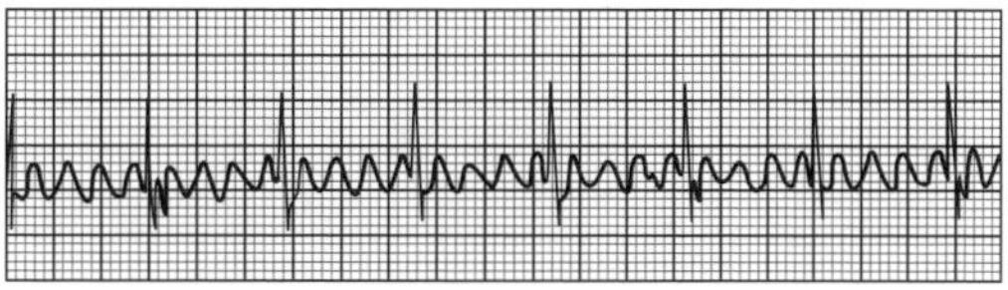

Pode-se concluir que se trata de:

☐ A) fibrilação atrial
☐ B) taquicardia ventricular
☐ C) *flutter* atrial
☐ D) fibrilação ventricular
☐ E) bradicardia sinusal.

533 O suporte avançado é solicitado para atender um homem de 52 anos de idade que, segundo a esposa, apresentou perda da consciência por pequenos períodos associada a dificuldade de fala. O paciente aparenta compreender mas não consegue expressar-se. A causa mais provável de seus sintomas é:

☐ A) hipoglicemia

☐ B) acidente vascular encefálico hemorrágico
☐ C) acidente vascular encefálico isquêmico
☐ D) ataque isquêmico transitório
☐ E) N.R.A.

534 Um homem com 58 anos de idade apresentando os seguintes sinais clínicos: hipotensão, oligúria, cianose, extremidades frias e alteração em nível de consciência. Pode se tratar de um caso de:
☐ A) infarto agudo do miocárdio
☐ B) hipoglicemia
☐ C) choque cardiogênico
☐ D) insuficiência cardíaca congestiva
☐ E) doença pulmonar obstrutiva crônica.

535 Sobre o ritmo respiratório, relacione a coluna de números com a de quadrados.
1. Kussmaul
2. Cheyne-Stokes
3. Apnêustica
4. Atáxica
☐ Respiração em ritmo caótico, com movimentos anárquicos. Implica comprometimento dos centros bulbares e precede apneia.
☐ Respiração caracterizada por períodos de hiperventilação com diminuição progressiva da amplitude até a apneia.
☐ Respiração rápida e profunda associada à acidose metabólica, ao comprometimento pulmonar agudo e à septicemia.
☐ Respiração com espasmos inspiratórios prolongados seguidos de apneia ligada a lesões de tronco encefálico.
Assinale a sequência *correta*.
☐ A) 2, 4, 1 e 3
☐ B) 2, 4, 3 e 1
☐ C) 4, 2, 1 e 3
☐ D) 4, 1, 2 e 3
☐ E) 3, 2, 1 e 4.

536 Portaria 1.864, de 29/9/2003, prevê acompanhamento e avaliações das ações do Serviço de Atendimento Móvel de Urgência. Assinale a alternativa considerada a afirmativa *correta* para esta análise.
☐ A) O tempo médio de resposta entre a chamada telefônica e a chegada no local da ocorrência
☐ B) Taxas de morbidade evitável e morbidade geral no ambiente de atenção pré-hospitalar, com avaliação do desempenho segundo os padrões de sobrevida e taxa de sequelas e seguimento no ambiente hospitalar
☐ C) Indicadores de adequação da regulação (% de saídas de veículos de suporte avançado após avaliação realizada pela equipe do suporte básico)
☐ D) As afirmativas A e C estão corretas
☐ E) As afirmativas B e C estão corretas.

537 O médico intensivista indicou sulfato de atropina intravenoso para um paciente em uma ocorrência em razão de intoxicação por inseticida. Quais cuidados de enfermagem devem ser considerados?
☐ A) Monitorações cardíaca e neurológica
☐ B) Administração da medicação em uma veia de grosso calibre no mínimo em 2 min
☐ C) Observação de taquicardia em pacientes cardíacos, porque pode precipitar a fibrilação ventricular
☐ D) As afirmativas A, B e C estão corretas
☐ E) N.R.A.

538 Na avaliação de um adulto queimado, utilizando a regra dos nove, observam-se a face anterior e os dois membros superiores queimados. A porcentagem de sua queimadura é de:
☐ A) 36%
☐ B) 18%
☐ C) 27%
☐ D) 30%
☐ E) 40%.

539 Assinale a sentença *correta* quanto aos efeitos dos fármacos.
☐ A) O bicarbonato de sódio é indicado para corrigir a acidose metabólica, prejudicial ao funcionamento do miocárdio
☐ B) A atropina está indicada para os casos de bradicardia

☐ C) A epinefrina aumenta a força de contração miocárdica, melhorando o débito cardíaco e estimulando a atividade cardíaca

☐ D) O gliconato de cálcio aumenta a força de contração do coração e a condução ventricular, além de melhorar a excitabilidade das fibras cardíacas

☐ E) Todas as sentenças anteriores estão corretas.

540 No suporte avançado de vida em cardiologia, os agentes farmacológicos e medicamentos são empregados com o objetivo de:

☐ A) restabelecer a circulação espontânea a uma pressão arterial adequada

☐ B) prevenir ou suprimir arritmias significativas

☐ C) aliviar a dor

☐ D) somente a alternativa B está correta

☐ E) as alternativas A, B e C estão corretas.

541 Em qual dos casos a seguir a atropina seria eficaz?

☐ A) Cliente de 56 anos de idade com dor torácica intensa e opressiva e bradicardia sinusal de 35 bpm

☐ B) Cliente de 56 anos de idade com fraqueza e fadiga ao caminhar curtas distâncias e bloqueio atrioventricular de GIII de 35 bpm

☐ C) Cliente de 56 anos de idade com fraqueza e fadiga ao caminhar curtas distâncias transplantado cardíaco há 6 meses

☐ D) Cliente de 56 anos de idade com fraqueza e fadiga após sintomas agudos de náuseas e vômitos, além de ritmo sinusal lento de 35 bpm

☐ E) N.R.A.

542 O traçado eletrocardiográfico ilustrado a seguir indica:

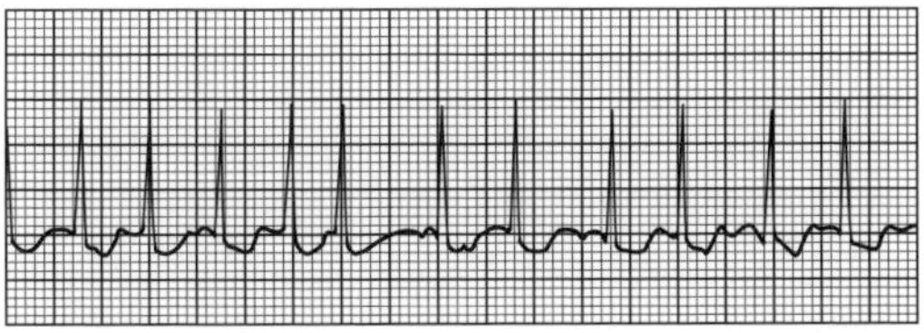

☐ A) *flutter* atrial

☐ B) arritmia sinusal fisiológica mais evidente em crianças e jovens

☐ C) taquicardia sinusal

☐ D) bradicardia sinusal

☐ E) N.R.A.

543 Os provedores de suporte avançado de vida em cardiologia devem ser capazes de reconhecer ritmos sem parada cardíaca que são, de fato, prévios à perda da consciência ou aos ritmos pré-parada cardíaca, a considerar:

☐ A) ritmo < 60 e > 120 bpm

☐ B) ritmo < 40 e > 130 bpm

☐ C) ritmo < 60 e > 150 bpm

☐ D) ritmo > 150 bpm

☐ E) N.R.A.

544 Sabe-se que alguns fármacos e eletrólitos produzem efeitos sobre o eletrocardiograma de um paciente. No caso de um paciente fazer uso de digitálico, podemos encontrar em um eletrocardiograma:

☐ A) depressão vagal do nódulo sinusal e do nódulo AV

☐ B) segmento QT largo

☐ C) bradicardia sinusal

☐ D) bloqueios atrioventriculares

☐ E) N.R.A.

545 Observe os itens de atendimento ao politraumatizado. Identifique a sequência de prioridade no atendimento ao politraumatizado.

1. Ventilação
2. Circulação
3. Via respiratória
4. Exposição
5. Avaliação neurológica

☐ A) 1 – 2 – 3 – 4 – 5

☐ B) 3 – 2 – 4 – 5 – 1

☐ C) 3 – 1 – 2 – 5 – 4

☐ D) 1 – 3 – 2 – 5 – 3

☐ E) 2 – 5 – 3 – 4 – 1.

546 No tratamento inicial de paciente vítima de queimadura por ácido clorídrico, não deve ser usado(a):

☐ A) analgesia com substâncias opioides

☐ B) profilaxia do tétano

☐ C) lavar a ferida com água corrente

☐ D) neutralizar o ácido com substância alcalina

☐ E) curativo com sulfadiazina de prata.

547 No atendimento inicial ao paciente grande queimado é indicação precisa para intubação e ventilação mecânica:

☐ A) intoxicação por monóxido de carbono em coma com Escala de Coma de Glasgow de 5
☐ B) queimadura 70% de superfície corporal queimada (SCQ)
☐ C) queimadura de face e pescoço
☐ D) choque hipovolêmico
☐ E) achados clínicos de lesão por inalação.

548 Na monitoração da reposição volêmica do paciente grande queimado, o parâmetro mais prático e eficaz é:

☐ A) controle da pressão arterial
☐ B) controle do débito urinário
☐ C) controle da pressão venosa central
☐ D) medicação da resistência vascular periférica
☐ E) medição da pressão capilar pulmonar.

549 Para selecionar a gravidade de várias vítimas em um cenário de desastres, é necessário abordar por intermédio de um método de triagem. O START (*simple triage and rapid treatment*) recomenda:

☐ A) avaliação da abertura de vias respiratórias, respiração e circulação
☐ B) realização somente de abertura de vias respiratórias
☐ C) checar somente pulso
☐ D) avaliar respiração, perfusão capilar e nível de consciência
☐ E) avaliar se a vítima deambula.

550 Qual(is) dos mecanismos de traumatismo mencionado(s) a seguir apresentam maior risco de lesão de coluna cervical?

☐ A) Colisão lateral e posterior
☐ B) Afogamento e trauma frontal
☐ C) Capotamento e afogamento
☐ D) Queda e atropelamento.

551 Em uma situação de desastre é necessário ter uma estrutura básica para atendimento de múltiplas vítimas, que consiste na delimitação de três áreas de atuação:

☐ A) transporte, zona de pouso de helicóptero e hospital campanha
☐ B) triagem, tratamento e transporte
☐ C) triagem, zona de pouso de helicóptero e parqueamento de viaturas
☐ D) hospital de campanha, parqueamento de viaturas e triagem
☐ E) N.R.A.

▸Questões comentadas

552 A arritmia cardíaca caracterizada pelo aparecimento de vários focos atriais, disparando estímulos com uma frequência superior a 400 bpm, é denominada:

☐ A) fibrilação atrial
☐ B) *flutter* atrial
☐ C) bloqueio atrioventricular
☐ D) bradicardia atrial.

553 A paralisia do movimento peristáltico em decorrência de efeito de traumatismo ou de toxinas sobre os nervos que regulam o movimento intestinal é conhecida como:

☐ A) vólvulo
☐ B) íleo paralítico
☐ C) invaginação
☐ D) hérnia abdominal.

554 O enfermeiro ao realizar a avaliação neurológica de seu cliente, constata que ele apresenta estrabismo convergente. O par de nervos cranianos comprometidos neste caso é o:

☐ A) IV
☐ B) VI
☐ C) III
☐ D) II.

555 Sudorese, agitação, alucinações, cianose e dispneia são manifestações clínicas de:

☐ A) insuficiência respiratória
☐ B) infarto agudo do miocárdio
☐ C) choque hipovolêmico
☐ D) acidente vascular encefálico.

556 Cliente admitido no Centro de Terapia Intensiva (CTI) apresenta-se pálido, taquipneico, com a pele fria e úmida e cianose labial. O enfermeiro deverá implementar medidas para a profilaxia de choque:

☐ A) hipovolêmico
☐ B) anafilático
☐ C) cardiogênico
☐ D) séptico
☐ E) refratário.

557 No eletrocardiograma, a onda P representa a:

☐ A) despolarização atrial
☐ B) repolarização atrial
☐ C) despolarização ventricular
☐ D) repolarilazação ventricular
☐ E) Polarização ventricular.

558 A pressão venosa central tem definida como normalidade seus limites em mmHg de:

☐ A) 2 a 8
☐ B) 15 a 20
☐ C) 22 a 28
☐ D) 30 a 36
☐ E) 40 a 45.

559 Entre as medicações com ação hipotensora destaca-se a:

☐ A) nitroglicerina
☐ B) norepinefrina
☐ C) dopamina
☐ D) epinefrina
☐ E) atropina.

560 O resultado da análise dos gases sanguíneos arteriais de um cliente recém-admitido no Centro de Terapia Intensiva mostrou um pH diminuído, bicarbonato diminuído e $PaCO_2$ normal. O enfermeiro deverá implementar medidas para o controle da:

☐ A) acidose metabólica
☐ B) alcalose metabólica
☐ C) acidose respiratória
☐ D) alcalose respiratória.

561 Na ausculta cardíaca, o foco correspondente ao segundo espaço intercostal à direita do esterno é o:

☐ A) aórtico
☐ B) pulmonar
☐ C) tricúspide
☐ D) mitral
☐ E) atrial.

562 Em casos de parada cardíaca, a primeira conduta realizada para sua reversão é a:

☐ A) pancada forte no precórdio
☐ B) compressão cardíaca externa
☐ C) administração de medicamentos
☐ D) desfibrilação
☐ E) administração de medicamentos.

563 Crepitações que provêm do ar fora do tórax nos tecidos moles são denominadas:

☐ A) enfisema subcutâneo
☐ B) edema pulmonar
☐ C) derrame pleural

☐ D) fibrose intersticial
☐ E) embolia pulmonar.

564 A modalidade de assistência ventilatória em que as respirações fornecidas ao paciente são na frequência e nos volumes marcados no ventilador é denominada:
☐ A) controlada
☐ B) assistido-controlada
☐ C) assistida
☐ D) volume mandatório intermitente (VMI)
☐ E) pressão expiratória final positiva (PEEP).

565 Multiplicando-se o débito cardíaco pela resistência periférica obtém-se:
☐ A) Pressão sanguínea
☐ B) Frequência cardíaca
☐ C) Pressão venosa central
☐ D) Pressão arterial pulmonar
☐ E) Pressão capilar pulmonar.

566 A alteração da respiração caracterizada por ritmo respiratório irregular e períodos alternados de apneia e hiperventilação é denominada:
☐ A) Cheyne-Stokes
☐ B) dispneia
☐ C) Kussmaul
☐ D) taquipneia
☐ E) atáxica.

567 A desfibrilação é um procedimento de emergência que está indicado em situações como:
☐ A) assistolia
☐ B) taquiarritmias
☐ C) fibrilação ventricular
☐ D) bradicardia sinusal
☐ E) fibrilação atrial.

568 Assinale entre as opções a contraindicação absoluta para a administração da terapia trombolítica.
☐ A) Início de dor torácica a menos de 24 h
☐ B) Pacientes com idade superior a 75 anos
☐ C) Hipertensão arterial controlada
☐ D) História de acidente vascular encefálico hemorrágico
☐ E) Doença renal crônica.

569 As alterações na pós-carga estão entre as complicações potenciais da cirurgia cardíaca. Assinale uma das causas mais comuns dessas alterações.
☐ A) Sangramento persistente
☐ B) Sobrecarga hídrica
☐ C) Febre
☐ D) Hipopotassemia
☐ E) Tamponamento cardíaco.

570 Os curativos indicados para promover o desbridamento químico e autolítico em uma lesão são:
☐ A) alginatos e espuma de poliuretano
☐ B) agentes de desbridamento enzimático e gaze hidratada
☐ C) hidrogel e hidrocoloides
☐ D) películas transparentes e espuma de poliuretano
☐ E) gaze impregnada com petrolato e hidrogel.

571 A sequência correta dos procedimentos indicados para atender a uma parada cardiorrespiratória em suporte avançado é:
☐ A) desfibrilar; manter via respiratória aberta; fornecer ventilação artificial e promover a circulação artificial
☐ B) manter via respiratória aberta; desfibrilar; fornecer ventilação artificial e promover a circulação artificial
☐ C) manter via respiratória aberta; fornecer ventilação artificial; promover a circulação e desfibrilar
☐ D) promover a circulação; desfibrilar; manter via respiratória aberta e fornecer ventilação artificial
☐ E) manter via respiratória aberta; fornecer ventilação artificial e desfibrilar.

572 Durante a reanimação cardiorrespiratória, com o objetivo de aumentar a pressão de perfusão coronariana, mediante vasoconstrição periférica, utiliza-se:
☐ A) epinefrina
☐ B) bicarbonato de sódio
☐ C) gliconato de cálcio
☐ D) lidocaína.

573 Na administração de trombolíticos, particularmente da estreptoquinase, o enfermeiro deverá estar atento para profilaxia de:
☐ A) hipotensão
☐ B) edema
☐ C) hipertensão
☐ D) hipertermia.

574 As enzimas creatinoquinase, transferase glutamicoxalacética e desidrogenase láctica são encontradas aumentadas no plasma sanguíneo de pacientes com diagnóstico de:
☐ A) cetoacidose diabética
☐ B) infarto agudo do miocárdio
☐ C) edema agudo
☐ D) cirrose hepática.

575 Na assistência ventilatória, quando desejamos aumentar a oferta de O_2, mantendo os alvéolos abertos durante todo o ciclo respiratório, utilizamos:
☐ A) pressão negativa
☐ B) volume mandatório intermitente
☐ C) pressão expiratória positiva final
☐ D) fluxo aumentado.

576 Foi admitido no centro de tratamento de queimados um cliente de 35 anos de idade com queimaduras no corpo, conforme mostra o desenho.

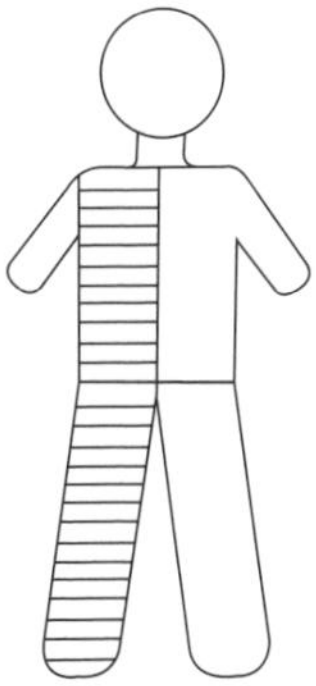

O enfermeiro ao calcular a extensão da área lesada, deverá encontrar o seguinte percentual:
☐ A) 18%
☐ B) 27%
☐ C) 36%
☐ D) 45%.

577 Nas intoxicações por organofosforados, a terapêutica medicamentosa indicada é a utilização de:
☐ A) azul de metileno
☐ B) biperideno
☐ C) flumazenil
☐ D) atropina.

578 Qual o papel farmacológico da dobutamina?
☐ A) Vasodilatador coronariano, diminuindo o tônus vagal
☐ B) Vasoconstritor, sem efeito coronariano
☐ C) Aumenta a força de contração da musculatura cardíaca
☐ D) Diminui a força de contração da musculatura cardíaca
☐ E) N.R.A.

579 Para remover o corpo estranho que está obstruindo as vias respiratórias, o socorrista deve:
☐ A) utilizar manobras que aumentam subitamente a pressão intratorácica
☐ B) orientar a vítima para fazer movimentos respiratórios profundos
☐ C) usar a manobra de Sylvester
☐ D) deitar a vítima na posição de Trendelenburg
☐ E) deitar a vítima em decúbito dorsal e apertar a glote.

580 A Escala de Coma de Glasgow apresenta marcos comparativos da evolução do cliente, tanto na avaliação de melhora como na piora da situação do sistema nervoso central. Tem parâmetros de avaliação como: abertura ocular, melhor resposta verbal e melhor resposta motora. Assim, é *correto* afirmar que:
☐ A) o traumatismo cranioencefálico moderado apresenta escores de 8 a 13 na Escala de Coma de Glasgow
☐ B) o item de avaliação melhor resposta motora varia de 1 a 6, sabendo que, no caso de o cliente localizar a dor, alcança o escore 5 e, no caso de apresentar descerebração (extensão anormal), o escore 3
☐ C) a melhor abertura ocular é atribuída ao cliente com olhos abertos espontaneamente, atribuindo-se escore 4, enquanto a abertura ocular sob estímulo doloroso alcança o escore 3

☐ D) a Escala de Coma de Glasgow não exclui a anotação de outras informações vitais no manejo de cliente com doença neurológica como: funcionamento neurológico assimétrico, anormalidades do tamanho pupilar e reatividade, grau de esforço para elicitar uma dada resposta e distúrbios da linguagem.

581 Paciente internado em Unidade de Terapia Intensiva monitorado com vários cateteres de monitoração de pressões invasivas apresenta as seguintes medidas de pressão:

- Pressão arterial sistólica = 120 mmHg
- Pressão arterial diastólica = 80 mmHg
- Pressão da artéria pulmonar = 18 mmHg
- Pressão de capilar pulmonar = 10 mmHg
- Pressão venosa central = 8 mmHg

Qual é a pressão de pulso desse paciente?

☐ A) 8 mmHg
☐ B) 40 mmHg
☐ C) 120 mmHg
☐ D) 2 mmHg.

582 São sinais e sintomas precoces da insuficiência respiratória aguda, *exceto*:

☐ A) inquietação, fadiga
☐ B) dispneia, cefaleia
☐ C) taquicardia, aumento da pressão arterial
☐ D) confusão mental, cianose da língua e dos lábios.

583 Sobre embolia pulmonar, é *correto* afirmar que:

☐ A) está associada a trauma, gravidez, cirurgia, insuficiência cardíaca, imobilidade prolongada e idade avançada
☐ B) os sintomas não guardam nenhuma relação com o tamanho do trombo nem com a área de oclusão arterial, uma vez que podem ser inespecíficos
☐ C) as consequências hemodinâmicas incluem a resistência vascular pulmonar diminuída e redução da pressão arterial pulmonar
☐ D) deve ser evitado o uso de cumadina como fármaco profilático no período pré-operatório, pelo risco de hemorragia
☐ E) os dispositivos pneumáticos de compressão intermitente das pernas devem ser usados apenas nas intervenções de emergência.

584 As doenças isquêmicas do coração estão entre as causas de óbito por doenças do aparelho circulatório. A avaliação diagnóstica inclui o cateterismo cardíaco, com o objetivo de avaliar a permeabilidade da artéria coronária e determinar procedimentos. Entre os cuidados de enfermagem ao paciente submetido a um cateterismo cardíaco, está incluído:

☐ A) registrar os pulsos distais do membro oposto ao do exame antes do procedimento
☐ B) mobilizar ativamente o membro afetado imediatamente antes e após a realização do exame
☐ C) avaliar sintomas dolorosos sugestivos de infarto do miocárdio
☐ D) registrar a pressão arterial e o pulso apical a cada 90 min.

585 Pacientes com comprometimento neurológico que resulte em aumento da pressão intracraniana podem apresentar alteração do estado de consciência, e, com o agravamento, a resposta aos estímulos táteis e dolorosos inclui postura característica de inconsciência, rotação externa dos membros superiores e flexão plantar dos pés. Essa condição é denominada:

☐ A) descerebração
☐ B) paralisia flácida
☐ C) coma superficial
☐ D) catatonia
☐ E) torpor.

586 A assistência de enfermagem prestada ao paciente em diálise peritoneal é extremamente minunciosa no que diz respeito às observações e aos controles. Entre os cuidados que antecedem a instalação da diálise, temos:

☐ A) massagens nas áreas de compressão
☐ B) controle de diurese horária
☐ C) aquecimento dos banhos
☐ D) troca de curativos
☐ E) pesagem do paciente.

587 O choque hipovolêmico é uma das situações mais graves que pode apresentar um paciente politraumatizado. Com relação a esse assunto, assinale a opção *incorreta*.

☐ A) O choque é caracterizado por uma insuficiência circulatória que provoca inadequada perfusão tissular, resultando em desequilíbrio entre o aporte e o consumo de oxigênio

☐ B) O primeiro sinal de alarme é a hipotensão, que ativará os barorreceptores, produzindo aumento do tônus simpático, o que resulta em aumento da frequência cardíaca e em vasoconstrição arterial e venosa

☐ C) A hipoxia tissular leva à acidose metabólica e a hipoxia cerebral, às alterações no nível de consciência

☐ D) O paciente deve ser mantido na posição supina, com as pernas elevadas, independentemente de outras intercorrências, pela prioridade

☐ E) Administração de oxigênio por máscara facial, para manter a PO_2 entre 90 torr e 100 torr, líquidos e cateter urinário são intervenções importantes.

588 Em paciente adulto, o valor considerado normal na verificação da pressão venosa central é:

☐ A) abaixo de 5 cmH_2O

☐ B) entre 5 e 12 cmH_2O

☐ C) entre 5 e 8 cmH_2O

☐ D) entre 8 e 12 cmH_2O

☐ E) acima de 8 cmH_2O.

589 Um homem com 47 anos de idade é internado com diagnóstico clínico de infarto agudo do miocárdio. Apresenta expressão facial angustiada, inquietação, ansiedade, além de hiperpneia e estertores pulmonares. Relata ainda dor precordial por cerca de 35 min, acompanhada de palidez e sensação de sufocamento. Diante desse quadro, a conduta de enfermagem será:

☐ A) manter o paciente sentado no leito, com os membros inferiores pendentes, avaliar o padrão respiratório e realizar ausculta pulmonar

☐ B) administrar oxigenoterapia por máscara facial para melhorar a condição respiratória

☐ C) monitorar pressão venosa central

☐ D) manter acesso venoso periférico por, pelo menos, 72 h após o início do infarto agudo do miocárdio

☐ E) efetuar percussão e vibração dos lobos inferiores de ambos os pulmões, visando ao desaparecimento dos estertores pulmonares.

590 Os pacientes gravemente queimados, em fase inicial de tratamento, devem ser observados atentamente pela enfermagem, uma vez que estão sujeitos a:

☐ A) hemorragias

☐ B) infecções

☐ C) distúrbios hidreletrolíticos

☐ D) insuficiência respiratória aguda

☐ E) convulsões.

591 Em uma empresa, um funcionário sofre um corte profundo em um dos braços com sangramento arterial. Seus sinais vitais são: PA = 100 × 60 mmHg; FC = 120 bpm e FR = 28 rpm. Qual deve ser a conduta imediata do enfermeiro?

☐ A) Acionar o médico imediatamente

☐ B) Fazer curativo com técnica asséptica

☐ C) Fazer compressão no ponto arterial proximal anterior ao ferimento levantando o membro afetado

☐ D) Colocar o funcionário deitado e levantar seus membros inferiores

☐ E) Colocar máscara de oxigênio a 100%.

592 No que se refere à ventilação mecânica, é *correto* afirmar que:

☐ A) na modalidade controlada, o ventilador determina o início da inspiração por um critério de tempo, estipulado a partir do ajuste do comando da frequência respiratória

☐ B) na ventilação mandatória intermitente, o ventilador determina o início da inspiração por um critério de pressão ou de fluxo

☐ C) a modalidade pressão positiva contínua da via respiratória (CPAP) é indicada nas situações em que o paciente não apresenta movimentos respiratórios

☐ D) na ventilação assistido-controlada, o disparo da fase inspiratória é realizado pelo aparelho, combinando um mecanismo a tempo e volume

☐ E) em uma ventilação puramente assistida, a frequência respiratória e o tempo expiratório ficam totalmente a cargo do respirador.

593 A alcalose metabólica é uma resposta compensatória do organismo à:

☐ A) hiperventilação

☐ B) redução do pH

☐ C) diminuição do bicarbonato

☐ D) acidose metabólica

☐ E) hipoventilação.

594 A parada cardiorrespiratória requer intervenção imediata. Para tal, a enfermagem deve manter no carro de parada as medicações utilizadas na reanimação cardiopulmonar. As medicações que *não* podem faltar são:

☐ A) hidroclorotiazida, captopril, propranolol, furosemida e alfametildopa

☐ B) epinefrina, bicarbonato de sódio, atropina, xilocaína e gliconato de cálcio

☐ C) corticoides, aminofilina, heparina, broncodilatadores e nitratos

☐ D) atropina, dolantina, lactato de Ringer, verapamil e manitol

☐ E) insulina NPH, clorpropamida, metformina e soro fisiológico.

595 É necessário manter a umidificação e o aquecimento do ar inspirado em cliente que está sendo mantido em suporte ventilatório. Tal fato é importante porque:

☐ A) aumenta o volume corrente e diminui a ansiedade do paciente

☐ B) facilita o procedimento de aspiração das vias respiratórias

☐ C) evita estados de sonolência e agitação psicomotora

☐ D) evita pneumotórax e diminui o volume de O_2

☐ E) fluidifica as secreções e mantém a permeabilidade ciliar.

596 Pode ocorrer em decorrência do uso prolongado do tubo endotraqueal

☐ A) edema laríngeo

☐ B) pleurisia

☐ C) pneumonia comunitária

☐ D) congestão pulmonar

☐ E) N.R.A.

597 Em situações de emergência com parada cardiorrespiratória, a reanimação é feita com procedimentos na seguinte sequência:

☐ A) compressão cardíaca, manutenção de vias respiratórias e respiração artificial

☐ B) compressão cardíaca, respiração artificial e manutenção de via respiratória

☐ C) manutenção de via respiratória, compressão cardíaca e respiração artificial

☐ D) manutenção de via respiratória, respiração artificial e compressão cardíaca

☐ E) respiração artificial, compressão cardíaca e manutenção da via respiratória.

598 O bicarbonato de sódio, utilizado na parada cardiorrespiratória, tem como objetivo principal:

☐ A) corrigir hipoxemia

☐ B) corrigir acidoses metabólica e respiratória

☐ C) acelerar a frequência cardíaca

☐ D) aumentar o estado contrátil do miocárdio

☐ E) estimular as contrações espontâneas.

599 Utilização de oxigênio em torno de 8 a 10 lpm, posição de Fowler, morfina, diuréticos e torniquetes são algumas ações de enfermagem no caso de:

☐ A) *cor pumonale*

☐ B) cetoacidose diabética

☐ C) edema agudo de pulmão

☐ D) acidente vascular cerebral

☐ E) infarto agudo do miocárdio.

600 Por meio de um oxímetro de pulso é possível determinar a saturação de oxigênio (SpO_2). Alguns fatores comprometem a qualidade da aferição. Entre eles:

☐ A) hipertermia

☐ B) hipotensão

☐ C) taquicardia

☐ D) dispneia.

601 Com relação à fibrilação ventricular, *não é correto* afirmar que:

☐ A) o choque precordial é o primeiro e único tratamento para a fibrilação ventricular

☐ B) o padrão eletrocardiográfico é caracterizado por uma série de ondas repetitivas, rápidas e uniformes

☐ C) o pulsos periféricos não podem ser detectados e a pressão arterial não pode ser obtida

☐ D) as pupilas se dilatam rapidamente e podem ocorrer convulsões como resultado da anoxia cerebral

☐ E) a cianose aparece rapidamente e estase circulatória é mais que evidente.

602 Nos procedimentos de desfibrilação, a aplicação de pasta condutora nas pás (eletrodos) do desfibrilador é um cuidado que tem por objetivo evitar:

☐ A) a propagação da corrente para a maca ou cama

☐ B) queimaduras na pele do paciente

☐ C) a concentração da corrente elétrica em um só ponto

☐ D) queimaduras nas mãos daquele que realiza o procedimento

☐ E) a propagação da corrente para as pessoas que estão atendendo o paciente.

603 Cabe ao enfemeiro realizar a monitoração da pressão venosa central. Quando se aferem valores crescentes, é um sinal de alarme de:

☐ A) insuficiência atrial esquerda

☐ B) deficiência de contratilidade miocárdica

☐ C) hipovolemia medicamntosa

☐ D) infarto do miocárdio

☐ E) N.R.A.

604 Na manutenção do cateter de monitoração da pressão arterial sistêmica, é fundamental a lavagem do sistema para evitar trombose intra-arterial e intracateter. Na lavagem intermitente (*flush*), qual a solução a ser utilizada?

☐ A) Soro fisiológico heparinizado (2 U/mℓ)

☐ B) Soro fisiológico a 0,9% (fluxo de 3 mℓ/h)

☐ C) Soro glicosado heparinizado (3 U/mℓ)

☐ D) Soro fisiológico heparinizado (3 U/mℓ)

☐ E) Soro glicosado (fluxo de 3 mℓ/h).

605 Entre os fatores coronários do choque cardiogênico, pode(m)-se citar:

☐ A) miocardiopatia

☐ B) lesão valvar

☐ C) tamponamento cardíaco

☐ D) arritmias

☐ E) infarto do miocárdio.

606 A aplicação da pressão expiratória final positiva durante a ventilação mecânica tem como finalidade:

☐ A) reduzir a ansiedade do paciente

☐ B) aumentar a sincronia paciente-máquina

☐ C) melhorar a oxigenação com melhor FIO_2

☐ D) evita secreções espessas com o aumento da umidade aquecida

☐ E) aumentar o retorno venoso.

607 No adulto e na criança, o sinal mais confiável de parada cardiorrespiratória é:

☐ A) ausência do pulso braquial

☐ B) ausência do pulso carotídeo

☐ C) hipotermia

☐ D) perda da consciência.

608 Após um transplante de rim, os sinais e os sintomas de rejeição que o enfermeiro deve avaliar no paciente são:

☐ A) oligúria, edema, febre, pressão arterial crescente, ganho de peso e dor no rim transplantado

☐ B) oligúria, edema, febre, pressão arterial decrescente, ganho de peso e dor no rim transplantado

☐ C) oligúria, edema, febre, pressão arterial crescente, perda de peso e dor no rim transplantado

☐ D) oligúria, edema, febre, pressão arterial decrescente, perda de peso e dor no rim transplantado.

609 Sobre a reanimação cardiopulmonar, pode-se afirmar que:

☐ A) a epinefrina é usada para acelerar a frequência cardíaca

☐ B) o bicarbonato de sódio é usado para corrigir a hipoxemia

☐ C) a atropina aumenta a pressão de perfusão durante as compressões cardíacas
☐ D) o gliconato de cálcio é usado nos estados de hiperpotassemia e intoxicação por bloqueadores de cálcio
☐ E) a lidocaína é usada para corrigir acidoses metabólica e respiratória.

610 O prognóstico para um paciente com infarto agudo do miocárdio, dependerá do seguinte parâmetro de avaliação:
☐ A) nível de estresse
☐ B) extensão da lesão miocárdica
☐ C) quantidade de fatores de risco
☐ D) persistência de intensidade da dor
☐ E) tipos de alterações eletrocardiográficas.

611 Quando é dispensada assistência a um paciente em situação de emergência, muitas decisões importantes precisam ser tomadas. No tratamento de emergência, vários princípios são aplicáveis, *exceto*:
☐ A) controlar a hemorragia e suas consequências
☐ B) avaliar e restaurar o débito cardíaco
☐ C) prevenir e tratar o choque
☐ D) manter uma via respiratória pérvia e proporcionar ventilação adequada
☐ E) iniciar a monitoração com eletrocardiograma, se necessário.

612 Procainamida, nitroprussiato de sódio, estreptoquinase, teofilina e nitroglicerina são fármacos utilizados em diferentes alterações fisiológicas. De que tratam essas substâncias, respectivamente?
☐ A) Hipotensor, antiarrítmico, broncodilatador, trombolítico e vasodilatador coronariano
☐ B) Antiarrítmico, hipotensor, trombolítico, broncodilatador e vasodilatador coronariano
☐ C) Trombolítico, vasodilatador coronariano, antiarrítmico, broncodilatador e hipotensor
☐ D) Broncodilatador, antiarrítmico, vasodilatador coronariano, hipotensor e trombolítico
☐ E) Antiarrítmico, vasodilatador coronariano, trombolítico, broncodilatador e hipotensor.

613 Em um cliente acometido de fratura de coluna cervical e em tratamento hospitalar, o principal cuidado de enfermagem é:
☐ A) mobilizar o cliente em bloco
☐ B) observar parâmetros respiratórios
☐ C) evitar o aparecimento de úlcera de decúbito
☐ D) manter o cliente em tração nas 24 h do dia.

614 Uma das primeiras providências em caso de intoxicação medicamentosa é:
☐ A) aferir o pulso
☐ B) verificar a pressão arterial
☐ C) medir temperatura
☐ D) realizar lavagem gástrica
☐ E) N.R.A.

615 Os procedimentos de socorro a vítimas de mordedura de animal peçonhento não incluem:
☐ A) lavar o local da picada com água e sabão
☐ B) procurar e identificar o animal agressor, se possível
☐ C) acalmar a vítima, procurando mantê-la em repouso absoluto
☐ D) transportar imediatamente a vítima para um hospital
☐ E) aplicar imediatamente o garrote sobre o local da picada a fim de impedir a circulação arterial; nos casos em que for possível, identificar o animal agressor.

616 Assinale a opção *incorreta* em relação aos procedimentos do socorrista no atendimento a uma vítima acometida de queimadura química.
☐ A) Retirar a roupa impregnada pela substância, tomando o cuidado com a sua própria proteção
☐ B) Lavar a área afetada com água sobre pressão e friccionando a pele a fim de obter uma limpeza mais eficiente
☐ C) Prevenir o estado de choque
☐ D) Procurar identificar a substância química responsável pela queimadura
☐ E) Lavar a área afetada com grande quantidade de água corrente e sabão ou soro fisiológico.

617 A perda de líquido cefalorraquidiano pelos ouvidos e/ou pelo nariz sugere:
☐ A) hipertensão arterial
☐ B) fratura do crânio
☐ C) comoção cerebral
☐ D) cefaleia infecciosa
☐ E) hipertermia maligna.

618 Os sinais que caracterizam a hemorragia interna são:
☐ A) pulso fino e rápido, hipotensão arterial e agitação
☐ B) hipotensão arterial, cianose ungueal e prostração
☐ C) inconsciência, lábios ressecados e sudorese
☐ D) palidez, sudorese e hipotensão arterial
☐ E) sonolência, desânimo e pulso cheio.

619 Em caso de obstrução total das vias respiratórias superiores deve-se aplicar a manobra:
☐ A) Leopold
☐ B) Heimlich
☐ C) Babinski
☐ D) Kristeller
☐ E) Bracht.

620 No choque séptico observam-se algumas manifestações clínicas tais como: hipotensão, taquicardia, febre, obnubilação, oligúria e taquipneia. O último sintoma citado culmina em:
☐ A) alcalose respiratória
☐ B) acidose respiratória
☐ C) alcalose metabólica
☐ D) nenhum quadro específico
☐ E) hipertensão arterial.

621 No cliente inconsciente, um dos parâmetros de avaliação do coma é o reflexo pupilar. Na presença de reflexo pupilar, a consequência, na incidência de luz, é:
☐ A) midríase
☐ B) mitose
☐ C) meiose
☐ D) miose
☐ E) arreflexia

622 Um cliente com queixa de dor torácica com irradiação para o membro superior e náuseas leva o enfermeiro a suspeitar de:
☐ A) fibrilação ventricular
☐ B) infarto agudo do miocárdio
☐ C) edema agudo de pulmão
☐ D) insuficiência cardíaca congestiva
☐ E) infarto ganglionar.

623 A primeira medida a ser tomada em caso de acidente com choque elétrico, no interior de uma empresa, é:
☐ A) abrir a boca do acidentado
☐ B) fazer respiração artificial
☐ C) chamar o médico para avaliar
☐ D) isolar o acidentado do circuito que causou a lesão
☐ E) ligar para o Corpo de Bombeiros.

624 As intervenções de enfermagem, nas primeiras horas referentes à síndrome coronariana aguda, estão relacionadas, principalmente, a:
☐ A) verificar os sinais vitais a cada 8 h
☐ B) estimular a ingesta de café e refrigerantes
☐ C) reduzir a dor e aliviar a ansiedade
☐ D) aconselhar, pelo menos, 4 h de sono por noite
☐ E) estimular atividades físicas.

625 No acidente vascular encefálico, na fase aguda, as manifestações clínicas mais comuns são:
1. Priapismo.
2. Perda sensorial e de fala.
3. Diminuição da atividade mental.
É *correto* o que se afirma, *apenas*, em:
☐ A) 1
☐ B) 2
☐ C) 1 e 2
☐ D) 1 e 3
☐ E) 2 e 3.

626 O tratamento emergencial da hipovolemia grave no pronto-socorro, secundária ao choque hemorrágico compreende as seguintes condutas terapêuticas, *exceto*:
☐ A) punção de acesso venoso central
☐ B) infusão inicial de 2.000 mℓ de cristaloide
☐ C) solicitação de tipagem sanguínea e prova cruzada
☐ D) punção de dois acessos venosos periféricos de grosso calibre.

627 Após manobras de reanimação cardiopulmonar, a assistência de enfermagem a ser prestada ao paciente é:

☐ A) administrar epinefrina subcutânea
☐ B) puncionar e salinizar veia periférica calibrosa
☐ C) monitorar sinais vitais
☐ D) continuar fazendo massagem cardíaca

628 O atracúrio é um curare, portanto:

☐ A) não pode ser realizado em pacientes sem sedação e em diálise
☐ B) não pode ser realizado em pacientes sem sedação e sem ventilação artificial
☐ C) não pode ser realizado em pacientes com sedação e em ventilação mecânica
☐ D) não pode ser realizado em pacientes com sedação e sem ventilação artificial
☐ E) não pode ser realizado em pacientes com traqueostomia e sem sedação.

629 Um funcionário de uma empresa apresenta crises convulsivas frequentemente. Neste caso, a enfermagem deve orientar os colegas de trabalho da vítima sobre a seguinte medida de proteção ao funcionário:

☐ A) fazê-lo cheirar álcool a 70% e beber líquidos quentes
☐ B) dar-lhe tapinhas no rosto e jogar água fria no corpo
☐ C) afastar objetos próximos e proteger sua cabeça
☐ D) tentar impedir os movimentos convulsivos
☐ E) estimular a caminhada logo após cessar os movimentos convulsivos.

630 É admitido na unidade de emergência um paciente com quadro sugestivo de acidente vascular encefálico hemorrágico. O sinal que caracterizará a lesão cerebral é a:

☐ A) presença de pupilas dilatadas
☐ B) ausência de anisoconia
☐ C) ausência de nistagmo
☐ D) existência de pulso de Korrigan
☐ E) existência de isocoria.

631 A morfina e o midazolam podem causar alterações significativas nos sinais vitais, quais são elas:

☐ A) hipotensão e depressão respiratória
☐ B) hipertensão e bradipneia
☐ C) hipotensão e bradicardia
☐ D) hipotensão e taquipneia
☐ E) N.R.A.

632 Quais são os cuidados básicos do enfermeiro com a norepinefrina?

☐ A) Registrar frequência cardíaca e pressão arterial
☐ B) Registrar débito urinário e pressão arterial
☐ C) Registrar frequência cardíaca e débito urinário
☐ D) Registrar débito urinário e frequência respiratória
☐ E) Todas as alternativas estão incorretas.

633 Quais as indicações da procainamida?

☐ A) Taquicardia paroxística, ventricular e bradicardia sinusal
☐ B) Fibrilação atrial, taquicardia paroxística e ventricular
☐ C) Bradicardia sinusal, taquicardia paroxística e intoxicação digitálica
☐ D) Fibrilação ventricular, taquicardia ventricular e intoxicação digitálica
☐ E) N.R.A.

634 Cliente na urgência, com características de intoxicação digitálica, deverá apresentar quais sintomas?

☐ A) Náuseas, icterícia, bradipneia
☐ B) Icterícia, cianose, diarreia
☐ C) Cãibras, oligúria, sudorese
☐ D) Taquicardia, cianose, sudorese
☐ E) Náuseas, taquicardia, diarreia.

635 Nas emergências relacionadas com o uso abusivo de substâncias, um quadro clínico com sintomas de taquicardia supraventricular, agitação, euforia e pressão arterial elevada é sugestivo de intoxicação por:

☐ A) maconha
☐ B) solventes
☐ C) cocaína
☐ D) álcool
☐ E) heroína.

636 Uma mulher de 32 anos de idade dá entrada na emergência com temperatura de 39°C. Relata que durante os 4 últimos dias apresentou tosse produtiva e dispneia de gravidade crescente. Os resultados de seus exames laboratoriais são: leucócitos = 20.000, pH = 7,59, $PaCO_2$ = 26, PaO_2 = 40, $SatO_2$ = 80, HCO_3 = 20 mEq/ℓ, Na^+ = 140 mEq/ℓ, K^+ = 4,2 mEq/ℓ, Cl^- = 106 mEq/ℓ. Qual é o distúrbio ácido-básico?

☐ A) Acidose respiratória
☐ B) Acidose metabólica
☐ C) Alcalose respiratória
☐ D) Alcalose metabólica.

637 Em um paciente idoso, o choque séptico pode ser manifestado por sinais clínicos típicos como:

☐ A) taquipneia, hipotensão arterial e estado confuso agudo inexplicável
☐ B) taquipneia, sudorese e vômitos
☐ C) alopecia, prurido e hipotensão arterial
☐ D) estado confuso agudo, náuseas e diarreia
☐ E) edema de membros superiores, sangramento nasal e hipotensão arterial.

638 Os pacientes com estenose mitral têm tendência a desenvolver:

☐ A) anemia, tosse e dores musculares acentuadas
☐ B) fadiga progressiva, hemoptise e dispneia ao esforço, tosse e infecções respiratórias repetitivas
☐ C) fadiga progressiva, hipoglicemia, tosse e bradicardia
☐ D) hipertensão arterial, desnutrição e infecções respiratórias de repetição
☐ E) hemoptise e dispneia ao esforço, hipertensão arterial e hipoglicemia.

639 Em pacientes com quadro de insuficiência respiratória aguda, a manifestação clínica que representa maior sinal de risco de parada respiratória iminente é(são):

☐ A) alteração motora
☐ B) alterações do nível de consciência
☐ C) oscilações dos sinais vitais
☐ D) tremores e sudorese
☐ E) estertores e sibilos.

640 As ações empregadas para recuperar pacientes que necessitam de assistência imediata, por apresentarem risco de morte iminente, de acordo com a Portaria 2.048/GM, de 5/11/2002, são denominadas atendimento de:

☐ A) primeiros socorros
☐ B) pronto atendimento
☐ C) emergência
☐ D) urgência
☐ E) pronto-socorro.

641 Musculatura hipertônica, pH urinário > 7 e tetania são sintomas que indicam:

☐ A) acidose respiratória
☐ B) alcalose metabólica
☐ C) hipercalcemia
☐ D) acidose metabólica.

642 Quanto ao atendimento de emergência da hipoglicemia, considere as seguintes afirmativas.

1. Deve-se realizar exame físico com atenção ao hálito cetônico.
2. Deve-se administrar açúcar em vítimas conscientes.
3. Não se deve oferecer nada por via oral para vítimas inconscientes.
4. Deve-se transportar a vítima em decúbito lateral em caso de vômitos.

Assinale a alternativa *correta*.

☐ A) Somente as afirmativas 1, 2 e 3 são verdadeiras
☐ B) Somente as afirmativas 1, 3 e 4 são verdadeiras
☐ C) Somente as afirmativas 1 e 2 são verdadeiras
☐ D) Somente as afirmativas 2, 3 e 4 são verdadeiras.

643 As alterações do nível de consciência variam de confusão mental até o coma profundo. Relacione a coluna de números com as subcategorias do nível de consciência da coluna com quadrados.

1. Confusão
2. Sonolência
3. Estupor
4. Coma superficial
5. Coma profundo

☐ Respostas motoras desorganizadas aos estímulos dolorosos; não apresenta resposta de despertar

☐ Dificuldade de despertar, resposta incompleta aos estímulos dolorosos e verbais e respostas motoras adequadas
☐ Completa falta de resposta a qualquer estímulo
☐ Incapacidade de manter uma linha de pensamento ou ação coerente, com desorientação no tempo e no espaço
☐ Dificuldade em se manter alerta

Assinale a sequência *correta*.

☐ A) 4, 3, 5, 1, 2
☐ B) 4, 2, 5, 3, 1
☐ C) 3, 2, 5, 4, 1
☐ D) 3, 4, 5, 1, 2.

644 Quanto às cirurgias de tórax, analise as afirmativas a seguir.

1. A hiperventilação é uma complicação frequente no pós-operatório de cirurgias torácicas e abdominais altas, cujo principal sinal é a frequência respiratória elevada.
2. A gasometria arterial é um exame importante na monitoração do paciente em pós-operatório de cirurgia torácica, pois revela os volumes e as capacidades pulmonares.
3. As enzimas CK e CK-MB são importantes na monitoração do pós-operatório de cirurgia cardíaca, pois se elevam rapidamente quando há diminuição importante de aporte sanguíneo ao músculo cardíaco.
4. O cateter de Swan-Ganz é utilizado para monitoração hemodinâmica e fornece dados importantes no pós-operatório cardíaco e torácico como: débito cardíaco, pressão venosa central e pressão na artéria pulmonar.
5. A expansibilidade torácica diminuída poderá ocasionar áreas de atelectasia pulmonar no período pós-operatório.

Estão *corretas* as afirmativas:

☐ A) 3, 4 e 5 apenas
☐ B) 3 e 5 apenas
☐ C) 2, 3 e 5 apenas
☐ D) 1, 2 e 3 apenas
☐ E) 1, 2, 3, 4 e 5.

645 A respeito da cetoacidose diabética, analise as afirmativas a seguir.

1. A hiperglicemia resulta do aumento da neoglicogênese.
2. Ocorre diminuição da proteólise.
3. Aumenta a produção das cetonas.
4. Diminui a lipólise.
5. A hiperglicemia se deve a saída da água e desidratação do meio intracelular.

Está(ão) *correta(s)* a(s) afirmativa(s):

☐ A) 1, 2 e 3
☐ B) 1, 3 e 5
☐ C) 2, 4 e 5
☐ D) 3, 4 e 5
☐ E) Apenas 5.

646 Um paciente deu entrada no serviço de emergência depois de um acidente automobilístico. O enfermeiro realizou o exame neurológico da vítima e aplicou a Escala de Coma de Glasgow. O paciente apresentava abertura ocular somente à dor, resposta verbal confusa e resposta motora em retirada ao estímulo doloroso (afasta-se da causa da dor). Qual é o escore total da Escala de Coma de Glasgow atribuída a esse paciente?

☐ A) 10
☐ B) 12
☐ C) 8
☐ D) 6.

647 Um cliente com 48 anos de idade queixa-se de dor torácica. Os sinais e os sintomas que posteriormente apoiam um diagnóstico de infarto do miocárdio incluiriam:

☐ A) distensão da veia jugular e hepatomegalia
☐ B) febre e petéquias sobre a área torácica
☐ C) dispneia e tosse com escarro espumoso
☐ D) náuseas e vômitos e pele pálida, fria e úmida
☐ E) atrito pericárdico e ausência de pulso apical.

648 O infarto agudo do miocárdio é causado pela limitação de fluxo coronariano que resulta em necrose do músculo cardíaco. Os principais cuidados no tratamento do infarto agudo do miocárdio são:

1. Dor: não se deve utilizar nenhum medicamento para alívio da dor, pois são frequentes efeitos colaterais como hipotensão, vômitos e depressão respiratória.
2. Dieta: nas primeiras 24 h o paciente deve permanecer em jejum em decorrência de risco de náuseas, vômitos, arritmias ou outras complicações cardiovasculares.
3. Laxativos: não devem ser utilizados, para evitar esforço do paciente.
4. Atividade física: o paciente deve ficar de repouso absoluto nas primeiras 36 h. A liberação e retomada da atividade física deve ser progressiva e individualizada.

Avalie as afirmativas e, considerando-as verdadeiras ou falsas, escolha a alternativa *correta.*

☐ A) 1: verdadeira; 2: verdadeira; 3: falsa; 4: falsa
☐ b) 1: falsa; 2: falsa; 3: falsa; 4: verdadeira
☐ c) 1: verdadeira; 2: falsa; 3: verdadeira; 4: falsa
☐ d) 1: falsa; 2: verdadeira; 3: falsa; 4: verdadeira
☐ e) 1: falsa; 2: falsa; 3: verdadeira; 4: verdadeira.

649 É um procedimento inicial recomendado a um paciente com hemorragia digestiva alta:

☐ A) sonda nasogástrica
☐ B) sonda vesical
☐ C) máscara de nebulização
☐ D) balão de Rigiflex.

650 Para prevenção de infecção relacionada com o cateter periférico, é necessário que a equipe de enfermagem observe procedimentos essenciais. Entre estes, no que se refere à troca do cateter, é *correto*:

☐ A) trocar o cateter periférico a cada 24 a 48 h
☐ B) antes da troca, aplicar antibióticos ou antissépticos tópicos no local de inserção dos cateteres
☐ C) remover o cateter periférico se o paciente apresentar sinais de flebite ou mau funcionamento do cateter
☐ D) em adultos, preferir a inserção em membros inferiores.

651 No atendimento a pacientes vítimas de traumas, a manobra do golpe mandibular é realizada para estabelecer uma via respiratória permeável no paciente que se suspeite de lesão:

☐ A) cervical
☐ B) craniana
☐ C) torácica
☐ D) de membros superiores.

652 Em unidades de emergência, a triagem dos pacientes é realizada de acordo com um quadro de classificação. Relacione a coluna de números com a de quadrados, associando corretamente as características dos pacientes à classificação correspondente.

1. Emergentes	☐ Apresentam doenças episódicas que podem ser abordadas dentro de 24 h
2. Urgentes	☐ Precisam de primeiros socorros simples ou de cuidados básicos
3. Não urgentes	☐ Apresentam problemas de saúde grave, mas não comportam risco de morte imediato; devem ser vistos dentro de 1 h
4. Atalho	☐ Suas condições exibem risco de morte; têm alta prioridade e devem ser observados de imediato

Assinale a sequência *correta.*

☐ A) 3, 4, 2, 1
☐ B) 4, 3, 1, 2
☐ C) 1, 2, 3, 4
☐ D) 2, 4, 3, 1.

653 Na avaliação do paciente em situação de emergência, são considerados como abordagem secundária os seguintes cuidados, *exceto*:

☐ A) imobilizar as fraturas suspeitas
☐ B) limpar e aplicar curativos nas feridas
☐ C) realizar registro dos procedimentos realizados

☐ D) determinar a incapacidade neurológica ao examinar a função neurológica.

654 No atendimento ao paciente que apresenta intoxicação por monóxido de carbono, é necessário realizar os seguintes procedimentos imediatamente, *exceto*:

☐ A) afrouxar as roupas apertadas
☐ B) fazer a oximetria de pulso
☐ C) transportar o paciente para o ar fresco
☐ D) iniciar a reanimação cardiopulmonar, se necessário.

655 Sobre a angina do peito, analise as afirmativas a seguir.

1. É uma síndrome caracterizada por crises de dor ou sensação de pressão na região anterior do tórax.
2. A exposição ao frio, o esforço físico, a ingestão de uma refeição copiosa e o estresse são fatores desencadeadores da doença.
3. A dor anginosa regride quando o fator precipitante é eliminado e nunca vem acompanhada de fraqueza ou dormência nos braços, nos punhos e nas mãos.
4. A nitroglicerina é o principal medicamento utilizado no tratamento e apresenta como efeitos colaterais rubor, cefaleia pulsátil, hipotensão e taquicardia.

Estão *corretas* as afirmativas:

☐ A) 1 e 3
☐ B) 1, 2 e 3
☐ C) 2 e 3
☐ D) 2, 3 e 4
☐ E) 1, 2 e 4.

656 No atendimento emergencial a um paciente que foi picado por uma cobra e que está hipotenso, oligúrico e será submetido ao tratamento soroterápico, é importante que a primeira ação do enfermeiro seja a de:

1. Elaborar o histórico da ocorrência.
2. Garantir um bom acesso intravenoso.
3. Entrevistar o paciente antes da aplicação do soro.
4. Preparar um laringoscópio com lâminas.
5. Fazer um curativo compressivo acima da picada.

São *corretas* as afirmativas:

☐ A) 2 e 5
☐ B) 2 e 4
☐ C) 1 e 5
☐ D) 1 e 3.

657 A prioridade de atendimento a um paciente crítico apresentando sinais de choque é:

☐ A) avaliar o nível de consciência
☐ B) identificar lesões não evidenciadas
☐ C) controlar sangramento, se houver
☐ D) corrigir problemas respiratórios
☐ E) coletar sangue para exames laboratoriais.

658 Na observação dos sinais e sintomas do desequilíbrio hidreletrolítico, o enfermeiro deve dispensar especial cuidado no que se refere aos sinais de distúrbios do sódio ou do potássio, pois:

1. a depleção do potássio ocorre antes que alterações importantes sejam notadas
2. a secreção de aldosterona é influenciada pela diminuição de sódio e excreção de potássio
3. o sódio age na manutenção de água no interior das células
4. o hormônio antidiurético possibilita a perda de sódio e potássio através do débito urinário
5. os níveis normais do potássio são essenciais ao líquido extracelular.

Estão *corretos* apenas os itens:

☐ A) 1 e 2
☐ B) 1 e 4
☐ C) 2 e 3
☐ D) 2 e 4
☐ E) 4 e 5.

659 Um paciente que apresente língua seca e saburrosa, tecidos frouxos e flácidos, urina escassa e escura pode levar à suspeita de:

☐ A) retenção de líquidos intersticiais
☐ B) níveis básicos de proteína plasmática
☐ C) distúrbio hidreletrolítico
☐ D) perda de albumina sérica
☐ E) retenção do líquido intracelular.

660 Há indicação de cateterizar a bexiga do paciente que sofreu queimaduras quando as lesões cobrirem ou ultrapassarem:

☐ A) 10% do corpo
☐ B) 15% do corpo
☐ C) 18% do corpo
☐ D) 20% do corpo
☐ E) 25% do corpo.

661 Com relação à oxigenoterapia em pacientes portadores de doença pulmonar obstrutiva crônica (DPOC), é *correto* afirmar que:
☐ A) a indicação da oxigenoterapia intermitente está vinculada apenas à idade do paciente
☐ B) a longo prazo, não representa melhora na qualidade de vida dos pacientes
☐ C) está indicada somente em nível hospitalar, sendo contraindicada para uso domiciliar, a não ser em pacientes terminais
☐ D) a oxigenoterapia noturna só é utilizada quando o paciente encontra-se inconsciente
☐ E) em DPOC de longa duração, a elevação da taxa de O_2 no sangue pode levar à depressão do reflexo respiratório.

662 São consideradas contraindicações para instalação de cateteres centrais em via periférica:
☐ A) dermatite, celulite e queimadura
☐ B) livedo reticular, varizes e enfizema subcutâneo
☐ C) flebite, alteração na malha vascular e varizes
☐ D) vasos coperroses, flebite e livedo reticular.

663 A hipocalcemia aumenta a irritabilidade do sistema nervoso central, desencadeando no paciente:
☐ A) cãibras musculares
☐ B) vômitos
☐ C) língua seca
☐ D) convulsões.

664 São sinais e sintomas cutâneos do infarto agudo do miocárdio ou síndrome coronariana aguda, decorrentes da estimulação simpática por perda da contratilidade, que podem indicar choque cardiogênico:
☐ A) dispneia, taquipneia, estertores e vômitos
☐ B) ansiedade, inquietação, tontura e taquipneia
☐ C) palidez, pele fria, pegajosa e sudoreica
☐ D) náuseas, vômitos, dispneia e estertores.

665 No tratamento de emergência em um paciente intoxicado com inalação de monóxido de carbono deve-se, entre outras coisas, apressar a eliminação de monóxido de carbono com a administração de O_2 a:
☐ A) 100%, somente à pressão hiperbárica
☐ B) 100%, à pressão atmosférica ou hiperbárica
☐ C) 50%, à pressão atmosférica ou hiperbárica
☐ D) 35%, à pressão atmosférica ou hiperbárica
☐ E) 25%, à pressão atmosférica ou hiperbárica.

666 Em um paciente acometido de infarto agudo do miocárdio, deve-se restringir a ingestão de alimentos e manter somente líquidos com o objetivo de:
☐ A) interferir na ansiedade do paciente, a qual provoca hipertensão
☐ B) reduzir o trabalho cardíaco, diminuindo o fluxo sanguíneo para o processo de digestão de alimentos sólidos
☐ C) reduzir os alimentos sólidos para facilitar a mobilização do paciente no leito
☐ D) provocar reeducação alimentar para equilíbrio das dosagens de enzimas
☐ E) introduzir uma dieta hipocalórica para redução de peso.

667 Cliente com 28 anos de idade foi internado com traumatismo cranioencefálico, decorrente de acidente de moto, não respondendo a estímulos verbais nem dolorosos. Na coleta de dados de enfermagem, é prioritária, entre outras observações:
☐ A) eliminação urinária
☐ B) aumento da temperatura corporal
☐ C) alterações das pupilas
☐ D) aumento da pulsação.

668 Na assistência de enfermagem ao paciente portador de arritmias, o enfermeiro incluirá na sua prescrição:

☐ A) monitorar, fazer medicação prescrita, cuidados com a nutrição
☐ B) banho no leito, medicação, cuidados com a nutrição
☐ C) observação rigorosa, controle de pressão arterial, fazer medicação prescrita
☐ D) monitorar o paciente, punção venosa, repouso no leito, observação rigorosa
☐ E) as alternativas A e B estão corretas.

669 Ao receber um paciente cujo diagnóstico é hemorragia digestiva, o enfermeiro irá preocupar-se em:
☐ A) encaminhá-lo ao leito, realizar higiene corporal, punção venosa
☐ B) encaminhá-lo ao leito, puncionar veia calibrosa, verificar sinais vitais
☐ C) verificar sinais vitais, fazer higiene oral após encaminhá-lo ao leito
☐ D) apenas verificar sinais vitais
☐ E) fazer higiene corporal e encaminhá-lo ao leito.

670 Com relação à planta física do Centro de Terapia Intensiva, esta deverá estar baseada em:
☐ A) execução e registro da assistência médica
☐ B) padrões administrativos, fluxo de visitas e funcionários e instalação de apoio
☐ C) serviço de emergência, acesso controlado e centro cirúrgico
☐ D) armazenamento de equipamentos, assistência nutricional e apoio laboratorial
☐ E) serviço médico e serviço de enfermagem.

671 Acerca dos traumatismos cranioencefálicos que acontecem diariamente em acidentes, quedas ou assaltos, assinale a opção *correta*.
☐ A) A lesão cerebral irreversível e a morte celular ocorrem quando o suprimento de sangue é interrompido por apenas alguns minutos
☐ B) Na avaliação dos sinais vitais, pode-se afirmar que a hipertensão e a taquicardia indicam aumento de pressão intracraniana
☐ C) É importante a observação do nível de consciência, apesar de não ser o indicador mais sensível de mudança da condição clínica do paciente
☐ D) Concussão ou contusão refere-se à perda temporária da consciência em função de lesão craniana grave
☐ E) Não é correto afirmar que se deve admitir uma fratura de coluna cervical para qualquer paciente com uma lesão cranioencefálica.

672 Durante a parada cardiorrespiratória é fundamental e importante o conhecimento das medicações mais utilizadas. A respeito desse item, assinale a opção *correta*.
☐ A) A epinefrina aumenta a força de contração do músculo cardíaco, diminuindo a necessidade miocárdica de oxigênio
☐ B) A dobutamina atua diretamente na contratilidade miocárdica, aumentando o fluxo sanguíneo renal e diminuindo o débito cardíaco
☐ C) A atropina é usada no tratamento da taquicardia sinusal e na assistolia ventricular
☐ D) A hipoxia induz ao metabolismo anaeróbico que leva a uma acidose metabólica, sendo utilizado o bicarbonato de sódio
☐ E) A norepinefrina é um potente vasoconstritor periférico que geralmente provoca elevação da pressão sanguínea, sendo indicado na hipotensão por hipovolemia.

673 Não faz parte do plano de cuidados para pacientes com aumento da pressão intracraniana:
☐ A) medir com precisão a pressão intracraniana e acompanhar seus valores continuamente
☐ B) documentar a medida da pressão intracraniana de hora em hora e quando houver alterações
☐ C) avaliar o padrão de monitoração da pressão intracraniana para verificar a precisão das leituras
☐ D) manter o decúbito em Trendelenburg durante todo o tempo
☐ E) evitar flexionar o pescoço e virar a cabeça.

674 No atendimento inicial ao paciente acometido de infarto agudo do miocárdio, como ações de enfermagem, deve ser realizado o seguinte procedimento:

☐ A) colocar em repouso e administrar analgésicos conforme prescrição médica
☐ B) evitar coagulação sanguínea
☐ C) evitar punção venosa
☐ D) instalar sonda nasogástrica e sonda vesical de demora
☐ E) realizar aspiração de secreções brônquicas.

675 A cetoacidose diabética é uma emergência clínica caracterizada por deficiência grave de insulina, perturbação do metabolismo de proteínas, carboidratos e gorduras e tem como achados clínicos:
☐ A) abscesso, hemorragia e hiperglicemia
☐ B) hiperglicemia, infecção e hipoventilação
☐ C) hiperglicemia, hiperosmolaridade e depleção de volume
☐ D) hipertermia, hipertensão arterial e hipoventilação
☐ E) ictertícia, sudorese e hiperglicemia.

676 No traçado eletrocardiográfico, a onda P representa:
☐ A) despolarização atrial
☐ B) repolarização ventricular
☐ C) despolarização ventricular
☐ D) repolarização atrial.

677 A pressão que fornece informações a respeito do volume sanguíneo, da eficácia do coração como bomba e do tônus muscular é:
☐ A) venosa central
☐ B) capilar pulmonar
☐ C) arterial média
☐ D) arterial diastólica.

678 O enfermeiro, ao administrar 1.000 UI de heparina subcutânea, deverá posicionar a seringa em um ângulo de:
☐ A) 45°
☐ B) 10°
☐ C) 15°
☐ D) 30°
☐ E) 90°

679 O método do trajeto em Z nas injeções de medicamentos intramusculares é utilizado na administração de:
☐ A) ferro
☐ B) complexo B
☐ C) cloreto de sódio
☐ D) corticoides
☐ E) antibióticos.

680 Foi prescrito para um paciente 2 mg de dexametasona. Na enfermaria existem frascos de 2,5 mℓ, contendo 4 mg/mℓ. Para atender a prescrição, o enfermeiro deverá aspirar do frasco o seguinte volume:
☐ A) 0,5 mℓ
☐ B) 0,75 mℓ
☐ C) 1,0 mℓ
☐ D) 1,5 mℓ
☐ E) 2,0 mℓ.

681 No exame físico de um paciente que apresenta broncospasmo, o enfermeiro auscultará o seguinte ruído adventício:
☐ A) sibilo
☐ B) estertor crepitante
☐ C) estertor subcrepitante
☐ D) roncos
☐ E) roncos difusos.

682 A terapia medicamentosa com metilxantinas no tratamento da asma brônquica tem o seguinte objetivo:
☐ A) favorecer broncodilatação
☐ B) diminuir os efeitos colaterais dos agentes β-adrenérgicos
☐ C) reduzir a inflamação
☐ D) prevenir liberação de mediadores químicos
☐ E) aumentar os movimentos inspiratórios.

683 Quando se deseja na ventilação artificial aumentar a oferta de oxigênio para os tecidos e manter os alvéolos abertos, utiliza-se o seguinte recurso na assistência ventilatória:
☐ A) pressão expiratória final positiva
☐ B) ventilação mandatória intermitente
☐ C) ventilação controlada
☐ D) ventilação assistida
☐ E) ventilação assistido-controlada.

684 A primeira bulha cardíaca é produzida pelo fechamento da(s) valva(s):
☐ A) mitral e tricúspide
☐ B) mitral
☐ C) pulmonar e tricúspide

☐ D) aórtica
☐ E) aórtica e pulmonar.

685 No eletrocardiograma o complexo QRS representa a:
☐ A) despolarização ventricular
☐ B) repolarização ventricular
☐ C) despolarização atrial
☐ D) repolarização atrial
☐ E) tempo da repolarização.

686 A arritmia caracterizada por atividade cardíaca descoordenada, com batimento cardíaco inaudível, pulsos não palpáveis e frequência elevada é denominada:
☐ A) fibrilação ventricular
☐ B) bigeminismo ventricular
☐ C) assistolia
☐ D) taquicardia sinusal
☐ E) bloqueio atrioventricular.

687 Paciente admitido no CTI encontra-se hipotenso, bradicárdico, com cianose labial e pele úmida e fria. O enfermeiro logo identifica que são sintomas clássicos de:
☐ A) choque
☐ B) embolia
☐ C) trombose
☐ D) infarto
☐ E) edema pulmonar.

688 Recomenda-se que o enfermeiro na emergência, além das precauções padronizadas, use precauções contra gotículas nos casos de:
☐ A) *Mycoplasma pneumoniae*
☐ B) conjuntivite hemorrágica
☐ C) *Clostridium difficile*
☐ D) hepatite A
☐ E) herpesvírus simples.

689 Constitui-se uma complicação da alimentação por sonda nasoentérica em pacientes no CTI:
☐ A) broncoaspiração
☐ B) anosmia
☐ C) ascite
☐ D) hipoglicemia
☐ E) infecção.

690 Entre os possíveis problemas relacionados com a ventilação mecânica que o paciente pode apresentar, pode(m) ser citado(s):
☐ A) comprometimento cardiovascular
☐ B) acidose respiratória
☐ C) sons respiratórios adventícios
☐ D) ascite e distensão jugular.

691 A assistência de enfermagem prestada ao doador de órgãos e tecidos tem como objetivo:
☐ A) viabilizar os órgãos para transplante
☐ B) integrar receptor e família
☐ C) cumprir as normas da Comissão de Controle de Infecção Hospitalar
☐ D) promover e difundir medidas educativas
☐ E) manter a família informada.

692 Paciente apresenta hipoglicemia e o médico plantonista prescreve 500 mℓ de solução glicosada a 15%. O enfermeiro só dispõe de solução glicosada a 5% – 500 mℓ e ampolas de glicose a 50% – 10 mℓ. Para preparar a solução prescrita, o enfermeiro deverá aspirar das soluções de que dispõe:
☐ A) 388 mℓ a 5% e 112 mℓ a 50%
☐ B) 300 mℓ a 5% e 200 mℓ a 50%
☐ C) 150 mℓ a 5% e 350 mℓ a 50%
☐ D) 258 mℓ a 5% e 242 mℓ a 50%.

693 Encontra-se na emergência um paciente com insuficiência cardíaca congestiva. Para este paciente foram prescritos 1.500 mℓ de solução de glicose a 5% em 24 h. Para atender essa prescrição, o enfermeiro deverá ajustar o gotejamento de infusão a:
☐ A) 63 mℓ/h
☐ B) 21 mℓ/h
☐ C) 38 mℓ/h
☐ D) 56 mℓ/h.

694 O tempo necessário para infusão de 750 mℓ de uma solução a 30 gotas por minuto será de:
☐ A) 8 h e 20 min
☐ B) 24 h
☐ C) 16 h e 40 min
☐ D) 12 h.

695 Em um paciente com hemorragia digestiva, para identificar a causa e o local de sangramento, utiliza-se:
☐ A) endoscopia
☐ B) escleroterapia
☐ C) esplenografia
☐ D) colangiografia.

696 No tratamento das varizes esofágicas utiliza-se o tamponamento com balão esofágico. Nessa terapêutica, a sonda utilizada é a de:

☐ A) Sengstaken-Blakemore
☐ B) nasogástrica
☐ C) Dobbyhoff
☐ D) nasoentérica.

697 Após realizar o eletrocardiograma de um paciente com diagnóstico de infarto agudo do miocárdio, o enfermeiro observa que esse paciente apresenta-se com fibrilação ventricular, então deverá preparar rapidamente material para o seguinte procedimento:

☐ A) cardioversão
☐ B) punção venosa profunda
☐ C) cateterismo cardíaco
☐ D) instalação de marca-passo.

698 Durante a parada cardíaca utiliza-se a epinefrina para:

☐ A) aumentar a perfusão durante as massagens cardíacas
☐ B) suprimir arritmias ventriculares
☐ C) corrigir acidose metabólica
☐ D) corrigir hipoxemia.

699 A Escala de Coma de Glasgow é utilizada para avaliação do nível de:

☐ A) consciência
☐ B) sedação
☐ C) anestesia
☐ D) analgesia.

700 Entre as causas de edema agudo do pulmão, destacam-se:

☐ A) insuficiência ventricular esquerda, arritmias, hipervolemia
☐ B) insuficiência cardíaca, hipovolemia, trombose
☐ C) hipertensão, hipopotassemia, hipervolemia
☐ D) insuficiência renal, hipovolemia, hipotensão.

701 O enfermeiro, ao observar que seu paciente está apresentando dificuldade de eliminar as secreções respiratórias, com capacidade vital reduzida e tosse ineficaz, deverá discutir com o fisioterapeuta a necessidade de iniciar a seguinte modalidade de assistência ventilatória:

☐ A) respiração por pressão positiva intermitente (RPPI)
☐ B) ventilação mandatória intermitente (VMI)
☐ C) pressão expiratória final positiva (PEEP)
☐ D) pressão positiva contínua da via respiratória (CPAP).

702 Objetivando aumentar a pressão da perfusão da artéria coronária e o fluxo sanguíneo durante a fase diastólica do ciclo cardíaco e diminuir o trabalho ventricular esquerdo, utiliza-se a terapêutica de:

☐ A) contrapulsação por bomba de balão intra-aórtico
☐ B) instalação de marca-passo temporário
☐ C) administração de digitálicos
☐ D) cardioversão eletiva.

703 O diurético que pode ser empregado para a manutenção da função urinária que é filtrado livremente e não é reabsorvido pelo túbulo, aumentando o volume e diminuindo a concentração da urina, denomina-se:

☐ A) osmótico
☐ B) poupador de potássio
☐ C) salurético
☐ D) mercurial.

704 Alguns dos efeitos da insuficiência renal crônica que poderão a longo prazo se manifestar são:

☐ A) desidratação – hipotensão
☐ B) anemia – osteodistrofia
☐ C) policitemia – hiperglicemia
☐ D) hiperidiose – hipodistrofia.

705 Ao realizar um exame físico o enfermeiro poderá encontrar o paciente fazendo um movimento brusco de grande amplitude, rápido e geralmente limitado a um dimídio corporal; movimento este denominado:

☐ A) asterixe
☐ B) hemibalismo
☐ C) coreia
☐ D) atetose.

706 Quando é necessário um efeito rápido de vasodilatadores coronarianos, sua administração deve ser feita pela via:

☐ A) oral
☐ B) tópica
☐ C) sublingual
☐ D) intramuscular.

707 O enfermeiro que utiliza o termo torporoso ao registrar o nível de consciência refere-se a um cliente que:
☐ A) está sonolento, porém segue os comandos simples quando solicitado
☐ B) não responde aos estímulos ambientais
☐ C) é difícil de acordar; acorda apenas com estimulação vigorosa
☐ D) não sabe onde está nem o dia da semana.

708 Ao avaliar o pulso poplíteo, o enfermeiro manterá o cliente em qual posição?
☐ A) Pronação
☐ B) Abdução
☐ C) Inversão
☐ D) Supinação.

709 Uma das característica definidoras do diagnóstico de enfermagem "débito cardíaco diminuído" é a presença de:
☐ A) hipotensão
☐ B) contrações
☐ C) xerostomia
☐ D) hipertensão.

710 O desequilíbrio eletrolítico caracterizado pelo aumento dos níveis de ureia e creatinina no sangue é denominado:
☐ A) hipocalcemia
☐ B) azotemia
☐ C) uremia
☐ D) hirsutismo.

711 O cliente M foi admitido na unidade de emergência para correção de hipopotassemia. Ao administrar potássio intravenoso, o enfermeiro deverá estar atento aos sinais de:
☐ A) hipotensão e dispneia
☐ B) arritmias e diminuição da força muscular
☐ C) cianose e tremores
☐ D) oligúria e choque hipovolêmico.

712 O enfermeiro, ao realizar a ausculta pulmonar em um cliente, evidencia um som produzido pela entrada de ar nas vias respiratórias distais e nos alvéolos contendo secreção. Trata-se de:
☐ A) sibilo
☐ B) murmúrio vesicular
☐ C) crepitação
☐ D) atrito pleural.

713 O teste de guaiaco é um exame laboratorial que consiste em demonstrar a presença de quantidades microscópicas de sangue nas amostras de:
☐ A) urina
☐ B) fezes
☐ C) escarro
☐ D) líquido cefalorraquidiano.

714 A arritmia cardíaca que é caracterizada pelo aparecimento de vários focos atriais, disparando estímulos com uma frequência superior a 400 bpm, é denominada:
☐ A) fibrilação atrial
☐ B) *flutter* atrial
☐ C) bloqueio atrioventricular
☐ D) bradicardia atrial.

715 Após avaliação neurológica de um cliente, o enfermeiro constatou que esse cliente apresentava incapacidade de realizar atos voluntários previamente aprendidos. Essa incapacidade é denominada:
☐ A) apraxia
☐ B) disartria
☐ C) taxia
☐ D) parafasia.

716 O tratamento de emergência para a ingestão de substâncias tóxicas inclui:
1. Administrar xarope de ipeca nos clientes com ingestão de substâncias alcalinas.
2. Realizar lavagem gástrica no cliente obnubilado.
3. Administrar carvão ativado, quando a substância tóxica é absorvida pelo carvão.

☐ A) Apenas a afirmativa 1 está correta
☐ B) Apenas a afirmativa 2 está correta
☐ C) Apenas a afirmativa 3 está correta
☐ D) As afirmativas 2 e 3 estão corretas.

717 A agnosia é a incapacidade de interpretar ou reconhecer os objetos por meio de determinado sistema sensorial. A lesão, quando ocorre no lobo occipital, corresponde a agnosia do tipo:

☐ A) visual
☐ B) auditiva
☐ C) gustativa
☐ D) tátil.

718 Uma enfermeira, 24 anos de idade, acidentou-se com agulha às 20 h em dedo da mão direita enquanto realizava uma punção venosa de um paciente-fonte sabidamente portador de HIV, sintomático e com carga viral elevada. A conduta imediata *correta* nesse caso é:

☐ A) utilizar soluções como éter ou hipoclorito
☐ B) iniciar quimioprofilaxia
☐ C) não iniciar quimioprofilaxia
☐ D) recomendar vacinação.

719 Nos casos de acidente perfurocortante, cujo paciente-fonte é HbsAg positivo, e o profissional de saúde tem resposta vacinal conhecida e adequada, qual a conduta *correta*?

☐ A) Nenhuma medida específica
☐ B) Iniciar a imunoglobulina hiperimune contra a hepatite B
☐ C) Iniciar nova série de vacinas
☐ D) Solicitar acompanhamento sorológico desse profissional.

720 Foram prescritas para profilaxia de trombose 7.500 UI de heparina intravenosa. Disponho de frasco com 5.000 UI/mℓ contendo 5 mℓ. Para atender a prescrição devo aspirar:

☐ A) 1,5 mℓ
☐ B) 1,0 mℓ
☐ C) 2,0 mℓ
☐ D) 2,5 mℓ.

721 A aspiração de líquido pleural para fins diagnósticos ou terapêuticos é denominada:

☐ A) plasmaforese
☐ B) broncoscopia
☐ C) diapedese
☐ D) toracocentece.

722 A postura espástica geralmente é observada em algum grau após um acidente vascular encefálico ou uma lesão medular. O posicionamento do paciente pelo enfermeiro, visando à diminuição da espasticidade do paciente, é:

☐ A) manter pressão contra os pés, tendo como apoio o pé da cama
☐ B) manter na posição de espasticidade
☐ C) colocar os cotovelos e punhos pronados quando sentado
☐ D) usar posições opostas à postura espástica.

723 Na ausculta cardíaca de um paciente é detectado que os sons cardíacos vêm em triplos, tendo o efeito acústico de um cavalo galopando. Nesse caso, além dos sons cardíacos normais, temos a seguinte bulha cardíaca:

☐ A) primeira
☐ B) segunda
☐ C) terceira
☐ D) quarta.

724 No pós-operatório de uma neurocirurgia em que a pressão intracraniana (PIC) está monitorada, o enfermeiro deverá estar atento a esses valores pressóricos sabendo que a PIC normal tem um valor máximo igual a:

☐ A) 32 mmHg
☐ B) 25 mmHg
☐ C) 9 mmHg
☐ D) 40 mmHg.

725 S.E.P., 45 anos de idade deu entrada na unidade coronariana, com diagnóstico de infarto agudo do miocárdio, sendo iniciado imediatamente o tratamento com trombolíticos. Na observação desse cliente, o enfermeiro deverá estar atento ao aparecimento das previsíveis complicações:

☐ A) hemorragia e hipotensão
☐ B) hipertensão e taquipneia
☐ C) bradicardia e hipertermia
☐ D) alergias e hipernatremia.

726 O enfermeiro intensivista deve manter com a cabeça lateralizada, para evitar a aspiração, os pacientes neurológicos que apresentam:

☐ A) disfagia
☐ B) disartria
☐ C) dislalia
☐ D) disfasia.

727 O enfermeiro, ao se preparar para aspirar o tubo orotraqueal do paciente, deverá anteriormente:

☐ A) hiperoxigenar o paciente
☐ B) desinsuflar o *cuff*
☐ C) aumentar o volume corrente
☐ D) aspirar a cavidade oral.

728 Qual é o distúrbio fisiológico que explica as alterações nos gases sanguíneos que acontece no tromboembolismo pulmonar?
☐ A) Espaço morto (VD/VT) diminuído
☐ B) Desigualdade entre ventilação alveolar e perfusão pulmonar (V/Q)
☐ C) Aumento da fração *shunt* (Qs/Qt)
☐ D) Diminuição na capacidade de difusão (DCO).

729 Com relação à pressão venosa central (PVC), é *incorreto* afirmar que:
☐ A) diminui com uso da pressão expiratória final positiva
☐ B) a PVC deve ser mensurada no final da expiração
☐ C) diminui com a expiração espontânea
☐ D) aumenta com a expiração forçada.

730 Entre as alternativas a seguir, a que *não* é indicação de intubação orotraqueal é:
☐ A) prevenir ou reverter obstrução de vias respiratórias superiores
☐ B) proteger quanto à aspiração do conteúdo gástrico
☐ C) prevenir ou reverter atalectasias
☐ D) facilitar *toillete* brônquica.

731 Assinale a alternativa que *não* é considerada mecanismo compensatório cardíaco e metabólico no choque.
☐ A) Redistribuição de fluidos para o espaço vascular
☐ B) Aumento da taxa de filtração glomerular
☐ C) Aumento da angiotensina
☐ D) Aumento da aldosterona.

732 Com relação às indicações para ventilação mecânica, é *incorreto* afirmar que:
☐ A) volume corrente > 5 mℓ/kg
☐ B) capacidade vital < 10 mℓ/kg
☐ C) instabilidade clínica
☐ D) PaO_2 < 60 mmHg.

733 A técnica de administração do choque elétrico é chamada de desfibrilação, sendo indicada para reverter uma fibrilação ventricular ou taquicardia ventricular. Com relação à assistência de enfermagem, assinale a afirmativa *incorreta*.
☐ A) Preparar as pás com quantidade suficiente de gel condutor
☐ B) Enxugar o suor do tórax do paciente para que não haja dispersão de energia pela superfície
☐ C) Selecionar o nível de energia (200 J para choque inicial de uma fibrilação ventricular)
☐ D) Colocar as pás em posição recomendada e aplicar uma pressão de cerca de 5 kg
☐ E) Carregar o capacitor.

734 Qual é o algoritmo adequado para o tratamento pré-hospitalar do acidente vascular encefálico?
☐ A) Verificar a ausência de resposta, avaliar circulação e pressão arterial, avaliar as vias respiratórias e avaliação neurológica
☐ B) Verificar a ausência de resposta, avaliar as vias respiratórias, avaliar circulação e pressão arterial e avaliação neurológica
☐ C) Avaliar as vias respiratórias, verificar a ausência de resposta, avaliação neurológica e avaliar circulação e pressão
☐ D) Avaliar as vias respiratórias, verificar a ausência de resposta, avaliar circulação e pressão e avaliação neurológica
☐ E) Verificar a ausência de resposta, avaliar as vias respiratórias, avaliação neurológica e avaliar circulação e pressão arterial.

735 Com relação às habilidades mínimas do enfermeiro membro da equipe de suporte avançado, assinale verdadeiro (V) ou falso (F).
☐ Adotar medidas para controle e tratamento iniciais dos quadros de intoxicação, tais como manejo respiratório, uso de antídotos, medicamentos e esvaziamento gástrico
☐ Adotar medidas para o controle da disfunção respiratória grave
☐ Ser capaz de avaliar o traumatizado grave e prestar o atendimento inicial nas medidas de suporte básico à vida

☐ Estar habilitado para prestar atendimento a gestante em trabalho de parto normal

Assinale a sequência *correta*.

☐ A) V, F, V, V
☐ B) F, V, V, V
☐ C) F, V, F, V
☐ D) V, V, F, F
☐ E) F, F, V, V.

736 O volume-minuto de um paciente com frequência respiratória = 15 irpm e volume corrente = 500 mℓ de:

☐ A) 7,5 lpm
☐ B) 25 lpm
☐ C) 5 lpm
☐ D) 7.500 lpm
☐ E) N.R.A.

737 Sobre os fármacos utilizados em situações de urgência/emergência, é *correto* afirmar que:

☐ A) a epinefrina pertence ao grupo dos antiarrítmicos
☐ B) a dobutamina pertence ao grupo dos nitritos
☐ C) a norepinefrina pertence ao grupo dos vasoativos
☐ D) a digoxina pertence ao grupo dos antiarrítmicos
☐ E) todas as alternativas estão corretas.

738 Uma das causas a seguir *não* está relacionada com insuficiência respiratória tipo I/hipoxemia ou hipóxica.

☐ A) Hipoventilação
☐ B) Edema pulmonar
☐ C) Tromboembolismo pulmonar
☐ D) Presença de *shunt*
☐ E) FiO_2 baixo.

739 Patologia que se desencadeia por estímulos fixos, como realizar determinado grau de esforço, mudanças bruscas de temperatura ou alterações emocionais:

☐ A) infarto
☐ B) angina instável
☐ C) angina estável
☐ D) insuficiência cardíaca
☐ E) N.R.A.

740 Um dos sinais ou sintomas a seguir *não* corresponde à clínica de hipercapnia.

☐ A) Sudorese
☐ B) Dispneia
☐ C) Fadiga
☐ D) Confusão mental
☐ E) Hipotensão.

741 Você é chamado para um atendimento e se depara com o seguinte quadro:

Cliente com 60 anos de idade, frequência cardíaca de 45 bpm, relata vertigem e apresenta as extremidades frias e úmidas e enchimento capilar prolongado. Qual é o primeiro fármaco de escolha a ser administrado?

☐ A) Atropina 0,5 a 1 mg
☐ B) Epinefrina em *bolus* por via intravenosa de 1 mg
☐ C) Infusão de isoproterenol de 1 a 10 μg/kg/min
☐ D) Adenosina em *bolus* por via intravenosa rápido de 6 mg
☐ E) Nenhum dos fármacos mencionados está indicado para o caso.

742 O débito cardíaco de um paciente depende de:

☐ A) volume sistólico
☐ B) frequência cardíaca
☐ C) volume diastólico
☐ D) as alternativas A e C estão corretas
☐ E) as alternativas A e B estão corretas.

743 Um dos sinais a seguir *não* pertence ao quadro de choque:

☐ A) hipotensão
☐ B) pulso filiforme
☐ C) taquicardia
☐ D) bradicardia
☐ E) todos os sinais mencionados são de choque.

744 Qual dos achados físicos a seguir corresponde ao quadro de acidente vascular encefálico de Cincinnati?

☐ A) Queda facial
☐ B) Debilidade dos braços
☐ C) Fala anormal
☐ D) Todas as alternativas estão corretas
☐ E) N.R.A.

745 Assinale a alternativa *incorreta* sobre as manifestações cardiocirculatórias de intoxicação por digitálicos.

☐ A) Ritmo sinusal
☐ B) Taquicardia e extrassístole
☐ C) Extrassístole ventricular
☐ D) Taquicardia somente
☐ E) Fibrilação ventricular.

746 O tempo para regressão total dos sinais e sintomas de um ataque isquêmico transitório é:

☐ A) 12 h
☐ B) 36 h
☐ C) 48 h
☐ D) 6 h
☐ E) 24 h.

747 A síndrome da lise tumoral é uma emergência caracterizada por:

☐ A) hipoglicemia, hiperfosfatemia e hiponatremia
☐ B) hipercolesterolemia, hipofosfatemia e hiperpotassemia
☐ C) hiperuceremia, hipocalcemia, hiperfosfatemia e hiperpotassemia
☐ D) hipocalcemia, hiperpotassemia, hipoglicemi e hiponatremia
☐ E) N.R.A.

748 É localização do cateter para mensuração da pressão intracraniana:

☐ A) cavidade ventrícular
☐ B) cerebelo
☐ C) espaço meníngeo
☐ D) bulbo
☐ E) ponte.

749 Com relação aos efeitos hemodinâmicos do balão intra-aórtico, é *correto* afirmar que:

☐ A) diminui o índice cardíaco
☐ B) diminui a pressão diastólica intra-aórtica
☐ C) eleva a pressão arterial média
☐ D) diminui o volume sistólico
☐ E) aumenta a pressão de perfusão cerebral.

750 O tamponamento cardíaco é uma complicação grave no pós-operatório de cirurgia cardíaca. São sinais dessa ocorrência:

☐ A) bradicardia e pulso paradoxal
☐ B) aumento súbito do sangramento pelo dreno mediastínico, bradicardia e hipotensão
☐ C) diminuição súbita do sangramento pelo dreno mediastínico, hipotensão e pulso paradoxal
☐ D) estase jugular, hipertensão e pulso paradoxal
☐ E) má perfusão periférica, oligúria e bradicardia.

751 A hiperpotassemia pode desencadear transtornos graves como:

☐ A) infarto agudo do miocárdio
☐ B) fibrilação ventricular
☐ C) diminuição dos intervalos PR e QT no eletrocardiograma
☐ D) assistolia
☐ E) as alternativas B e D estão corretas.

752 Paciente vítima de afogamento. O primeiro cuidado após a retirada da água é:

☐ A) estabilização da coluna vertebral
☐ B) aquecimento
☐ C) ventilação
☐ D) manobra de Heimilich
☐ E) adaptação do desfibrilador automático.

▸Respostas comentadas

Questão 552 – *Resposta:* letra **A**.
Comentário. Na fibrilação atrial ocorre uma desorganização elétrica nos átrios de tal forma que as despolarizações atriais passam a ocorrer de maneira totalmente desordenada e irregular, levando a contrações inefetivas. Essa arritmia se caracteriza por ausência de onda P, presença de atividade atrial rápida e irregular em uma frequência de 400 a 600 bpm por causa da estimulação de vários focos atriais.

Questão 553 – *Resposta:* letra **B**.
Comentário. O íleo paralítico (íleo adinâmico) é um distúrbio no qual os movimentos contráteis normais da parede intestinal cessam temporariamente. Como a obstrução é mecânica, o íleo paralítico impede a passagem do conteúdo intestinal. Ao contrário da obstrução mecânica, o íleo paralítico raramente acarreta perfuração. O íleo paralítico pode ser causado por uma infecção ou por um coágulo de sangue no interior do abdome, pela aterosclerose que reduz o suprimento sanguíneo ao intestino ou por uma lesão de uma artéria ou veia intestinal. Ele também pode ser causado por distúrbios extraintestinais, como, por exemplo, insuficiência renal ou concentrações anormais de eletrólitos no sangue (p. ex., concentração reduzida de potássio ou elevada de cálcio). Outras causas de íleo paralítico incluem determinados medicamentos e hipotireoidismo (hipoatividade da tireoide). O íleo paralítico é comum nas primeiras 24 a 72 h após uma cirurgia abdominal.

Questão 554 – *Resposta:* letra **B**.
Comentário. O nervo abducente (VI par) é responsável pela motricidade do músculo reto lateral do bulbo do olho. Ele se origina no núcleo abducente na ponte e envia fibras motoras para os músculos retos laterais do olho. Dano ao nervo ou ao seu núcleo interrompe o controle do movimento horizontal do olho.

Questão 555 – *Resposta:* letra **A**.
Comentário. As manifestações clínicas da insuficiência respiratória dependem necessariamente dos efeitos da hipoxemia e da hipercapnia e da sua ação sinérgica sobre os órgãos-alvo do organismo. O sistema nervoso é, de todos, o mais vulnerável a esses mecanismos fisiopatogênicos, seguido pelos rins, pelo coração e pelo fígado. Não surpreende, pois, que na insuficiência respiratória predominem os sintomas neurológicos. Para efeito de sistematização, podemos separar os efeitos da hipoxemia na insuficiência respiratória em dois tipos: o primeiro constitui uma tendência compensatória, de ação indireta no sistema nervoso vegetativo, mediante secreção de catecolaminas, e origina taquipneia, taquicardia, hipertensão pulmonar, poliglobulia. O segundo traduz sintomas de efeitos diretos da hipoxemia sobre os vários órgãos e sistemas: cianose, insuficiência cardíaca, convulsões, confusões e coma, uremia, anúria e insuficiência renal.

Questão 556 – *Resposta:* letra **A**.
Comentário. O choque hipovolêmico caracteriza-se por volume intravascular diminuído. A sequência de eventos no choque hipovolêmico começa com diminuição no volume intravascular, o que resulta na diminuição do retorno venoso, consequentemente diminuindo o débito cardíaco. Quando o débito cardíaco diminui, a pressão cai, há redução da perfusão e oxigenação tecidual com posterior insuficiência cardíaca e acidose progressiva, fisiopatologia responsável pelas manifestações clínicas descritas.

Questão 557 – *Resposta:* letra **A**.
Comentário. A onda P representa o impulso elétrico que se inicia no nódulo SA e espalhe-se através dos átrios. Por conseguinte, ela representa a despolarização muscular atrial.

Questão 558 – *Resposta:* letra **A**.
Comentário. O ventrículo direito é um compartimento de baixa pressão. A pressão diastólica ventricular direita final é comumente de 2 a 8 mmHg e é igual à pressão atrial direita porque a valva tricúspide está aberta.

Questão 559 – *Resposta:* letra **A**.
Comentário. A nitroglicerina promove vasodilatação, que diminui o tônus venoso, influenciando na

pós-carga e na pré-carga de ação musculotrópica arterial e venosa periférica, sendo um hipotensor grave.

Questão 560 – *Resposta:* letra **A**.
Comentário. A acidose metabólica é definida como nível de bicarbonato abaixo de 22 mEq/ℓ e um pH inferior a 7,35. Ela se caracteriza por produção excessiva de ácidos não voláteis ou por concentração inadequada de bicarbonato para a concentração do ácido no plasma. O pH baixo estimula o centro respiratório, que aumenta a frequência respiratória, produzindo a taquipneia compensatória, o que, posteriormente, irá reduzir a $PaCO_2$.

Questão 561 – *Resposta:* letra **A**.
Comentário. O fechamento das valvas semilunares aórtica e pulmonar (foco aórtico) produz o segundo batimento cardíaco B2, auscultado colocando-se o esteto no segundo espaço intercostal direito da borda esternal. Esse som representa o início da diástole ventricular.

Questão 562 – *Resposta:* letra **A**.
Comentário. A aplicação de uma pancada seca na região médio-esternal do cliente faz com que a energia mecânica do golpe possa reverter o quadro de parada cardíaca, entretanto a maioria dos autores já aboliu esse procedimento.

Questão 563 – *Resposta:* letra **A**.
Comentário. O enfisema subcutâneo é uma condição muito rara e geralmente está relacionado com a introdução inadvertida de ar no tecido (p. ex., por pneumomediastino). Também pode ocorrer pela produção de gás dentro do tecido por infecção tal como a gangrena gasosa. Pode ocorrer na parede intestinal como resultado de infecção por *Clostridium difficile*, como ocorre na enterocolite necrosante no recém-nascido. O enfisema subcutâneo pode frequentemente ser visto como uma saliência lisa na pele. A palpação da pele produz uma sensação incomum de crepitação à medida que o gás é empurrado no tecido.

Questão 564 – *Resposta:* letra **A**.
Comentário. Modo de ventilação mecânica no qual o ventilador controla completamente a ventilação do cliente conforme volumes correntes estabelecidos, assim como frequência respiratória. Nesta modalidade não se permite um mecanismo alternativo de ciclagem (a sensibilidade do aparelho fica normalmente desligada).

Questão 565 – *Resposta:* letra **A**.
Comentário. Débito cardíaco é o volume de sangue bombeado pelo coração em 1 min. A pressão sanguínea é a pressão que o sangue exerce nas paredes dos vasos sanguíneos. O diâmetro dos vasos afeta acentuadamente o fluxo sanguíneo, portanto, quando há diminuição do diâmetro do vaso, a resistência e a pressão aumentam e, quando há dilatação, aumentando o calibre do vaso, a resistência e a pressão diminuem. Desse modo, PA (pressão arterial) = DC (débito cardíaco) × RVP (resistência vascular periférica).

Questão 566 – *Resposta:* letra **A**.
Comentário. Cheyne-Stokes é um padrão anormal de respiração caracterizado por períodos alternados de apneia e respiração rápida e profunda. O ciclo inicia-se com respirações lentas, superficiais que gradualmente aumentam em amplitude e ritmo e é seguido de um período de apneia. O período de apneia pode durar 3 a 30 s, daí o ciclo repete-se a cada 45 s a 3 min. Isso ocorre por causa de variações da tensão de O_2 e CO_2 no sangue. O excesso de CO_2 durante o período de apneia obriga os centros respiratórios bulbares a enviarem estímulos mais intensos que resultam em um aumento da amplitude dos movimentos respiratórios; com isso, haverá maior eliminação de CO_2 e sua concentração no sangue baixa. Consequentemente, não havendo estímulos exagerados dos centros respiratórios, diminui a amplitude dos movimentos respiratórios e assim sucessivamente.

Questão 567 – *Resposta:* letra **C**.
Comentário. A liberação de um impulso elétrico por um desfibrilador externo despolariza simultaneamente a maioria das células ventriculares durante a fibrilação ventricular e as anormalidades de reentrada da taquicardia ventricular. Se as condições estão corretas e não houve muito comprometimento no sistema de condução elétrica intrínseca do coração, o nodo atrial pode retomar

sua função como marca-passo do coração; por isso o procedimento indicado nesse tipo de arritmia cardíaca é a desfibrilação.

Questão 568 – *Resposta:* letra **D**.
Comentário. Os trombolíticos dissolvem todos os coágulos, não somente os da artéria coronária. Portanto, os trombolíticos não devem ser usados caso o cliente tenha formado um coágulo protetor (p. ex., depois de acidente vascular encefálico). Além disso, os trombolíticos reduzem a capacidade do cliente de formar um coágulo estabilizador, de modo que o cliente está em risco de sangramento. Portanto, os trombolíticos não devem ser utilizados quando o cliente está sangrando ou apresenta um distúrbio hemorrágico.

Questão 569 – *Resposta:* letra **C**.
Comentário. As alterações da pós-carga no pós-operatório de cirurgia cardíaca se devem a vasoconstrição e hipervolemia. A alteração na temperatura corporal do cliente é a causa mais comum de alterações na pós-carga depois da cirurgia cardíaca.

Questão 570 – *Resposta:* letra **C**.
Comentário. Os hidrogéis e hidrocoloides cobrem a ferida e permitem que as enzimas façam a autodigestão da pele esfacelada, destruindo o tecido desvitalizado.

Questão 571 – *Resposta:* letra **C**.
Comentário. O suporte avançado de vida consiste no emprego de procedimentos que requerem equipamentos adicionais, equipes e conhecimentos especializados. Normalmente ocorre na estrutura hospitalar e refere-se a intubação traqueal, terapêutica medicamentosa, desfibrilação e ventilação mecânica. O ABCD da reanimação cardiopulmonar consiste em manter via respiratória permeável, fornecer a ventilação artificial mediante respiração de resgate, promover a circulação artificial por meio da compressão cardíaca externa e restaurar o batimento cardíaco pela desfibrilação.

Questão 572 – *Resposta:* letra **A**.
Comentário. As substâncias alfa-adrenérgicas (epinefrina, norepinefrina etc.) aumentam a pressão de perfusão coronariana mediante vasoconstrição periférica seletiva e, como consequência, aumentam a chance de restauração da circulação espontânea.

Questão 573 – *Resposta:* letra **A**.
Comentário. As complicações hemorrágicas são a principal complicação do uso dos fibrinolíticos. Idade avançada, sexo feminino e baixo peso são preditores de complicação hemorrágica de qualquer tipo (cerebral ou não). Hipertensão arterial e antecedente de doença cerebrovascular são preditores para acidentes vasculares hemorrágicos, além dos fatores já citados. A utilização de estreptoquinase pode estar associada a hipotensão, que deve ser tratada com interrupção de sua administração, elevação dos membros inferiores e, se necessário, reposição de volume ou atropina. A estreptoquinase é o trombolítico que causa menos sangramentos. É a medicação de escolha para ser usada em idosos. Poderá causar, além de hipotensão, um quadro alérgico.

Questão 574 – *Resposta:* letra **B**.
Comentário. As células do miocárdio irreversivelmente lesionado liberam uma série de enzimas na circulação que podem ser medidas por reações químicas específicas. A atividade aumentada de muitas enzimas tem sido encontrada no soro ou no plasma de clientes com infarto agudo do miocárdio, sendo que níveis elevados de enzimas no plasma correlacionam-se com a correspondente depleção dessas substâncias no tecido infartado. Por conseguinte, a determinação da atividade dessas enzimas, tornou-se padronizada no diagnóstico laboratorial do infarto agudo do miocárdio.

Questão 575 – *Resposta:* letra **C**.
Comentário. A pressão expiratória final positiva (PEEP) é a manutenção de pressões positivas nas vias respiratórias ao final da expiração, após a fase inspiratória ter ocorrido a cargo de um ventilador mecânico. Como a pressão positiva contínua da via respiratória, a pressão expiratória final positiva foi concebida para melhorar a oxigenação arterial, mantendo os alvéolos abertos durante todo o ciclo respiratório, e com esse recrutamento alveolar há melhora nos níveis de oxigenação e melhora da complacência pulmonar. A PEEP tem poucos efeitos sobre as trocas de CO_2.

Questão 576 – *Resposta:* letra **C**.
Comentário. Para avaliar a extensão e a gravidade da queimadura utiliza-se a regra dos nove, que, apesar de não ser precisa, proporciona uma estimativa da extensão. Na referida regra, o tórax corresponde a 18% face anterior e 18% face posterior. Como na figura somente meio tórax foi comprometido, teríamos uma extensão de 18% de área queimada no tórax. (9% meio tórax anterior e 9% meio tórax posterior). A perna foi lesionada em toda a sua extensão, o que corresponde a 18% de área queimada, ou seja, 9% da face anterior da perna, mais 9% da face posterior da perna. Desse modo, o total da área queimada desse cliente seria 18% (tórax) + 18% (perna) = 36%. Entretanto, se considerarmos a figura como sendo demonstrativa de uma face somente do cliente (anterior ou posterior), teríamos um total de 18%. Assim, o candidato poderia ficar em dúvida quanto à opção correta, uma vez que o enunciado não foi claro.

Questão 577 – *Resposta:* letra **D**.
Comentário. A atropina é um fármaco anticolinérgico que antagoniza os estímulos colinérgicos nos receptores muscarínicos, por isso é indicado em casos de intoxicações que apresentem nítida ação muscarínica, como nas intoxicações por organofosforados.

Questão 578 – *Resposta:* letra **C**.
Comentário. A dobutamina é uma catecolamina sintética com ação inotrópica direta cuja atividade primária é resultante da estimulação dos receptores adrenérgicos cardíacos, principalmente receptores beta-1 e com menor intensidade receptores beta-2 e alfa-adrenérgicos, portanto aumenta a força de contração e o volume sistólico enquanto produz apenas discretos efeitos cronotrópicos, pressóricos, arritmogênicos e vasodilatadores.

Questão 579 – *Resposta:* letra **A**.
Comentário. A manobra de Heimlich (tosse "artificial" ou "auxiliada") promove aumento da pressão intratorácica e é utilizada com o intuito de remover o corpo estranho que está obstruindo a via respiratória. A pressão dos impulsos realizados na manobra levanta o diafragma, força o ar dentro dos pulmões e cria uma tosse artificial poderosa o bastante para expelir o objeto aspirado.

Questão 580 – *Resposta:* letra **D**.
Comentário. O traumatismo cranioencefálico moderado apresenta escores de 9 a 12 na Escala de Coma de Glasgow. O item de avaliação *melhor resposta motora* varia de 1 a 6, sabendo-se que, no caso de o cliente localizar a dor, alcança escore 5 e, no caso de apresentar descerebração (extensão anormal), escore 2. A melhor abertura ocular é atribuída ao cliente com olhos abertos espontaneamente, atribuindo-se escore 4, enquanto a abertura ocular sob estímulo doloroso alcança o escore 2. Desse modo a única opção correta é a letra D.

Questão 581 – *Resposta:* letra **B**.
Comentário. Pressão de pulso é a diferença entre as pressões sistólicas e diastólicas e constitui um reflexo do volume sistólico, da velocidade de ejeção e da resistência vascular sistêmica. Assim, pressão sistólica (120 mmHg) – pressão diastólica (80 mmHg) = 40 mmHg (pressão de pulso).

Questão 582 – *Resposta:* todas as opções estão corretas.
Comentário. Alguns sintomas da insuficiência respiratória variam de acordo com a causa. No entanto, níveis reduzidos de oxigênio produzem cianose (coloração azulada da pele), e níveis elevados de dióxido de carbono causam confusão mental e sonolência. Um indivíduo com obstrução das vias respiratórias pode apresentar falta de ar e esforçar-se muito para respirar (dispneia), enquanto um indivíduo que está intoxicado ou debilitado pode simplesmente entrar em coma. Independentemente da causa da insuficiência respiratória, os níveis reduzidos de oxigênio produzem, em última instância, um mau funcionamento cerebral e cardíaco, acarretando deterioração da consciência e arritmias cardíacas (ritmos cardíacos anormais) que podem levar à morte. Os sinais precoces são aqueles associados ao comprometimento da oxigenação, podendo incluir inquietação, fadiga, cefaleia, dispneia, aerofagia, taquicardia e aumento da pressão sanguínea. Conforme a hipoxemia progride, o paciente apresenta letargia, confusão, taquicardia, taquipneia e cianose central. Portanto, todas as opções estão corretas.

Questão 583 – *Resposta:* letra **A**.
Comentário. Os sintomas dependem do tamanho do trombo e da área da artéria pulmonar por ele ocluída. As consequências hemodinâmicas incluem aumento da resistência vascular pulmonar e da pressão arterial pulmonar. Deve ser utilizado anticoagulantes como a varfarina e a heparina para prevenção de trombose. Os dispositivos pneumáticos de compressão intermitente das pernas devem ser usados antes da cirurgia e mantidos até que o cliente esteja deambulando. Portanto a única opção verdadeira é que a embolia pulmonar está associada a trauma, gravidez, cirurgia, insuficiência cardíaca, imobilidade prolongada e idade avançada.

Questão 584 – *Resposta:* letra **A**.
Comentário. São cuidados de enfermagem no cateterismo cardíaco: registrar os pulsos distais abaixo do local do cateterismo após o procedimento, não mobilizar ativamente o membro afetado imediatamente antes e após a realização do exame; avaliar sintomas dolorosos sugestivos de infarto do miocárdio; registrar a pressão arterial e o pulso apical a cada 15 min.

Questão 585 – *Resposta:* letra **A**.
Comentário. Na postura de descerebração, o cliente estende tanto os membros superiores como os inferiores quando estimulados, o que representa uma lesão ou disfunção da região mesencefálica ou da parte superior da ponte. Essa resposta é um sinal de gravidade.

Questão 586 – *Resposta:* letras **C** e **D** estão corretas.
Comentário. Entre os procedimentos realizados para o preparo do cliente para a diálise está a avaliação do peso do cliente e, com relação aos procedimentos necessários para o preparo do equipamento, aquecimento do líquido de diálise até a temperatura corporal para evitar desconforto para o cliente e dor abdominal. Como o enunciado refere-se a cuidados antes da instalação da diálise, as opções C e D estão corretas.

Questão 587 – *Resposta:* letra **D**.
Comentário. O choque hipovolêmico é caracterizado pela redução do volume sanguíneo intravascular. A queda do débito cardíaco diminui a perfusão dos tecidos, ocasionando o desvio do metabolismo aeróbico para anaeróbico e o acúmulo de ácido láctico. O teste de inclinação para a confirmação do choque hipovolêmico consiste na elevação dos membros inferiores do cliente em posição supina até acima do nível do coração. Se a pressão arterial aumentar significativamente, o teste será positivo. No cliente politraumatizado, a possibilidade de lesão vertebral é fator prioritário na mudança da posição corporal da vítima. Desse modo, a imobilização dos membros e da cabeça da vítima é parte integrante das ações primárias, não sendo possível elevar os membros.

Questão 588 – *Resposta:* letra **B**.
Comentário. A pressão venosa central reflete a pré-carga do ventrículo direito, ou seja, a capacidade de distensão da fibra cardíaca. Em clientes com a pressão de artéria pulmonar normal, a pressão venosa central é orientadora da volemia. Existem diferentes valores descritos como normais na literatura. Hoje, discute-se a proximidade de zero, como valor normal, baseando-se na pressão diastólica do ventrículo direito que é próximo de zero. Desse modo, o gabarito pode ser questionado, pois a resposta é B.

Questão 589 – *Resposta:* letra **D**.
Comentário. O cliente infartado deve permanecer o mais confortável possível em repouso no leito para diminuir o estresse e o consumo de oxigênio decorrente. A posição sentada com as pernas pendentes dificulta o retorno venoso para o coração com sinais de insuficiência (estertoração), mas não é indicada para esse cliente, que necessita de repouso absoluto. O oxigênio suplementar deve ser ofertado o mais rápido possível nas emergências cardiovasculares, de preferência a 100%, para aumentar a tensão arterial de oxigênio, a saturação de hemoglobina e a oxigenação tissular. Em clientes com infarto agudo do miocárdio, o oxigênio suplementar reduz a magnitude e a extensão das alterações do segmento ST. Deve ser administrado por cateter nasal na dose de 4 ℓ/min, nas primeiras 2 a 3 h do evento agudo. Para infarto agudo do miocárdio, o oxigênio faz parte do tratamento. A

mensuração da pressão venosa central necessita de um acesso venoso profundo. A punção venosa profunda dentro da janela de tempo para trombólise não é indicada pela possibilidade de distúrbio de coagulação após o procedimento com medicação não trombo seletiva. A manutenção de acesso venoso periférico é justificada apenas durante a possibiliade de trombólise; após esse período, a punção venosa profunda pode ser executada. Os estertores presentes são decorrentes de insuficiência cardíaca, devendo ser tratados com medicações que melhorem a força de contração e diminuam a pré-carga. A resposta pode ser contestada. O enunciado da questão estabelece um grau de prioridade que não é adequado à resposta.

Questão 590 – *Resposta:* letra **C**.
Comentário. O termo gravemente queimado sugere uma queimadura de terceiro grau em grande extensão. O distúrbio hidreletrolítico pode acontecer pela vasodilatação excessiva, provocando perda de plasma para o interstício. Hemorragias, convulsões e insuficiência respiratória aguda são raras, sinais de infecções aparecem mais tardiamente.

Questão 591 – *Resposta:* letra **C**.
Comentário. Diante da emergência apresentada, a ação do enfermeiro deve visar à parada do sangramento; desse modo, a resposta C é a adequada. O médico somente será acionado após o atendimento imediato; o curativo será realizado após o controle do sangramento, a elevação dos membros inferiores não se aplica e a oferta suplementar de oxigênio só é realizada diante de grande perda sanguínea.

Questão 592 – *Resposta:* letra **A**.
Comentário. Na ventilação mandatória intermitente o aparelho é disparado pelo tempo e pelo esforço do cliente. A pressão positiva contínua da via respiratória consiste em pressão contínua nas vias respiratórias na qual o cliente ventila espontaneamente, não há garantia de volume ou frequência pelo aparelho. O disparo na modalidade assistido-controlada é dado pelo tempo e pelo esforço do cliente. Na ventilação assistida, a frequência e o tempo expiratório ficam de acordo com a estimulação e o padrão ventilatório do cliente.

Questão 593 – *Resposta:* letra **E**.
Comentário. A hipoventilação é mecanismo causador da hipercapnia (elevação dos níveis de CO_2 no sangue arterial). A forma compensatória da acidose respiratória decorrente é elevação da taxa de reabsorção tubular de bicarbonato e eliminação de urina ácida.

Questão 594 – *Resposta:* letra **B**.
Comentário. As medicações utilizadas no carro de parada cardíaca são as de administração imediata na reanimação: atropina, epinefrina, amiodarona, xilocaína, bicarbonato de sódio; o gliconato de cálcio só é utilizado em situações de hiperpotassemia preexistente. A resposta B do gabarito é a que melhor responde ao enunciado.

Questão 595 – *Resposta:* letra **E**.
Comentário. O objetivo da umidificação e aquecimento é prevenir a hipotermia, o aumento da viscosidade das secreções e a destruição do epitélio das vias respiratórias.

Questão 596 – *Resposta:* letra **A**.
Comentário. A resposta A se justifica, pois o excesso de pressão exercido pelo *cuff* na mucosa da laringe pode propiciar lesões que envolvem desde edema até necrose tecidual. A pressão ideal fica entre 18 e 20 mmHg. A função do *cuff* é não permitir escape de ar.

Questão 597 – *Resposta:* letra **D**.
Comentário. A sequência de reanimação deve favorecer a liberação das vias respiratórias superiores para que se possa iniciar o processo de ventilação, em que são administradas duas ventilações e, posteriomente, as massagens cardíacas se necessário, pois, tratando-se de obstrução de vias respiratórias, esse processo pode levar à ventilação espontânea. A resposta D é a que melhor expressa a sequência ideal.

Questão 598 – *Resposta:* letra **B**.
Comentário. A administração de bicarbonato de sódio na parada cardiorrespiratória é indicada nos casos de acidose persistente e hipercápnica, recuperação prolongada e nos casos de intoxicação

por antidepressivos tricíclicos. Desse modo, a resposta B realmente é a que melhor se aplica.

Questão 599 – *Resposta:* letra **C**.
Comentário. A resposta C é a que mais se adequa. As diretrizes para o atendimento do cliente em edema agudo de pulmão, determinam o posicionamento em decúbito elevado e a administração de oxigênio, morfina e diuréticos. A utilização do torniquete é conduta não mais adotada.

Questão 600 – *Resposta:* letra **B**.
Comentário. A hipotensão tem como um dos mecanismos compensatórios o aumento da resistência vascular. A diminuição do fluxo nas extremidades, vai dificultar a captação do pulso, compromentendo a qualidade do resultado.

Questão 601 – *Resposta:* letra **D**.
Comentário. A fibrilação ventricular é o estremecimento rápido e ineficaz dos ventrículos, ocasionando batimentos cardíacos inaudíveis, pulsos palpáveis e respiração perceptível. É um padrão muito irregular. Entre as manifestações clínicas não ocorrem dilatação das pupilas nem convulsão.

Questão 602 – *Resposta:* letra **B**.
Comentário. A aplicação de pasta condutora tem o objetivo de diminuir a resistência da pele, tornar o choque mais eficaz pela propagação da corrente e proteger a pele de queimaduras. A resposta B é a que melhor responde ao enunciado.

Questão 603 – *Resposta:* letra **B**.
Comentário. A pressão venosa central pode ser uma estimativa da pré-carga direita, representada pelo volume diastólico final do ventrículo direito. Valores crescentes podem indicar hipervolemia ou contratilidade miocárdica precária.

Questão 604 – *Resposta:* letra **A**.
Comentário. A manutenção do cateter dispensa o uso de heparina. A questão deve ter sido elaborada antes que os trabalhos demonstrassem que a salinização e o uso de pressurização adequada (300 mmHg) são suficientes e evitam o efeito adverso do uso da heparina na cascata de coagulação.

Questão 605 – *Resposta:* letra **E**.
Comentário. A obstrução coronariana pode levar ao infarto agudo do miocárdio. O infarto do miocárdio de parede inferior, ou anterior extenso, pode levar a choque cardiogênico súbito. O músculo perde a condição inotrópica para funcionar como bomba cardíaca.

Questão 606 – *Resposta:* letra **C**.
Comentário. A pressão expiratória final positiva é um recurso ventilatório que aumenta a pressão alveolar no final da expiração. Esse mecanismo permite que os alvéolos permaneçam abertos e tenham um maior tempo de troca gasosa, assim melhorando a oxigenação com necessidade de menor fração de O_2 inspirado.

Questão 607 – *Resposta:* letra **B**.
Comentário. O diagnóstico de parada cardiorrespiratória (PCR) é perda de consciência, apneia e ausência de pulsos de grandes artérias. A resposta B é a que condiz com o sinal de maior confiabilidade. A perda da consciência pode ser indicativa de problemas neurológicos, metabólicos ou resultante de baixo débito cardíaco. A hipotermia não é indicativa de PCR, mas pode ser causa. A ausência de pulso braquial pode ser decorrente da constrição periférica compensatória em situações de arritmias que geram pulso, mas cursam com baixo débito cardíaco.

Questão 608 – *Resposta:* letra **A**.
Comentário. Os sinais de rejeição são: dor ou edema no local do transplante, nas pálpebras e nas extremidades, hipertermia, oligúria, ganho de peso em pouco tempo, disúria, diurese hemática e com odor fétido, hipertensão arterial sistêmica, tosse e dificuldade respiratória. A resposta A é a que apresenta sinais e sintomas característicos.

Questão 609 – *Resposta:* letra **D**.
Comentário. A epinefrina é a medicação vasopressora que aumenta a pressão de perfusão durante as compressões e os fluxos sanguíneo cerebral e miocárdico. O bicarbonato trata e corrige acidose. A atropina reduz o tônus vagal, aumenta a frequência do nó sinusal e a condução A-V. A lidocaína é um antiarrítmico.

Questão 610 – *Resposta:* letra **B**.
Comentário. A extensão da lesão miocárdica é o fator principal da manutenção da função da bomba cardíaca. Os fatores de risco coronarianos são indicativos da probabilidade da ocorrência do infarto agudo do miocárdio, a persistência da dor é o indicativo da deficiência de irrigação do músculo cardíaco.

Questão 611 – *Resposta:* letra **E**.
Comentário. O ECG é útil na detecção de distúrbios do ritmo e de alterações isquêmicas e pode revelar respostas reflexas, como alterações da frequência cardíaca na hipovolemia e intoxicações medicamentosas.

Questão 612 – *Resposta:* letra **B**.
Comentário. A procaína é um antiarrítmico indicado na taquicardia ventricular. O nitroprussiato de sódio é um vasodilatador utilizado nas crises hipertensivas e para redução da resistência vascular sistêmica. A estreptoquinase é um trombolítico utilizado nos casos de infarto agudo do miocárdio e embolia pulmonar. A teofilina é um broncodilatador, e a nitroglicerina é um vasodilatador coronariano utilizado principalmente nas crises anginosas.

Questão 613 – *Resposta:* letra **B**.
Comentário. O maior risco das fraturas da cervical é a possibilidade de secção da medula, na qual o cliente ficará tetraplégico. Desse modo, é justificável a resposta B, pelo risco de insuficiência respiratória aguda e apneia.

Questão 614 – *Resposta:* letra **D**.
Comentário. A resposta do gabarito é D, porém o enunciado não evidencia qual é a via de administração da medicação. A lavagem gástrica só é indicada para medicações por via oral. A resposta mais apropriada é a E. Cabe recurso.

Questão 615 – *Resposta:* letra **E**.
Comentário. O preconizado para o atendimento das vítimas de mordedura de peçonhentos é o transporte imediato para o hospital. Nesses casos, a lavagem da ferida com água e sabão objetiva a limpeza da solução de continuidade.

Questão 616 – *Resposta:* letra **B**.
Comentário. O atendimento deve ser conduzido de acordo com o estado da vítima. A extensão de área queimada e o nível de consciência são determinantes das ações. A retirada das roupas impregnadas com a substância química vai reduzir o contato e, consequentemente, o tempo de ação da substância sobre o tecido. A lavagem da área com água e sabão ou soro fisiológico visa à retirada mecânica da substância química sobre a área, também na tentativa de diminuir o contato e o tempo de ação sobre o tecido. A identificação da substância é importante para a definição do tratamento. A resposta B é a que revela a ação incorreta, pois a fricção e a pressão de água sobre a área afetada (queimada) aumentarão o trauma local, ocasionando maior dano à vítima.

Questão 617 – *Resposta:* letra **B**.
Comentário. O liquor e as meninges são estruturas protetoras do sistema nervoso central, funcionando o líquido como um verdadeiro amortecedor, defendendo mecanicamente o sistema nervoso central dos traumatismos externos. A dura-máter (juntamente com a aracnoide) adere firmemente aos ossos da base do crânio. Isso explica por que pequenas fraturas da base do crânio são frequentemente acompanhadas de liquorreia. Qualquer afastamento ósseo ou esquírula óssea é capaz de esgarçar ou romper a paquimeninge e a aracnoide, abrindo o espaço subaracnóideo para o exterior. Surge, assim, o vazamento de líquido cefalorraquidiano pelo nariz ou pelo ouvido, como consequência do ferimento aberto através do seio frontal, da lâmina crivosa, das células etmoidais, da sela túrcica ou do sistema pneumático do osso temporal.

Questão 618 – *Resposta:* letra **A**.
Comentário. Acidentes graves, sobretudo com a presença de fraturas, podem causar sangramentos internos. A hemorragia interna pode levar rapidamente ao estado de choque e, por isso, a situação deve ser acompanhada e controlada com muita atenção para os sinais externos: pulso fraco e acelerado, pele fria e pálida, hipotensão arterial por perda do fluxo sanguíneo adequado, mucosas dos

olhos e da boca brancas, mãos e dedos arroxeados pela diminuição da irrigação sanguínea, sede, confusão mental, agitação e tonturas, decorrentes da diminuição de oferta de oxigênio ao cérebro, podendo evoluir para a perda da consciência.

Questão 619 – *Resposta:* letra **B**.
Comentário. A manobra de Heimlich é o melhor método pré-hospitalar de desobstrução das vias respiratórias superiores por corpo estranho. Essa manobra foi descrita pela primeira vez pelo médico norte-americano Henry Heimlich, em 1974, e induz uma tosse artificial que tem como objetivo expelir o objeto da traqueia da vítima. Resumidamente, uma pessoa fazendo a manobra usa as mãos para fazer pressão abaixo do diafragma. Isso comprimirá os pulmões e fará pressão sobre qualquer objeto estranho na traqueia.

A pessoa, ao aplicar a manobra, deverá posicionar-se atrás da vítima, fechar o punho e posicioná-lo com o polegar para dentro entre o umbigo e o esterno. Com a outra mão, deverá segurar o seu punho e puxar ambas as mãos em sua direção, com um rápido empurrão para cima e para dentro a partir dos cotovelos. Deve-se comprimir a parte superior do abdome contra a base dos pulmões, para expulsar o ar que ainda resta e forçar a eliminação do bloqueio. É essencial repetir a manobra cerca de cinco a oito vezes. Cada empurrão deve ser vigoroso o suficiente para deslocar o bloqueio. Caso a vítima fique inconsciente, a manobra deve ser interrompida e deve ser iniciada a reanimação cardiorrespiratória.

Questão 620 – *Resposta:* letra **A**.
Comentário. A acidose respiratória é um distúrbio ácido-básico decorrente da hipoventilação alveolar que acarreta hipercapnia (aumento da pressão parcial de CO_2 no sangue arterial – $PaCO_2 >$ 45 mmHg).

A acidose metabólica é um distúrbio ácido-básico decorrente da acidez excessiva do sangue, caracterizada por uma concentração plasmática anormalmente reduzida de bicarbonato.

A alcalose metabólica é uma condição na qual o sangue é alcalino em decorrência de uma concentração anormalmente elevada de bicarbonato. A alcalose metabólica ocorre quando o corpo perde ácido em excesso.

A hipertensão arterial é incremento da pressão arterial sistólica ou diastólica. Os mecanismos desencadeadores podem envolver alterações do leito arteriolar, com aumento da resistência vascular, disfunção renal ou hormonal e liberação anormal de renina. Não se apresenta tipicamente com intercorrências ventilatórias, excetuando-se a evolução para edema agudo de pulmão.

A alcalose ventilatória é decorrente da hipocapnia (diminuição da pressão parcial de CO_2 ($PaCO_2 <$ 35 mmHg) provocada pela hiperventilação alveolar, decorrente da taquipneia.

Questão 621 – *Resposta:* letra **D**.
Comentário. A resposta pupilar à luz, é um bom indicador da existência ou não de sofrimento cerebral. Para isso, deve-se incidir uma luz diretamente sobre cada uma das pupilas:

- Miose (pupilas contraídas em respostas à luz)
- Midríase (pupilas dilatadas apesar da luz)
- Anisocoria (pupilas reagindo diferentemente à luz).

A reação deve ser idêntica em ambas. Se não existir contração pupilar, ou se esta for diferente de pupila para pupila (anisocoria), pode haver sofrimento do sistema nervoso central.

Questão 622 – *Resposta:* letra **B**.
Comentário. A fibrilação ventricular é uma arritmia maligna decorrente da estimulação de diversos marca-passos ectópicos ventriculares. É um dos tipos de parada cardíaca.

O edema agudo de pulmão é uma intercorrência pulmonar grave decorrente de falha de bomba cardíaca ou de origem não cardiogênica, como nas anafilaxias. A existência de líquido nos espaços extravasculares do pulmão culmina com desconforto ventilatório (taquidispneia) importante, ortopneia, tosse persistente. Dor torácica e náuseas não são sintomas característicos.

A insuficiência cardíaca congestiva é decorrente da diminuição da força de contração da musculatura cardíaca. A insuficiência ventricular direita provoca acúmulo de sangue no ventrículo direito e regurgitação para o átrio direito, ocasionando edema periférico e ingurgitamento de outros órgãos, como o fígado. A insuficiência cardíaca esquerda provoca queda do débito cardíaco e acúmulo de sangue nos pulmões.

O infarto agudo do miocárdio pode cursar com dor típica (sensação de pressão no peito) ou dor subesternal. Pode haver irradiação da dor para ombros, maxilar, região epigástrica. Pode, ainda, cursar com náuseas, edema agudo de pulmão ou choque cardiogênico. As complicações dependem da parede infartada e da extensão da lesão.

Questão 623 – *Resposta:* letra **D**.
Comentário. O choque elétrico é a passagem de corrente elétrica ao longo do corpo. A energia elétrica provoca alterações na despolarização de músculos e nervos. A corrente de alta frequência provoca queimaduras, coagulação e necrose tissular local. A descarga elétrica persiste enquanto houver contato entre a vítima e a saída da corrente elétrica. Abrir a boca, ventilar, ou qualquer outro tipo de contato físico com a vítima, mesmo intermediado por objetos condutores, transformará o socorrista também em acidentado.

O tempo gasto ao chamar primeiro o médico ou o corpo de bombeiros sem antes isolar o acidentado poderá levá-lo à morte, principalmente por arritmia cardíaca.

Questão 624 – *Resposta:* letra **C**.
Comentário. As síndromes coronarianas são originadas pela deficiência de irrigação do músculo cardíaco, pela redução do fluxo coronariano por uma ou mais artérias. Pode ter duas formas de apresentação: angina instável ou infarto do miocárdio sem supradesnivelamento de ST. A isquemia e a morte celular provocam dor intensa na maioria dos clientes.

A assistência de enfermagem prestada a esses clientes objetiva o controle da ansiedade e da dor, pois o estresse provoca alterações (taquicardia e agitação) que elevam o consumo de oxigênio. Tem também como objetivo a detecção de sinais precoces de complicações, como arritmias malignas, choque e edema agudo de pulmão, necessitando de controle efetivo de sinais vitais, repouso absoluto e controle dietético.

Questão 625 – *Resposta:* letra **E**.
Comentário. O comprometimento súbito da irrigação cerebral por processo isquêmico ou hemorrágico, em sua fase aguda, provoca distúrbios sensoriais (dormência e distúrbios visuais), motores (distúrbios de marcha), perda da consciência e outras manifestações como convulsões e descontrole esfincteriano. Sinais clássicos como desvio de comissura labial, afasia, hemiparesia ou hemiplegia levam ao primeiro diagnóstico.

Questão 626 – *Resposta:* letra **A**.
Comentário. A redução grave do volume intravascular provoca diminuição da perfusão tissular, tornando-se uma situação que necessita de restauração imediata. A conduta de enfermagem ao cliente em hipovolemia visa à restauração do débito cardíaco, com consequente controle hemodinâmico e ventilatório.

Questão 627 – *Resposta:* letra **C**.
Comentário. Após a recuperação cardiorrespiratória (o enunciado revela o fim das manobras), a monitoração dos sinais vitais e do nível de consciência são ações básicas de assistência de enfermagem. O cliente pode evoluir para nova parada cardiorrespiratória enquanto a causa básica não for controlada.

Nesse momento o cliente já deve ter um acesso venoso periférico puncionado, e a administração de medicação é dependente de prescrição médica. A massagem cardíaca já teve o seu momento durante o processo de recuperação.

Questão 628 – *Resposta:* letra **B**.
Comentário. O atracúrio, um fármaco bloqueador neuromuscular, é um relaxante muscular que interfere na transmissão nervosa na sinapse entre o nervo motor e a fibra muscular estriada esquelética, produzindo paralisia ou diminuição da força de contração dos músculos esqueléticos. A decisão de curarizar um cliente necessita de criteriosa avaliação dos riscos e da condição do cliente. Deve haver protocolos que orientem essa terapêutica.

A compreensão de que todos os músculos não receberão comando é necessária para que se tenha como cuidados básicos e indispensáveis a assitência ventilatória mecânica e a administração de analgésicos e hipnóticos associados. O cliente não vai conseguir ventilar espontaneamente, ou até mesmo abrir os olhos.

Questão 629 – *Resposta:* letra **C**.
Comentário. Os distúrbios convulsivos são decorrrentes de descargas elétricas anormais de neurônios no cérebro e de alterações no potencial da membrana celular. As principais complicações associadas são a anoxia e a lesão traumática. A orientação deve alertar sobre a necessidade de proteção do corpo e da cabeça contra traumatismos e de observação e ação na ocorrência de sinais de hipooxigenação.

Questão 630 – *Resposta:* letra **A**.
Comentário. As ausências de nistagmo e anisocoria são sinais fisiológicos, não caracterizam patologias. O pulso de Korrigan apresenta-se com uma ascenção rápida e queda súbita, resultante de um grande volume ventricular contra uma baixa resistência vascular associada a insuficiência aórtica e quadros hiperdinâmicos. Não é sinal neurológico, mas cardíaco. O sinal de sofrimento cerebral em questão, é a dilatação pupilar, presente também após administração de atropina.

Questão 631 – *Resposta:* letra **A**.
Comentário. O midazolam, é um benzodiazepínico, induz ao sono e diminui a ansiedade e o tônus muscular. Todos os benzodiazepínicos podem produzir depressão cardiovascular e respiratória. Medicação de ação rápida e meia-vida de eliminação entre 2 e 4 h. Em altas doses pode elevar a frequência cardíaca e a pressão arterial. Diminui a resposta ao estímulo da concentração de CO_2, levando à consequente depressão respiratória.

A morfina um opioide, tem propriedades analgésicas e sedativas. Pode levar à depressão respiratória. Sua meia-vida de distribuição é rápida, e a de eliminação varia de 1,7 a 2,2 h.

Questão 632 – *Resposta:* letra **B**.
Comentário. A norepinefrina é um potente agonista alfa-adrenérgico com efeitos beta menos pronunciado. Os receptores alfa-1 produzem aumento da resistência vascular, os beta-1 aumentam a contratilidade cardíaca, levando ao aumento da pressão arterial.

O aumento da resistência vascular é sistêmico, assim os rins podem sofrer com diminuição de irrigação e consequente oligúria. A avaliação e o registro das frequências cardíaca e respiratória são cuidados básicos em qualquer nível de assistência de enfermagem.

Questão 633 – *Resposta:* letra **E**.
Comentário. A procainamida é um antiarrítmico utilizado nas taquicardias supraventriculares e na fibrilação atrial com aumento da resposta ventricular. Tem potente efeito vasodilatador e moderado efeito inotrópico negativo (diminui a contração da musculatura cardíaca) em clientes com disfunção ventricular esquerda, podendo ocasionar hipotensão grave. A opção correta é E, pois o fármaco não é indicado para bradicardias nem eventos ventriculares.

Questão 634 – *Resposta:* letra **E**.
Comentário. Os digitálicos são agentes inotrópicos positivos. Atuam inibindo a bomba de Na^+/K^+-ATPase, gerando acúmulo intracelular de sódio, que posteriormente é trocado por cálcio, influenciando a contração celular. No sistema de condução diminui o automatismo e aumenta o período refratário efetivo, reduzindo a velocidade de condução sobre o nó atrioventricular e, consequentemente, a frequência cardíaca.

A intoxicação produz arritmias cardíacas (bradicardias, bloqueios e taquicardia ventricular), manifestações extracardíacas: anorexia, vômitos, fraqueza, astenia e alterações visuais.

Questão 635 – *Resposta:* letra **C**.
Comentário. Maconha é um alucinógeno. Sintomas associados ao abusivo incluem: dilatação das pupilas, fadiga, vertigens, variação do humor e olhos avermelhados. Pode ainda cursar com apatia e distúrbios de julgamento e percepção.

Os solventes são inalantes depressores. O usuário com consumo abusivo, sente-se tonto e eufórico, sente-se "alto", como se estivesse flutuando, com voz pastosa (língua enrolada), sonolência, olhos vermelhos, corisa, anorexia, perda de sensibilidade ao frio, andar cambaleante.

A cocaína é um euforizante, seu uso abusivo provoca hiperatividade, convulsões, hipertensão, taquicardia, depresão respiratória, parada cardiorrespiratória e psicose paranoide.

O álcool é depressor; os sintomas associados ao uso abusivo são: mudança de comportamento, euforia, depressão, agressividade, perda da coordenação motora, náuseas e vômitos. A sintomatologia é variável, dependendo da quantidade de álcool ingerida.

A heroína, um opiáceo, produz diminuição dos movimentos respiratórios, cianose, hipotensão arterial, convulsões, euforia, alucinações e delírios.

Questão 636 – ***Resposta:*** letra **C**.
Comentário. O pH do sangue é 7,4, variando de 7,35 a 7,45. Quando inferior a 7,35, revela estados de acidose e, quando superior a 7,45, alcalose. O equilíbrio ácido-básico é dependente do funcionamento adequado dos rins e do pulmão. A concentração de CO_2 ($PaCO_2$) arterial varia de 35 a 45 mmHg e a de HCO_3, de 20 a 28 mEq/ℓ. O resultado apresenta um pH de 7,59 (alcalose) e $PaCO_2$ de 26 mmHg (alcalose). O HCO_3 é normal. O distúrbio é respiratório, decorrente do aumento da ventilação alveolar. O resultado é alcalose respiratória.

Questão 637 – ***Resposta:*** letra **A**.
Comentário. O choque séptico é decorrente da infecção sanguínea por bactérias. A síndrome da resposta inflamatória sistêmica (SIRS), uma resposta generalizada do organismo ao ataque bacteriano, caracteriza-se por taquicardia, taquipneia e hipertermia. A resposta orgânica à invasão propicia a liberação de mediadores químicos que atuam diminuindo a resistência vascular sistêmica, com consequente aumento do débito cardíaco. O fluxo sanguíneo é distribuído irregularmente, e o extravasamento de líquido provoca hipovolemia funcional. A permeabilidade capilar aumentada associada à má perfusão periférica dificulta o adequado consumo tissular de oxigênio. O idoso sofre precocemente com quadro de desorientação.

Questão 638 – ***Resposta:*** letra **B**.
Comentário. A estenose mitral (espessamento dos folhetos valvares por calcificação ou fibrose) dificulta a passagem de sangue para o ventrículo esquerdo, consequentemente provocando aumento do volume sanguíneo e da pressão no átrio esquerdo e também nos pulmões. A sintomatologia é decorrente da excessiva presença de sangue nos pulmões (tosse, hemoptise, dispneia e infecções respiratórias repetitivas), e da diminuição da irrigação sistêmica (fadiga progressiva e retardo no desenvolvimento). O aumento da resistência na passagem do fluxo provoca hipertrofia ventricular direita que pode evoluir para insuficiência cardíaca direita.

Questão 639 – ***Resposta:*** letra **B**.
Comentário. A insuficiência respiratória aguda pode ser decorrente da inadequada ventilação (insuficiência respiratória tipo I), que provoca o aumento da $PaCO_2$, ou da diminuição da oxigenação (insuficiência respiratória do tipo II), que diminui a PaO_2.

As alterações do nível de consciência podem decorrer da hipoxemia ou da hipercapnia e evoluir para parada cardíaca.

Questão 640 – ***Resposta:*** letra **C**.
Comentário. Define-se como emergência a constatação clínica de condições de agravo à saúde que impliquem risco iminente de morte ou sofrimento intenso, exigindo, portanto, tratamento clínico imediato. Define-se por "urgência" a ocorrência imprevista de agravo à saúde com ou sem risco potencial à vida, cujo portador necessita de assistência médica imediata.

Questão 641 – ***Resposta:*** letra **B**.
Comentário. Alcalose metabólica é uma condição na qual o sangue é alcalino em decorrência de concentração anormalmente alta de bicarbonato. A alcalose metabólica ocorre quando o corpo perde ácido em excesso. Por exemplo, durante os períodos de vômitos prolongado ou quando é realizada a aspiração do suco gástrico com o auxílio de uma sonda gástrica (como é algumas vezes realizado em hospitais, sobretudo após cirurgias abdominais), há perda considerável de ácido gástrico. Em

raros casos, a alcalose metabólica se dá em um indivíduo que ingeriu uma quantidade excessiva de substâncias alcalinas (p. ex., bicarbonato de sódio). Além disso, a alcalose metabólica pode ocorrer quando a perda excessiva de sódio ou de potássio afeta a capacidade dos rins de controlar o equilíbrio ácido-básico do sangue.

A alcalose metabólica pode causar irritabilidade, contrações musculares e cãibras ou ser assintomática. Quando a alcalose é grave, o indivíduo pode apresentar contrações prolongadas e tetania (espasmos musculares). Geralmente uma amostra de sangue arterial revela que o sangue é alcalino. Uma amostra de sangue venoso revela uma concentração alta de bicarbonato.

Questão 642 – *Resposta:* letra **D**.
Comentário. O hálito cetônico é característico dos casos de hiperglicema, nos quais os clientes apresentarão acidose metabólica e alcalose respiratória em decorrência da hiperventilação.

A lipólise acelerada ou induz a cetogênese hepática (mediados pelo glucagon que não sofre oposição pela insulina) e, mais a redução na captação periférica de corpos cetônicos, devido à ausência de insulina, resulta em hipercetonemia, hálito cetônico, cetonúria, acidose metabólica de intervalo aniônico elevado e respiração de Kussmaul.

Questão 643 – *Resposta:* letra **A**.
Comentário. O cliente confuso responde a solicitações sem manter a coerência do pensamento, verbalizando palavras deconexas. O indivíduo pode confundir os acontecimentos passados com os presentes e estar agitado e ser incapaz de interpretar e compreender as situações de maneira correta. O cliente sonolento responde com coerência, mas o sono excessivo interfere na continuidade da resposta. O estupor é uma falta profunda de resposta caracterizado por se conseguir despertar o indivíduo somente por um curto período de tempo e somente com um estímulo repetido e enérgico (p. ex., sacudidas, gritos, beliscões, picadas ou estímulos similares). No coma profundo, não há resposta aos estímulos táteis, auditivos nem dolorosos. Se estimulado, o cliente reage puxando uma perna ou braço estimulado, dizemos que está em coma superficial.

Questão 644 – *Resposta:* letra **A**.
Comentário. A dor é componente importante no desenvolvimento da hipoventilação no pós-operatório de cirurgias do tórax. Os clientes evitam ventilar, pois a musculatura do tórax e a área cirúrgica doem na elevação torácica durante a insuflação dos pulmões. É causa também de áreas de atelectasia pulmonar.

A gasometria é um exame que revela distúrbios ácido-básicos e padrão de ventilação e oxigenação, mediante titulação do pH, $PaCO_2$ e PaO_2.

As enzimas CK e CK-MB são marcadores da isquemia muscular. A CK-MB é mais relacionada com massa cardíaca e a troponina, específica da musculatura cardíaca.

O cateter de Swan-Ganz permite através da sua localização na artéria pulmonar, avaliar pressões de enchimento do ventrículo direito e esquerdo (pressão de capilar pulmonar), avalia o débito cardíaco através da termodiluição, e propicia análise de dados indiretos como SvO_2, trabalho ventricular e pós carga.

Questão 645 – *Resposta:* letra **B**.
Comentário. A cetoacidadose diabética é um grave distúrbio metabólico que se caracteriza pela presença de elevada concentração de cetoácidos no plasma em decorrência de falta relativa ou absoluta de insulina. Para que ocorra cetose, é necessário que apareçam alterações no tecido adiposo e no fígado. Os corpos cetônicos são formados dos ácidos graxos liberados do tecido adiposo, os quais são em parte oxidados no fígado para a produção de energia pela gliconeogênese.

A acidose produzida pela cetose é em parte reversível pela reconversão dos corpos cetônicos em triglicerídeos ou pela sua complexa oxidação, tão logo o tratamento da cetoacidose com insulina seja iniciado.

A parte "não" reversível da acidose resulta da excreção dos corpos cetônicos na urina sob forma de ácido e sal, acompanhados de sódio e potássio. Assim, a cetoacidose provoca perdas significativas de potássio e sódio do organismo (o que é agravado pelos vômitos).

O coma que pode ocorrer na cetoacidose diabética possivelmente resulta da combinação de vários fatores como cetose, acidose e desidratação das células do sistema nervoso. Apresenta os seguintes sinais: poliúria, polidipsia, fadiga, vômitos, respiração de Kussmaul, letargia, estupor, coma, desidratação com hipocalcemia e hiponatremia.

O diagnóstico é confirmado por presença de hiperglicemia (200 a 800 mg%); hipercetonemia (aumento dos corpos cetônicos no sangue); diminuição do pH, bicarbonato e $PaCO_2$; glicosúria e cetonúria. A cetoacidose é uma complicação séria, podendo levar à morte.

Questão 646 – ***Resposta:*** letra **A**.
Comentário. No caso de suspeita de lesão cerebral, a Escala de Coma de Glasgow mostra-se como um instrumento confiável para avaliar a vigília e o nível de consciência. Ela permite que o examinador registre objetivamente a resposta do cliente ao ambiente em três áreas principais, e em cada categoria a melhor resposta recebe uma pontuação, a saber: abertura ocular (1 a 4), movimento ou melhor resposta motora (1 a 6) e verbalização ou melhor resposta verbal (1 a 5). A pontuação total máxima para uma pessoa totalmente alerta e desperta é de 15. A pontuação mínima é 3 e indica um cliente totalmente não responsivo. No caso descrito na questão o cliente apresenta-se com abertura ocular somente em resposta a dor, recebendo de acordo com a escala a pontuação 2. Tem uma resposta verbal confusa, que, de acordo com a escala, obtém a pontuação 4; por fim, sua resposta motora é de retirada ao estímulo doloroso, a qual recebe a pontuação 4. No somatório: 2 + 4 + 4 = 10 pontos.

Questão 647 – ***Resposta:*** letra **D**.
Comentário. A queixa mais comumente apresentada por um cliente com infarto agudo do miocárdio é a presença de desconforto ou dor torácica. A dor substernal pode irradiar-se para o pescoço, o braço esquerdo, as costas ou a mandíbula e não é aliviada pelo repouso. Os achados clínicos que se seguem incluem: náuseas, vômitos, principalmente para o cliente com infarto agudo do miocárdio de parede inferior. Acredita-se que essas queixas gastrintestinais estão relacionadas com a intensidade da dor e com a resultante estimulação vagal. As queixas adicionais descritas são: diaforese (o que resulta em pele fria e úmida), dispneia, fraqueza, fadiga, ansiedade, inquietação, confusão e sensação de morte iminente.

Questão 648 – ***Resposta:*** letra **D**.
Comentário. 1. Dor: deve-se fornecer analgesia adequada com sulfato de morfina, pois este é o medicamento de escolha para aliviar a dor de um infarto e deve ser rigorosamente observada, pois pode deprimir a respiração. 2. Dieta: nas primeiras 24 h, o cliente deve permanecer em jejum pelo risco de náuseas, vômitos, arritmias ou outras complicações cardiovasculares. 3. Laxativos: devem ser utilizados para evitar esforço do cliente. 4. Atividade física: o cliente deve ficar de repouso absoluto nas primeiras 36 h. A liberação e a retomada da atividade física deve ser progressiva e individualizada.

Questão 649 – ***Resposta:*** letra **A**.
Comentário. Uma sondagem nasogástrica também é útil para a descompressão e a lavagem estomacal. A lavagem ajuda a limpar o sangue do estômago, o que ajuda a identificar a origem do sangramento durante a endoscopia.

Questão 650 – ***Resposta:*** letra **C**.
Comentário. As recomendações que devem ser consideradas no cuidado com cateter periférico incluem: lavagem das mãos; adesão rigorosa aos protocolos de antissepsia na inserção e no cuidado diário; manter a equipe treinada; vigilância rigorosa na detecção de problemas, principalmente infecções; protocolos escritos e bem definidos; escolha e técnica de inserção do cateter; escolha do material do cateter; cuidados com os curativos e troca dos cateteres obedecendo ao protocolo da instituição e ao primeiro sinal de infecção ou mau funcionamento do cateter. Embora o tempo de permanência seja um fator de risco, a vigilância deverá definir o melhor momento de sua troca pela observação de sinais locais ou sistêmicos.

Questão 651 – ***Resposta:*** letra **A**.
Comentário. As vias respiratórias podem ser desobstruídas de duas maneiras: inclinação da cabeça e elevação do queixo com hiperextensão do pescoço

(esta manobra não deve ser utilizada na suspeita de traumatismo da coluna cervical) e elevação da mandíbula (o socorrista se posiciona por detrás da vítima e com suas mãos segura os ângulos da mandíbula, deslocando-a para cima), sendo essa a manobra de escolha em caso de suspeita de lesão cervical para evitar maiores danos.

Questão 652 – *Resposta:* letra **A**.
Comentário. Define-se por "emergência" a constatação médica de condições de agravo à saúde que impliquem risco iminente de morte ou sofrimento intenso, exigindo, portanto, tratamento médico imediato. Define-se por "urgência" a ocorrência imprevista de agravo à saúde sem risco potencial à vida, cujo portador necessita de assistência médica imediata. Existem também protocolos atuais de triagem que estabelecem a prioridade utilizando cores, por exemplo: vermelho = emergência, laranja = urgência, azul = não urgente, entre outros.

Questão 653 – *Resposta:* letra **D**.
Comentário. O foco do cuidado na emergência é preservar a vida, então, com esse objetivo, são determinadas prioridades no atendimento ao cliente que se encontra em situação de emergência em função das condições que interfiram nas funções fisiológicas vitais. A avaliação neurológica é fundamental para estabelecimento da gravidade da situação, pois a alteração de consciência indica algum grau de falência cerebral.

Questão 654 – *Resposta:* letra **B**.
Comentário. As metas do tratamento são reverter a hipoxia cerebral e miocárdica e acelerar a eliminação do monóxido de carbono. Para tanto, faz-se necessário utilizar os seguintes procedimentos: transportar imediatamente o cliente para o ar fresco; abrir todas as janelas e portas; afrouxar todas as roupas apertadas; iniciar a reanimação cardiopulmonar; administrar oxigênio; evitar o calafrio, enrolando o cliente em cobertores; manter o cliente o mais quieto possível; não administrar álcool em qualquer forma.

Questão 655 – *Resposta:* letra **E**.
Comentário. A dor anginosa diminui imediatamente com o repouso ou nitroglicerina, e uma sensação de fraqueza ou dormência nos braços, punhos e mãos pode acompanhar a dor, assim como palidez, falta de ar, diaforese, vertigem ou tontura e náuseas e vômitos.

Questão 656 – *Resposta:* letra **B**.
Comentário. O tratamento nas mordeduras de cobras é feito com a aplicação do soro (antiveneno) específico para cada tipo de acidente e de acordo com a gravidade do envenenamento. A aplicação dos soros deve ser feita por via intravenosa, podendo ser diluído ou não em solução fisiológica ou glicosada (por isso a necessidade de se garantir um acesso venoso). Durante a infusão e nas primeiras horas após administração do soro, o cliente deve ser rigorosamente monitorado para detectar precocemente a ocorrência de reações alérgicas como: urticárias, náuseas/vômitos, rouquidão e estridor laríngeo, broncospasmo, hipotensão e choque. Como o cliente se apresenta hipotenso e oligúrico, o enfermeiro deverá iniciar os procedimentos para evitar o choque hipovolêmico (reposição volêmica), pois este leva a uma disfunção da perfusão tecidual com consequente insuficiência respiratória (preparar procedimentos para manutenção da perfusão e da respiração).

Questão 657 – *Resposta:* letra **D**.
Comentário. A prioridade no atendimento ao cliente crítico consiste em manutenção da via respiratória permeável e manutenção da oxigenação/ventilação.

Questão 658 – *Resposta:* letra **A**.
Comentário. Aldosterona é um hormônio esteroide sintetizado na zona glomerulosa do córtex das glândulas suprarrenais. Faz regulação do balanço de sódio e potássio no sangue. Ações fisiológicas: aumento da natremia (transporte ativo de sódio da célula tubular renal para o espaço extracelular; reabsorção passiva de sódio do filtrado urinário) e diminuição da calemia (concentração de potássio no sangue). Com relação ao potássio, sendo o cátion mais abundante no intracelular, é de se esperar que sua depleção produza distúrbios em múltiplos órgãos e sistemas, entretanto os sinais e sintomas não aparecem habitualmente até que a deficiência seja significativa.

Questão 659 – ***Resposta:*** letra **C**.
Comentário. As principais manifestações clínicas do distúrbio hidreletrolítico, principalmente por hipovolemia, como é o quadro das manifestações apresentadas pelo cliente, são: perda aguda de peso, diminuição do turgor cutâneo, oligúria, urina concentrada, hipotensão postural, frequência cardíaca rápida e fraca, veias do pescoço achatadas, pressão venosa central diminuída, pele fria e pegajosa, sede, fraqueza muscular e cãibras.

Questão 660 – ***Resposta:*** letra **E**.
Comentário. As queimaduras que excedem 25% da área corporal podem gerar uma resposta local e uma sistêmica, sendo consideradas queimaduras importantes. As alterações fisiopatológicas decorrentes desse tipo de queimadura incluem complicações hidreletrolíticas, por isso a necessidade de sondar o cliente para uma melhor avaliação.

Questão 661 – ***Resposta:*** letra **E**.
Comentário. Como a hipoxemia é um estímulo para a respiração no cliente com doença pulmonar obstrutiva crônica, o aumento da taxa do fluxo de oxigênio eleva o nível de oxigênio no sangue do cliente, porém pode causar depressão do reflexo respiratório e retenção do dióxido de carbono.

Questão 662 – ***Resposta:*** letra **A**.
Comentário. As contraindicações ao uso desse dispositivo incluem administração de grande volumes em *bolus* e sob pressão, lesões cutâneas ou infecção no local da inserção, difícil acesso venoso e trombose venosa. Desse modo, a única alternativa que contém todas as contraindicações para cateter central de inserção periférica é a alternativa A.

Questão 663 – ***Resposta:*** letra **D**.
Comentário. O cálcio tem papel importante na manutenção estrutural e da função celular. Participa da permeabilidade da membrana celular e da transmissão de impulsos elétricos. É fundamental na contração cardíaca e dos músculos liso e esquelético e na coagulação sanguínea. A hipocalcemia pode levar a disfunções:

- Cardíacas: arritmia e hipotensão
- Gastrintestinais: mobilidade aumentada e diarreia
- Musculoesqueléticas: parestesia, tetania ou espasmos musculares, espasmos faciais, cólicas abdominais, contrações espasmódicas
- Neurológicas: ansiedade, irritabilidade, contrações involuntárias ao redor da boca, laringospasmo e convulsões
- Hematológicas: anormalidades da coagulação sanguínea.

A questão esclarece que o sintoma é decorrente da irritação do sistema nervoso, portanto a alternativa correta é convulsão.

Questão 664 – ***Resposta:*** letra **C**.
Comentário. O questionamento é relativo sinais e sintomas cutâneos, tornando clara a necessidade de compreensão da fisiopatologia do infarto agudo do miocárdio ou síndrome coronariana aguda. Dispneia, taquipneia e estertores são sinais da congestão pulmonar (presença de líquido no espaço extravascular); ansiedade, inquietação, tontura, palidez e pele fria e pegajosa são decorrentes de baixo débito cardíaco e hipoxemia; náuseas e vômitos são sinais gastrintestinais que podem ser evidenciados em alguns casos. A única alternativa que oferece sinais e sintomas cutâneos é a alternativa C.

Questão 665 – ***Resposta:*** letra **B**.
Comentário. As metas do tratamento são reverter a hipoxia cerebral e miocárdica e acelerar a eliminação do monóxido de carbono. Para tanto, analisam-se os níveis de carboxiemoglobina e, em seguida, administra-se o oxigênio a 100%, à pressão atmosférica ou hiperbárica.

Questão 666 – ***Resposta:*** letra **B**.
Comentário. Os cuidados ao cliente infartado visam minimizar o consumo de oxigênio pelo miocárdio, repouso absoluto nas primeiras 12 a 24 h, diminuição do estresse e oferta de alimentos em quantidade e qualidade ideais que não sobrecarreguem o sistema gastrintestinal, por excesso de volume ou de componentes de difícil digestão. A exacerbação do trabalho digestório desencadeia aumento do trabalho cardíaco, de uma musculatura que, em decorrência da área de necrose, já apresenta redução da função de bomba. Recomenda-se dieta líquida e equilibrada, com redução de gor-

dura saturada, calorias adequadas às necessidades do cliente e diminuição da quantidade de cafeína, pois pode elevar a pressão arterial.

Questão 667 – *Resposta:* letra **C**.
Comentário. A assimetria pupilar e a ausência de reação à luz podem revelar lesões de estruturas como nervo óptico, mesencéfalo, tronco encefálico, cadeia simpática cervical e III par craniano. A dilatação pupilar unilateral associada à ausência de fotorreação pode ser sinal de hipertensão intracraniana. O traumatismo cranioencefálico (TCE) é uma situação de alto risco, necessita de avaliação rápida, para que se obtenham dados que levem à classificação do grau de gravidade, a fim de que sejam instituídas medidas de manutenção cerebral e multiorgânica. Aumento da temperatura, pulsação e distúrbios do débito urinário são intercorrências secundárias ao TCE.

Questão 668 – *Resposta:* letra **D**.
Comentário. As arritmias são classificadas de acordo com sua origem e mecanismos. Podem ter origem supraventricular (átrio e junção atrioventricular) ou ventricular. As taquiarritmias (FC > 100) e as bradiarritmias (FC < 1.000) podem gerar distúrbios hemodiâmicos pelo baixo volume sistólico, por baixa frequência cardíaca (débito cardíaco = frequência cardíaca × volume sistólico) e por diminuição da irrigação do músculo cardíaco levando ao comprometimento da função de bomba. Pode ocorrer, ainda, de uma arritmia evoluir para outra arritmia mais grave (fibrilação ventricular, taquicardia ventricular sem pulso, bloqueio atrioventricular total) ou assistolia. Diante dessas possibilidades, o enfermeiro deve prescrever a monitoração, não somente cardíaca mas de pressão e pulso, além dos demais sinais de baixo débito cardíaco: rebaixamento neurológico, oligúria e má perfusão periférica. O cliente deve permanecer em repouso no leito e ter acesso venoso periférico para as medicações terapêuticas e de emergência nos casos de choque, edema agudo de pulmão e parada cardíaca.

Questão 669 – *Resposta:* letra **B**.
Comentário. A hemorragia digestiva é uma intercorrência grave. A perda volumosa de sangue proveniente do estômago, do esôfago ou do duodeno (hemorragia digestiva alta) ou do cólon, do íleo, do ceco e do reto (hemorragia digestiva baixa) pode causar complicações como o choque hipovolêmico (hemorrágico). Os clientes com descompensação hemodinâmica grave podem evoluir para insuficiência respiratória aguda e insuficiência renal aguda. O enfermeiro deve alojar o cliente no leito e instituir a assistência de enfermagem visando à percepção precoce de sinais de complicações (exame físico e sinais vitais) e possibilitando a infusão de volumes (sangue ou cristaloides), por punção de acesso venoso calibroso. São sinais de complicações: taquicardia, taquipneia, hipotensão, oligúria, pele fria, má perfusão periférica e rebaixamento neurológico. Trata-se de uma emergência, não sendo aceitável a priorização de medidas higiênicas em detrimento de avaliação física e implementação da terapêutica pertinente, que pode minimizar o sofrimento tissular e a lesão tecidual.

Questão 670 – *Resposta:* letra **B**.
Comentário. A planta física do Centro de Terapia Intensiva (CTI) deverá ser baseada em padrões administrativos, fluxo de visitas e funcionários e instalação de apoio. A resolução RDC 50/2002 regulamenta todos os projetos físicos de estabelecimentos assistenciais de saúde.

Questão 671 – *Resposta:* letra **A**.
Comentário. A lesão cerebral irreversível e a morte celular ocorrem quando o suprimento de sangue é interrompido por apenas alguns minutos, pois as células cerebrais necessitam de suprimento sanguíneo ininterrupto.

Questão 672 – *Resposta:* letra **D**.
Comentário. A epinefrina aumenta a força de contração do músculo cardíaco, aumentando a necessidade miocárdica de oxigênio. A dobutamina atua diretamente na contratilidade miocárdica, aumentando o fluxo sanguíneo renal e aumenta o débito cardíaco. A atropina é usada em tratamento da bradicardia sinusal, bloqueio AV, assistolia ventricular, atividade elétrica sem pulso. A hipoxia induz ao metabolismo anaeróbico, que leva a acidose metabólica, sendo utilizado o bicarbonato de

sódio. A norepinefrina é um potente vasoconstritor periférico que geralmente provoca elevação da pressão sanguínea, não sendo indicada na hipotensão por hipovolemia.

Questão 673 – ***Resposta:*** letra **D**.
Comentário. Compressão e descompressão do tórax causam aumento da pressão intratorácica, repercutindo nas câmaras cardíacas direitas, o que dificulta o retorno venoso cerebral. A drenagem postural consiste em utilizar a ação da gravidade para auxiliar na movimentação de secreções, direcionando-as para as vias respiratórias de maior calibre, o que facilita, assim, a expectoração ou aspiração. Nos clientes com pressão intracraniana elevada a posição ideal é a dorsal, com elevação do dorso e da cabeça em torno de 30°. Se for necessário utilizar a posição de Trendelenburg, esta deve ter rigorosa monitoração da pressão intracraniana.

Questão 674 – ***Resposta:*** letra **A**.
Comentário. O alívio da dor torácica é a principal prioridade para o cliente com infarto agudo do miocárdio, sendo a terapia medicamentosa necessária para alcançar essa meta. A manutenção do repouso tem como objetivo prevenir comprometimentos miocárdicos adicionais e melhorar as dificuldades respiratórias.

Questão 675 – ***Resposta:*** letra **C**.
Comentário. A cetoacidose diabética é causada por ausência ou quantidade acentuadamente inadequada de insulina. Isso resulta em distúrbios no metabolismo de carboidratos, proteínas e lipídios. As três principais manifestações clínicas são: hiperglicemia, desidratação com perda eletrolítica e acidose. Outras manifestações clínicas incluem poliúria, perda de peso, secura na boca, inapetência, fraqueza, náuseas, vômitos, polidipsia. Ao exame físico, há sinais clínicos de hipovolemia, sinais de depressão do sistema nervoso central, tais como cefaleia, sonolência, esturpor, convulsões e até mesmo coma, bem como sinais de acidose metabólica (hiperpneia, respiração de Kussmaul, hálito cetônico); frequentemente se observa defesa muscular localizada ou generalizada, simulando o abdome agudo.

Questão 676 – ***Resposta:*** letra **A**.
Comentário. A onda P representa a despolarização dos átrios, ou seja, o impulso elétrico que se inicia no nódulo SA e espalha-se através dos átrios. É uma onda positiva, isto é, está acima da linha de base. Garante que o estímulo elétrico foi gerado no átrio. A onda P, para representar o nódulo sinusal, necessita ser simétrica, positiva, preceder todos os complexos QRS e estar presente nas derivações DII, DIII e AVF.

Questão 677 – ***Resposta:*** letra **A**.
Comentário. A pressão venosa central (PVC) reflete a pressão do sangue no átrio direito ou na veia cava. Propicia informações sobre o volume sanguíneo intravascular, pressão diastólica ventricular direita final e função ventricular direita. Em um grau muito limitado, a PVC reflete indiretamente a função e o volume diastólico ventricular esquerdo final, porque os lados esquerdo e direito do coração estão ligados pelo leito vascular pulmonar. A PVC fornece informações referentes ao volume sanguíneo que chega ao coração, ao tônus vascular e às condições do coração (capacidade de bombear o sangue).

Questão 678 – ***Resposta:*** letras **A** e **E**.
Comentário. O tipo de agulha utilizada na administração subcutânea de medicamentos é fator determinante para a escolha do ângulo em que o enfermeiro deverá posicionar a seringa. Considerando que a técnica de administração por via subcutânea *a priori* deve ser realizada no ângulo de 45º, mas que existe a possibilidade da realização da técnica em um ângulo de 90º quando se utilizam agulhas hipodérmicas, e uma vez que o enunciado da questão não menciona o tipo de agulha utilizada para se assegurar que o medicamento atinja o tecido subcutâneo, existem duas respostas corretas: A e E.

Questão 679 – ***Resposta:*** letra **A**.
Comentário. O método do trajeto em Z veda com mais eficácia o medicamento nos tecidos musculares. A técnica do método do trajeto em Z é recomendada para administração de medicamentos que irritam e alteram a coloração do tecido cutâneo, basicamente as preparações à base de ferro.

Recomenda-se que fármacos como corticoides, antibióticos e anti-inflamatórios sejam administrados por via intramuscular profunda, considerando-se massa corporal e tamanho da agulha.

Questão 680 – *Resposta:* letra **A**.
Comentário. Dose prescrita (2 mg) × Quantidade disponível (1 mℓ) = Quantidade a ministrar (0,5 mℓ)

Dose disponível = 4 mg.

Questão 681 – *Resposta:* letra **A**.
Comentário. No broncospasmo há estreitamento das vias respiratórias, o que produz sons semelhantes a gemidos ou chiados.

Questão 682 – *Resposta:* letra **A**.
Comentário. As metilxantinas são usadas por seus efeitos broncodilatadores, relaxam a musculatura lisa brônquica, aumentam o movimento do muco nas vias respiratórias e potencializam a contração do diafragma. A asma não é um processo inflamatório; em alguns casos, poderá liberar, mediante a reexposição a alguns antígenos específicos, produtos mastocitários como histamina, bradicinina e prostaglandinas. É uma doença respiratória na qual os músculos dos brônquios se contraem e liberam secreção em excesso provocando uma obstrução difusa e reversível das vias respiratórias.

Questão 683 – *Resposta:* letra **A**.
Comentário. A PEEP aumenta a oferta de oxigênio e mantém os alvéolos abertos por meio de uma pressão maior que a pressão atmosférica nos alvéolos ao final da expiração. A única alternativa que apresenta a capacidade de aumentar a oferta de oxigênio e recrutar alvéolos que estejam com atelectasia, ou seja, aumentar a capacidade residual funcional é a alternativa apresentada no gabarito (PEEP). As demais alternativas, por si só, não atingem essa finalidade.

Questão 684 – *Resposta:* letra **A**.
Comentário. A primeira bulha cardíaca é marcada pelo fechamento simultâneo das valvas mitral e tricúspide e é mais bem auscultada sobre o ápice cardíaco (área mitral). Quando a valva mitral se fecha antes da tricúspide, ocorre um desdobramento de B1 secundário a bloqueio do ramo direito e contrações ventriculares prematuras, tratando-se então de um desvio da normalidade. A questão trata da produção da primeira bulha cardíaca (e a valva mitral é responsável pela maior parte da bulha produzida) e não do melhor foco de ausculta.

Questão 685 – *Resposta:* letra **A**.
Comentário. O eletrocardiograma registra a atividade elétrica do coração em forma de ondas que mostram a despolarização (contração) e a repolarização (relaxamento). O complexo QRS representa a atividade elétrica ventricular (despolarização ventricular).

Questão 686 – *Resposta:* letra **A**.
Comentário. As fibrilações ventriculares são tremores rápidos e ineficazes dos ventrículos com padrões eletrocardiográficos grosseiramente irregulares.

Questão 687 – *Resposta:* letra **A**.
Comentário. O choque é uma disfunção circulatória em que o fornecimento do oxigênio aos tecidos e aos órgãos fica comprometido. Caso não seja tratado, poderão ocorrer falência de múltiplos órgãos e morte. São sinais clínicos do choque: hipotensão, cianose, pele úmida e fria, débito urinário diminuído, débito cardíaco diminuído, taquicardia e/ou bradicardia, padrão respiratório alterado. As manifestações clínicas apresentadas na questão são condizentes com estado de choque. A alternativa apresentada não especifica o tipo de choque (hipovolêmico, cardiogênico, séptico, neurogênico, vasogênico), mas destaca os possíveis sintomas dessa condição clínica.

Questão 688 – *Resposta:* letra **A**.
Comentário. Além das precauções padronizadas, devem-se usar precauções contra gotículas nos casos de doenças graves transmitidas por grandes gotículas particuladas como *Mycoplasma pneumoniae*.

Questão 689 – *Resposta:* letra **A**.
Comentário. As complicações da terapia de alimentação por sonda nasoentérica e nasogástrica são classificadas em três tipos: gastrintestinal, mecânica e metabólica. Entre as complicações

mecânicas está a broncoaspiração, a qual pode acarretar pneumonia. O cliente que recebe alimentação por sonda pode aspirar o conteúdo gástrico ou regurgitar a fórmula proveniente do intestino, configurando-se assim uma possível complicação da alimentação por sonda. Nenhuma das demais alternativas constitui complicação da alimentação por sonda.

Questão 690 – *Resposta:* letra **A**.
Comentário. Os problemas relacionados com a ventilação podem ser classificados em duas categorias: problemas do ventilador e problemas do cliente. O cliente em ventilação mecânica pode apresentar comprometimento cardiovascular secundário à diminuição do retorno venoso pela aplicação de pressão positiva nos pulmões. Outros exemplos são: barotrauma/pneumotórax e infecção pulmonar. Os sons adventícios são sons pulmonares anormais, também conhecidos como sons patológicos do tipo roncos, sibilos, estertores/criptações e estridor, e não são determinados pela presença de infecção. Uma simples obstrução das vias respiratórias leva ao aparecimento desses sons, não podendo ser atribuídos à ventilação mecânica.

Questão 691 – *Resposta:* letra **A**.
Comentário. O objetivo da assistência de enfermagem prestada ao doador de órgãos e tecidos é viabilizar os órgãos para o transplante.

Questão 692 – *Resposta:* letra **A**.
Comentário. C = Concentração desejada (15%)
V = Volume desejado (500 mℓ)
C_1 = Concentração de glicose (5%)
V_1 = Volume da solução de glicose a 5% (500 mℓ)
C_2 = Concentração da solução de glicose de que disponho (50%)
V_2 = Volume da solução de que disponho (ampola de 10 mℓ a 50%)
Aplicando a fórmula: $CV = C_1 V_1 + C_2 V_2$
Considerando que $V_2 = 500 - V_1$
$15 \times 500 = 5V_1 + 50V_2$.
$7.500 = 5V_1 + 50 \times (500 - V_1)$.
$7.500 = 5V_1 + 25.000$ a $50V_1$.
$7.500 = 45\ V_1 + 2.500$
$45V_1 = 250.000$ a $7.500 =$
$45V_1 = 17.500$

$V_1 = \frac{17.500}{45} = 388$ mℓ: $V_2 = 500 - V_1 = 112$ mℓ

Portanto, eu tenho que retirar 112 mℓ do frasco de 500 mℓ a 5 % e colocar a mesma quantidade de glicose a 50%.

Questão 693 – *Resposta:* letra **A**.
Comentário. Fórmula: volume prescrito dividido pelo número de horas
1.500 mℓ ÷ 24 h
1.500 mℓ/24 h = 62,5, aproximadamente 63 mℓ/h.

Questão 694 – *Resposta:* letra **A**.
Comentário.
1º passo: Transformar o volume em gotas.
750 ml × 20 gotas = 15.000 gotas
2º passo: Sabendo-se que 20 gotas demoram 1 min para ser infundidas, as 15.000 gotas levarão quanto tempo?
1 min = 30 gotas
x min = 15.000 gotas
Regra de três:
30 x = 15.000
x = 15.000 ÷ 30
x = 500 min
3º passo: Transformando 500 min em horas
1 h = 60 min
x h = 500 min
60 x = 500 ÷ 60
x = 8,3 h
4º passo: Transformando o resultado após a vírgula em minutos
0,3 × 60 min = aproximadamente 20 min
Resposta: 8 h e 20 min.

Questão 695 – *Resposta:* letra **A**.
Comentário. A endoscopia consiste em método de investigação de doenças do esôfago, do estômago e do intestino com tubos flexíveis introduzidos pela cavidade oral ou pelo ânus. Está indicada para identificar a causa e o local do sangramento nas vias digestórias.

Questão 696 – *Resposta:* letra **A**.
Comentário. Para controlar a hemorragia em varizes esofágicas, exerce-se uma pressão sobre a cárdia (orifício superior do estômago) e contra as

varizes hemorrágicas por um tamponamento com duplo balão (sonda de Sengstaken-Blakemore). A sonda apresenta quatro aberturas, cada qual com uma finalidade específica: aspiração gástrica, aspiração esofágica, insuflação do balão gástrico e insuflação do balão esofágico.

Questão 697 – *Resposta:* letra **A**.
Comentário. A fibrilação ventricular consiste em ritmo ventricular rápido, porém desorganizado, que causa um tremor ineficaz nos ventrículos. Não há atividade atrial. Essa arritmia sempre se caracteriza pela ausência de batimento cardíaco audível, pulso palpável e respirações. Como não existe atividade cardíaca coordenada, a parada cardíaca e a morte são iminentes caso a fibrilação não seja corrigida. A fibrilação ventricular deve ser tratada como uma emergência. A reanimação cardiopulmonar (RCP) deve ser iniciada em questão de minutos e deve ser o mais rapidamente possível seguida por cardioversão (choque elétrico aplicado sobre o coração). Em seguida, são administrados fármacos que ajudam a manter o ritmo cardíaco normal. Quando a fibrilação ventricular ocorre algumas horas após infarto do miocárdio e a pessoa não está em choque ou não apresenta insuficiência cardíaca, a cardioversão imediata apresenta probabilidade de sucesso de 95% e o prognóstico é bom.

Questão 698 – *Resposta:* letra **A**.
Comentário. A epinefrina, ou adrenalina aumenta a resistência vascular sistêmica e a pressão arterial; melhora a perfusão coronariana e cerebral e a contratilidade miocárdica. Pode ser administrada por via intravenosa ou endotraqueal.

Questão 699 – *Resposta:* letra **A**.
Comentário. A Escala de Coma de Glasgow é indicada para avaliação do nível de consciência e responsividade. Um escore de 10 ou menos indica necessidade de atenção de emergência; um escore de 7 ou menos geralmente é interpretado como coma.

Questão 700 – *Resposta:* letra **A**.
Comentário. O edema agudo de pulmão é definido como acúmulo anormal de líquido no tecido pulmonar e/ou alveolar. É um distúrbio grave e ameaçador à vida. Suas principais causas são: hemodinâmicas (insuficiência ventricular esquerda; obstrução da valva mitral; arritmias cardíacas e hipervolemia); permeabilidade alterada; pressão oncótica do plasma diminuída; excesso de pressão intrapleural negativa.

Questão 701 – *Resposta:* letra **A**.
Comentário. A ventilação com pressão positiva não invasiva (RPPI) é um método eficiente de suporte ventilatório passivo utilizado para reduzir o trabalho respiratório, tentando retomar a função pulmonar normal, e pode prevenir fadiga da musculatura respiratória como recurso de reexpansão pulmonar. A RPPI é uma técnica de expansão pulmonar que injeta ar pressurizado nas vias respiratórias. Este tipo de técnica é indicado para melhorar a ventilação alveolar, manter a amplitude torácica em clientes com padrão restritivo e facilitar a desobstrução de fluxo expiratório. Isso provoca uma turbulência no fluxo que acabará por mobilizar a secreção e provocar o estímulo da tosse.

Questão 702 – *Resposta:* letra **A**.
Comentário. Os aparelhos de assistência ventricular esquerda perfazem dois tipos: aqueles que reduzem o trabalho ventricular, funcionando como uma bomba em um circuito paralelo ao coração, e aqueles que não são bombas no sentido estrito da palavra. O balão de contrapulsação aórtica, que pertence ao segundo tipo, é o dispositivo de assistência ventricular mais amplamente utilizado por sua eficácia, fácil aplicabilidade e relativa segurança. O balão intra-aórtico (BIA) é o primeiro dispositivo a ser utilizado, estando indicado nas seguintes situações:

- suporte circulatório pré-operatório, com o objetivo de possibilitar diagnóstico e planejamento do tratamento, bem como melhorar o metabolismo miocárdico e sua função, agindo como "ponte" para outros procedimentos, incluindo o transplante cardíaco
- arritmias ventriculares refratárias à terapêutica medicamentosa
- tratamento da falência ventricular esquerda crônica.

O BIA melhora o desempenho ventricular mediante aumento da perfusão coronariana e decréscimo do consumo de oxigênio pelo miocárdio.

Questão 703 – *Resposta:* letra **A**.
Comentário. Os diuréticos osmóticos são um grupo de fármacos diuréticos que atuam nos rins, aumentando o volume e diminuindo a concentração da urina. Alteram as forças osmóticas ao longo do néfron, inibindo a reabsorção de solutos e água. Chegam ao túbulo por filtração glomerular e praticamente não são reabsorvidos. Eles alteram a reabsorção em segmentos muito permeáveis à água, como o túbulo proximal e a parte delgada da porção descendente da alça de Henle. São substâncias inertes hidrofílicas absorvidas para o sangue e daí passam para o filtrado glomerular no rim. Como não são absorvidas pelas células tubulares, sua presença cria pressão osmótica dentro do túbulo, impedindo a reabsorção passiva da água. Aumentam o volume da urina, com maior preservação das concentrações de íons sanguíneos que outros diuréticos. Devem ser administrados somente por via intravenosa. Em clientes com oligúria acentuada ou disfunção renal é recomendável uma dosagem teste antes do início do tratamento. A administração do manitol provoca diurese em poucos minutos, atingindo um fluxo urinário de 8 a 10 mℓ por minuto na primeira hora.

Questão 704 – *Resposta:* letra **B**.
Comentário. A insuficiência renal crônica é uma diminuição lenta e progressiva da função renal que acarreta acúmulo de produtos da degradação metabólica no sangue (azotemia). A formação dos ossos pode ser comprometida quando determinadas condições persistem durante longo período. Tais condições incluem a baixa concentração de calcitriol (um derivado da vitamina D), o consumo escasso e a má absorção de cálcio e as concentrações elevadas de fosfato e do hormônio da paratireoide (paratormônio) no sangue. A concentração de fosfato no sangue é controlada pela restrição do consumo de alimentos ricos em fósforo (p. ex., laticínios, fígado, legumes, nozes e a maioria dos refrigerantes). Os medicamentos orais que ligam o fosfato, como, por exemplo, o carbonato de cálcio, o acetato de cálcio e o hidróxido de alumínio (um antiácido comum), também podem ser úteis. A anemia é causada pela incapacidade dos rins de produzir quantidades suficientes de eritropoietina (um hormônio que estimula a produção de eritrócitos). A anemia responde lentamente à epoetina, um fármaco injetável. As transfusões de sangue somente são realizadas quando a anemia é intensa ou sintomática. O médico também investiga outras causas de anemia, particularmente as deficiências dietéticas de nutrientes como, por exemplo, de ferro, de ácido fólico (folato) e de vitamina B12, ou o excesso de alumínio no organismo.

Questão 705 – *Resposta:* letra **B**.
Comentário. Hemibalismo é o movimento involuntário abrupto (pode ser violento) e envolve mais a musculatura proximal do que a distal (especialmente nas extremidades dos membros superiores). Normalmente, o hemibalismo é causado por lesão no núcleo subtalâmico e os movimentos involuntários são normalmente unilaterais. O balismo consiste em coreia mais intensa, de modo que os movimentos são de grande amplitude. Sua causa mais conhecida é lesão vascular do núcleo subtalâmico contralateral. Como os movimentos geralmente acometem apenas uma metade do corpo, dá-se o nome de hemibalismo. O nome balismo-coreia justifica-se, pois, conforme mencionado, o balismo pode ser considerado uma coreia mais intensa. Além disso, na evolução do balismo é frequente que as alterações se abrandem e a doença assuma as características da coreia.

Questão 706 – *Resposta:* letra **C**.
Comentário. Os vasodilatadores coronarianos de ação direta relaxam a musculatura vascular lisa. O efeito antianginoso se deve a dois mecanismos: dilatação dos vasos colaterais, que permitem maior quantidade de sangue passar pelo miocárdio, e redução do trabalho cardíaco ao diminuir a tensão arterial periférica. Logo, esses vasodilatadores aumentam o suprimento de oxigênio ao coração e diminuem as suas necessidades ao mesmo tempo. A dose sob a forma sublingual é mais rapidamente absorvida que a formulação oral.

Questão 707 – *Resposta:* letra **C**.
Comentário. A terminologia torporoso na avaliação da responsividade do cliente é usada quando é muito difícil despertar o cliente, pode de modo inconsciente seguir comandos simples ou falar palavras simples ou frases curtas, com movimento espontâneo limitado.

Questão 708 – *Resposta:* letra **A**.
Comentário. A pulsação corresponde às variações de pressão sanguínea na artéria durante os batimentos cardíacos. As pressões arteriais máxima e mínima podem ser detectadas nas artérias radial, braquial, carótida, poplítea e pediosa. O pulso da artéria poplítea (parte posterior da perna na altura do joelho) é muito difícil de ser medido, pois a artéria poplítea é muito profunda, sendo mais bem avaliado se o cliente estiver na posição de pronação.

Questão 709 – *Resposta:* letra **A**.
Comentário. O débito cardíaco diminuído é o estado em que o indivíduo apresenta redução na quantidade de sangue bombeado pelo coração, resultando em comprometimento da função cardíaca. Entre as características definidoras desse diagnóstico podem ser mencionadas: hipotensão, pulso rápido, agitação, cianose, dispneia, angina, arritmias, oligúria, cansaço, vertigem e edema (periférico e sacro).

Questão 710 – *Resposta:* letra **B**.
Comentário. Azotemia é uma anormalidade bioquímica que se refere à elevação dos níveis de ureia plasmática e de creatinina e se deve amplamente a uma taxa de filtração glomerular diminuída. A azotemia é produzida por muitos transtornos renais, mas também surge a partir de transtornos extrarrenais.

Questão 711 – *Resposta:* letra **B**.
Comentário. O potássio intravenoso não deve ser administrado a velocidade mais rápida que 20 mEq/h ou em concentrações superiores a 30 a 40 mEq/h, porque excessos assim podem levar a arritmias letais. Nesse caso, o cliente deve ser monitorado por eletrocardiografia e observado continuamente quanto a outros sinais, como as alterações na força muscular.

Questão 712 – *Resposta:* letra **C**.
Comentário. Ausculta é um método de exploração funcional que consiste basicamente em permitir a audição dos ruídos normais ou patológicos produzidos no interior das vias respiratórias pela passagem do fluxo aéreo inspiratório e expiratório. É utilizada para avaliar a condição do cliente, e os efeitos da terapia. Os ruídos adventícios são ruídos respiratórios não audíveis em condições normais, e podem ser originados na árvore brônquica, nos alvéolos ou no espaço pleural. Os estertores crepitantes são característicos dos edemas do parênquima pulmonar, devido à presença de exsudato ou transudato intra-alveolar.

Questão 713 – *Resposta:* letra **B**.
Comentário. Guáiaco, teste de pesquisa de sangue oculto nas fezes. Teste diagnóstico para detectar a presença de sangue em quantidades microscópicas nas fezes, esse exame é utilizado amplamente para detecção precoce de lesões da mucosa do intestino grosso, incluindo neoplasias (câncer colorretal). Baseia-se na atividade da pseudoperoxidase que a porção da hemoglobina exerce, causando a oxidação de um composto fenólico (ácido alfa-guaiacônico) pela ação do peróxido de hidrogênio da solução de desenvolvimento, formando uma estrutura quinona. Essa reação química torna-se visível pelo aparecimento da coloração azul ou azul-esverdeada, dentro de 30 s, se sangue estiver presente nas fezes.

Questão 714 – *Resposta:* letra **A**.
Comentário. A fibrilação atrial é um tipo de arritmia cardíaca em que a frequência ou o ritmo do coração torna-se anormal. A fibrilação atrial causa uma batida do coração rápida e irregular durante a qual as duas câmaras superiores do coração (os átrios), que recebem o sangue do restante do corpo, tremem ou "fibrilam" em vez de bater normalmente.

Durante uma batida normal do coração, os impulsos elétricos que fazem os átrios se contrairem vêm de uma pequena área do átrio direito chamada de nó sinusal. Durante a fibrilação atrial, porém, esses impulsos vêm de toda a superfície dos átrios, ativando 300 a 500 contrações por minuto nas câmaras superiores do coração. Normalmente, o nó atrioventricular receberia esses impulsos e os enviaria para as áreas inferiores do coração, incluindo as duas câmaras do coração que fazem o bombeamento (os ventrículos). Durante a fibrilação atrial, entretanto, o nó atrioventricular é subjugado por todos os impulsos que recebe dos átrios e causa um batimento rápido e irregular, 80 a 160 batimentos por minuto – a frequência normal do coração é de 60 a 100 batimentos por minuto.

A batida rápida e irregular causada pela fibrilação atrial não pode bombear sangue de forma eficaz para fora do coração. Como resultado, o sangue tende a acumular-se nas câmaras de coração, aumentando o risco de um coágulo sanguíneo se formar dentro do coração. Os coágulos sanguíneos podem migrar do coração para a circulação sanguínea e circular pelo corpo. Finalmente, podem ficar alojados em uma artéria, causando embolia pulmonar, acidente vascular encefálico, trombose das pernas e nos rins, entre outros problemas sérios.

Questão 715 – *Resposta:* letra **A**.
Comentário. A apraxia é uma desordem neurológica que se caracteriza por provocar uma perda da habilidade para executar movimentos e gestos precisos, apesar de o cliente ter a vontade e a habilidade física para os executar. Resulta de disfunções nos hemisférios cerebrais, sobretudo do lobo parietal. Caracteriza-se, mais especificamente, por diminuição da capacidade para executar atividades motoras, embora essas capacidades, a função sensorial e a compreensão da tarefa requerida estejam intactas. Leva a diminuição da capacidade de utilizar objetos (p. ex., escovar o cabelo) e da capacidade de execução de atos motores conhecidos (p. ex., acenar em adeus). A apraxia é uma patologia provocada por lesões cerebrais tais como acidentes, tumores etc.

Questão 716 – *Resposta:* letra **D**.
Comentário. O envenenamento pode ser causado por ingestão de vários tipos de produtos tóxicos, como medicamentos, produtos químicos, plantas, agrotóxicos. Para eliminar produtos tóxicos do estômago pode-se aspirar o estômago com o auxílio de uma sonda nasogástrica e lavá-lo com água (lavagem gástrica), administrar carvão ativado através de uma sonda nasogástrica ou, ainda, fazer o cliente ingeri-lo. Esse composto liga-se a uma quantidade significativa do produto tóxico, evitando que este seja absorvido pela corrente sanguínea.

Questão 717 – *Resposta:* letra **A**.
Comentário. Agnosia (do grego *gnosis* = conhecimento) é a perda da capacidade de reconhecer objetos ou símbolos utilizando um dos cinco sentidos, ou seja, é a deficiência de reconhecimento por um determinado canal sensorial, mantendo, no entanto, o funcionamento de outros canais. Por exemplo: é possível um cliente agnósico visual, embora incapaz de identificar a natureza e o significado de um objeto que lhe é mostrado, conseguir reconhecê-lo quando o toca.

Algumas formas clínicas de agnosia são: agnosia visual; agnosia auditiva; agnosia tátil (estereognosia); agnosia espacial; somatoagnosia (não reconhece o próprio corpo ou parte dele); anosognosia (não reconhece parte do corpo com distúrbio motor, paresia ou paralisia). A agnosia visual é, entre esses transtornos, a que se tem mais conhecimento da origem.

Nesses casos, as lesões neurológicas responsáveis, quase sempre, são bilaterais e afetam as áreas occipitais 18 e 19, contíguas à área 17, onde terminam as projeções visuais (áreas parassensoriais).

Questão 718 – *Resposta:* letra **B**.
Comentário. Acidentes mais graves são aqueles que envolvem maior volume de sangue, cujos marcadores são: lesões profundas provocadas por material perfurocortante, presença de sangue visível no dispositivo invasivo, acidentes com agulhas previamente utilizadas em veia ou artéria do cliente-fonte e acidentes com agulhas de grosso calibre e aqueles em que há maior inóculo viral envolvendo cliente-fonte com AIDS em estágios avançados da doença ou com infecção aguda pelo HIV (viremias elevadas).

Quando indicada, a quimioprofilaxia deverá ser iniciada o mais rápido possível, dentro de 1 a 2 h após o acidente, por um período de 4 semanas.

Os materiais biológicos envolvidos na transmissão do vírus HIV são: sangue, qualquer fluido orgânico que contenha sangue, secreção vaginal, sêmen e tecidos. Já os líquidos de serosas (peritoneal, pleural e pericárdico), líquido amniótico, líquido cefalorraquidiano, líquido articular e saliva (em ambientes odontológicos) são materiais de risco indeterminado para a transmissão do vírus HIV. Contato com material concentrado do HIV (laboratórios de pesquisa, com cultura de vírus e vírus em grandes quantidades) deve ser considerado uma exposição ocupacional que requer avaliação clínica para definir a necessidade de quimioprofilaxia.

Questão 719 – *Resposta:* letra **A**.
Comentário. Resposta vacinal adequada significa ter anticorpos anti-HBs reativos pela técnica sorológica "ELISA", que, quantitativamente, deve ser $\geq$ 10 mUI/mℓ. O uso precoce da gamaglobulina hiperimune para hepatite B (HBIG) (dentro de 24 a 48 h após o acidente) é indicado para os profissionais não vacinados, com vacinação incompleta ou não responsivos à vacina. A gamaglobulina hiperimune deve ser aplicada pela via intramuscular. Para os profissionais de saúde com vacinação prévia para hepatite B – solicitar o anti-HBs –, caso esse resultado seja positivo, não há necessidade de acompanhamento sorológico desse profissional.

Questão 720 – *Resposta:* letra **A**.
Cálculo: 5.000 UI em 1 mℓ
7.500 UI em x
$x = 7.500 \times 1 \div 5.000 = 1,5$ mℓ.

Questão 721 – *Resposta:* letra **D**.
Comentário. A toracocentese é o método de escolha para a obtenção de amostras de líquido pleural com objetivos diagnósticos e/ou terapêuticos. Embora seja considerado um procedimento pouco invasivo, é fundamental que obedeça a uma técnica padronizada com a finalidade de aprimorar a chance de diagnóstico e minimizar riscos. Neste método, a parede do tórax é puncionada para dar saída ao líquido acumulado na cavidade pleural.

Questão 722 – *Resposta:* letra **D**.
Comentário. A espasticidade é um tipo de hipertonia, sendo preponderante o padrão flexor em membros superiores e extensor em membros inferiores. O cliente que sofreu um acidente vascular encefálico precisa ter sempre um posicionamento correto para a prevenção da espasticidade. A posição deverá ser a antiespástica ou de recuperação: pronação do ombro com rotação externa; extensão do antebraço (não total, discreto grau de flexão); extensão digital com abdução; protração de pelve com rotação interna da perna; flexão de quadril, joelho e tornozelo.

Questão 723 – *Resposta:* letra **C**.
Comentário. A terceira bulha é resultante do fluxo sanguíneo que chega ao ventrículo durante a fase de enchimento rápido, sendo registrada no final dessa fase no momento da desaceleração do fluxo e início da fase de enchimento lento. Em relação ao pulso venoso ocorre pouco antes do ponto y (ápice do colapso y). Qualquer condição que aumente esse fluxo modifica esse som. Na faixa da audição estetoscópica o som normal é muito pequeno, sendo inaudível normalmente, mas registrável ao fonocardiograma. A intensificação da terceira bulha pode resultar de condições extracardíacas que aumentam o fluxo sanguíneo para o ventrículo, como hipertireoidismo, anemia, gravidez, febre. Condições cardíacas que intensificam a terceira bulha são insuficiência orovalvar mitral, persistência do canal arterial, comunicação interventricular e nas cardiomegalias que ocorrem na insuficiência cardíaca. Na vigência de taquicardia, a terceira bulha, auscultada em sucessão à primeira e à segunda, pode lembrar o galopar de um cavalo: é o denominado "ritmo de galope". O galope protodiastólico ou de terceira bulha pode indicar graves alterações hemodinâmicas e disfunção contrátil do miocárdio ventricular, com sérias implicações prognósticas.

Questão 724 – *Resposta:* letra **C**.
Comentário. Pressão intracraniana (PIC) é a pressão exercida pelo crânio sobre o tecido cerebral, fluido cerebroespinal e sangue circulante do cérebro. A pressão intracraniana é determinada

por três componentes: encéfalo, liquor e sangue, sendo que o volume sanguíneo cerebral (VSC) é o componente mais dinâmico, pois é determinado pelo diâmetro vascular. Qualquer aumento de um componente é seguido da diminuição do volume dos outros, de modo a manter a PIC em limites normais (10 mmHg). A PIC pode aumentar transitoriamente em condições fisiológicas normais (tosse, espirro) sem alteração das funções neurológicas, ao contrário do que ocorre em condições patológicas, quando o equilíbrio é perdido. Para efeito de classificação, pode-se utilizar o seguinte critério:

- PIC < 10 mmHg – normal
- PIC entre 10 e 20 mmHg – levemente aumentada
- PIC entre 21 e 40 mmHg – moderadamente aumentada
- PIC acima de 40 mmHg – gravemente elevada.

A hipertensão intracraniana (HIC), considerada por pressões acima de 20 mmHg, pode provocar danos neurológicos por si só ou em associação com outras entidades, como edema e deslocamentos das estruturas encefálicas, e com as alterações de fluxo sanguíneo cerebral.

Questão 725 – *Resposta:* letra **A**.
Comentário. O sangramento é a complicação mais temida com o uso de trombolíticos e, portanto, estes somente devem ser utilizados em serviços com a estrutura necessária para lidar com esse tipo de complicação. Nesses casos, observar:

- hemorragia deve ser sempre considerada a causa mais provável de piora neurológica em clientes que receberam rt-PA. Deve-se realizar uma nova tomografia computadorizada em caráter de emergência em casos suspeitos
- deve-se descontinuar imediatamente a infusão do fármaco caso ainda esteja sendo administrado, e coletar sangue para hematócrito, hemoglobina, plaquetas, tempo ativado de protrombina, tempo de tromboplastina ativada e fibrinogênio
- obter avaliação cirúrgica, caso necessário.

A utilização de trombolíticos pode estar associada à hipotensão, que deve ser tratada com interrupção de sua administração, com elevação dos membros inferiores e, se necessário, com a reposição de volume (infusão de soro). As reações alérgicas são raras e a administração de rotina de corticoides não é indicada.

Questão 726 – *Resposta:* letra **A**.
Comentário. A disfagia é a dificuldade para engolir alimentos, sejam eles líquidos, pastosos ou sólidos. As pessoas com disfagia podem sentir também uma sensação de "bolo" na garganta, dor de garganta, engasgos frequentes, aumento da salivação, tosse persistente, perda de peso sem explicação ou pneumonias de repetição. As demais alternativas estão associadas ao distúrbio da fala. Portanto, o enfermeiro deve preocupar-se com a posição da cabeça na profilaxia de broncoaspiração, nos clientes que apresentem uma disfunção no reflexo da deglutição.

Questão 727 – *Resposta:* letra **A**.
Comentário. A ocorrência da hipoxemia associada ao procedimento aspirativo é uma condição bastante comum, extremamente grave e muitas vezes inevitável, dependendo das condições clínicas do cliente, apesar da adoção de medidas consideradas eficazes para preveni-la. A segurança do cliente no que diz respeito à manutenção da normoxia durante a aspiração endotraqueal está diretamente relacionada com a capacidade de discernimento do enfermeiro para avaliar as condições clínicas e ventilatórias de seus clientes e implementar métodos e técnicas mais adequadas na prevenção da hipoxemia. Assim, o enfermeiro, para a realização da aspiração de forma mais segura, deverá utilizar o método da hiperoxigenação antes da realização da técnica da aspiração.

Questão 728 – *Resposta:* letra **B**.
Comentário. Tromboembolismo ou embolia pulmonar é a situação que ocorre quando um êmbolo oclui uma artéria pulmonar ou ramo desta. Quando isso ocorre, subitamente a circulação é interrompida em uma parcela do pulmão. Isto fará com que aumente a resistência à circulação do sangue e diminua a área de funcionamento normal do pulmão. O aumento da resistência sobrecarrega o coração. A diminuição da área de trocas gasosas

leva a menor oxigenação do sangue e, como consequência, desigualdade entre ventilação alveolar e perfusão pulmonar (V/Q).

Questão 729 – ***Resposta:*** letra **A**.
Comentário. Do ponto de vista fisiológico, a pressão intratorácica é negativa (próxima de zero); o aumento do volume residual nos alvéolos gera uma pressão expiratória final positiva (PEEP). A PVC sofre aumento pela resistência aumentada nos vasos do coração e do pulmão.

Questão 730 – ***Resposta:*** letra **C**.
Comentário. A intubação orotraqueal protege as vias respiratórias inferiores contra obstruções (edema glótico, paralisia brônquica, acúmulo de secreções), aspiração de conteúdo gástrico (mediante a adequada insuflação do *cuff*, preenchendo o espaço entre o tubo orotraqueal e a parede traqueal) e facilita a aspiração de secreções traqueobrônquicas (*toillete*). A atalectasia é uma intercorrência que pode ser prevenida e tratada por modalidades ou recursos ventilatórios que favoreçam a abertura alveolar e a sua manutenção, mediante a presença de pressão positiva durante todo o ciclo ventilatório ou no final da expiração (CPAP e PEEP), não pela simples intubação.

Questão 731 – ***Resposta:*** letra **B**.
Comentário. Os mecanismos compensatórios do choque propiciam aumento da resistência vascular, retenção hídrica e redistribuição de fluidos para o espaço vascular a fim de aumentar o débito cardíaco. A filtração glomerular sofre a influência reguladora da angiotensina e da aldosterona, não sendo mecanismo compensatório primário no choque.

Questão 732 – ***Resposta:*** letra **A**.
Comentário. O volume corrente fisiológico é de aproximadamente 4 a 5 mℓ/kg (por quilograma de peso). No processo de ventilação mecânica artificial o volume inicial indicado é de 8 mℓ/kg (por quilograma de peso), desta forma a alternativa A não condiz com as indicações. Capacidade vital (CV) é o volume de ar que pode ser expelido dos pulmões após inspiração profunda máxima. O homem apresenta CV de cerca de 4,5 ℓ e a mulher, de cerca de 3,2 ℓ. A instabilidade clínica pode ser decorrente de hipoxemia, acidose ou outras intercorrências ventilatórias. A PaO_2 ideal varia de acordo com a idade. A variação em ar ambiente é de 80 a 100 mmHg. A hipoxemia (< 60 mmHg) é indicação para ventilação mecânica.

Questão 733 – ***Resposta:*** letra **D**.
Comentário. O gel condutor é utilizado com a finalidade de auxiliar a passagem da corrente na interface entre pás/eletrodos e a superfície do corpo e na diminuição da impedância (resistência). Líquidos ajudam a dispersar a energia sobre a superfície corpórea, diminuindo a carga. A seleção da carga deve ser feita de acordo com o tipo de aparelho: bifásicos (200 J) e monofásicos (360 J). Após a seleção da carga, o aparelho deve ser carregado. As pás devem ser aplicadas com pressão firme de 13 kg em média.

Questão 734 – ***Resposta:*** letra **B**.
Comentário. A primeira avaliação em qualquer situação é a da responsividade. Não havendo resposta, o segundo passo é a avaliação da ventilação espontânea e das vias respiratórias superiores, focando a permeabilidade e a possibilidade de broncoaspiração. Na sequência, faz-se a avaliação hemodinâmica (circulação, pulso e pressão arterial). Constatando-se que o cliente não está em parada cardiorrespiratória, prossegue-se com a avaliação neurológica.

Questão 735 – ***Resposta:*** letra **B**.
Comentário. O enfermeiro membro de equipe de suporte avançado de vida deve ter conhecimento e habilidades técnicas para garantir a vida e propiciar a restauração dos sinais vitais de vítimas isoladas ou em catástrofes. Como na equipe de suporte há o profissional médico, cabe a ele a prescrição de dosagens de medicamentos e antídotos. É do médico a responsabilidade legal da terapêutica.

Questão 736 – ***Resposta:*** letra **A**.
Comentário. O volume-minuto é o produto da frequência respiratória multiplicado pelo volume corrente em litros por minuto: 15 irpm × 500 mℓ = 7.500 mℓ – 7,5 lpm. O volume-minuto > 10 lpm

revela taquipneia, podendo ocasionar fadiga muscular e distúrbio ácido-básico.

Questão 737 – *Resposta:* letra **C**.
Comentário. A epinefrina, um fármaco dose-dependente, pode atuar como vasopressor, broncodilatador e acelerador do ritmo cardíaco. Não é um antarrítmico e pode propiciar arritmias. A dobutamina é um simpaticomimético de ação direta, com maior ação inotrópica (aumenta a força de contração cardíaca) e menor ação cronotrópica (interfere pouco na frequência cardíaca). Estimula pouco os receptores alfa-adrenérgicos (pouca vasopressão). A digoxina é um digitálico com ação cronotrópica negativa e inotrópica positiva (diminui a frequência cardíaca e aumenta a força de contração). Não é um antiarrítimico, mas é utilizado nas taquiarritmias para controle da frequência. A noreprinefina é um agente adrenérgico de ação direta, produz vasoconstrição periférica (estimulação alfa-adrenérgica predominante).

Questão 738 – *Resposta:* letra **A**.
Comentário. A insuficiência respiratória aguda tipo I (déficit de oxigenação) é caracterizada por $PO_2 < 50$ mmHg em razão do comprometimento na interface alvéolo/capilar. O edema pulmonar aumenta o espaço intersticial dificultando a troca alveolocapilar. O tromboembolismo pulmonar também dificulta a troca, em decorrência da deficiência de sangue passando pelo capilar obstruído. O *shunt* é caracterizado por áreas pulmonares nas quais há irrigação e não há ventilação (colabamento alveolar), dificulta a troca pela deficiência de ventilação alveolar. A insuficiência respiratória aguda tipo I também pode ser proveniente de baixas concentrações de oxigênio ofertado (baixa oferta-baixa troca). No caso da hipoventilação, ocorre o acúmulo de CO_2, elevando a PCO_2, o que é característico da insuficiência respiratória do tipo II (falha de bomba respiratória).

Questão 739 – *Resposta:* letra **C**.
Comentário. Angina instável caracteriza-se por episódios de dor espontânea, em repouso ou ao mínimo esforço. Portadores têm alto risco para desenvolver o infarto agudo do miocárdio. A angina estável é caracterizada por desconforto torácico relacionado com atividades que aumentam a demanda cardíaca de oxigênio (alterações emocionais, mudanças bruscas de temperatura, esforço físico etc.). Infarto do miocárdio é caracterizado por total obstrução do fluxo coronariano, ocasionando isquemia e morte celular. A insuficiência cardíaca, disfunção do coração como bomba contrátil, pode ser ocasionada por múltiplos fatores: hipertensão arterial sistêmica, gestação, doenças valvares e arritmias, entre outros.

Questão 740 – *Resposta:* letra **E**.
Comentário. A hipercapnia é caracterizada por $PCO_2 > 45$ mmHg no sangue arterial. Normalmente é decorrente de falha da bomba pulmonar ou alterações na estimulação do centro ventilatório. Sua sintomatologia principal caracteriza-se sobretudo por confusão mental e alterações de comportamento que levam a agitação, dispneia e fadiga, podendo, nesse quadro, apresentar sudorese profusa. Alguns clientes desenvolvem um quadro de narcose (letargia e sono intenso). A hipotensão não está associada à clínica da hipercapnia.

Questão 741 – *Resposta:* letra **A**.
Comentário. O quadro apresentado pode revelar baixo débito cardíaco, decorrente de bradiarritmia. O antiarrítmico apresentado (adenosina) é indicado para taquiarritmias. Isoproterenol e epinefrina são medicações adrenérgicas e não estão indicadas no caso, pois não é falha de bomba cardíaca. A atropina é a mais indicada, pois vai estimular a frequência de disparo do nó sinusal, podendo reveter o quadro pelo aumento da frequência cardíaca.

Questão 742 – *Resposta:* letra **E**.
Comentário. DC = FC × VS (débito cardíaco é o produto da frequência cardíaca multiplicada pelo volume sistólico). O DC normal varia 5 a 6 ℓ/min e se altera de acordo com a demanda metabólica. O determinante frequência cardíaca pode sofrer alterações por mecanismos variados: descarga adrenérgica, alterações metabólicas, febre, atividade física e idade, entre outros. O volume sistólico pode ser alterado por hipovolemia, contração cardíaca, resistência vascular sistêmica, defeitos valvares etc. O sistema compensatório do DC propicia, por exemplo, o aumento da FC para

compensar hipovolemia (baixo volume sistólico), ou aumento da resistência vascular sistêmica (aumenta o retorno venoso e, consequentemente, o volume sistólico) para compensar bradicardia.

Questão 743 – *Resposta:* letra **D**.
Comentário. O choque é uma síndrome caracterizada pela incapacidade do sistema circulatório em fornecer quantidades de oxigênio e nutrientes suficientes para suprir a demanda metabólica. Os sinais clássicos de choque relatados na literatura são: hipotensão asssociada à taquicardia, pulso filiforme, taquipneia, diminuição do débito urinário e rebaixamento do nível de consciência. A bradicardia pode desencadear o choque, e não ser considerada sintoma de choque.

Questão 744 – *Resposta:* letra **D**.
Comentário. A escala pré-hospitalar para avaliação de acidente vascular encefálico, a Escala de Cincinnati, avalia três sinais físicos: queda facial, debilidade dos braços e fala.

Questão 745 – *Resposta:* letra **A**.
Comentário. As manifestações cardiovasculares são diversas e de maior importância, pois podem provocar a morte do cliente se não identificadas e tratadas a tempo. As alterações mais comuns são: modificação da frequência e do ritmo cardíaco, batimentos ventriculares ectópicos que podem denunciar a iminência de fibrilação ventricular. A intoxicação digitálica pode produzir taquiarritmias como a taquicardia ventricular sem pulso. O ritmo sinusal é o fisiológico.

Questão 746 – *Resposta:* letra **E**.
Comentário. O ataque isquêmico transitório (AIT) é um sinal de alerta para o acidente vascular encefálico (AVE). Sua sintomatologia compreende déficit neurológico de origem isquêmica cerebral focal que regride totalmente em 24 h. Os sinais e os sintomas equivalem aos do AVE, porém duram menos (a maioria dura de 2 a 20 min) e, então, desaparecem sem deixar sequelas ou danos permanentes. Um cliente pode ter mais de um AIT, com sinais e sintomas similares ou diferentes.

Questão 747 – *Resposta:* letra **C**.
Comentário. A síndrome da lise tumoral é uma ocorrência em clientes submetidos à quimioterapia nos casos de tumores volumosos e de crescimento rápido. A maciça lise tumoral acarreta a liberação de substâncias intracelulares (ácido úrico, fosfato e potássio). A hipocalcemia é decorrente do elevado nível de fosfato e da precipitação de cálcio e fósforo. Ocorre mais facilmente em portadores de insuficiência renal. O tratamento deve ser preventivo. A quimioterapia só deve iniciar-se quando as anormalidades metabólicas preexistentes tenham sido controladas.

Questão 748 – *Resposta:* letra **A**.
Comentário. A monitoração da pressão intracraniana (PIC) é obtida pela inserção de um cateter na cavidade ventricular, no espaço subaracnoide ou no espaço extradural, com a finalidade de avaliar o desenvolvimento de hipertensão intracraniana e a eficácia da terapêutica empregada. O conhecimento da PIC possibilita o cálculo da pressão de perfusão cerebral.

Questão 749 – *Resposta:* letra **E**.
Comentário. O princípio da contrapulsação do balão intra-aórtico (BIA), propicia que durante a diástole ventricular o balão seja inflado, ocasionando o retorno de parte do sangue da aorta descendente para o ventrículo. Como a irrigação da musculatura cardíaca pelas artérias coronarianas ocorre na diástole, o BIA tem como efeito hemodinâmico o aumento da pressão de perfusão coronariana.

Questão 750 – *Resposta:* letra **C**.
Comentário. O tamponamento ocorre em virtude do acúmulo de sangue no mediastino pela obstrução do dreno. O coração não fica com espaço suficiente para fazer o seu relaxamento (diástole). Diante dessa ocorrência, o débito cardíaco fica comprometido, pois há diminuição do volume sistólico. Os sinais de descompensação começam com aumento da frequência cardíaca (compensação), hipotensão, sinais de má perfusão periférica e de órgãos nobres (oligúria e obnubilação). Podem-se observar em alguns casos: estase jugular, estertores e hepatomegalia (o sangue começa a acumular-se em órgãos maciços). O pulso paradoxal (exacerbação da redução fisiológica da pressão

arterial sistólica durante a inspiração, podendo até sumir) pode ser facilmente observado em clientes com monitoração arterial média (PAM).

Questão 751 – ***Resposta:*** letra **E**.

Comentário. Hiperpotassemia refere-se ao aumento do potássio sérico a níveis superiores a 5 mEq/ℓ. As alterações no eletrocardiograma relacionadas com o grau de hiperpotassemia são: ondas T apiculadas e elevadas; aumento dos intervalos PR e QR; segmento ST achatado e diminuição da onda P; onda P pode desaparecer e QRS apresentar maior alargamento. Quando os níveis estiverem acima de 12 mEq/ℓ pode ocorrer fibrilação ventricular e assistolia. Clientes em uso de reposição de potássio necessitam de controle tanto laboratorial quanto do débito urinário, da avaliação do eletrocardiograma e, principalmente, da segurança da administração do eletrólito por bombas infusoras.

Questão 752 – ***Resposta:*** letra **C**.

Comentário. O afogamento resulta em insuficiência respiratória primária. As principais consequências da submersão são: hipoxia, acidose e edema pulmonar. Os fatores que afetam o prognóstico dependem da duração da hipoxia. Após a retirada da vítima da água, a primeira ação deverá ser no intuito de restabelecer a ventilação e garantir a oxigenação. A estabilização da coluna só é indicada em casos de relato de mergulho. A manobra de Hemilich, o aquecimento e a adaptação do desfribilador automático podem desencadear a exacerbação da hipoxia (demora em ventilar). A ventilação é a principal ação no atendimento primário do afogado.

1 2 3
4 5
A B

Enfermagem nas Situações Cirúrgicas: Pré-operatório, Centro Cirúrgico e Pós-operatório

Ana Cristina Silva Pinto

Simone de Amorim Carrera

As questões selecionadas para a assistência de enfermagem perioperatória englobam as múltiplas funções do enfermeiro associadas à experiência vivenciada pelo cliente durante as diferentes fases cirúrgicas. A tecnologia atual possibilita a realização de procedimentos complexos e minimamente invasivos, além de reduzir as complicações cirúrgicas. O bom planejamento assistencial deve ser garantido, visto que o evento cirúrgico é complexo e estressante. O tratamento cirúrgico, em alguns casos, causa mudanças temporárias ou definitivas que alteram a imagem corporal e fragilizam o cliente na sua recuperação. A atuação dos enfermeiros envolvidos na assistência ao cliente cirúrgico deve ser precisa e fundamentada no conhecimento técnico-científico para avaliar, diagnosticar e estabelecer as intervenções e os resultados esperados. A educação em saúde deve ser realizada, pois a orientação e a demonstração do cuidado são ações recomendadas ao cliente no perioperatório, valorizando o autocuidado, a autoestima e o apoio familiar.

▸Questões gabaritadas

753 Para feridas cirúrgicas que evoluam com deiscência e presença de secreção serosa em média quantidade, pode-se indicar um curativo à base de:

- ☐ A) alginato
- ☐ B) colagenase
- ☐ C) povidine
- ☐ D) vaselina
- ☐ E) carvão ativado.

754 O termo exenteração pélvica refere-se a:

- ☐ A) retirada do intestino após antibioticoterapia e enema
- ☐ B) remoção em bloco do reto, do cólon, da bexiga, do ureter e do assoalho pélvico
- ☐ C) suspensão uterina e ligamento retroperitoneal
- ☐ D) incisão medial da sínfise pubiana até a cicatriz umbilical
- ☐ E) ablação de condilomas por *laser*.

755 Um paciente que sofreu sutura na região da cabeça deverá ser orientado a retornar ao serviço para retirada dos pontos após:

- ☐ A) 10 a 15 dias
- ☐ B) 7 a 10 dias
- ☐ C) 5 a 7 dias
- ☐ D) 4 a 10 dias
- ☐ E) 3 a 5 dias.

756 Um paciente apresenta uma ferida cirúrgica extensa, com perda de tecido, de cicatrização demorada e granulada. Trata-se de cicatrização:

- ☐ A) de terceira intenção
- ☐ B) de segunda intenção
- ☐ C) de primeira intenção
- ☐ D) inflamatória
- ☐ E) proliferativa.

757 Com relação a esterilização e desinfecção de material, assinale a alternativa *correta*.

- ☐ A) A limpeza de objetos contaminados com material orgânico é feita primeiramente com água quente
- ☐ B) A opção pela desinfecção ou pela esterilização do material não depende do grau de risco de infecção envolvido com o seu uso
- ☐ C) A desinfecção elimina os esporos bacterianos
- ☐ D) Os objetos críticos devem ser esterilizados
- ☐ E) As alternativas A e D estão corretas.

758 Limpeza é a base de todos os procedimentos efetuados com materiais, equipamentos e ambiente. O conceito de limpeza estabelece que é o processo pelo qual se faz a remoção de sujeira e mau odor, com consequente redução da população microbiana de artigos e superfícies. Com base nessa afirmativa, assinale a alternativa *correta*.

- ☐ A) Deve preceder os processos de desinfecção e esterilização. Atualmente, recomenda-se limpeza frequente e criteriosa, apenas com água e sabão, usando desinfetantes como álcool a 70%, água oxigenada ou cloro orgânico para descontaminação de superfícies quando houver derramamento de matéria orgânica

☐ B) Deve ocorrer após os processos de desinfecção e esterilização. Atualmente, recomenda-se limpeza frequente e criteriosa, apenas com água e sabão, usando desinfetantes como álcool a 70%, água oxigenada ou cloro orgânico para descontaminação de superfícies quando houver derramamento de matéria orgânica

☐ C) Deve ocorrer após os processos de desinfecção e esterilização. Atualmente, recomenda-se limpeza leve e única ao dia, usando produtos à base de formol a 5%, para sangue, e cloro orgânico, para fezes ou urina

☐ D) Deve preceder os processos de desinfecção e esterilização. Atualmente, recomenda-se limpeza leve e única ao dia, usando produtos à base de formol a 5%, para sangue, e cloro orgânico, para fezes ou urina

☐ E) Deve preceder os processos de desinfecção e esterilização. Utiliza-se para limpeza de sangue e fezes uma solução tensoativa (sabão ou detergente) que tem a propriedade de dispersar, suspender e emulsificar a sujeira, facilitando sua remoção.

759 Na central de material, os desinfetantes químicos são em geral utilizados para desinfecção de equipamentos e instrumentos. Considere as seguintes características:

1. Ação lenta.
2. Não causa dano tissular.
3. É inativado por matéria orgânica.
4. É estável à exposição de luz e calor.
5. Não atua na presença de H_2O.
6. Não causa dano ao equipamento.
7. Não retém odor.

Uma substância é considerada desinfetante químico quando tem as seguintes características:

☐ A) 1, 2, 4 e 6
☐ B) 1, 2, 5 e 6
☐ C) 1, 2, 6 e 7
☐ D) 2, 4, 6 e 7
☐ E) 3, 4, 5 e 7.

760 Constitui um cuidado de enfermagem na fase intraoperatória:

☐ A) identificar o paciente
☐ B) conferir o nome do paciente
☐ C) comunicar as alterações no paciente quanto a pulso, respiração, temperatura e pressão sanguínea
☐ D) estabelecer um plano de prescrição
☐ E) examinar a área a ser operada.

761 Quais dos micro-organismos a seguir são específicos com potencial para infecção hospitalar?

☐ A) *Clostridium tetani*, *Salmonella* e *Pseudomonas*
☐ B) *Escherichia coli*, *Enterobacter* e *Salmonella*
☐ C) *Clostridium difficile*, *Staphylococcus aureus* (resistente à meticilina) e *Enterococcus* (resistente à vancomicina)
☐ D) *Pseudomonas*, *Haemophilus influenza* e *Clostridium difficile*
☐ E) *Clostridium tetani*, *Clostridium difficile* e *Pseudomonas*.

762 Quantos minutos antes da cirurgia deve ser administrada a medicação pré-anestésica?

☐ A) 20 a 35
☐ B) 25 a 45
☐ C) 30 a 45
☐ D) 30 a 60
☐ E) 45 a 75.

763 São métodos corretos de esterilização de materiais:

1. Vapor saturado sob pressão
2. Calor seco
3. Óxido de etileno
4. Plasma de peróxido de hidrogênio.

É *correto* o que consta em:

☐ A) 1 e 2 apenas
☐ B) 1, 2 e 3 apenas
☐ C) 1 e 3 apenas
☐ D) 1, 2, 3 e 4
☐ E) 2 e 3 apenas.

764 Os adultos imunossuprimidos, inclusive aqueles que se submeteram a esplenectomia, devem ser vacinados contra:

☐ A) tétano e hepatites B e C
☐ B) tétano, sarampo e tuberculose
☐ C) pneumococo, menigococo e *Haemophilus influenzae*
☐ D) sarampo, varicela e *Haemophilus influenzae*.

765 Geralmente o plasma de peróxido de hidrogênio é utilizado em clínicas de pequeno porte em vista de sua fácil instalação, tempo de esterilização de 1 h e ocupar menor área física. Os materiais esterilizados por esse processo são:
☐ A) cânulas siliconizadas de baixa pressão
☐ B) metais, vidros, acrílicos, borrachas e plásticos
☐ C) marca-passos, próteses e fibras ópticas
☐ D) instrumentais de hemodinâmica
☐ E) acessórios de respiradores e próteses ortopédicas.

766 Sobre a esterilização de artigos médico-hospitalares por meio de soluções químicas, é *correto* afirmar que:
☐ A) este método de esterilização é indicado somente para aqueles materiais que não sofrem ação do calor, como as furadeiras ósseas, por apresentarem componentes elétricos e quando não se dispõe do óxido de etileno e do peróxido de hidrogênio
☐ B) estes produtos não devem ser irritantes e tóxicos para os tecidos humanos, devem ser estáveis, quando em solução, por tempo prolongado, e ter o poder de destruir os micro-organismos patogênicos em todas as suas formas
☐ C) o material precisa estar totalmente coberto pelo produto químico, e o tempo de exposição depende da concentração desse produto e da temperatura ambiente
☐ D) a presença de matéria orgânica não altera a ação do produto químico, por isso não há necessidade de o material estar rigorosamente limpo e seco.

767 No que se refere ao preconizado nas Normas Relativas à Precaução Padrão e Isolamento, do Ministério de Saúde, assinale a opção *correta*.
☐ A) Uso de luvas de borracha no esvaziamento de urina do sistema de drenagem fechado, além de capotes descartáveis, obrigatoriamente
☐ B) Uso de óculos protetores de olhos quando realizar aspiração traqueal
☐ C) Uso de quarto privativo para todos os pacientes portadores de doenças infecto-contagiosas
☐ D) Manusear roupas sujas com líquidos corporais usando luvas estéreis.

768 Os processos infecciosos de origem exógena, cujas fontes podem ser os profissionais da área de saúde, os artigos e os materiais utilizados em procedimentos e o ambiente merecem atenção no contexto do controle das infecções. Diante do processamento dos artigos médico-hospitalares, eles são classificados como críticos, semicríticos e não críticos, segundo o seu potencial de contaminação (Brasil, MS, 1994). Assim, é *correto* afirmar que:
☐ A) artigos críticos são aqueles que entram em contato com tecidos ou líquidos estéreis do corpo humano, sendo necessária sua esterilização após limpeza cuidadosa
☐ B) a limpeza automatizada é o passo fundamental no processamento dos artigos permanentes médico-hospitalares. Nenhum processo substitui a limpeza por máquinas, mesmo os de desinfecção de alto nível ou de esterilização
☐ C) quanto aos profissionais que manipulam os artigos não críticos, durante o processo de limpeza manual deve ser reforçada a necessidade de utilização de todos os equipamentos de proteção individual e outras práticas de precaução padrão
☐ D) a limpeza automatizada de artigos com lúmens, considerados semicríticos, em lavadoras ultrassônicas remove a sujidade

das superfícies pelo processo de cavitação. A presença de resíduos volumosos de sujidade torna ineficaz o processo.

769 A respeito da medicação administrada no período perioperatório, analise as afirmativas a seguir.

1. Os esteroides são suspensos no período pós-operatório.
2. Os diuréticos tiazídicos podem causar depressão respiratória durante a anestesia.
3. Os inibidores da monoaminoxidase diminuem os efeitos hipotensivos dos anestésicos.
4. O glicopirrolato é um anticolinérgico duas vezes mais potente como antissialagogo, agindo por um tempo três vezes maior.

Está(ão) *correta(s)*:

☐ A) 1, 2 e 3
☐ B) 2 e 4
☐ C) 1 e 3
☐ D) 2, 3 e 4
☐ E) apenas 3.

770 Sobre esterilização é *correto* afirmar que:

☐ A) o citoplasma existente dentro da célula é o responsável pela sobrevivência do esporo
☐ B) os fungos não se apresentam na forma esporulada
☐ C) a morte microbiana se dá por desnaturação proteica com a remoção dos grupos sulfidrilas
☐ D) a dose letal mínima é diretamente proporcional à virulência do microorganismo
☐ E) a morte microbiana é medida não de uma célula isolada, mas sim de toda uma população.

771 São condições necessárias para a ação efetiva de um agente químico, *exceto*:

☐ A) a tensão superficial do desinfetante é diretamente proporcional à sua ação
☐ B) a presença de matéria orgânica limita ou inativa a ação do desinfetante
☐ C) a idade das células bacterianas interfere na ação do desinfetante
☐ D) instrumentais e artigos tubulares precisam estar submersos na solução
☐ E) o calor pode acelerar a velocidade da desinfecção.

772 Quanto às cirurgias gastrintestinais, analise as afirmativas a seguir.

1. A laparotomia exploradora se faz necessária quando acontece distensão gástrica excessiva, com eliminação de secreção biliar por via oral.
2. Os estomas podem ser temporários ou definitivos.
3. Os dispositivos coletores fechados são indicados para estomas do intestino delgado, enquanto os drenáveis são utilizados nos estomas de intestino grosso.
4. Evitar alimentos que produzem gases e estimular a ingesta hídrica são orientações a serem ministradas ao paciente ostomizado.
5. A avaliação da ferida operatória, a aspiração gástrica, a higiene oral e a lavagem da sonda nasogástrica são algumas das condutas de enfermagem no pós-operatório.

Estão *corretas* as afirmativas:

☐ A) 1, 2 e 3, apenas
☐ B) 3 e 5, apenas
☐ C) 3, 4 e 5, apenas
☐ D) 1, 2, 4 e 5, apenas
☐ E) 1, 2, 3, 4 e 5.

773 Considerando as recomendações para a área física de uma unidade de Centro Cirúrgico (CC), analise as alternativas a seguir.

1. No CC deve haver áreas restritas com limites na circulação de pessoal e uso de uniformes privativos completos.
2. Não existem áreas não restritas, com circulação livre de pessoal em uma unidade de CC.
3. São exemplos de áreas semirrestritas: expurgo, secretaria, copa, entre outras.
4. A sala cirúrgica de grande porte é geralmente destinada às cirurgias cardíacas, ortopédicas e neurológicas.

5. As paredes de um CC devem ser laváveis, de cor clara, com cantos arredondados.

Estão *corretas* as afirmativas:

☐ A) 1, 2, 3 e 5 apenas
☐ B) 1, 2 e 4 apenas
☐ C) 1, 2 e 3 apenas
☐ D) 1, 2 e 5 apenas
☐ E) 1, 3, 4 e 5 apenas.

774 Com relação aos antissépticos, assinale a alternativa *correta*:

☐ A) Denominam-se antissépticos as formulações alergênicas com função de matar ou inibir o crescimento de micro-organismos
☐ B) Os antissépticos podem ser classificados como agentes bactericidas ou bacteriostáticos
☐ C) Os antissépticos são usados para a antissepsia de instrumentais cirúrgicos
☐ D) Os agentes que atualmente mais satisfazem as exigências para aplicação em tecidos vivos são os iodóforos e as soluções alcoólicas
☐ E) A maioria dos antissépticos é ativa na presença de matéria orgânica.

775 Considerando a esterilização por calor úmido, assinale a alternativa *correta*:

☐ A) o equipamento utilizado para esterilização por este processo é a estufa
☐ B) o ar é o grande inimigo da eficácia da esterilização
☐ C) a embalagem preferencialmente utilizada para este processo deve ser caixa de alumínio de aço inoxidável
☐ D) a validação química deste processo de esterilização é feita pelo exame de cromatografia gasosa nos materiais
☐ E) a fita-teste é um indicador biológico utilizado para indicar, após o processo de esterilização, com a mudança de cor, que o material está totalmente isento de micro-organismos.

776 Quanto à infecção hospitalar, é *correto* afirmar que:

☐ A) é toda infecção detectada em ambiente hospitalar relacionada ou não com a internação do cliente no hospital
☐ B) é aquela constatada ou em incubação na admissão do cliente, não relacionada com internações anteriores no mesmo hospital
☐ C) é aquela evidenciada no momento da admissão no hospital
☐ D) é aquela detectada após a alta hospitalar relacionada ou não com a internação do cliente no hospital
☐ E) é aquela adquirida após a admissão do cliente e que se manifesta durante a internação ou após a alta, quando puder ser relacionada com a internação ou os procedimentos hospitalares.

777 A etapa de esterilização de artigos é o processo pelo qual os micro-organismos são mortos a tal ponto que não seja mais possível detectá-los no meio de cultura padrão, sendo *correto* afirmar que:

☐ A) a esterilização pelo calor úmido é realizada em autoclaves e, atualmente, as recomendadas pela Anvisa são as de pré-vácuo, em que, por intermédio de uma bomba de vácuo, o ar é removido do material e da câmara
☐ B) a esterilização rápida (*flash sterilization*) consiste na esterilização de material termorresistente por meio de calor úmido, em que o equipamento é ajustado para efetuar o processo em tempo reduzido diante de situações de urgência
☐ C) na esterilização em autoclave de plasma de peróxido de hidrogênio não é necessário o uso de indicadores de controle químico em todas as caixas metálicas perfuradas, em razão da facilidade que o agente esterilizante encontra para penetrar os artigos
☐ D) a esterilização que utiliza como agente esterilizante o formaldeído em vapor de baixa temperatura é ideal para artigos de borracha e tecido, em razão de a temperatura usada ser de 50 a 78°C, logo não danificando esses materiais.

778 O transporte de um paciente idoso que foi submetido a uma cirurgia ortopédica de uma mesa cirúrgica para a sala de recuperação pós-anestésica deve ser feito de maneira cuidadosa, sem movimentações bruscas, para evitar a seguinte complicação:

☐ A) hipotermia patológica
☐ B) febre intermitente
☐ C) hipotensão arterial
☐ D) hipertensão maligna
☐ E) hipertermia artificial.

779 Posição dorsal com elevação da cabeça e do tórax e com abaixamento dos membros inferiores. A afirmativa trata de:

☐ A) Trendelenburg
☐ B) próclise
☐ C) decúbito dorsal
☐ D) litotomia
☐ E) decúbito ventral.

780 Conforto alterado relacionado com os espasmos da bexiga, a retenção de coágulos ou a dor lombar e no membro inferior; risco para padrões de sexualidade alterados relacionados com o medo da disfunção erétil resultante da intervenção cirúrgica são diagnósticos de enfermagem comumente formulados na avaliação de pacientes que foram submetidos a:

☐ A) anastomose de ureter
☐ B) nefrectomia unilateral
☐ C) ressecção transuretral
☐ D) urostomia radical
☐ E) nefrostomia percutânea.

781 O reprocessamento é definido como processo a ser aplicado a artigos médico-hospitalares de uso único, para permitir sua reutilização. Avalie as afirmativas a seguir.

1. São artigos de uso único e de reutilização proibida: escalpes, seringas plásticas, mantas de polipropileno, sondas uretrais e coletores de urina.
2. As etapas do reprocessamento incluem: desinfecção, preparo, embalagem, esterilização, acondicionamento e controle de qualidade.
3. A reesterilização é indicada para artigos médicos de uso único.
4. Um material descartável somente poderá ser reutilizado se não constar na lista de proibição de reutilização de artigo de uso único e houver garantia da qualidade das condições de reprocessamento.

Estão *corretas* apenas:

☐ A) 1 e 4
☐ B) 2 e 3
☐ C) 1, 3 e 4
☐ D) 1, 2 e 3.

782 O enfermeiro é o profissional habilitado para gerenciar as necessidades do ato anestésico-cirúrgico em todas as suas etapas. Com relação às atribuições gerenciais do enfermeiro de centro cirúrgico, analise as afirmativas a seguir.

1. Participar da elaboração de normas, rotinas e procedimentos do setor.
2. Realizar planejamento estratégico de enfermagem do setor.
3. Fazer cumprir as normas e os regulamentos da instituição e as rotinas da unidade.
4. Manter controles administrativo, técnico-operacional e ético sobre as diversas atividades desenvolvidas no centro cirúrgico.

Está(ão) *correta(s):*

☐ A) 1, apenas
☐ B) 2, apenas
☐ C) 1 e 3, apenas
☐ D) 3 e 4, apenas
☐ E) 1, 2, 3 e 4.

783 Associe a coluna de quadrados às definições listadas na coluna de números.

☐ Antissepsia
☐ Infecção
☐ Esterilização
☐ Assepsia
☐ Desinfecção

1. Conjunto de meios utilizados para impedir a contaminação microbiana
2. Destruição de formas vegetativas microbianas, esporuladas, por meio de agentes físicos ou químicos aplicados a superfícies inertes
3. Conjunto de meios para impedir a multiplicação bacteriana em tecidos vivos

4. Invasão e multiplicação microbiana nos tecidos e órgãos de um hospedeiro
5. Destruição de todas as formas de microorganismos (bactérias, esporos, cogumelos e vírus) por meio de agentes físico-químicos.

Assinale a sequência *correta.*

☐ A) 4, 3, 1, 2, 5
☐ B) 2, 5, 1, 4, 3
☐ C) 4, 3, 1, 2, 5
☐ D) 3, 4, 5, 1, 2
☐ E) 3, 5, 2, 4, 1.

784 São tipos de tração usada na ortopedia:

☐ A) tração cutânea ou de Tillaux
☐ B) tração ao Zenith
☐ C) tração esquelética
☐ D) tração craniana
☐ E) Todas as alternativas estão corretas.

785 Existem vantagens e desvantagens da cirurgia abdominal videolaparoscópica em relação à cirurgia convencional (cirurgia aberta). Uma delas é:

☐ A) vantagem: probabilidade inexistente de ocorrer recidiva de metástase nos orifícios de trocartes em cirurgias oncológicas
☐ B) desvantagem: maior número de aderências intraperitoneais
☐ C) desvantagem: maior risco de obstrução intestinal por bridas
☐ D) desvantagem: ausência da sensação tátil, que muitas vezes é importante na avaliação local
☐ E) vantagem: facilidade para controlar sangramentos intraoperatórios.

786 É responsabilidade da enfermagem esterilizar, providenciar e arrumar o material cirúrgico. Correlacione os materiais cirúrgicos enumerados a seguir com a função/característica de cada material em seguida a eles.

1. Pinças de Kelly
2. Afastador de Farabeuf
3. Porta-agulha
4. Fio categute

☐ Ajuda a obter uma melhor visualização do campo cirúrgico
☐ Auxilia a estancar o sangramento
☐ Instrumento utilizado no tempo cirúrgico denominado síntese
☐ Absorvido pelo organismo após determinado período

Assinale a sequência *correta.*

☐ A) 2, 1, 3, 4
☐ B) 1, 4, 2, 3
☐ C) 4, 3, 2, 1
☐ D) 2, 4; 1, 3
☐ E) 3, 1, 4, 2.

787 O que é colecistite?

☐ A) Inflamação do colédoco
☐ B) Inflamação do colo do útero
☐ C) Inflamação da bexiga urinária
☐ D) Inflamação da vesícula biliar
☐ E) Inflamação de cistos.

788 Qual das soluções citadas a seguir não faz parte da Normatização e Padronização de Soluções Antissépticas, publicada na Portaria 2.616, do Ministério da Saúde?

☐ A) Mercuriais orgânicos
☐ B) Permanganato de potássio
☐ C) Álcool etílico a 70%
☐ D) Compostos à base de sais de prata
☐ E) Solução de clorexidina a 0,5%.

789 O processo de limpeza da pele antes da punção intravenosa é denominado:

☐ A) assepsia
☐ B) degermação
☐ C) desinfecção
☐ D) antissepsia
☐ E) esterilização.

790 Ao realizar um curativo, o enfermeiro deve conhecer todos os passos para tal procedimento. Ao utilizar as pinças, há as que pertencem ao primeiro, segundo, terceiro e quarto tempos. Assinale a alternativa que corresponde às pinças que devem ser utilizadas no primeiro, segundo, terceiro e quarto tempos:

☐ A) Primeiro tempo: pinças anatômica e Kocher; segundo tempo: pinças anatômica e Kocher; terceiro tempo: pinças dente de rato e Kelly; quarto tempo: pinças dente de rato e Kelly

☐ B) Primeiro tempo: pinças Kocher e Kelly; segundo tempo: pinças Kocher e Kelly; terceiro tempo: pinças anatômica e dente de rato; quarto tempo: pinças anatômica e dente de rato

☐ C) Primeiro tempo: pinças Kocher e dente de rato; segundo tempo: pinças Kocher e dente de rato; terceiro tempo: pinças anatômica e Kelly; quarto tempo: pinças anatômica e Kelly

☐ D) Primeiro tempo: pinça Kocher e dente de rato; segundo tempo: pinças anatômica e Kelly; terceiro tempo: pinças anatômica e Kelly; quarto tempo: pinças anatômica e Kelly

☐ E) Primeiro tempo: pinças anatômica e Kelly; segundo tempo: pinças Kocher e dente de rato; terceiro tempo: pinças Kocher e dente de rato; quarto tempo: pinças Kocher e dente de rato.

791 Os materiais de uso na Saúde se classificam segundo os riscos potenciais de transmissão de infecções em categorias e processo de desinfecção e esterilização. De acordo com essas categorias e o processo de desinfecção e esterilização, é *correto* afirmar que:

1. São categorizados em artigos críticos aqueles que entram em contato com tecidos estéreis do corpo; artigos semicríticos aqueles que entram em contato com mucosas colonizadas; artigos não críticos aqueles que entram em contato apenas com a pele íntegra do paciente.
2. Para os artigos não críticos basta apenas a limpeza como procedimento mínimo; para artigos semicríticos é necessária a limpeza e após complementar com termodesinfecção ou desinfecção química; para os artigos críticos é necessária a esterilização.
3. São categorizados em artigos críticos aqueles que entram em contato com tecidos contaminados do corpo; artigos semicríticos aqueles que entram em contato com tecidos contaminados do corpo; artigos não críticos aqueles que entram em contato com a pele que sofreu solução de continuidade.
4. Para os artigos não críticos são necessárias a limpeza e a termodesinfecção; para artigos semicríticos é necessário proceder diretamente à termodesinfecção ou desinfecção química; para os artigos críticos é necessária a esterilização.

Assinale a alternativa que contém todas as afirmativas *corretas*:

☐ A) 1 e 2
☐ B) 2 e 3
☐ C) 3 e 4
☐ D) 1, 2 e 3
☐ E) 2, 3 e 4.

792 A obstrução de vias respiratórias superiores por edemas de faringe/laringe e descamação de mucosas, podendo demandar intubação endotraqueal ou traqueostomia, é efeito da toxicidade aguda causada pela:

☐ A) amônia
☐ B) fosfina
☐ C) benzina
☐ D) trifenila
☐ E) dibutila.

793 O uso de luvas de borracha como equipamento de proteção individual específico é indicado quando o profissional de enfermagem utiliza na esterilização de materiais o seguinte método:

☐ A) autoclave
☐ B) álcool a 70%
☐ C) estufa
☐ D) glutaraldeído
☐ E) água em ebulição.

794 A desinfeção de superfícies que entraram em contato com sangue de paciente portador do vírus HIV deve ser realizada com o seguinte produto:

☐ A) hipoclorito de sódio a 1%
☐ B) peróxido de hidrogênio a 10%
☐ C) glutaraldeído a 1%
☐ D) fenol a 5%
☐ E) álcool a 70%.

795 Durante o preparo do paciente que será submetido à punção lombar, para facilitar a entrada da agulha nos espaços intervertebrais e a penetração no espaço subaracnóideo, tal paciente deverá ser colocado na posição:

☐ A) supina com hiperextensão
☐ B) Trendelenburg invertida
☐ C) supina com elevação de quadril
☐ D) lateral com joelhos flexionados sobre o tórax
☐ E) Sims com cabeça em hiperextensão.

796 No pós-operatório do transplante hepático, o enfermeiro deve estar atento a alguns sinais que detectam o enxerto não viável. Correspondem a esses sinais:

☐ A) acidose metabólica, hiperglicemia aguda e insuficiência renal
☐ B) hiperglicemia aguda, insuficiência renal e ausência de produção de bile
☐ C) acidose metabólica, hipoglicemia aguda e diminuição do potássio sérico
☐ D) aumento de potássio sérico, hipoglicemia aguda e insuficiência renal
☐ E) diminuição de potássio sérico, hiperglicemia aguda e ausência de produção de bile.

797 No paciente prostatectomizado e com sistema de irrigação contínua, em 24 h, foram infundidos 8,3 ℓ de soro e drenados 9 ℓ. Nessa situação, a diurese do paciente foi de:

☐ A) 300 mℓ
☐ B) 700 mℓ
☐ C) 1 ℓ
☐ D) 1,3 ℓ
☐ E) 1,9 ℓ.

798 A esterilização de artigos usados em áreas de saúde é um processo de fundamental importância para prevenção e controle de infecção. Assinale a alternativa *correta* relacionada com o uso de soluções químicas esterilizantes.

☐ A) O glutaraldeído tem potente ação germicida, sendo utilizado para esterilização de equipamentos termossensíveis. As soluções aquosas de glutaraldeído são ácidas, e geralmente nesse pH também são esporicidas
☐ B) O ortoftaldeído é um produto químico esterilizante que requer ativação, não irrita os olhos ou vias respiratórias e tem excelente estabilidade e odor imperceptível
☐ C) O peróxido de hidrogênio tem indicação de uso irrestrito em virtude de sua ação bactericida, tuberculicida, esporicida e fungicida; é inativado pela presença da catalase em matéria orgânica
☐ D) Acredita-se que a ação do ácido peracético seja similar à do peróxido de hidrogênio que age mediante desnaturação e oxidação de proteínas, enzimas e outros metabólitos, além de alterar a permeabilidade da parede celular
☐ E) O uso de soluções em equipamentos que devem ser esterilizados requer medidas básicas como: respeitar o tempo de exposição do equipamento a cada tipo de solução esterilizante, utilizar recipiente com tampa, usar equipamentos de proteção individual durante a manipulação e enxaguar abundantemente em água corrente.

799 O produto de escolha a ser usado para embalagem do material que será submetido à esterilização pelo óxido de etileno é:

☐ A) papel kraft
☐ B) papel pardo
☐ C) papel grau cirúrgico
☐ D) poliamida.

800 O instrumental cirúrgico é classificado por grupos. A tesoura pertence ao seguinte grupo:

☐ A) redução
☐ B) superfície
☐ C) diérese
☐ D) síntese.

801 O processo indicado para esterilização de um recipiente com vaselina líquida é:

☐ A) autoclavação com óxido de etileno
☐ B) autoclavação com calor úmido
☐ C) esterilização química com glutaraldeído
☐ D) esterilização pelo calor seco (estufa).

802 A respeito do preparo para a cirurgia, analise as afirmativas a seguir:

1. O exercício da respiração diafragmática melhora a expansão pulmonar e a libe-

ração de oxigênio, porém faz o paciente desperdiçar muita energia.
2. A contração dos músculos da perna promove o retorno venoso, dificultando a formação de coágulos.
3. É necessário explicar cada exercício, entretanto a demonstração e repetição da técnica não são essenciais, independentemente do nível cognitivo do paciente.
4. O uso do dispositivo de pressão expiratória positiva e prendedor nasal está restrito às cirurgias cardíacas.

Está(ão) *correta(s)*:

☐ A) 1 e 2 apenas
☐ B) 2 e 3 apenas
☐ C) 3 e 4 apenas
☐ D) 1 e 3 apenas
☐ E) 2 apenas.

803 A respeito da tração, analise as afirmativas.
1. É usada para reduzir, alinhar e imobilizar fraturas e minimizar deformidades e espasmos musculares.
2. Os fatores que potencializam a eficácia do repuxo devem ser eliminados.
3. A contratração é a aplicação da terceira lei de Newton do estado do movimento.
4. Na tração de caráter intermitente os pesos são removidos para facilitar o repouso do paciente.

Está(ao) *correta(s)*:

☐ A) 1, 2 e 3
☐ B) 2 e 4
☐ C) 1, 2, 3 e 4
☐ D) 1, 3 e 4
☐ E) apenas 3.

804 São ações da assistência de enfermagem perioperatória, *exceto*:

☐ A) tosa dos pelos para substituir a tricotomia, sendo proibido o uso de cremes depilatórios
☐ B) administração de medicações pré-anestésicas de 45 a 75 min antes do início da anestesia
☐ C) monitoração do funcionamento do fígado, órgão responsável pela biotransformação dos compostos anestésicos
☐ D) investigação do funcionamento das suprarrenais nos pacientes que fazem uso de corticosteroides
☐ E) realização de assepsia meticulosa e investigação à mais discreta elevação da temperatura, se o paciente for imunodeprimido.

805 A terminologia dos diversos tipos de intervenção cirúrgica, em geral, no primeiro segmento da palavra é uma referência a um órgão, aparelho ou parte do corpo humano. Considerando essa afirmativa, associe os segmentos de palavras, à esquerda, a órgãos e partes do corpo humano a que se refere, à direita.

1. Blefaro	☐ Bexiga
2. Angio	☐ Veia
3. Colpo	☐ Testículo
4. Flebo	☐ Pálpebra
5. Cisto	☐ Vagina
6. Orqui	☐ Glândula
7. Adeno	☐ Vaso sanguíneo

☐ A) 5, 4, 3, 6, 7, 1, 2
☐ B) 5, 4, 6, 1, 3, 7, 2
☐ C) 5, 2, 3, 1, 6, 7, 4
☐ D) 3, 1, 7, 4, 6, 5, 2.

806 Nas cirurgias de fundoplicaturas para tratamento de doenças do refluxo gastresofágico, a principal orientação ao paciente no pós-operatório é:

☐ A) manter dieta líquida por 30 dias em virtude do edema na válvula funcional criada com a cirurgia na transição gastresofágica
☐ B) manter a dieta líquida até o retorno da motilidade gástrica, que ocorre no segundo ou terceiro dia após a cirurgia
☐ C) manter dieta liquidificada por 1 semana
☐ D) não molhar a ferida operatória até a retirada dos pontos de pele
☐ E) iniciar dieta semipastosa quando o reflexo da deglutição estiver reestabelecido.

807 A drenagem postural é prescrita para levar o paciente à expulsão das secreções por:

☐ A) pressão
☐ B) sucção
☐ C) aspiração
☐ D) umidificação
☐ E) gravidade.

808 O processo de esterilização de metais, látex e borrachas tem como primeira escolha o(a):
☐ A) autoclave
☐ B) estufa
☐ C) óxido de etileno
☐ D) formaldeído
☐ E) glutaraldeído a 2%.

809 De acordo com a classificação do Ministério da Saúde para áreas e artigos hospitalares, associe a coluna de números com as classificações à coluna de quadrados, em que são listados áreas e artigos.

1. Artigos críticos	☐ Papagaios, bacias, tensiômetros e estetoscópios
2. Artigos semicríticos	☐ Sala de espera, elevadores e corredores
3. Artigos não críticos	☐ Enfermarias, salas de exames, ambulatórios
4. Áreas semicríticas	☐ Sala de parto, centro de tratamento de queimados
5. Áreas semicríticas	☐ Instrumentais cirúrgicos, nutrição parenteral total e campos cirúrgicos
6. Áreas não críticas	☐ Sonda vesical de demora, equipamentos de assistência ventilatória e broncoscópio

Assinale a sequência *correta.*
☐ A) 2, 3, 1, 4, 5, 6
☐ B) 3, 2, 1, 4, 6, 5
☐ C) 3, 6, 4, 5, 1, 2
☐ D) 6, 5, 3, 2, 1, 4
☐ E) 4, 2, 5, 1, 3, 6.

810 Segundo a RDC 307/2002 as dimensões mínimas para a área física de recepção, descontaminação e lavagem de artigos e a distância mínima entre as autoclaves na área de esterilização física são, respectivamente:
☐ A) 20 m^2 e 40 cm
☐ B) 100 m^2 e 50 cm
☐ C) 30 m^2 e 10 cm
☐ D) 8 m^2 e 20 cm
☐ E) 4 m^2 e 30 cm.

811 O invólucro compatível com a esterilização por calor seco é o de:
☐ A) papel crepado
☐ B) caixa metálica
☐ C) filme transparente
☐ D) papel grau cirúrgico
☐ E) tecido de algodão.

812 É o mais eficiente método de esterilização utilizado no meio hospitalar para materiais termorresistentes; a temperatura utilizada fica entre 121 e 134°C; é também conhecido como método de esterilização sob vapor saturado ou sob pressão:
☐ A) estufa
☐ B) esterilização química
☐ C) seladora
☐ D) autoclave
☐ E) plasma de peróxido de hidrogênio.

813 Uma intervenção fundamental para melhorar a troca gasosa e a respiração no período pós-operatório é o tratamento adequado da drenagem torácica e do sistema de drenagem de tórax. O dreno torácico e o sistema de drenagem fechada são utilizados para reexpandir o pulmão comprometido e remover o excesso de ar, líquido e sangue. Os sistemas de drenagem de tórax também são utilizados no pneumotórax espontâneo e no traumatismo que resulta em pneumotórax. Com base no texto e nos conhecimentos sobre o tema, considere as afirmativas a seguir.

1. Os sistemas de drenagem de tórax tradicionais são compostos de 1 ou 2 frascos. Os sistemas mais seguros são os descartáveis, autocontinentes e inquebráveis.
2. A ponta do tubo de drenagem de tórax do paciente é mergulhada em uma camada de água de 2,5 cm abaixo, equivalente a 500 mℓ de líquido, permitindo a drenagem e impedindo a volta de ar ou líquido pelo dreno.

3. Os frascos deverão permanecer abaixo do nível do tórax, inclusive durante o transporte.
4. O dreno de tórax é removido quando o pulmão reexpande. O paciente é orientado a realizar a manobra de Valsalva, respirando silenciosamente.

Estão *corretas* apenas as afirmativas:

☐ A) 1 e 3
☐ B) 1, 2 e 4
☐ C) 3 e 4
☐ D) 1, 3 e 4.

814 A respeito do método de esterilização físico calor úmido, empregando vapor de água sob pressão, assinale a opção *incorreta*.

☐ A) O calor e a umidade são elementos indispensáveis à destruição dos microorganismos
☐ B) A ação destruidora do calor úmido se dá pela termocoagulação das proteínas bacterianas
☐ C) Cada tipo de material exige um tempo de exposição à máxima temperatura para ser esterilizado
☐ D) Com o objetivo de facilitar a circulação do vapor no interior da câmara, deve-se usar 80% da capacidade do aparelho
☐ E) O uso de fitas ou tiras que mudam de cor indica que o material foi submetido a um processo de esterilização, o que assegura perfeita esterilidade.

815 É(são) objetivo(s) principal(is) do regime de condicionamento para o transplante de células-tronco hematopoéticas autogênico em doenças neoplásicas:

1. Erradicar células malignas residuais.
2. Criar espaço para possibilitar a pega do enxerto.
3. Imunossuprimir o receptor para diminuir o risco de rejeição do enxerto.

☐ A) Apenas a afirmativa 1 está correta
☐ B) Apenas a afirmativa 2 está correta
☐ C) Apenas as afirmativas 1 e 2 estão corretas
☐ D) Apenas as afirmativas 2 e 3 estão corretas
☐ E) Todas as afirmativas estão corretas.

816 Durante os primeiros 30 dias pós-transplante, a neutropenia e a quebra da barreira mucocutânea favorecem o aparecimento de infecções por:

☐ A) vírus sincicial respiratório e adenovírus
☐ B) *Pneumocystis carinii* e citomegalovírus
☐ C) bactérias Gram-positivas e *Pneumocystis carinii*
☐ D) bactérias Gram-negativas e estafilococos coagulase positivos e negativos
☐ E) bactérias Gram-positivas e vírus sincicial respiratório.

817 O termo minitransplante refere-se a:

☐ A) transplante de células de cordão umbilical e placentário
☐ B) infusão de concentrado de leucócitos
☐ C) coleta de sangue de cordão umbilical nas maternidades
☐ D) transplante não mieloablativo
☐ E) transplante de células-tronco hematopoéticas em pacientes pediátricos, faixa etária 0 a 5 anos.

818 Pacientes submetidos a transplante de medula óssea não devem fazer uso de vacinas não vivas e vacinas vivas, respectivamente, por um período, em meses, de:

☐ A) 12 e 24
☐ B) 8 e 18
☐ C) 6 e 12
☐ D) 4 e 25.

819 O bisturi elétrico é um aparelho que produz no corpo humano os seguintes efeitos:

☐ A) oxigenação e pasteurização
☐ B) fulgução e impregnação
☐ C) congelação e oxidação
☐ D) coagulação e dissecção.

820 Com relação ao potencial de contaminação, a cirurgia de desbridamento de queimaduras é considerada:

☐ A) limpa
☐ B) potencialmente contaminada
☐ C) contaminada
☐ D) infectada
☐ E) potencialmente infectada.

821 O sufixo -pexia, na terminologia cirúrgica, significa:

☐ A) sutura
☐ B) alteração da forma
☐ C) fixação de órgão
☐ D) abertura de órgão
☐ E) colocação de próteses.

822 A excisão cirúrgica de um disco herniado é denominada:

☐ A) laminectomia
☐ B) hernioplastia
☐ C) onfalectomia
☐ D) laminotomia
☐ E) herniorrafia.

823 Principal objetivo da farmacocinética na medicação pré-anestésica é:

☐ A) produzir analgesia
☐ B) reduzir as secreções no aparelho respiratório
☐ C) reduzir a quantidade necessária do anestésico geral
☐ D) reduzir a ansidade do paciente.

824 São considerados cuidados essenciais no pós-operatório de cirurgia intracraniana:

☐ A) controle do gotejamento de soluções intravenosas e mobilização do dreno
☐ B) alívio da dor e controle do gotejamento de soluções intravenosas
☐ C) troca de curativo cirúrgico no caso de sangramento e alívio da dor
☐ D) alívio da dor e manutenção de decúbito lateral direito.

825 Constituem-se em exemplos de procedimentos cirúrgicos ambulatoriais:

☐ A) ooforectomia e postectomia
☐ B) tireoidectomia e ritidoplastia
☐ C) artroscopia e miringotomia
☐ D) colectomia e amigdalectomia
☐ E) adenoidectomia e adrenalectomia.

826 Bisturi, tesoura e trépano fazem parte do material (de):

☐ A) hemostasia
☐ B) síntese
☐ C) auxiliar
☐ D) exposição
☐ E) diérese.

827 Quais distúrbios hidreletrolíticos podem ser observados no paciente em pós-operatório de cirurgia cardíaca e que causam confusão mental?

☐ A) Hipopotassemia e hiponatremia
☐ B) Hiponatremia e hipermagnesemia
☐ C) Hipermagnesemia e hiperpotassemia
☐ D) Hipercalcemia e hipopotassemia
☐ E) Hiperpotassemia e hiponatremia.

828 O objetivo da assistência de enfermagem no período pré-operatório é:

☐ A) colocar o paciente nas melhores condições físicas possíveis
☐ B) realizar exames físico e laboratoriais
☐ C) colaborar com a equipe na execução da cirurgia
☐ D) economizar o uso de antibióticos e analgésicos.

829 O prefixo usado na terminologia cirúrgica, designa o(a):

☐ A) parte da cirurgia
☐ B) tipo da anestesia
☐ C) órgão a ser operado
☐ D) parte do corpo relacionado.

830 Associe a coluna de números com nomenclaturas cirúrgicas aos procedimentos cirúrgicos listados em seguida a elas.

1. Toracotomia	☐ Extirpação de um lobo pulmonar
2. Colostomia	☐ Ressecção de costela
3. Colectomia	☐ Aberturada cavidade torácica
4. Lobectomia	☐ Remoção do cólon
5. Toracocentese	☐ Punção torácica
	☐ Abertura do colon através da parede abdominal

Assinale a sequência *correta*.

☐ A) (4) ( ) (1) (3) (5) (2)
☐ B) ( ) (4) (3) (3) (5) (2)
☐ C) (4) ( ) (5) (3) (1) (2)
☐ D) (4) ( ) (1) (2) (5) (3)
☐ E) (4) ( ) (5) (2) (1) (3).

831 Três dos principais cuidados específicos da drenagem torácica fechada são:

☐ A) conectar o dreno torácico a um aspirador a fim de acelerar a saída de materiais patológicos no espaço pleural, assepsia das mãos e manter o sistema fechado

☐ B) assepsia das mãos, mudança de decúbito e manter o frasco no nível do paciente

☐ C) o tubo deve ser pinçado toda vez que a drenagem for medida, não permitir que o nível da drenagem ultrapasse a 2/3 do frasco e manter o frasco em nível inferior ao nível do tórax

☐ D) aplicar uma técnica séptica, orientar adequadamente o paciente e umidificar o tubo para fluidificar as secreções

☐ E) manter os drenos clampeados, aplicar uma técnica séptica e ordenhar o dreno de baixo para cima para evitar coágulos.

832 O que deve compor o arsenal de uma sala de recuperação pós-anestésica?

☐ A) Aparelho de anestesia, expansor plasmático e desfibrilador

☐ B) Monitor cardíaco, mesa cirúrgica e laringoscópios

☐ C) Narcóticos, expansor plasmático e monitor cardíaco

☐ D) Anestésicos, desfibrilador e carro de parada

☐ E) Aparelho de anestesia, anestésicos e monitor cardíaco.

833 Com base na classificação das cirurgias de acordo com o grau de urgência, correlacione a coluna de quadrados, à esquerda, com a coluna de números, à direita.

☐ Fratura do crânio	1. Cirurgia de emergência
☐ Catarata	
☐ Hemorragia intensa	2. Cirurgia de urgência
☐ Cálculos uretrais	
☐ Ferimento por arma branca	3. Cirurgia eletiva
☐ Obstrução vesical	
☐ Infecção aguda da vesícula	

Assinale a sequência *correta*.

☐ A) 2, 3, 1, 3, 2, 1, 3

☐ B) 1, 3, 1, 2, 1, 1, 2

☐ C) 1, 3, 2, 2, 2, 3, 1

☐ D) 3, 2, 1, 3, 1, 1, 3

☐ E) 1, 1, 1, 2, 1, 3, 2.

834 O paciente submetido a anestesia espinal está recuperado dos efeitos anestésicos quando:

☐ A) retornam a consciência e os reflexos

☐ B) recupera os reflexos e o padrão respiratório

☐ C) recupera os movimentos e o padrão respiratório

☐ D) retornam o movimento e a sensibilidade dos membros inferiores

☐ E) retornam a sensibilidade dos membros inferiores e a consciência.

835 As cirurgias que requerem técnicas de hipotermia e de circulação extracopórea são as:

☐ A) renais

☐ B) plásticas

☐ C) cardíacas

☐ D) urológicas

☐ E) ortopédicas.

836 Constituem fatores de riscos operatórios:

☐ A) faixa etária elevada, desnutrição, obesidade, tabagismo, doenças pulmonares, hipertensão arterial

☐ B) cirurgias de difícil acesso, cirurgias contaminadas, cirurgias de grande manipulação de órgãos e cirurgias de urgência

☐ C) precariedade de recursos humanos e materiais

☐ D) todas as alternativas estão corretas.

837 A equipe cirúrgica, ao fazer uma intervenção, procura por todos os meios evitar a contaminação do local que está sendo operado. Para isso, emprega técnica:

☐ A) de desinfecção

☐ B) estéril

☐ C) asséptica

☐ D) antisséptica.

838 Um cuidado de enfermagem com um paciente recém-traqueostomizado é:

☐ A) trocar a cânula externa pelo menos 1 vez/dia

☐ B) manter a abertura desimpedida por meio de aspiração

☐ C) colocar o obturador da cânula para que o paciente possa falar

☐ D) trocar a cânula interna quantas vezes forem necessárias.

▸Questões comentadas

839 A infecção da ferida cirúrgica caracteriza risco inerente ao ato cirúrgico, sendo que sua complicação mais comum manifesta-se por:

☐ A) hipertermia, náuseas e vômitos
☐ B) edema e eritema local, dor e presença de secreção purulenta
☐ C) secreção purulenta, eczema e vômitos
☐ D) hipertermia, hipovolemia e tumoração
☐ E) dispneia, dor no local e edema pulmonar.

840 Sobre cirurgia cardíaca, *não* podemos afirmar que:

☐ A) a pressão média invasiva é utilizada independentemente da estabilidade hemodinâmica até que o paciente esteja de alta dos cuidados gerais
☐ B) a circulação extracorpórea, além da retenção de sódio e água, poderá causar diminuição da quantidade total de potássio corporal
☐ C) a heparinização é revertida pela administração de sulfato de protamina
☐ D) os tubos torácicos colocados no mediastino e no espaço pericárdico para drenagem são expostos através de contra-aberturas imediatamente abaixo da esternotomia mediana
☐ E) no pós-operatório, o desequilíbrio eletrolítico que pode ocorrer é a hiperpotassemia, em consequência de grandes quantidades de solução cardioplégica por insuficiência renal aguda.

841 Na angioplastia coronariana transluminal percutânea, o enfermeiro instrui o paciente sobre as precauções necessárias para evitar o sangramento do local da punção. Essas precauções incluem:

☐ A) repousar até 2 h no leito logo após deambular
☐ B) movimentar a perna por meio de exercícios ativos
☐ C) manter a posição ereta
☐ D) exercitar músculos abdominais no caso de espirros ou eliminação intestinal
☐ E) repousar durante 6 a 8 h no leito.

842 Com relação ao cuidado pós-operatório na cirurgia para realização de ostomia, é *correto* afirmar que:

☐ A) há necessidade de técnica estéril para o manuseio
☐ B) deve-se aplicar como protetor da pele o pó protetor, pois aumenta a adesividade da bolsa coletora
☐ C) a limpeza do estoma poderá ser realizada com solução fisiológica a 0,9% de modo suave
☐ D) no caso de ferida cirúrgica perto do estoma, o isolamento dessa ferida é dispensável, visto que a cicatrização ocorre mais rapidamente com a técnica de curativo aberto
☐ E) o autocuidado não deve ser estimulado pois é uma técnica exclusiva do enfermeiro.

843 O centro cirúrgico tem como objetivo primordial oferecer atendimento integral ao usuário cirúrgico, por isso seu projeto arquitetônico deverá obedecer às exigências de áreas diferenciadas em restrita, semirrestrita e não restrita. Estas correspondem, respectivamente, a:

☐ A) sala de recuperação pós-anestésica, secretaria e copa
☐ B) lavabos, secretaria e corredor de entrada
☐ C) vestiário, sala de cirurgia e sala de guarda de material
☐ D) sala de curativo, vestiário e sala de anestesia
☐ E) sala, vestiário e lavabos.

844 Com relação à vasectomia, é *incorreto* afirmar que:

☐ A) inviabiliza a produção dos espermatozoides
☐ B) mediante obstrução dos canais deferentes, impede-se que os espermatozoides façam parte do sêmen
☐ C) o homem deve usar preservativos ou outro método eficaz de contracepção pelo menos nas primeiras 30 ejaculações ou por 3 meses após o procedimento, o que ocorrer primeiro

☐ D) é um procedimento que pode ser realizado em ambulatório, com anestesia local, com imediata recuperação e liberação do cliente.

845 Que órgão tem papel importante na biotransformacão dos compostos anestésicos?

☐ A) Pâncreas
☐ B) Fígado
☐ C) Pulmão
☐ D) Intestino delgado
☐ E) Rim.

846 Qual das alternativas a seguir melhor define desinfecção?

☐ A) É o processo de destruição dos microrganismos em forma vegetativa, com exceção de esporos, mediante a aplicação de agentes físicos e químicos
☐ B) É o processo de destruição de todas as formas de vida microbiana, inclusive esporos, mediante aplicação de agentes químicos e físicos
☐ C) É o processo para eliminar, reduzir e também prevenir o crescimento de microrganismos em tecidos vivos (pele ou ferimentos)
☐ D) É o processo de destruição dos microrganismos, mediante aplicação de agentes físicos e químicos
☐ E) É o processo de destruição microbiana, exclusivamente esporos, mediante aplicação de agentes químicos e físicos.

847 Conjunto de meios empregados para impedir a proliferação microbiana que utiliza soluções germicidas de baixa causticidade e hipoalergênicas na pele e nas mucosas. Trata-se de que técnica?

☐ A) Degermação
☐ B) Assepsia
☐ C) Antissepsia
☐ D) Desinfestação
☐ E) Esterilização.

848 O cuidado prioritário que o enfermeiro deve dispensar ao paciente que está chegando à Unidade de Recuperação Pós-anestésica é:

☐ A) administrar analgésicos
☐ B) controlar a diurese
☐ C) monitorar a frequência cardíaca
☐ D) verificar o nível de consciência
☐ E) monitorar o padrão respiratório.

849 Quantas horas antes do exame deverão ser suspensas as alimentações e os líquidos em um paciente que será submetido a broncoscopia?

☐ A) 1
☐ B) 2
☐ C) 4
☐ D) 6
☐ E) 24.

850 Para assegurar o uso de materiais dentro do prazo de validade da esterilização, o enfermeiro deve orientar seus funcionários a:

☐ A) dispor os pacotes mais antigos à frente dos recém-esterilizados
☐ B) reesterilizar, mensalmente, todos os materiais
☐ C) desinfetar, diariamente, o armário e os materiais nele guardados
☐ D) utilizar armários com fluxo laminar para armazenar os materiais
☐ E) utilizar os pacotes úmidos desde que os invólucros estejam íntegros.

851 Antes de serem encaminhadas para a esterilização, uma das etapas do processamento de limpeza e acondicionamento das pinças de curativo é:

☐ A) imergir as pinças fechadas na solução desinfetante ou enzimática
☐ B) Evitar escovar as ranhuras e as articulações da pinças
☐ C) Inspecionar a limpeza e as condições de conservação e funcionalidade das pinças antes de acondicioná-las em pacotes
☐ D) Passar um jato de solução desinfetante ou enzimática em cada pinça após a lavagem
☐ E) Deixar que os instrumentais, após o enxágue, sequem naturalmente.

852 Para garantir a eficácia do processo de desinfecção em solução química, uma das normas a ser obedecida é:

☐ A) manter a solução química em local com incidência direta de raios solares
☐ B) proceder à pré-desinfecção do material na estufa

☐ C) colocar o material ensaboado na solução desinfetante
☐ D) manter o material imerso na solução química por 5 min
☐ E) colocar o material limpo e seco na solução química.

853 O invólucro indicado para acondicionar materiais que serão esterilizados no óxido de etileno é:
☐ A) envelope de poliamida
☐ B) cápsula de lâminas de alumínio
☐ C) caixa metálica perfurada, embalada em campo grau cirúrgico
☐ D) recipiente de vidro refratário
☐ E) campos de tecido de algodão.

854 O dispositivo de uma ostomia deve ser trocado a qualquer momento em que o paciente se queixe de prurido ou dor na área periestoma, mas as trocas rotineiras ocorrem:
☐ A) a cada 5 a 7 dias
☐ B) diariamente, após o jantar
☐ C) diariamente, pela manhã
☐ D) a cada 5 a 7 h.

855 A colite ulcerativa é uma doença inflamatória recorrente das camadas mucosas e submucosas do cólon e do reto com abscessos com grumos de criptas. Inicia-se no reto e afeta todo o cólon, o que geralmente evolui para cirurgia. Quando o reto e o cólon estão gravemente afetados, isso resulta em:
☐ A) transversostomia em alça
☐ B) anastomose da valva ileocecal
☐ C) sigmoidostomia em alça
☐ D) colectomia total com ileostomia.

856 Para um paciente portador de qualquer tipo de ostomia, o diagnóstico de enfermagem "risco de integridade cutânea diminuída, relacionada com a irritação da pele periestomal" pode estar presente em virtude de sua localização e tipo de efluente. Indique o tipo de ostomia que mais necessita de prevenção de lesão de pele.
☐ A) Jejunostomia
☐ B) Sigmoidostomia
☐ C) Transversostomia
☐ D) Ileostomia.

857 O ostoma traqueal decorrente de cirurgia de câncer laríngeo tem como objetivo(s):
☐ A) restabelecer a fala e estabelecer a comunicação entre pacientes, profissionais e família
☐ B) fluir ar aos pulmões e impedir a aspiração de alimentos e de líquidos para dentro dos pulmões
☐ C) estabelecer a terapia da fala adequada que estava prejudicada pela localização do câncer
☐ D) erradicar o câncer e fazer estadiamento do tumor com vistas à realização de radioterapia.

858 Os pacientes ortopédicos que se submetem a cirurgia de quadril, reconstituição do joelho e outra cirurgia em membro inferior têm risco aumentado da seguinte complicação pós-operatória:
☐ A) insuficiência respiratória
☐ B) imunossupressão
☐ C) trombose venosa profunda
☐ D) insuficiência cardíaca.

859 Durante a realização de curativo simples em uma ferida cirúrgica é contraindicado:
☐ A) o uso de soluções frias, já que a troca de curativos pode baixar a temperatura da superfície em vários graus
☐ B) realizar a limpeza da ferida em movimentos unidirecionais da região menos contaminada para a mais contaminada
☐ C) secar o local da incisão com gaze estéril para evitar o acúmulo de solução de continuidade
☐ D) limpar as feridas antes da colocação de cobertura com solução fisiológica a 0,9%
☐ E) manter a ferida impermeável para funcionar como barreira mecânica entre a ferida e o meio ambiente.

860 Sobre os pacientes submetidos a cirurgias cardíacas em que o monitoramento pós-operatório inclui observações e mensurações que permitem a avaliação da eficácia do débito cardíaco, é *correto* afirmar que:

☐ A) as disritmias cardíacas como taquicardia e bradicardia são consideradas normais no período pós-operatório
☐ B) um débito urinário inferior a 25 mℓ/h pode indicar diminuição no débito cardíaco
☐ C) a densidade urinária específica não apresenta mudanças quando o débito cardíaco está diminuído
☐ D) a cianose em áreas de intensa vascularização capilar como lóbulos das orelhas e lábios não constitui sintoma importante
☐ E) é contraindicado o uso de opioides para o controle da dor por afetarem diretamente a eficácia do débito cardíaco.

861 No pós-operatório de cirurgias de médio e grande portes, os riscos de desenvolvimento de atelectasia pulmonar podem estar presentes, tais como longa duração da anestesia e mudanças no padrão ventilatório, entre outros. As ações de enfermagem que visam prevenir essa condição *não* incluem:
☐ A) orientar o paciente a evitar a tosse e a respiração profunda
☐ B) efetuar drenagem postural e percussão torácica, se necessário
☐ C) administrar os sedativos prescritos cuidadosamente a fim de evitar a depressão respiratória
☐ D) realizar mudança de decúbito frequente, sobretudo da posição supina para a posição ereta
☐ E) encorajar a mobilização precoce do leito para a cadeira seguida pela deambulação precoce.

862 Dificuldade respiratória e disfonia são sinais indicativos da seguinte complicação pós-tireoidectomia total:
☐ A) bronquiectasia pós-operatória
☐ B) lesão de glândulas paratireoides
☐ C) ansiedade e psicose pós-cirúrgica
☐ D) excesso de secreções brônquicas
☐ E) lesão no nervo laríngeo recorrente.

863 A terapia heparínica em pré-operatório de pacientes com fratura de ossos longos tem como finalidade a prevenção das seguintes complicações pós-operatórias:
☐ A) trombose venosa profunda e embolia pulmonar
☐ B) endocardite bacteriana e hemorragia
☐ C) flebite séptica e endocardite bacteriana
☐ D) hemorragia e embolia pulmonar
☐ E) flebite séptica e trombose venosa profunda.

864 A tração cutânea de Buck é utilizada como medida temporária para proporcionar imobilidade a pacientes adultos com fraturas de quadril antes da fixação cirúrgica. A complicação potencial da tração cutânea é:
☐ A) choque hipovolêmico
☐ B) rompimento da integridade da pele
☐ C) atelectasia
☐ D) infecção
☐ E) retenção urinária.

865 Para a desinfecção do ambiente hospitalar, o produto que contém como contraindicações evitar contato com pele ou mucosas, sofrer inativação na presença de matéria orgânica, ser tóxico e poluente ambiental é(são):
☐ A) álcool isopropílico
☐ B) cloro inorgânico
☐ C) compostos fenólicos
☐ D) cloro orgânico
☐ E) mercurial orgânico.

866 Quanto ao exame do estado respiratório na fase pré-operatória, é *correto* afirmar que:
☐ A) caso o paciente seja tabagista, deve parar de fumar na fase pré-operatória imediata
☐ B) os exercícios respiratórios devem ser ensinados na fase pré-operatória
☐ C) os exercícios respiratórios são atribuídos ao profissional de fisioterapia
☐ D) as complicações respiratórias como, infecção, doença pulmonar obstrutiva crônica e asma são causas de suspensão da cirurgia.

867 Considerando a classificação da cirurgia por potencial de contaminação – um dado fundamental para a vigilância epidemiológica das infecções do local cirúrgico – é *correto* afirmar que as cirurgias:
☐ A) que produzem abertura do trato respiratório, gastrintestinal ou geniturinário,

sob condições controladas, eletivas, com presença de processo inflamatório local são potencialmente contaminadas

☐ B) com quebra grosseira da técnica asséptica, traumatismo penetrante há menos de 4 h e contaminação do trato gastrintestinal são cirurgias contaminadas

☐ C) com presença de secreção purulenta, eletivas, sem qualquer falha na técnica asséptica e sem drenos são cirurgias limpas

☐ D) eletivas, com fechamento por primeira intenção com pequena quebra na técnica são cirurgias limpas.

868 Na prevenção de infecção do local cirúrgico no pré-operatório, é recomendação fortemente aceita para implementação, e sustentada por estudos experimentais, clínicos e epidemiológicos bem desenhados, referidos na categoria 1A do CDC (Centers for Disease Control) de Atlanta:

☐ A) abstenção do tabaco pelo menos 1 mês antes da cirurgia

☐ B) prescrever banho pré-operatório do paciente com agente antisséptico, na noite anterior

☐ C) reduzir a hospitalização pré-operatória

☐ D) limpeza com água corrente e agente tensoativo ao redor do local onde será praticada a incisão para remover a contaminação grosseira.

869 Entre as medidas de prevenção do local cirúrgico, relacionadas com o ambiente do centro cirúrgico, é *correto*:

☐ A) realizar pelo menos semanalmente, como rotina, amostragem microbiológica das superfícies ambientais e do ar da sala de cirurgia

☐ B) manter as portas das salas de cirurgias fechadas, exceto para a passagem de equipamento, do pessoal e do paciente

☐ C) usar tapetes com antissépticos na entrada do bloco cirúrgico ou de salas de cirurgia para controle de infecção

☐ D) manter ventilação que gere pressão negativa na sala de cirurgia em relação aos corredores e áreas adjacentes.

870 Identifique o antisséptico com propriedade viruscida. Estudos *in vivo* demonstram a redução de 99% da flora da pele, sendo de baixa irritabilidade cutânea, porém é irritante de mucosa, utilizado em procedimentos de baixo e médio riscos:

☐ A) soluções iodadas

☐ B) álcool a 70%

☐ C) clorexidina

☐ D) polivinilpirrolidona + iodo (PVP-I).

871/872 Tabela para as questões 871 e 872.

Tipos de invólucros e processos de esterilização compatíveis.

Tipo de invólucro	Calor úmido	Calor seco	Óxido de etileno	Plasma de peróxido de hidrogênio	Radiação ionizante	Vapor de temperatura e formaldeído
Tecido de algodão	sim	não	não	não	não	não
Papel grau cirúrgico	sim	não	sim	não	sim	sim
Papel crepado	sim	não	sim	não	não	sim
Filmes transparentes	sim	não	sim	não	sim	sim
Lâminas de alumínio	não	sim	não	não	não	não
Contêineres	sim	não	sim	sim	sim	sim
Caixas metálicas	sim*	sim	sim*	sim*	sim	sim
Vidro refratário	sim*	sim*	não	não	não	não
Tyvek®	não	não	sim	sim	sim	sim
Não tecido	sim	não	sim	sim	–	sim

Fonte: APECIH, 1988: Possari, 2003a.
*Necessitam ser perfuradas.
**Para líquidos.

871 Considerando a etapa de preparo de artigos, é *correto* afirmar que:

☐ A) os artigos em aço inox, como comadres e papagaios, considerados críticos para pacientes portadores da síndrome Stevens-Johnson, por exemplo, devem ser acondicionados em tecido de algodão ou papel grau cirúrgico para esterilização pelo calor úmido

☐ B) o invólucro do tipo Tyvek® é indicado para acondicionar somente endoscópios rígidos, enquanto os endoscópios flexíveis são preparados em contêineres

☐ C) as caixas metálicas ideais são as de alumínio por apresentarem paredes finas e, nesse caso, não necessitam ser perfuradas

☐ D) A identificação do conteúdo de artigos em papel grau cirúrgico não necessita ser descrita em virtude da visualização do artigo no interior da embalagem, devendo-se somente indicar data de esterilização, controle do lote e nome do preparador do artigo.

872 Sobre as etapas de armazenamento e distribuição de artigos, é *correto* afirmar que:

☐ A) os artigos acondicionados em tecido de algodão devem ser armazenados após período de resfriamento, pois o contato de itens quentes com superfícies frias causa a condensação do vapor dentro e fora dos pacotes, o que acarreta umidade

☐ B) os artigos embalados em invólucro do tipo não tecido e papel crepado esterilizados em vapor úmido devem ser protegidos em sacos plásticos transparentes, imediatamente após o processo de esterilização, a fim de prevenir contaminação

☐ C) artigos em papel grau cirúrgico amassado e invólucros com manchas não comprometem a qualidade de esterilização, devendo-se desprezar aqueles com características de abertura do invólucro e, nesse caso, retirar dos espaços de guarda de materiais

☐ D) para a guarda de materiais devem ser utilizados armários com prateleiras fechadas, não sendo recomendado, pela Anvisa, o uso de prateleiras abertas em razão de limpeza e ventilação inadequadas.

873 As medidas relativas a esterilização e desinfecção devem ser compreendidas e implementadas pela categorização dos graus de risco de aquisição de infecção implicados no uso desses artigos pelos pacientes. Os diferentes artigos hospitalares podem ser classificados em:

1. Artigos não críticos
2. Artigos semicríticos
3. Artigos críticos
4. Artigos contaminados

☐ São aquelas que penetram a pele e as mucosas do paciente, atingindo os tecidos subepiteliais, no sistema vascular, bem como todos os que estejam diretamente conectados a ele.

☐ São aqueles que entram em contato com a pele íntegra do paciente, ou aqueles que não entram em contato com ele.

☐ São aqueles que entram em contato com sangue, excreções e secreções do paciente.

☐ São aqueles que entram em contato com a pele não íntegra ou com as mucosas do paciente.

Associe a coluna de números com os artigos hospitalares à coluna de quadrados com as definições e assinale a sequência *correta*.

☐ A) 4, 3, 2, 1

☐ B) 3, 1, 4, 2

☐ C) 1, 2, 3, 4

☐ D) 1, 2, 4, 3

☐ E) 2, 4, 1, 3.

874 Um cliente obeso que se submeteu a esplenectomia há 1 semana teve os pontos da ferida removidos. Duas horas após a remoção dos pontos, o enfermeiro identifica a deiscência da ferida abdominal. A prescrição mais apropriada de enfermagem seria:

☐ A) colocar o cliente na posição recumbente, cobrir a ferida com compressas umidificadas com solução salina e chamar o cirurgião imediatamente

☐ B) deixar o cliente, afirmando que voltará logo com a ajuda

☐ C) realizar um histórico completo, da cabeça aos pés, antes de chamar o cirurgião

☐ D) colocar um quadro sobre a porta do quarto do cliente indicando estado de precaução com as drenagens e secreções

☐ E) promover um ambiente totalmente estéril e fazer curativo oclusivo.

875 Em um paciente com dreno na cavidade pleural em decorrência de pneumotórax hipertensivo, a flutuação (oscilação) no nível de água no selo d'água do frasco coletor do sistema de drenagem torácica significa que:

☐ A) o sistema de drenagem está obstruído

☐ B) o sistema de drenagem está acima do nível do tórax do paciente

☐ C) o sistema de drenagem permanece permeável

☐ D) a pressão de aspiração contínua não está funcionando adequadamente.

876 Entre as atribuições mencionadas é competência do enfermeiro do transplante de medula óssea, *exceto*:

☐ A) desenvolver e participar de pesquisas relacionadas com transplante de medula óssea

☐ B) executar procedimentos técnicos específicos relacionados com a aspiração e infusão de células da medula óssea, cordão umbilical e precursores hematopoéticos de sangue periférico e central

☐ C) acompanhar os procedimentos específicos (exames diagnósticos) realizados pela equipe multiprofissional voltados para a assistência ao paciente submetido a transplante de medula óssea

☐ D) manejar e monitorar equipamentos de alto grau de complexidade.

877 O tratamento de enfermagem para o paciente na Unidade de Recuperação Pós-anestésica consiste em cuidar do paciente até que ele tenha se recuperado dos efeitos da anestesia, esteja orientado, apresente sinais vitais estáveis e não mostre evidências hemorrágicas nem outras complicações. Com base nessa assistência, como você classifica uma hemorragia que ocorre durante as primeiras horas, depois da cirurgia, quando a pressão arterial em seu nível normal desloca coágulos e o sangue é de cor escura e aflora rapidamente?

☐ A) Hemorragia intermediária em vasos venosos

☐ B) Hemorragia primária em vasos venosos

☐ C) Hemorragia intermediária em vasos capilares

☐ D) Hemorragia primária em vasos arterial.

878 A analgesia controlada pelo paciente (ACP) é um sistema de controle da dor que possibilita ao cliente autoadministração por via intravenosa de medicação narcótica ao pressionar um botão acoplado a uma bomba computadorizada. Assim, é *correto* afirmar que:

☐ A) é contraindicado em clientes com doença terminal

☐ B) todos os clientes devem ser orientados quanto ao uso correto da ACP

☐ C) devem ser registrados dosagem inicial, data, hora e tipo de reação, sintomas subjetivos relatados pelo cliente e sinais objetivos observados pela enfermagem

☐ D) se houver suspeita de superdosagem, a primeira intervenção deve ser notificar o médico e administrar oxigênio suplementar.

879 A segregação e o acondicionamento são etapas do manejo dos resíduos dos serviços de saúde que consiste em separar e selecionar os resíduos, segundo a classificação adotada, na fonte de geração. Sobre essa questão, é *correto* afirmar que:

☐ A) fraldas, absorventes higiênicos, resto alimentar de paciente, equipo de soro e resíduos de gesso provenientes de assistência à saúde são resíduos de risco biológico, classificados no grupo A

☐ B) materiais perfurocortantes com suspeita ou certeza de contaminação com príons devem ser acondicionados em recipientes rígidos ou em latas com tampa ou embalagens plásticas resistentes, com a identificação "Risco Biológico"

☐ C) os resíduos comuns do grupo D – gorro e máscara descartáveis – e materiais resultantes do processo de assistência à saúde devem ser acondicionados em sacos impermeáveis na cor preta

☐ D) os papéis recicláveis devem ser depositados em recipiente próprio na cor verde.

880 O dreno de ferida fechada, um tubo oco conectado a uma unidade portátil de vácuo, promove a cicatrização e evita o intumescimento por meio da retirada do líquido serossanguinolento que se acumula no local da ferida. Os sistemas de drenagem Hemovac e Jackson-Pratt são os mais comumente utilizados. Com base no texto e nos conhecimentos sobre drenagem de ferida fechada, assinale V ou F nos quadrados conforme sejam verdadeiras ou falsas as proposições. Em seguida, assinale a alternativa que contém a sequência *correta*.

☐ A secreção produzida deve ser retirada e medida frequentemente, e o dreno da ferida deve ser removido após o sétimo dia pós-operatório.

☐ Antes de iniciar os cuidados com o sistema de drenagem, explique o procedimento ao cliente, ofereça privacidade, lave as mãos e utilize técnica asséptica.

☐ No caso de exames diagnósticos da secreção produzida pela ferida, esvazie o conteúdo da unidade em um recipiente graduado e após coloque uma amostra em um recipiente laboratorial estéril, identificando-o e o enviando ao laboratório.

☐ Caso o cliente tenha mais de um dreno fechado, numere os drenos, a fim de possibilitar o registro da secreção de cada local.

A sequência *correta* é:

☐ A) V, V, F, F
☐ B) F, V, V, F
☐ C) F, V, F, V
☐ D) F, F, V, V.

881 Há vários motivos para a realização de uma cirurgia. Um procedimento cirúrgico pode ser diagnóstico, curativo, reparativo, reconstrutor e paliativo. A cirurgia também pode ser classificada de acordo com o grau de urgência envolvida, que assim se estabelece:

☐ A) Urgente – o paciente precisa de atenção imediata (dentro de 24 a 48 h)
☐ B) Eletiva – o paciente deve submeter-se a cirurgia programada
☐ C) Emergencial – o paciente requer atenção mediata (dentro de 24 a 72 h)
☐ D) Diagnóstica – a decisão fica a cargo do paciente e cirurgião.

882 Quanto aos cuidados de enfermagem no período pré-operatório imediato, assinale a alternativa *incorreta*.

☐ A) Explicar para o paciente a finalidade do jejum e manter vigilância no seu cumprimento
☐ B) Consultar o roteiro de preparo pré-operatório do serviço para verificar se há indicação de lavagem intestinal para o paciente e proceder a ela, se necessário
☐ C) Orientar o paciente a efetuar banho completo, procurando atingir todas as saliências e reentrâncias da pele
☐ D) Orientar o paciente sobre a necessidade de conservar as próteses durante o ato cirúrgico
☐ E) Orientar o paciente sobre a micção espontânea, principalmente antes da administração do pré-anestésico.

883 O centro de material de uma instituição de saúde constitui o conjunto de áreas destinadas a limpeza, preparo, esterilização, guarda e distribuição do material para toda a instituição. Com relação às atividades desenvolvidas no centro de material, analise as afirmativas a seguir.

1. A esterilização é o processo pelo qual a sobrevivência dos micro-organismos patógenos, inclusive os esporos, é menor do que 10 a 6.
2. Os antissépticos são empregados em superfícies inanimadas.
3. A desinfecção é o método mais apropriado para a assepsia dos artigos críticos.
4. A esterilização por óxido de etileno é um processo físico-químico de esterilização no qual o agente utilizado é o gás óxido de etileno.

Está(ão) *correta(s)*:

☐ A) 1, apenas
☐ B) 3, apenas
☐ C) 1 e 3, apenas
☐ D) 1 e 4, apenas
☐ E) 3 e 4, apenas.

884 As feridas operatórias são:

☐ A) contaminadas
☐ B) laceradas
☐ C) assépticas, não contaminadas
☐ D) sépticas
☐ E) N.R.A.

885 É um dos problemas respiratórios mais importantes observados no período pós-operatório imediato:

☐ A) broncopneumonia

☐ B) atelectasia
☐ C) enfisema
☐ D) tuberculose
☐ E) tosse persistente.

886 A pressão sanguínea baixa durante a recuperação pós-operatória deve-se a:
☐ A) hipoglicemia
☐ B) má ventilação pulmonar
☐ C) redução da ingesta hídrica
☐ D) jejum prolongado
☐ E) todas as alternativas estão erradas.

887 Ao supervisionar o auxiliar de enfermagem escalado na função de circulante, o enfermeiro deve saber que um dos procedimentos desse profissional na sala de cirurgia é:
☐ A) proceder à montagem da sala antes do início da cirurgia
☐ B) escovar e degermar as mãos da equipe cirúrgica
☐ C) dispor os instrumentais na mesa de instrumentação cirúrgica
☐ D) colocar o paciente na posição cirúrgica, antes da raquidianestesia
☐ E) manter as vias respiratórias permeáveis e a capacidade ventilatória do paciente.

888 Uma das recomendações para prevenir as infecções de local operatório é:
☐ A) manter a porta da sala cirúrgica aberta durante o procedimento operatório
☐ B) realizar tricotomia ampla 2 dias antes da cirurgia
☐ C) minimizar o tempo de internação pré-operatório
☐ D) mobilizar o cateter intravascular diariamente
☐ E) desinfetar a pele do paciente com escovação e solução degermante no dia anterior e no dia da cirurgia.

889 Embora ocorram em condições controladas, as feridas cirúrgicas podem apresentar complicações. Quanto aos fatores que devem ser avaliados pela enfermagem, por interferirem na cicatrização da ferida cirúrgica, observe as afirmativas a seguir.

1. A quantidade de proteínas consumida pelo paciente nos períodos pré e pós-operatório interfere no processo de cicatrização.
2. A tricotomia deve ser realizada na noite anterior à cirurgia, pois diminui o risco de infecção do local cirúrgico.
3. A cicatrização da ferida cirúrgica independe da idade avançada e do estado imunológico do paciente.

☐ A) As afirmativas 2 e 3 estão corretas
☐ B) As afirmativas 1 e 2 estão corretas
☐ C) Apenas a afirmativa 3 está correta
☐ D) Apenas a afirmativa 1 está correta
☐ E) Apenas a afirmativa 2 está correta.

890 A manutenção do jejum por um período de 8 a 12 h antes da cirurgia tem por objetivo:
☐ A) aumentar o efeito das medicações pré-anestésicas e anestésicas
☐ B) evitar vômitos e prevenir a aspiração de resíduos alimentares
☐ C) acelerar a recuperação no período pós-anestésico
☐ D) diminuir o risco de reações anafiláticas
☐ E) facilitar o acesso em cirurgias abdominais.

891 A drenagem torácica é procedimento usual nos casos de hemotórax. A localização do tubo da toracotomia é o:
☐ A) quarto ou quinto espaço intercostal lateral na linha axilar média
☐ B) segundo ou terceiro espaço intercostal na linha medioclavicular
☐ C) espaço substernal, na linha média anterior do tórax
☐ D) terceiro espaço intercostal, linha posterior do tórax
☐ E) espaço subcostal, linha anterolateral média.

892 Com relação à drenagem de tórax, é *correto* afirmar que:
☐ A) preencher o frasco de drenagem com água esterilizada ou soro fisiológico a 0,9% até que ocorra completa imersão do tubo interno formando o selo d'água
☐ B) manter o frasco sempre acima do tórax para facilitar a drenagem e impedir o escoamento do líquido para o espaço pleural

☐ C) orientar o paciente a evitar inspirações profundas e tosse para prevenir atelectasia pulmonar

☐ D) evitar a ordenha do dreno e a mudança de decúbito para manter o posicionamento adequado do dreno

☐ E) manter o clampe do dreno aberto ao mobilizar o paciente com a finalidade de mobilizar as secreções.

893 Complicações pulmonares são as complicações mais sérias e frequentes no pós-operatório, principalmente em clientes obesos, fumantes, idosos e naqueles com outros agravos clínicos. As ações da equipe de enfermagem que priorizam a prevenção das complicações pulmonares são:

☐ A) aspirar frequentemente o conteúdo gástrico

☐ B) incentivar a hidratação e o reflexo da tosse

☐ C) favorecer a movimentação das articulações

☐ D) incentivar a eliminação de gases

☐ E) manter o paciente restrito ao leito.

894 Roberto, 62 anos de idade, viúvo, pai de três filhos, submeteu-se a uma gastrectomia parcial. Durante o transoperatório, não houve intercorrências. Após sair da recuperação anestésica, Roberto foi encaminhado para a unidade de internação cirúrgica, onde chegou consciente, sonolento e queixando-se de dores na garganta e no abdome. Os sinais vitais indicaram temperatura de 36,7°C, frequência cardíaca de 124 batimentos por minuto, frequência respiratória de 25 movimentos por minuto e pressão arterial de 90 × 60 mmHg. O paciente apresentava sinais de vasoconstrição periférica e chegou com sonda nasogástrica aberta, drenando líquido sanguinolento – 200 mℓ em 2 h –, sonda vesical – diurese de 100 mℓ em 3 h – e acesso venoso periférico – com infusão de solução glicosada. O curativo encontrava-se limpo e seco. Assinale a opção que contém as intervenções de enfermagem adequadas e prioritárias à situação hipotética apresentada.

☐ A) Promover mudança de decúbito, para mobilizar as secreções brônquicas, e checar o curativo com frequência, a fim de detectar possíveis sangramentos

☐ B) Providenciar material para acesso venoso central, para possível transfusão sanguínea, e controlar constantemente o estado circulatório e respiratório do paciente

☐ C) Manter o balanço hídrico negativo de Roberto, a fim de diminuir a sobrecarga cardíaca, e encorajar a participação do paciente nas atividades de autocuidado para melhorar a circulação

☐ D) Estimular a deambulação precoce, para evitar tromboembolia, e verificar os sinais vitais do paciente a cada 4 h.

895 Uma jovem de 28 anos de idade, após ter escorregado da borda de uma piscina, sofreu lesões em toda a região do períneo e da vulva que exigiram correção cirúrgica e instalação de uma sonda vesical de demora. Diante dessa situação hipotética, assinale a opção que contém as medidas corretas de enfermagem para prevenção de infecção decorrente do uso da referida sonda.

☐ A) Manter a sonda livre para evitar maiores lesões no períneo; aplicar antisséptico em toda a região do períneo e na extensão da sonda; esvaziar a bolsa de drenagem somente depois de utilizar sua capacidade total

☐ B) Realizar higiene perineal com água e sabão pelo menos 2 vezes/dia, principalmente após as defecações; assegurar-se de que o sistema de drenagem urinária seja mantido fechado; monitorar a permeabilidade do sistema, evitando o represamento e o acúmulo de urina na bolsa coletora

☐ C) Trocar a sonda a cada 5 dias; coletar frequentemente amostras de urina a partir do ponto de conexão entre a sonda e o coletor; garantir rigoroso controle do balanço hídrico

☐ D) Manter a bolsa coletora no nível da bexiga; orientar o aumento de ingestão hídrica; fazer aplicação de cremes antimicrobianos na região perineal a cada higiene íntima.

896 Pedro, 80 anos de idade, estava acamado, em repouso prolongado, porque havia se submetido a uma cirurgia de quadril. Enquanto descansava, desenvolveu, subitamente, dor intensa no tórax, em região subesternal. Associado à dor, iniciou-se um quadro de cianose, agitação e dispneia intensa. Pedro foi avaliado pelo médico, que solicitou coleta de sangue arterial. A gasometria arterial revelou pressão de O_2 de 54 mmHg, tendo como valores de referência a faixa entre 80 e 100 mmHg. O paciente apresentou os seguintes dados e sinais vitais: frequência cardíaca de 120 batimentos por minuto, temperatura axilar de 37°C, respiração de 30 movimentos respiratórios por minuto e pressão arterial de 90 × 50 mmHg. A ausculta pulmonar revelou estertores no pulmão esquerdo. Foi instalado cateter de subclávia direita para avaliação da pressão venosa central (PVC). O diagnóstico clínico foi de embolia pulmonar.
Considerando o caso hipotético apresentado, assinale a opção *correta* a respeito de embolia pulmonar.

☐ A) A hipoxemia detectada no exame de gasometria arterial de Pedro está relacionada com o quadro de embolia pulmonar e vem sempre acompanhada da elevação da pressão de CO_2, o que é chamado de hipercapnia

☐ B) Pedro apresentou hipotensão, que provavelmente está associada à diminuição da PVC, sendo ambas sinais característicos e indicativos de embolia pulmonar

☐ C) Existe grande probabilidade de que a embolia pulmonar de Pedro tenha surgido em decorrência de trombose venosa profunda associada à cirurgia e ao repouso no leito, que são as causas mais comuns dessa afecção

☐ D) É correto administrar heparina intravenosa, no caso descrito, em dose única, 24 h antes da cirurgia, como medida preventiva para evitar embolia pulmonar.

897 Considerando que as precauções de isolamento de pacientes têm como objetivo controlar a disseminação de agentes infecciosos, assinale a opção *correta*.

☐ A) As precauções com a transmissão por contato incluem medidas usadas para bloquear a transmissão de organismos patogênicos pelo contato direto com a pele ou pelo contato indireto com objetos do ambiente do paciente

☐ B) As precauções de isolamento, também conhecidas como precauções padrão, podem ser adotadas em períodos de tempo variados que dependem da natureza do micro-organismo infeccioso, e devem ser interrompidas quando os resultados de cultura se mostrarem negativos

☐ C) O sarampo exige precaução para transmissão por gotícula e quarto privativo ou quarto com pessoa que esteja apresentando a mesma infecção

☐ D) Para o paciente com tuberculose são suficientes as precauções para a transmissão por gotículas, cujos elementos patogênicos frequentemente deixam o organismo a partir da tosse, do espirro, da risada ou da fala.

898 Um senhor com 55 anos de idade encontra-se no 8º dia de pós-operatório de toracotomia direita para lobectomia pulmonar. Durante a cirurgia, apresentou complicações eletrolíticas que desencadearam parada cardíaca. Evoluiu com quadro comatoso, o que indicou a instalação de tubo endotraqueal e de sonda para alimentação. Foi solicitada a instalação de sonda nasoenteral. Na situação descrita, ao instalar a sonda, o enfermeiro deve:

☐ A) certificar-se de que a guia está corretamente encaixada e seguramente posicionada contra a extremidade pesada, antes de sua introdução, e retirá-la somente quando for administrar o alimento pela sonda

☐ B) empregar o método de ausculta como principal método para determinar a localização correta da sonda, injetando ar através da sonda enquanto ausculta o estômago para o som de borbulhamento ou gargarejo

☐ C) posicionar o paciente em decúbito lateral esquerdo com a cabeça e o tronco mais elevados, a fim de promover a descida da sonda para o intestino delgado ou jejuno, até que seja confirmada a localização correta da sonda

☐ D) preocupar-se com a inserção acidental da sonda no pulmão, tendo em vista o fato de o paciente encontrar-se com alterações no nível de consciência, pois a infusão de alimento pela sonda enteral no pulmão poderá provocar complicações como consolidação tissular, pneumonia ou insuficiência respiratória.

899 A drenagem de tórax ou pleural tem por finalidade remover líquidos e gases provenientes do espaço pleural ou da cavidade torácica do espaço mediastinal, facilitando a reexpansão do pulmão e restaurando a função cardiorrespiratória normal. Entre os cuidados de enfermagem, é *correto* afirmar que:

☐ A) encher o frasco de drenagem com água esterilizada ou soro fisiológico a 0,9% até que ocorra a completa imersão do tubo interno, formando, assim, o selo d'água

☐ B) manter o frasco de drenagem sempre acima do tórax para facilitar a drenagem e impedir seu escoamento para a cavidade pleural

☐ C) evitar ordenha do dreno visando à manutenção do posicionamento do mesmo

☐ D) orientar o paciente a evitar tossir ou respirar profundamente. Para isso, ensinar ao paciente como realizar a espirometria de incentivo.

900 Com a intenção de orientar o fluxo de pessoas, materiais, equipamentos e necessidades de limpeza, as áreas hospitalares são classificadas conforme o risco potencial de infecção. A respeito dessa classificação, assinale a opção *correta*.

☐ A) Por ser considerada um local de baixo risco potencial para infecção de pacientes, a lavanderia é classificada como área não crítica

☐ B) As áreas não críticas são todas aquelas áreas hospitalares não ocupadas por pacientes e nas quais não se realizam procedimentos de risco

☐ C) Os locais onde se encontram pacientes com seu sistema imunológico deprimido, como na Unidade de Terapia Intensiva, são considerados de médio risco; por isso, classificam-se como áreas semicríticas

☐ D) Áreas ocupadas por pacientes com doenças infecciosas de baixa transmissibilidade são consideradas áreas críticas.

901 Uma paciente, logo após submeter-se a mastectomia radical esquerda, deverá ter incluídas em seu plano de cuidados além de outras, as intervenções de:

☐ A) deambulação precoce, manutenção do posicionamento do braço, preferencialmente para baixo em relação ao nível dos ombros, e controle da pressão venosa central

☐ B) promoção de exercícios ativos no braço esquerdo, verificação dos sinais vitais a cada hora e controle do fluxo urinário e da presença de sangramento na sonda vesical

☐ C) verificação do pulso e da pressão arterial, inspeção do curativo em busca de possíveis sangramentos, manutenção, preferencialmente na posição de semi-Fowler, do braço esquerdo e da mão em posição elevada

☐ D) manutenção do membro superior esquerdo em adução, colocação de ataduras para melhora da drenagem linfática e administração de analgésicos potentes.

902 Produtos destinados à penetração da pele e das mucosas adjacentes nos tecidos subepiteliais e no sistema vascular, bem como todos os que estejam diretamente conectados com este sistema. Esta definição está relacionada com os produtos médico-hospitalares:

☐ A) críticos

☐ B) semicríticos

☐ C) não críticos

☐ D) de uso único

☐ E) termossensíveis.

903 Laparoscópicos devem ser esterilizados com:

☐ A) vapor úmido
☐ B) vapor saturado
☐ C) óxido de etileno
☐ D) hipoclorito de sódio
☐ E) calor seco.

904 Entre os processos utilizados para o reprocessamento de artigos, podem ser citadas a esterilização, a desinfecção e a limpeza. O objetivo dos protocolos para o processamento desses artigos é reduzir a carga microbiana. Com base no texto, pode-se afirmar que:

☐ A) a desinfecção deve sempre anteceder a esterilização, pois a redução de microrganismos inicialmente facilita o processo de esterilização
☐ B) o processo de esterilização é suficientemente eficaz e dispensa a limpeza prévia
☐ C) o processo de esterilização é suficientemente eficaz e dispensa a desinfecção prévia
☐ D) o processo de limpeza deve anteceder a desinfecção, assim como a esterilização
☐ E) o processo de limpeza pode ser suprimido uma vez que os produtos químicos utilizados para desinfecção são superiores aos detergentes.

905 O enfermeiro de centro cirúrgico deve auxiliar o anestesiologista no preparo do paciente para a anestesia. Esse preparo requer a instalação de alguns equipamentos e materiais:

☐ A) punção venosa, punção arterial, aspirador cirúrgico, aparelho de pressão não invasiva
☐ B) punção arterial, aspirador cirúrgico, aparelho de pressão não invasiva, oxímetro de pulso
☐ C) punção venosa, punção arterial, monitor cardíaco, aparelho de pressão não invasiva, bisturi elétrico
☐ D) punção venosa, punção arterial, monitor cardíaco, aparelho de pressão não invasiva, oxímetro de pulso e termômetro
☐ E) punção venosa, punção arterial, monitor cardíaco, aspirador cirúrgico, oxímetro de pulso e termômetro.

906 A infecção do local cirúrgico é uma das causas mais comuns de infecção hospitalar na grande maioria dos hospitais. Assinale a opção *correta* sobre esse tema.

☐ A) Infecção do local cirúrgico será considerada hospitalar caso a infecção ocorra até 1 ano após o ato cirúrgico em que se tenha implantado material protético
☐ B) A fasciite pós-operatória é exemplo de infecção do local cirúrgico superficial
☐ C) A infecção em paciente que tenha se submetido a uma cirurgia do abdome e apresente peritonite no pós-operatório é classificada como infecção hospitalar do local cirúrgico profundo
☐ D) A deposição de fibrina diminui o risco de processo infeccioso no local do campo operatório.

907 Com relação à sintomatologia relativa à suspeita de apendicite aguda em uma criança de 5 anos de idade, assinale a opção correta.

☐ A) dor abdominal intensa, em cólica, com contração antálgica dos membros inferiores e prolapso de invaginação intestinal através do ânus
☐ B) dor em região periumbilical associada a vômitos que evolui para dor localizada em fossa ilíaca direita
☐ C) icterícia, elevação de enzimas hepáticas e anorexia
☐ D) abdome globoso, macicez móvel e sinal de piparote positivo

908 No que se refere ao centro de material e esterilização, do ponto de vista organizacional, este deverá estar localizado:

☐ A) próximo ao CTI e à central de oxigênio
☐ B) próximo aos centros fornecedores e centros recebedores
☐ C) próximo às enfermarias de emergências e ao centro cirúrgico
☐ D) no andar mais elevado do hospital
☐ E) no andar intermediário do hospital.

909 Após laparotomia exploradora, uma paciente apresentou choque hipovolêmico. Os sintomas indicativos dessa anormalidade são:

☐ A) sede, anúria e hipertensão

☐ B) taquicardia, hipotensão e palidez
☐ C) extremidades frias, estertores e afasia
☐ D) nistagmo e obnubilação
☐ E) respiração diafragmática, distensão abdominal e hipertermia.

910 O sinal mais importante em pós-operatório de osteossíntese nos ossos do antebraço que evidencia síndrome comportamental é:
☐ A) parestesia
☐ B) diminuição da perfusão capilar
☐ C) edema acentuado
☐ D) dor intensa
☐ E) tremores.

911 Observadas as proposições relacionadas com a cirurgia gástrica, assinale a alternativa *correta.*
1. O jejum pós-operatório tem a finalidade de favorecer o repouso gastrintestinal.
2. A sonda nasogástrica deve ser mantida em sinfonagem por 5 dias consecutivos.
3. Uma das complicações destas cirurgias é a formação de fístulas enterocutânea.
4. A distensão abdominal em função da presença de gases indica complicação pós-operatória imediata.
5. O início da dieta fica condicionado a presença de peristalse.

☐ A) Somente 1, 3 e 5 estão corretas
☐ B) Somente 2 e 5 estão corretas
☐ C) Somente 2, 3 e 4 estão corretas
☐ D) As afirmativas 1, 2, 4 e 5 estão corretas.

912 Assinale a alternativa *correta* para a complementação da frase "O sistema de irrigação suprapúbica contínua tem a finalidade de:
☐ A) observar sinais de anúria decorrentes da prostatectomia."
☐ B) hiperestender a bexiga na prostatectomia."
☐ C) eliminar coágulos e fragmentos de próstata ressecados."
☐ D) favorecer a micção espontânea na cirurgia de nefrectomia."

913 No período pós-operatório poderão ocorrer complicações em diferentes aparelhos orgânicos do paciente, destacando-se o aparelho gastrintestinal em que o paciente pode apresentar sintomas como:
☐ A) dor, febre, vômitos
☐ B) náuseas, vômitos, constipação intestinal
☐ C) infecção, febre, vômitos
☐ D) hemorragia, choque, dor
☐ E) hipotensão arterial, febre, deiscência.

914 Os cuidados de enfermagem no período pré-operatório estão divididos em mediato e imediato, sendo que os cuidados imediatos a serem realizados deverão ser:
☐ A) lavagem intestinal, preparo da pele, administração da medicação pré-anestésica
☐ B) curativo com iodopovidona tópico, coleta de material para exames, tricotomia
☐ C) administração de medicação prescrita, enteroclisma, curativo
☐ D) punção de veia, instalação de venóclise, curativo
☐ E) instalação de venóclise, lavagem intestinal, encaminhamento para exames complementares.

915 Os artigos esterilizados por meio físico podem ser estocados em prateleira aberta por até 1 semana, mas, se forem colocados sob uma cobertura de plástico ou bolsa selada, esse tempo passa a ser, em dias, de:
☐ A) 15
☐ B) 20
☐ C) 25
☐ D) 30
☐ E) 35.

916 Os artigos destinados ao contato com a pele íntegra do paciente apenas requerem limpeza ou desinfecção de baixo ou médio nível. São artigos denominados:
☐ A) não críticos
☐ B) semicríticos
☐ C) críticos
☐ D) descartáveis
☐ E) potenciais.

917 Com relação ao transplante de células-tronco hematopoéticas (TCTH) da medula óssea, considere as seguintes afirmativas:
1. O TCTH é a infusão intravenosa de células progenitoras hematopoéticas.

2. Os tipos de enxerto, quanto à origem das células, são alogênicos, biogênicos e heterogênicos.
3. O doador singênico é o indivíduo gêmeo geneticamente idêntico ao paciente.
4. O doador alogênico pode ser irmão HLA (antígeno da histocompatibilidade humano) compatível, ou doador não aparentado HLA-compatível (de programa de doadores).

Assinale a alternativa *correta*.

☐ A) Somente as afirmativas 1 e 3 são verdadeiras
☐ B) Somente as afirmativas 2 e 4 são verdadeiras
☐ C) Somente as afirmativas 1 e 2 são verdadeiras
☐ D) Somente as afirmativas 1, 3 e 4 são verdadeiras
☐ E) Somente as afirmativas 2 e 3 são verdadeiras.

918 Entre os cuidados de enfermagem ao paciente submetido a um cateterismo cardíaco está incluído:

☐ A) registrar os pulsos distais do membro oposto ao do exame antes do procedimento
☐ B) mobilizar ativamente o membro afetado imediatamente antes e após a realização do exame
☐ C) avaliar sintomas dolorosos sugestivos de infarto do miocárdio
☐ D) registrar a pressão arterial e o pulso apical a cada 90 min
☐ E) estimular a deambulação precoce após 2 h do exame.

919 A constipação intestinal é condição comum no pós-operatório. Sua causa mais frequente é(são):

☐ A) a diminuição da mobilidade
☐ B) os distúrbios do sono e o repouso
☐ C) a presença de distensão por gases
☐ D) o uso de faixas e cintas abdominais
☐ E) a ingestão oral de alimentação pastosa.

920 O melhor agente de esterilização para marcapassos cardíacos, na desinfecção e esterilização de artigos e superfícies é:

☐ A) álcool etílico a 70%
☐ B) vapor d'água sob pressão
☐ C) hipoclorito de sódio
☐ D) óxido de etileno
☐ E) glutaraldeído.

921 Quanto ao controle de um paciente com pneumotórax, com dreno de tórax e sistema de drenagem de tórax, é *correto* afirmar que:

☐ A) o sistema de drenagem deve ser aberto e adaptado a uma fonte de aspiração
☐ B) o nível de drenagem deve ser marcado com data e hora e checado. Uma drenagem superior a 100 mℓ/h deve ser considerada normal
☐ C) a presença de borbulhas na câmara indicadora de vazamento de ar é normal, caso o paciente ainda apresente pneumotórax. Entretanto, uma vez que o rompimento do tecido pulmonar estiver selado, o borbulhamento deve cessar
☐ D) encontrar crepitações, ao avaliar ao redor do local do curativo de inserção do dreno, é sinal de que o paciente alcançou o retorno da expansibilidade pulmonar normal
☐ E) a flutuação na câmara de selo d'água durante a inspiração e a expiração indica que se deve inspecionar a integridade das conexões, porque denota desconexão entre o dreno torácico e o tubo de drenagem.

922 O aumento das cirurgias ambulatoriais é resultado dos avanços nas técnicas cirúrgicas e de anestesia, entretanto não abrange todas as cirurgias. O procedimento cirúrgico considerado impróprio para ser realizado em ambulatório é:

☐ A) inserção e recolocação de marcapassos
☐ B) artroscopia
☐ C) colecistectomias laparoscópicas
☐ D) tireoidectomia
☐ E) extração de catarata.

923 A broncoscopia é a inspeção direta e a observação da laringe, traqueia e brônquios através de broncoscópio flexível ou rígido. A enfermeira deve estar alerta para complicações após o procedimento, observando, além da dispneia, alguns sinais:

1. Febre
2. Cianose
3. Hemoptise
4. Arritmia
5. Desidratação

Está(ão) *correto(s)* o(s) sinal(is):

☐ A) 1, apenas
☐ B) 2 e 3, apenas
☐ C) 3 e 4, apenas
☐ D) 1, 4 e 5, apenas
☐ E) 2, 3 e 4, apenas.

924 Sobre a desinfecção e esterilização de materiais *não* é correto afirmar que:

☐ A) o método de fervura de materiais em água por 30 min é o melhor método físico de desinfecção, oferecendo segurança
☐ B) o glutaraldeído aparece como importante agente germicida para emprego na desinfecção de alto nível, bem como o ácido peracético
☐ C) os materiais devem ser previamente descontaminados e limpos para a aplicação do glutaraldeído
☐ D) o óxido de etileno é um gás utilizado para a esterilização de artigos termossensíveis, como sondas
☐ E) o peróxido de hidrogênio, na sua forma gás-plasma, tem sido uma opção para substituir o óxido de etileno, em razão do tempo menor de esterilização.

925 Com relação ao paciente submetido à cirurgia gástrica, avalie as afirmativas.

1. O jejum no pós-operatório tem como objetivo favorecer o repouso do sistema digestório.
2. A sondagem nasogástrica deverá permanecer aberta em frasco (sinfonagem) por aproximadamente 5 dias consecutivos.
3. Cirurgias gástricas podem evoluir com complicações do tipo fístula entero cutânea.
4. Cirurgias gástricas podem evoluir com complicações do tipo distensão abdominal por gases devendo ter intervenção cirúrgica imediata.
5. Deve ser avaliada a presença peristalse antes de iniciar a dieta.

Assinale a alternativa *correta*.

☐ A) Somente 3 e 4 estão corretas
☐ B) Somente 2 e 5 estão corretas
☐ C) Somente 1, 2 e 3 estão corretas
☐ D) Somente 1, 3 e 5 estão corretas
☐ E) Somente a 5 está correta.

926 São cuidados de enfermagem a um cliente que foi submetido a cateterismo cardíaco, *exceto*:

☐ A) incentivar a ingesta de líquidos para aumentar o débito urinário
☐ B) avaliar coloração, temperatura e queixas de dor na extremidade afetada
☐ C) incentivar a deambulação precoce e a mobilização ativa do membro afetado
☐ D) avaliar pulsos periféricos e monitoração cardíaca
☐ E) observar o local da punção ou dissecção quanto à presença de sangramento ou hematomas.

927 A limpeza prévia do material que será esterilizado visa remover qualquer material orgânico capaz de impedir a ação dos agentes esterilizantes. No caso de artigos tubulares, o enxágue deve ser realizado com:

☐ A) água destilada
☐ B) água corrente
☐ C) álcool iodado
☐ D) soro glicosado
☐ E) iodóforo aquoso.

928 No pós-operatório de cirurgias de médio e grande portes, os riscos de desenvolvimento de atelectasia pulmonar podem estar presentes, tais como longa duração da anestesia e mudanças no padrão ventilatório, entre outros. As ações de enfermagem que visam prevenir essa condição *não* incluem:

☐ A) orientar o paciente a evitar a tosse e a respiração profunda
☐ B) efetuar drenagem postural e percussão torácica, se necessário
☐ C) administrar os sedativos prescritos cuidadosamente a fim de evitar a depressão respiratória

☐ D) realizar mudança de decúbito frequente, sobretudo da posição supina para a posição ereta
☐ E) encorajar a mobilização precoce do leito para a cadeira seguida pela deambulação precoce.

929 A osteoporose, comum em idosos, é um distúrbio em que há a redução da massa total do osso, podendo gerar fraturas espontâneas no fêmur que necessitem de implantação de próteses femoral e acetabular. São cuidados pós-operatórios específicos de cirurgias ortopédicas *exceto*:
☐ A) avaliar a resposta de enchimento capilar dos artelhos
☐ B) avaliar sinal de Homans periodicamente
☐ C) avaliar os pulsos poplíteo, pedis dorsalis e tibial posterior
☐ D) monitorar pressão venosa central e tônus vascular
☐ E) avaliar dor à flexão passiva do pé quando possível.

930 Os cuidados de enfermagem em centro cirúrgico são de fundamental importância para a segurança do procedimento a ser realizado. Com relação ao uso do bisturi elétrico, a placa neutra deverá ser posicionada:
☐ A) preferencialmente em áreas de proeminências ósseas
☐ B) preferencialmente em áreas com grande quantidade de pelos
☐ C) preferencialmente na região glútea após ser tricotomizada e umedecida
☐ D) sob a panturrilha ou outra região de grande massa muscular
☐ E) no membro superior ou inferior direito após ser umedecido.

931 De acordo com a Portaria 2.616/98, de 12/5/1998, do Ministério da Saúde, as cirurgias são classificadas de acordo com o grau de contaminação. Uma cirurgia de apendicite supurada pode ser considerada do tipo:
☐ A) contaminada
☐ B) infectada
☐ C) potencialmente contaminada
☐ D) potencialmente infectada
☐ E) limpa.

932 O paciente fumante e hipertenso é considerado de alto risco operatório porque:
☐ A) o anestésico inibe a ação da medicação anti-hipertensiva por 7 dias
☐ B) a probabilidade de ocorrer sangramento após a diérese é maior
☐ C) a probabilidade de ocorrer transtorno bipolar é maior
☐ D) a reação da nicotina circulante com o anestésico poderá desencadear quadro de alcalose pós-prandial
☐ E) a probabilidade de ocorrer rejeição ao fio cirúrgico absorvível é maior.

933 Na esterilização por vapor saturado sob pressão, um procedimento a ser obedecido é:
☐ A) secar na estufa os pacotes retirados úmidos da autoclave
☐ B) iniciar a esterilização após preencher 100% da capacidade de armazenamento da câmara
☐ C) apoiar os pacotes nas paredes da autoclave
☐ D) ao final da esterilização, resfriar os pacotes quentes colocando-os sobre superfície fria
☐ E) fazer a desinfecção prévia dos instrumentais cirúrgicos, antes de acondicioná-los para a esterilização.

934 No 4º dia pós-operatório, um paciente apresenta deiscência. Nessa situação, a enfermagem deve:
☐ A) fazer limpeza e antissepsia com solução iodada e, após, realizar o desbridamento da ferida
☐ B) irrigar continuamente a ferida operatória com soro fisiológico gelado e manter o curativo aberto
☐ C) lavar o local com solução fisiológica e fazer o curativo do tipo fechado
☐ D) lavar e irrigar o local com antibiótico diluído em soro fisiológico, a cada 4 h, e manter o curativo fechado com algodão em rama
☐ E) realizar a revisão dos pontos cirúrgicos, compressão do local e curativo aberto.

935 No pós operatório imediato, um paciente apresenta hemorragia e pressão arterial de 70 × 30 mmHg. O enfermeiro coloca o paciente em decúbito dorsal horizontal porque essa posição:

☐ A) favorece a irrigação sanguínea nos diversos órgãos e facilita as constantes mensurações da pressão venosa central
☐ B) diminui o edema cerebral e permite a monitoração cardíaca
☐ C) melhora o débito cardíaco e facilita as constantes mensurações da pressão arterial média
☐ D) aumenta o volume urinário e facilita a administração dos medicamentos
☐ E) melhora o retorno venoso e permite a monitoração da pressão arterial.

936 A principal complicação da prostatectomia é a hemorragia decorrente de:

☐ A) infecção
☐ B) coágulos obstruindo a drenagem urinária
☐ C) trombose
☐ D) pressão sobre a incisão
☐ E) tipo de sonda.

937 A fase pós-operatória se inicia quando o cliente é admitido na sala de recuperação pós-anestésica e estende-se até o acompanhamento domiciliar ou a avaliação clínica. Das alternativas, assinale a que representa o fator de risco mais significativo para complicações fisiológicas pós-operatórias.

☐ A) Gestação
☐ B) Obesidade mórbida
☐ C) Hipertensão
☐ D) Idade superior a 70 anos
☐ E) Estresse.

938 No pós-operatório da mastectomia o enfermeiro deverá orientar seu paciente no sentido de:

☐ A) evitar administração de medicações injetáveis ou aferições de pressão arterial no braço correspondente à mama retirada
☐ B) evitar mobilizar o braço correspondente à mama operada, permanecendo em repouso absoluto
☐ C) manter o braço correspondente à mama operada abaixo do nível do corpo para evitar edema e melhorar a circulação local
☐ D) deambular com o dreno de sucção a vácuo, colocado no pós-operatório, aberto e elevado acima do nível da incisão cirúrgica
☐ E) orientar quanto ao uso de lâminas de barbear para depilar as axilas – técnica recomendada. Os cremes depilatórios e o barbeador elétrico devem ser evitados.

939 O objetivo do cuidado de enfermagem na assistência ao cliente no pós-operatório imediato, ainda na sala de recuperação anestésica, com o objetivo de prevenir choque e hipoxia, é aferir e avaliar frequentemente:

☐ A) presença de febre e dor, infusão venosa e cicatrização da ferida
☐ B) ventilação pulmonar, sinais vitais, funcionamento de tubos, drenos, cateteres e infusões
☐ C) capacidade de deambulação, pulso e temperatura, capacidade pulmonar com exercício respiratório
☐ D) volume urinário, pressão venosa central e cicatrização da ferida
☐ E) capacidade de deambulação, funcionamento da infusão venosa, cicatrização da ferida e capacidade pulmonar com exercício respiratório.

940 M.S., 40 anos de idade, sexo feminino, ao exame físico, foram detectados nódulos na tireoide. Após investigação criteriosa, foi indicada tireoidectomia para retirada de nódulos não cancerosos. Quanto aos cuidados no pós-operatório, assinale a alternativa *correta*.

☐ A) A posição dorsal é indicada como a mais confortável para paciente no pós-operatório tardio
☐ B) Os curativos cirúrgicos devem ser avaliados periodicamente; queixa de plenitude e sensação de pressão no local da incisão podem indicar curativos compressivos
☐ C) O paciente deve ser estimulado a falar o máximo e mais precocemente possível com o objetivo de evitar danos ao nervo laríngeo recorrente

☐ D) É indicada alimentação saudável e balanceada composta por dieta leve ou líquida oferecida sempre quente

☐ E) Hiperirritabilidade dos nervos com espasmos das mãos, pés e torções musculares é chamado de tetania, complicações pós-operatória, devido à queda do nível sanguíneo de cálcio.

941 Qual dos seguintes cuidados de enfermagem seria prescrito a um paciente no pós-operatório para prevenir tromboflebite?

☐ A) Manter o repouso absoluto no leito

☐ B) Administrar heparina cálcica

☐ C) Estimular e ajudar na deambulação precoce

☐ D) Massagear os membros inferiores.

942 O enfermeiro, ao assistir um paciente idoso no pós-operatório imediato, deve estar atento à temperatura ambiente, visto que os idosos estão mais suscetíveis às mudanças de temperatura em função da:

☐ A) ocorrência de artrose

☐ B) diminuição da transpiração

☐ C) diminuição da gordura subcutânea

☐ D) função renal diminuída

☐ E) reserva cardíaca baixa.

943 A drenagem torácica é uma técnica de evacuação de ar, água ou sangue da cavidade pleural. Os cuidados de enfermagem relacionados com a drenagem torácica são:

☐ A) evitar que o paciente inspire profundamente e que tussa, pois aumenta a pressão intrapleural impedindo a drenagem e a expansão do pulmão

☐ B) elevar o vidro de drenagem acima do nível do pulmão para transportar o paciente

☐ C) manter o sistema em aspiração contínua para evitar a perda da pressão negativa intrapleural

☐ D) trocar diariamente o frasco coletor evitando possíveis infecções do sistema

☐ E) observar e registrar o aspecto da drenagem, a presença de sinais flogísticos e de edema subcutâneo ao redor do dreno.

944 A artroplastia total do joelho tem como objetivo substituir a articulação por uma prótese. Sobre a orientação do paciente para o autocuidado no pós-operatório, analise as afirmativas a seguir.

1. Após a alta, já na primeira semana de pós-operatório, são indicados orientações posturais, orientações para as atividades de vida diária, transferências, crioterapia e exercícios.
2. Na segunda semana do pós-operatório é recomendável não dobrar o joelho durante os exercícios e não deitar sobre o lado operado.
3. Nas semanas seguintes ao procedimento cirúrgico é contraindicada a realização de movimentos, sendo necessário repouso absoluto do joelho.

☐ A) Apenas a afirmativa 3 está correta

☐ B) Apenas a afirmativa 1 está correta

☐ C) Apenas as afirmativas 1 e 3 estão corretas

☐ D) Apenas as afirmativas 1 e 2 estão corretas

☐ E) Apenas as afirmativas 2 e 3 estão corretas.

945 Com relação ao pós-operatório de cirurgia cardíaca *não* é correto afirmar que:

☐ A) entre as avaliações a serem realizadas estão a pressão expiratória final positiva (PEEP), saturação de O_2 venoso e gasometria arterial

☐ B) a avaliação da função renal é um cuidado de extrema importância, pois modificações na pressão arterial e na frequência cardíaca alteram a filtração glomerular

☐ C) a diminuição das trocas gasosas, as alterações hidreletrolíticas e a diminuição da perfusão cerebral podem ocorrer e devem ser rapidamente revertidas

☐ D) a redução do débito cardíaco é uma complicação que pode ocorrer, entre outras causas, em decorrência de alterações na pré-carga e na pós-carga

☐ E) a dor torácica e a ansiedade do paciente devem ser evitadas, pois elevam o consumo de oxigênio do miocárdio.

946 A denervação do coração transplantado favorece efeitos exacerbados de alguns fármacos utilizados frequentemente em cardiologia. Medicações que devem ser usadas sob observação e cautela no pós-operatório imediato de um transplante cardíaco são:

☐ A) digitálicos e antiarrítmicos
☐ B) digitálicos e agonistas adrenérgicos
☐ C) betabloqueadores e vasodilatadores
☐ D) betabloqueadores e agonistas adrenérgicos
☐ E) antagonistas dos canais de cálcio e agonistas adrenérgicos.

947 Com relação à assistência de enfermagem perioperatória, é *correto* afirmar que:

☐ A) os sistemas hepático e renal devem ter funcionamento máximo, considerando o seu papel na biotransformação e excreção das substâncias anestésicas
☐ B) a rotina de preparo do intestino é realizada mediante enema acrescido de antibióticos para reduzir a flora local
☐ C) a terapia anterior à cirurgia com corticosteroides suprarrenais deve ser suspensa 24 h antes e retomada após 24 h
☐ D) a medicação pré-anestésica deve ser administrada 2 h antes da cirurgia para potencializar o efeito das substâncias anestésicas
☐ E) a tricotomia da área cirúrgica deve ser feita 4 h antes do procedimento, considerando os riscos de contaminação da pele.

948 No preparo pré-operatório, um paciente foi colocado deitado sobre o seu lado esquerdo, com o joelho direito mais flexionado que o esquerdo. Essa posição é conhecida como:

☐ A) de conforto
☐ B) de Sims
☐ C) de Trendelenburg
☐ D) genupeitoral.

949 A posição de Trendelenburg é indicada para:

☐ A) diminuir a presença de sangue no abdome
☐ B) diminuir a tosse produtiva
☐ C) melhorar a troca gasosa nos pulmões
☐ D) melhorar a circulação de retorno dos membros inferiores
☐ E) N.R.A.

950 A lobectomia consiste na remoção de um lobo do pulmão, podendo ser realizada nos seguintes casos, *exceto*:

☐ A) carcinoma broncogênico
☐ B) bronquiectasia
☐ C) infecções fúngicas
☐ D) pleurisia
☐ E) enfisema gigante.

951 O enfermeiro, ao assistir um cliente idoso que apresenta delírio pós-operatório, deve atentar para as possíveis causas, tais como:

☐ A) desequilíbrio eletrolítico, hipoxia e desnutrição
☐ B) hipoxia, abstinência de álcool e desnutrição
☐ C) retenção urinária, impactação fecal e hipertermia
☐ D) abstinência de álcool, retenção urinária e hiperglicemia
☐ E) hiperglicemia, hipertermia e hipotireodismo.

952 A gastrectomia total leva a uma completa parada na produção do "fator intrínseco" e, consequentemente, interfere na absorção de uma determinada vitamina. Essa complicação é evitada pela aplicação regular mensal de injeções intramusculares de:

☐ A) retinol
☐ B) colecalciferol
☐ C) ácido ascóbico
☐ D) riboflavina
☐ E) cianocobalamina.

953 A trombose venosa profunda (TVP) é uma das graves complicações potencias da cirurgia. Com relação a essa complicação, é *correto* afirmar que:

1. A desidratação, o baixo débito cardíaco e o repouso aumentam o risco de formação de trombose.
2. O primeiro sintoma de TVP é a hiperemia na panturrilha.

3. É importante evitar o uso de rolos de cobertores ou qualquer modo de elevação que possa constringir os vasos sob os joelhos.

Está(ão) *correta(s)*:

☐ A) apenas a afirmativa 2
☐ B) apenas a afirmativa 1
☐ C) apenas a afirmativa 3
☐ D) as afirmativas 1 e 3
☐ E) as afirmativas 2 e 3.

954 A punção lombar é realizada mediante inserção de uma agulha dentro do espaço subaracnoide. Com relação a esse procedimento são feitas as seguintes afirmações.

1. A agulha é inserida através do quinto e sexto espaços intervertebrais lombares.
2. Estando o paciente em posição de decúbito, o valor da pressão do líquido cefalorraquidiano (LCR) é normal entre 70 e 200 mmH_2O.
3. A cefaleia pós-punção lombar é causada pelo extravasamento do LCR no local de punção.

É(são) verdadeira(s) a(s) alternativa(s):

☐ A) 2 e 3
☐ B) 1 e 3
☐ C) 2 e 1
☐ D) 1, 2 e 3
☐ E) Apenas 3.

955 Após ser submetido à punção lombar, o paciente deve receber a seguinte orientação:

☐ A) deambular precocemente
☐ B) repousar na posição de Fowler
☐ C) manter-se deitado em pronação por cerca de 3 h
☐ D) realizar exercícios ativos com os membros inferiores.

956 Para as cirurgias de períneo, reto e vagina, é indicado acomodar o paciente na mesa de cirurgia na posição de:

☐ A) decúbito ventral
☐ B) Trendelenburg
☐ C) litotomia
☐ D) Sims.

957 As cirurgias podem ser classificadas de acordo com o grau de urgência. Assim, quando a situação do paciente requer intervenção imediata, a cirurgia é classificada como:

☐ A) eletiva
☐ B) necessária
☐ C) de urgência
☐ D) de emergência.

958 No pós-operatório de uma neurocirurgia em que a pressão intracraniana (PIC) está monitorada, o enfermeiro deve estar atento aos valores pressóricos, sabendo que a PIC normal tem o valor máximo igual a:

☐ A) 15 mmHg
☐ B) 25 mmHg
☐ C) 10 mmHg
☐ D) 5 mmHg.

959 No transplante de órgãos adota-se a terapêutica de imunossupressão para se evitar a:

☐ A) uremia
☐ B) infecção
☐ C) septicemia
☐ D) rejeição.

960 Quanto à fisiologia de cicatrização da ferida cirúrgica, a última fase de resposta do tecido à lesão é a de:

☐ A) proliferação
☐ B) maturação
☐ C) inflamação
☐ D) proteólise.

961 O procedimento para remoção e drenagem de hematoma epidural ou subdural é denominado:

☐ A) craniotomia
☐ B) craniectomia
☐ C) laminectomia
☐ D) cranioplastia.

962 A cirurgia de hérnia simples é classificada de acordo com grau de urgência em:

☐ A) opcional
☐ B) emergência
☐ C) eletiva
☐ D) prioritária
☐ E) necessária.

963 O cliente em uso de atropina no pré-operatório deve esperar como efeito colateral:

☐ A) alucinação auditiva
☐ B) sonolência
☐ C) secura na boca
☐ D) diminuição da visão
☐ E) priapismo.

964 Nas lesões com evisceração, qual é a conduta *correta*?

☐ A) Tentar reintroduzir no abdome os órgãos eviscerados
☐ B) Cobrir as vísceras com curativo estéril umedecido em solução salina
☐ C) Usar materiais aderentes no local da lesão
☐ D) Remover a vítima urgente sem cuidar da lesão
☐ E) Transportar a vítima na maca em decúbito ventral.

965 Na toracotomia um dreno de tórax é inserido no espaço intrapleural. A supervisão desse sistema é um cuidado de enfermagem imprescindível no pós-operatório imediato. As condições, para esse caso, são:

☐ A) dreno acima do selo d'água, recipiente coletor em nível abaixo do tórax, borbulhamento intermitente no frasco
☐ B) dreno subaquático, recipiente coletor em nível abaixo do tórax borbulhamento intermitente no frasco
☐ C) dreno pinçado, sem borbulhamento no frasco, coletor abaixo do nível do tórax
☐ D) dreno subaquático, recipiente coletor abaixo do nível do tórax e sem borbulhamento intermitente
☐ E) dreno picado e subaquático, coletor abaixo do nível do tórax.

966 Pacientes submetidos a tireoidectomia estão sujeitos a apresentar tetania. Essa complicação pós-operatória é decorrente da diminuição da concentração sérica do seguinte eletrólito:

☐ A) magnésio
☐ B) potássio
☐ C) fósforo
☐ D) cálcio
☐ E) sódio.

967 Nas cirurgias torácicas, para diminuir a dor incisional durante a tosse, deve-se:

☐ A) pedir ao paciente para exteriorizar a língua por alguns segundos antes de tossir
☐ B) apoiar fortemente a incisão, pressionando-a na direção oposta ao lado operado
☐ C) apoiar o tubo torácico de modo a fazer pressão contra a parede do tórax
☐ D) oxigenar o paciente vários minutos antes de fazê-lo tossir
☐ E) ajudar o paciente a se manter na posição supina.

968 Durante o pós-operatório de cirurgia cardíaca é fundamental a realização de mudança de decúbito do cliente a fim de:

☐ A) estabilizar a pressão venosa central
☐ B) diminuir o desconforto causado pela dor
☐ C) prevenir atelectasias decorrentes da dificuldade em inspirar e tossir
☐ D) evitar a formação de trombos em membros inferiores
☐ E) reduzir o edema generalizado.

969 A cirurgia de apendicectomia é bastante comum no dia a dia de centro cirúrgico de um hospital geral. Entre as complicações pós-operatórias mais comuns podem se apresentar as descritas a seguir, *exceto*:

☐ A) peritonite
☐ B) íleo paralítico
☐ C) abscesso pélvico
☐ D) abscesso subfrênico
☐ E) síndrome de *dumping*.

970 Um paciente que se submente a uma raquianestesia pode apresentar, como complicação precoce, hipotensão arterial. Nesse caso, é recomendável, entre outras medidas, colocar o paciente na seguinte posição:

☐ A) prona
☐ B) supina
☐ C) Jacknife
☐ D) Trendelenburg.

971 A cirurgia que inclui a histerectomia abdominal com linfadenectomia pélvica seletiva é denominada:

☐ A) Billroth
☐ B) Werthein
☐ C) Manchester
☐ D) Helter-Lind.

972 A posição do paciente na mesa operatória para um procedimento proctológico é:

☐ A) Kraske

☐ B) lateral
☐ C) Fowler modificado
☐ D) Trendelenburg reversa
☐ E) lateral esquerda.

973 Qual das alternativas a seguir constitui material indispensável na unidade do paciente em pós-operatório imediato de tireoidectomia?
☐ A) Bandeja de punção de subclávia
☐ B) Bandeja de traqueostomia
☐ C) Cuba de higiene oral
☐ D) Dreno de tórax
☐ E) Aparelho de pressão arterial.

974 A irrigação vesical contínua em pacientes prostatectomizados tem por finalidade prevenir a formação de:
☐ A) estenose tubular
☐ B) cálculo urinário
☐ C) aderência uretral
☐ D) depósito urinário
☐ E) coágulos.

975 Na unidade recuperação pós-anestésica, a assistência de enfermagem a um paciente submetido à anestesia geral deve visar, prioritariamente, às condições:
☐ A) dos drenos
☐ B) circulatórias
☐ C) respiratórias
☐ D) do local operado.

976 Com relação ao balanço hídrico, assinale a alternativa *correta*.
☐ A) É o registro da ingestão de líquidos do paciente nas 24 h
☐ B) É a relação entre ganhos e perdas de líquidos pelo paciente nas 24 h
☐ C) É o registro da ingestão e eliminação de líquidos pelo paciente nas 24 h
☐ D) É o registro de todas as eliminações do paciente nas 24 h
☐ E) É o registro, em folha especial, de todas as medicações intravenosas administradas no período de 24 h.

977 Nos pacientes traqueostomizados, a umidificação permanente das vias respiratórias tem por finalidade principal:
☐ A) evitar infecção
☐ B) prevenir edema agudo de pulmão
☐ C) prevenir a formação de tampão mucoso
☐ D) prevenir o pneumotórax.

978 O nível de saturação de oxigênio de um paciente em período pós-operatório imediato poderá ser avaliado pelo seguinte parâmetro:
☐ A) pressão arterial
☐ B) tônus muscular
☐ C) plano anestésico
☐ D) oximetria capilar
☐ E) temperatura retal.

979 A movimentação ativa do paciente no pós-operatório tem, entre outras finalidades, a prevenção de complicações como:
☐ A) cicatriz queloide
☐ B) estase venosa
☐ C) infecção urinária
☐ D) hipertermia maligna
☐ E) alergia medicamentosa.

980 O meduloblastoma pode ser classificado patologicamente como:
☐ A) tumor de células germinativas
☐ B) tumor de bainha neural
☐ C) tumor vascular
☐ D) tumor meníngeo
☐ E) tumor neuroepitelial.

981 No período pós-operatório de cirurgia abdominal, a instalação de uma sonda nasogástrica se justifica para:
☐ A) manutenção do equilíbrio hidreletrolítico
☐ B) administração de medicamentos
☐ C) avaliação dos ruídos intestinais
☐ D) ausculta de sons abdominais
☐ E) remoção de secreções.

982 A drenagem por nefrostomia no pós-operatório de cirurgia renal tem como objetivo:
☐ A) evitar hemorragia e choque
☐ B) aliviar a dor e a eliminação de flatos
☐ C) evitar infecção e tromboembolismo
☐ D) evitar distensão abdominal e íleo paralítico
☐ E) conservar e permitir o restabelecimento do tecido renal.

983 O tratamento cirúrgico indicado para a apneia do sono é denominado:
☐ A) colostomia

☐ B) laringectomia
☐ C) amigdalectomia
☐ D) adenoidectomia
☐ E) traqueostomia.

984 Diante de um paciente submetido a cirurgia intracraniana, a observação de enfermagem para avaliar sinais e sintomas de pressão intracraniana inclui:
☐ A) distensão abdominal
☐ B) diminuição da diurese
☐ C) aumento do débito cardíaco
☐ D) alteração ou distúrbio visual
☐ E) alteração ou distúrbio gástrico.

985 É considerada cirurgia potencialmente contaminada:
☐ A) artroplastia de quadril
☐ B) enxerto cutâneo
☐ C) cirurgia de cólon
☐ D) histerectomia abdominal
☐ E) cirurgia vascular.

986 Na validação da esterilização por óxido de etileno, deve-se:
☐ A) expor o material a essa substância por 30 min
☐ B) realizar teste biológico periódico
☐ C) realizar teste de Mitsuda
☐ D) utilizar equipamentos de proteção
☐ E) fazer teste de Bowie-Dick.

987 Uma das complicações na ferida cirúrgica é a infecção. Além de a região se apresentar quente e dolorida, podemos identificar a seguinte manifestação:
☐ A) anasarca
☐ B) leucopenia
☐ C) bradicardia
☐ D) leucocitose.

988 No pós-operatório de um paciente prostatectomizado, os riscos imediatos são:
☐ A) hemorragia e polaciúria
☐ B) infecção e deiscência de sutura
☐ C) hemorragia e choque
☐ D) distensão abdominal e infecção
☐ E) incontinência urinária e deiscência de sutura.

989 Entre as intervenções de enfermagem depois de um cateterismo cardíaco inclui-se:
☐ A) avaliar a temperatura e a coloração da extremidade não envolvida
☐ B) solicitar que o paciente tussa e respire profundamente, especialmente depois da injeção do contraste
☐ C) orientar o paciente quanto à duração provável do exame
☐ D) observar os locais de punção (ou dissecção) à procura de sinais de sangramento ou formação de hematoma na extremidade envolvida
☐ E) orientar o paciente a não ingerir líquidos até 6 h após o exame.

990 Que conduta de enfermagem *não* é aplicada após a biopsia renal por agulha?
☐ A) Manter o paciente em decúbito ventral, em repouso no leito, por 24 h
☐ B) Observar sinais e sintomas sugestivos de sangramento
☐ C) Relatar ao médico sintomas de dor lombar, dor no ombro ou disúria
☐ D) Verificar sinais vitais a cada 6 h nas primeiras horas
☐ E) Examinar toda urina eliminada pelo paciente.

991 A principal complicação que pode ocorrer quando o enfermeiro *não* mantém o selo d'água na drenagem subaquática é:
☐ A) hemotórax
☐ B) hidrotórax
☐ C) empiema
☐ D) pneumotórax
☐ E) pleurite.

992 Geralmente são utilizados critérios para se determinar a capacidade de o paciente receber alta da sala de recuperação anestésica. Devem ser observados pelo enfermeiro vários critérios *exceto*:
☐ A) débito urinário não inferior a 30 mℓ/h
☐ B) sinais vitais instáveis, incluindo-se pressão arterial
☐ C) orientação no tempo e no espaço
☐ D) náuseas e vômitos sob controle
☐ E) função pulmonar não comprometida.

993 O preparo intestinal em cirurgias abdominais, realizado na véspera da cirurgia, tem por objetivo:

☐ A) facilitar a cirurgia
☐ B) limpar o paciente internamente
☐ C) evitar os efeitos do relaxamento dos esfíncteres
☐ D) todas as alternativas estão corretas.

994 A escala utilizada para avaliação de pacientes submetidos a anestesia é denominada:
☐ A) Apgar
☐ B) Glasgow
☐ C) Ramsay
☐ D) Aldretti.

995 Qual é o pocedimento cirúrgico que consiste em introdução de uma sonda no rim com a finalidade de drenar a urina, aliviando a estase urinária e permitindo a restauração fisiológica do tecido renal?
☐ A) Nefroptose
☐ B) Nefrostomia
☐ C) Hidronefrose
☐ D) Pieloplastia
☐ E) Ureterostomia.

996 No pós-operatório imediato, a avaliação física do paciente deve ser efetuada a cada 15 min, sendo avaliada em primeiro lugar a:
☐ A) condição neurológica
☐ B) permeabilidade das vias respiratórias
☐ C) condição do local da cirurgia
☐ D) função cardiovascular
☐ E) manutenção dos parâmetros normais dos sinais vitais.

997 Um paciente, ainda sob efeito anestésico, apresenta vômitos. Qual é o objetivo ao se lateralizar a sua cabeça durante essa ocorrência?
☐ A) Evitar asfixia e broncoaspiração
☐ B) Prevenir náuseas e asfixia
☐ C) Detectar hemorragia cerebral e sufocamento
☐ D) Identificar obstrução traqueal e epistaxe
☐ E) Identificar precocemente hemorragia gástrica.

998 Para se evitar quadro carencial em pacientes submetidos a gastrectomia total, deve-se fazer a reposição parenteral do seguinte elemento:
☐ A) ferro
☐ B) sódio
☐ C) amido
☐ D) albumina
☐ E) vitamina B12.

999 Em paciente no pós-operatório, a avaliação da suficiência da perfusão sanguínea dos órgãos vitais deve ser feita pela seguinte conduta:
☐ A) controle da diurese
☐ B) análise da gasometria
☐ C) aferição da temperatura
☐ D) verificação da respiração
☐ E) observação do hematócrito.

1000 A posição de Sims, com um travesseiro de ar sob o flanco, é indicada para o transoperatório da cirurgia de:
☐ A) rim
☐ B) reto
☐ C) períneo
☐ D) vesícula
☐ E) próstata.

1001 As complicações mais importantes que podem ocorrer no trans e/ou no pós-operatório de traqueostomia são, entre outras:
☐ A) pneumotórax e sangramento
☐ B) sangramento e dor abdominal
☐ C) enfizema subcutâneo e diarreia
☐ D) náuseas e vômitos
☐ E) febre, sangramento e dor.

1002 Uma das complicações cirúrgicas é o choque. Assinale o tipo de choque mais comum nas grandes cirurgias.
☐ A) Neurogênico
☐ B) Cardiogênico
☐ C) Hipovolêmico
☐ D) Séptico

1003 Os pacientes operados, submetidos a anestesia raquidiana, devem ser mantidos em decúbito dorsal horizontal por um período de 6 a 8 h, para reduzir a possibilidade de:
☐ A) choque
☐ B) cianose
☐ C) cefaleia
☐ D) hemorragia
☐ E) hipertensão.

1004 Geralmente os pacientes submetidos a anestesia geral são transferidos para a sala de recuperação pós-anestésica. Durante os cuidados considerados mais importantes, nesse caso, está a aferição do pulso, da respiração e da pressão arterial, com a seguinte frequência:

☐ A) 15 em 15 min
☐ B) 20 em 20 min
☐ C) 25 em 25 min
☐ D) 30 em 30 min
☐ E) 35 em 35 min.

1005 Os sinais e sintomas mais importantes a serem observados em um paciente no pós-operatório imediato são:

☐ A) sede, vômitos e hipoxia
☐ B) dor, hipoxia, sede
☐ C) sonolência, choque, hipoxia
☐ D) hemorragia, hipoxia e choque.

1006 Para evitar cefaleia não se deve colocar travesseiro em paciente pós-operado com anestesia:

☐ A) raquidiana
☐ B) geral
☐ C) peridural simples
☐ D) de inalação
☐ E) peridural contínua.

1007 Em uma deiscência de ferida operatória abdominal, uma situação grave que pode ocorrer é a:

☐ A) exposição das estruturas torácicas
☐ B) saída de material operatório
☐ C) exposição das alças intestinais
☐ D) dor no local da ferida
☐ E) inquietação geral do paciente.

1008 Bradicardia progressiva e hipertensão arterial, após cirurgia do crânio, são sintomas de:

☐ A) edema dos centros respiratórios
☐ B) aumento da pressão intracraniana
☐ C) hemorragia intracraniana
☐ D) ruptura de artéria.

1009 Simpatectomia é uma cirurgia referente a:

☐ A) veias
☐ B) artérias
☐ C) neurogânglios
☐ D) vasos linfáticos.

1010 Na profilaxia da atelectasia pós-operatória, o procedimento mais importante é:

☐ A) inspiração profunda e tosse
☐ B) nebulização ultrassônica
☐ C) tapotagem
☐ D) administração de broncodilatadores
☐ E) respiração com pressão positiva intermitente.

1011 Agitação, flutuação dos sinais vitais, resposta diminuída aos estímulos, exacerbação de cefaleia e alterações pupilares no pós-operatório de craniotomia são sinais e sintomas que caracterizam:

☐ A) hipovolemia
☐ B) edema cerebral
☐ C) abscessos cerebrais
☐ D) meningite asséptica
☐ E) tuberculose pulmonar.

1012 O enfermeiro deve estar atento aos efeitos colaterais das medicações pré-anestésicas como os opiáceos. Estes, em altas doses, podem produzir consequências tais como:

☐ A) hipotensão e distensão abdominal
☐ B) alcalose respiratória e glaucoma
☐ C) bradicardia e sialorreia
☐ D) icterícia e dispepsia
☐ E) diarreia e oligúria.

1013 Um exemplo de intervenção cirúrgica diagnóstica é a:

☐ A) histerectomia
☐ B) laparotomia exploradora
☐ C) rinoplastia
☐ D) colostomia.

1014 O índice de Aldrete e Kroulik avalia a condição física do paciente na sala de recuperação anestésica. A pontuação mínima necessária para a alta do paciente é de:

☐ A) 4
☐ B) 5
☐ C) 6
☐ D) 7.

1015 Na determinação do risco pré-operatório, um parâmetro de grande relevância é:

☐ A) albumina sérica
☐ B) hidratação do paciente

☐ C) quantidade de resíduo alimentar
☐ D) prega cutânea tricipital.

1016 O marca-passo cardíaco deve ser esterilizado pelo processo de:
☐ A) calor seco
☐ B) calor úmido
☐ C) óxido de etileno
☐ D) solução de formaldeído.

1017 O processo cirúrgico de extração de um cálculo renal é denominado:
☐ A) nefrolitotomia
☐ B) nefroplastia
☐ C) nefroplasectomia
☐ D) nefroblastomia
☐ E) nefromielite.

1018 Uma das complicações pós-operatórias, a trombose venosa profunda pode ser prevenida com o seguinte cuidado:
☐ A) tapotagem
☐ B) repouso absoluto
☐ C) deambulação precoce
☐ D) elevação dos membros inferiores.
☐ E) enfaixamento dos membros inferiores

1019 Exemplo de instrumento cirúrgico utilizado para fechar as extremidades cortadas de um vaso:
☐ A) saca-bocado
☐ B) tesoura de Metzenbaum curva
☐ C) cureta
☐ D) pinça reta de Kelly

▸Respostas comentadas

Questão 839 – *Resposta:* letra **B**.
Comentário. A presença de infecção manifesta-se por edema e eritema local, dor e presença de secreção purulenta, prolonga a fase inflamatória do processo cicatricial, provoca destruição tecidual, retarda a síntese do colágeno e impede a epitelização.

Questão 840 – *Resposta:* letra **A**.
Comentário. A assistência de enfermagem no pós-operatório visa monitorar o ritmo e a hemodinâmica da função cardíaca e estimular a perfusão tecidual, uma vez que o cliente cirúrgico está sob risco de problemas cardíacos ou de perfusão.

Questão 841 – *Resposta:* letra **E**.
Comentário. Na angioplastia coronariana transluminal percutânea, o enfermeiro instrui o cliente a permanecer em posição horizontal no leito e manter a perna afetada reta, por 6 a 8 h, visando manter a homeostasia.

Questão 842 – *Resposta:* letra **C**.
Comentário. A solução utilizada para limpeza poderá ser a solução fisiológica a 0,9%, de modo suave.

Questão 843 – *Resposta:* letra **B**.
Comentário. Área restrita exige os parâmetros cirúrgicos e as máscaras cirúrgicas. Área semirrestrita é necessária à degermação e área não restrita ou irrestrita faz a interface com outros departamentos.

Questão 844 – *Resposta:* letra **A**.
Comentário. A vasectomia, também chamada de esterilização masculina, consiste em ligação e transecção de parte do canal deferente, com ou sem remoção de um segmento desse canal, para evitar a passagem do espermatozoide a partir do testículo.

Questão 845 – *Resposta:* letra **B**.
Comentário. O fígado metaboliza muitos medicamentos, como barbitúricos, opioides, agentes sedativos, anestésicos e anfetaminas.

Questão 846 – *Resposta:* letra **A**.
Comentário. Desinfecção é o processo de destruição dos micro-organismos em forma vegetativa, com exceção de esporos, mediante a aplicação de agentes físicos e químicos.

Questão 847 – *Resposta:* letra **C**.
Comentário. Antissepsia refere-se à desinfecção química da pele, das membranas mucosas e de outros tecidos vivos.

Questão 848 – *Resposta:* letra **E**.
Comentário. A permeabilidade da via respiratória e a função respiratória sempre são avaliadas em primeiro lugar.

Questão 849 – *Resposta:* letra **D**.
Comentário. Instruir o cliente para ficar em jejum por 6 a 12 h antes de realizar a broncoscopia.

Questão 850 – *Resposta:* letra **A**.
Comentário. O enfermeiro deve orientar seus funcionários a dispor os pacotes mais antigos à frente dos recém-esterilizados para manter o prazo de validade dos artigos e evitar reprocessamento.

Questão 851 – *Resposta:* letra **C**.
Comentário. Na fase de pré-esterilização, antes de submeter os artigos hospitalares a qualquer processo de desinfecção/esterilização, é necessário inspecionar a limpeza e as condições de conservação e funcionalidade, separando ou descartando os que não estiverem em perfeitas condições de uso.

Questão 852 – *Resposta:* letra **E**.
Comentário. Com relação à eficácia do processo de desinfecção em solução química, é preconizado que, após a limpeza, todos os artigos devam ser enxaguados abundantemente em água corrente e secados para serem colocados em solução química.

Questão 853 – *Resposta:* letra **A**.
Comentário. As embalagens de poliamida (polímero de propileno) são utilizadas para esterilização com óxido de etileno.

Questão 854 – *Resposta:* letra **A**.
Comentário. Realizar a troca da bolsa com placa protetora apenas quando perder a aderência ou

houver extravasamento de secreções. Comumente, o tempo de uso é de 5 a 7 dias.

Questão 855 – *Resposta:* letra **D**.
Comentário. A remoção endorretal ileoanal é a remoção de todo o cólon e os dois terços proximais do reto feita para aliviar os sintomas de colite ulcerativa e polipose familiar (diarreia, dor, cólicas, sangramentos e outros).

Questão 856 – *Resposta:* letra **D**.
Comentário. O tipo de ostomia que mais necessita de prevenção de lesão de pele é a ileostomia pela característica do efluente líquido.

Questão 857 – *Resposta:* letra **B**.
Comentário. A traqueostomia é empregada visando permitir a ventilação efetiva e minimizar o risco de aspiração.

Questão 858 – *Resposta:* letra **C**.
Comentário. A doença tromboembólica é uma das complicações mais comuns e mais perigosas que ocorrem no cliente ortopédico no pós-operatório.

Questão 859 – *Resposta:* letra **B**.
Comentário. Ao ser realizada a limpeza, utiliza-se solução aquecida para evitar a queda da temperatura da ferida. Essa recomendação deve sempre ser levada em consideração não somente pelo aspecto do resfriamento da ferida, mas também pelo conforto do cliente.

Questão 860 – *Resposta:* letra **B**.
Comentário. A função renal está relacionada com a função cardíaca, assim como a pressão arterial e a frequência cardíaca direcionam a filtração glomerular; portanto, o débito urinário é medido e registrado. Débito urinário inferior a 25 mℓ/h pode indicar diminuição do débito cardíaco.

Questão 861 – *Resposta:* letra **A**.
Comentário. As medidas de enfermagem para evitar a atelectasia compreendem mudança frequente de posição, mobilização precoce e estratégias para expandir os pulmões e controlar as secreções.

Questão 862 – *Resposta:* letra **E**.
Comentário. A dificuldade na respiração se dá em consequência de edema de glote, formação de hematoma ou lesão do nervo laríngeo recorrente.

Questão 863 – *Resposta:* letra **A**.
Comentário. O tratamento com heparina pode evitar que trombo se espalhe e reduz a necrose muscular.

Questão 864 – *Resposta:* letra **B**.
Comentário. A ruptura cutânea, a pressão sobre o nervo e o comprometimento circulatório são complicações que podem se desenvolver em consequência da tração cutânea de Buck.

Questão 865 – *Resposta:* letra **D**.
Comentário. Os agentes fenólicos têm ação de ruptura da parede celular e preciptação proteica por destruição do protoplasma.

Questão 866 – *Resposta:* letra **B**.
Comentário. O ensino pré-operatório é iniciado logo que possível. Ele deve começar no consultório do médico e continuar até que o cliente chegue na sala de cirurgia.

Questão 867 – *Resposta:* letra **B**.
Comentário. Consideram-se contaminadas toda ferida traumática recente e aquela que ocorre em procedimento no qual houve quebras grosseiras da técnica.

Questão 868 – *Resposta:* letra **C**.
Comentário. A permanência hospitalar prolongada modifica radicalmente a flora endógena por precipitar colonização do organismo por germes hospitalares, o que implica altos índices de morbimortalidade.

Questão 869 – *Resposta:* letra **B**.
Comentário. Durante o procedimento cirúrgico a circulação dentro e pela sala deve ser mantida ao mínimo para reduzir a turbulência de ar e minimizar o abrigo humano. Todas as portas dentro e fora da sala de cirurgia devem ser mantidas fechadas para reduzir a turbulência de ar e o potencial para contaminação.

Questão 870 – *Resposta:* letra **B**.
Comentário. O álcool age por desnaturação das proteínas e tem excelente ação bactericida e micobactericida. Também age contra os principais fungos e vírus, incluindo vírus sincicial respiratório, vírus da hepatite B e HIV. O álcool é um dos mais seguros e efetivos antissépticos, reduzindo rapidamente a contagem microbiana da pele.

Questão 871 – *Resposta:* letra A.
Comentário. Os artigos críticos devem estar totalmente livres de micro-organismos (bactérias, fungos vírus e esporos) ao serem utilizados. O processo de esterilização depende da natureza do artigo: os termorresistentes devem ser submetidos a processo físico que utiliza calor e os termossensíveis, a processos químicos ou à irradiação.

Questão 872 – *Resposta:* letra A.
Comentário. Ao término do ciclo de esterilização, o vapor dentro da câmara é removido imediatamente para que não condense e umedeça os pacotes. Após a remoção do esterilizador, os pacotes recém-esterilizados devem ser deixados sem que sejam tocados em um carro da carga até o resfriamento adequado. Os pacotes recém-esterilizados não devem ser colocados sobre superfícies frias como as mesas de metal.

Questão 873 – *Resposta:* letra B.
Comentário. Artigos críticos incluem instrumentos de corte ou de ponta, outros instrumentos cirúrgicos (pinças, fios, afastadores, cateteres venosos), soluções injetáveis, roupas utilizadas nos centros cirúrgicos e obstétricos, no centro de tratamento de queimados e no berçário.

Artigos semicríticos, entre outros, incluem equipamentos de anestesia gasosa e de assistência ventilatória, cateteres vesicais, traqueias, sondas nasogástricas, endoscópios em geral, medicamentos orais e injetáveis, pratos, talheres e alimentos. Deveriam estar totalmente livres de micro-organismos ao serem utilizados, mas nem sempre é possível submetê-los a processos capazes de destruir esporos sem danificá-los. Exige-se, contudo, que sejam usados isentos de bactérias, fungos e vírus.

Artigos não críticos são, por exemplo, mesas de aparelho de raios X, equipamentos de hidroterapia, incubadoras, microscópios cirúrgicos, artigos de higiene do cliente, roupas de cama e uso pessoal, entre outros. Estes deveriam estar isentos de agentes de doenças transmissíveis (micro-organismos não encontrados na flora normal da maioria das pessoas, admitindo-se, contudo, a presença, em pequena quantidade, de micro-organismos normalmente encontrados na flora humana.

Artigos contaminados são aqueles com presença de micro-organismos.

Questão 874 – *Resposta:* letra A.
Comentário. A deiscência da ferida é a separação parcial ou completa das bordas da ferida. Quando envolve ferida abdominal, essa complicação é particularmente grave, necessitando de intervenção médica imediata. Deve-se manter o cliente em repouso, cobrindo a ferida com compressas embebidas em solução salina até o atendimento do cirurgião.

Questão 875 – *Resposta:* letra C.
Comentário. Os drenos torácicos podem ser inseridos para drenar líquido ou ar a partir de qualquer um dos três compartimentos do tórax (espaços pleurais direito e esquerdo e mediastino). A aplicação de um dreno no espaço pleural restaura a pressão intratorácica negativa necessária para a reexpansão pulmonar. O borbulhamento intermitente indica que o sistema está funcionando de maneira adequada.

Questão 876 – *Resposta:* letra B.
Comentário. O enfermeiro do transplante de medula óssea tem como competência técnica avaliação, orientação e acompanhamento do cliente submetido a esse tipo de transplante e procedimentos correlatos, como também participa de pesquisas relacionadas com o tema.

O cliente de transplante de medula óssea é de alta complexidade, necessitando do uso de vários equipamentos para sua monitoração, e o enfermeiro deve ter conhecimento técnico para manejo de tais equipamentos.

Questão 877 – *Resposta:* letra A.
Comentário. A hemorragia intermediária ocorre durante as primeiras horas após a cirurgia, quando se eleva a pressão do sangue e seu nível normal desloca coágulos inseguros dos vasos não ligados.

Questão 878 – *Resposta:* letra C.
Comentário. É essencial que os efeitos dos analgésicos opioides sejam monitorados, especialmente quando a primeira dose é fornecida ou quando a

dose é trocada ou administrada com maior frequência. São registrados horário, data, quantificação da dor pelo cliente (escala de 0 a 10), agente analgésico, outras medidas do alívio da dor, efeitos colaterais e atividades dos clientes.

Questão 879 – *Resposta:* letra **B**.
Comentário. Os sacos para acondicionamento dos resíduos do grupo A devem estar contidos em recipientes de material lavável, resistente a punctura, ruptura e vazamento, impermeável, com tampa provida de sistema de abertura sem contato manual, com cantos arredondados. Devem ser resistentes a tombamento, e devem ser respeitados os limites de peso de cada invólucro. Os sacos devem ser identificados com a simbologia da substância infectante. É proibido o esvaziamento dos sacos ou seu reaproveitamento.

Questão 880 – *Resposta:* letra **C**.
Comentário. Os múltiplos drenos semelhantes são numerados e rotulados respectivamente, de modo que os débitos sejam registrados de modo consistente e confiável. O cliente é informado de que os curativos devem ser trocados e que é um procedimento simples associado a pequeno desconforto. A privacidade é proporcionada, e o cliente não é exposto indevidamente. O enfermeiro lava as mãos antes e após a troca do curativo. Luvas descartáveis são utilizadas.

Questão 881 – *Resposta:* letra **B**.
Comentário. Na cirurgia eletiva escolhe-se o melhor momento para a operação levando-se em conta uma série de fatores: grau de nutrição, compensação das diferentes funções orgânicas, relação risco/benefício, relação custo/benefício, condições emocionais do cliente e condições de recursos humanos e de ambiente hospitalar.

Questão 882 – *Resposta:* letra **D**.
Comentário. As próteses dentárias são removidas no pré-operatório imediato, porque esses aparelhos podem facilmente ser deslocados em direção à garganta durante a indução da anestesia e causar obstrução respiratória.

Questão 883 – *Resposta:* letra **D**.
Comentário. A esterilização é a destruição de todas as formas de vida microbiana, compreendendo bactérias nas formas vegetativas e esporulada, vírus, micobactérias, fungos e protozoários.

A esterilização por óxido de etileno é um método químico, através de um gás incolor, de alto poder virucida, bactericida, fungicida e tuberculicida.

Questão 884 – *Resposta:* letra **C**.
Comentário. As feridas assépticas não contaminadas são consideradas limpas, por ser um local não traumático, livre de infecção, sem inflamação, sem quebra na técnica asséptica, sem entrada aos tratos respiratório, alimentar, geniturinário ou orofaríngeo.

Questão 885 – *Resposta:* letra **B**.
Comentário. As complicações pulmonares estão entre os problemas mais graves e frequentes encontrados no cliente cirúrgico. A prevenção da atelectasia é meta do cuidado de enfermagem. A atelectasia permanece um risco para o cliente que não está se movimentando bem ou deambulando, que não está realizando os exercícios de respiração profunda e tosse nem utilizando o espirômetro de incentivo.

Questão 886 – *Resposta:* letra **E**.
Comentário. A hipotensão pode resultar de perda de sangue, hipoventilação, mudanças de posição, acúmulo de sangue nas extremidades, ou de efeitos colaterais dos medicamentos e anestésicos; a causa mais comum é a perda de volume circulante pelas perdas de sangue e plasma.

Questão 887 – *Resposta:* letra **A**.
Comentário. O circulante é responsável pelo gerenciamento da sala de operação e protege as necessidades de segurança e saúde do cliente.

Questão 888 – *Resposta:* letra **C**.
Comentário. A permanência hospitalar prolongada modifica radicalmente a flora endógena por precipitar colonização do organismo por germes hospitalares, o que implica altos índices de morbimortalidade.

Questão 889 – *Resposta:* letra **D**.
Comentário. Quaisquer deficiências nutricionais devem ser corrigidas antes da cirurgia, visando

proporcionar suficiente proteína para o reparo tissular.

Questão 890 – *Resposta:* letra **B**.
Comentário. O propósito da suspensão de alimento e líquido antes da cirurgia é prevenir a aspiração. Um período de 8 h ou mais de jejum é recomendado após uma refeição que incluiu alimentos fritos ou gordurosos ou carne.

Questão 891 – *Resposta:* letra **A**.
Comentário. Um dreno torácico de calibre 32F ou maior é inserido geralmente no quarto ou quinto espaço intercostal, na linha média axilar.

Questão 892 – *Resposta:* letra **A**.
Comentário. A extremidade final do dreno de tórax proveniente do tórax do cliente fica submersa em água, o que permite a drenagem de ar e líquido proveniente do espaço pleural, porém não permite que o ar retorne para dentro do tórax.

Questão 893 – *Resposta:* letra **B**.
Comentário. As estratégias para prevenir as complicações respiratórias incluem o uso do espirômetro de incentivo e a prática de respiração profunda e exercícios de tosse.

Questão 894 – *Resposta:* letra **B**.
Comentário. O cliente em pós-operatório imediato está apresentando resposta fisiológica do choque hipovolêmico, de acordo com os sinais descritos de hipotensão, taquicardia, taquipneia, vasoconstrição periférica, drenagem hemática e oligúria.

Questão 895 – *Resposta:* letra **B**.
Comentário. Quando um cateter de demora não pode ser evitado, alguns cuidados são fundamentais para prevenir complicações:

- optar pelo sistema fechado e mantê-lo durante a sua permanência como um sistema fechado
- realizar higiene perineal diariamente e sempre após as evacuações
- observar o sistema de drenagem quanto à sua permeabilidade
- observar volume, cor e odor da diurese
- realizar balanço hídrico do cliente cateterizado, sempre esvaziando a bolsa coletora, antes que esteja completamente cheia.

Questão 896 – *Resposta:* letra **C**.
Comentário. Podemos considerar fatores de risco para desenvolvimento de trombose venosa profunda relacionadas com o caso descrito:

- idade, imobilização, tempo cirúrgico e estrogênios (pelo aumento dos fatores de coagulação e diminuição de anticoagulantes circulantes)
- embolia pulmonar é a obstrução de uma ou de ambas as artérias pulmonares ou de seus ramos por um trombo ou fragmentos de trombo desprendidos da árvore venosa ou do "coração D" representada pelos sinais e sintomas de: hipoxemia, dispneia súbita, alterações hemodinâmicas locais sistêmicas (hipertensão pulmonar – choque – morte), taquicardia, taquipneia, dor torácica unilateral, que pode ser acompanhada de hemoptise, ansiedade, estertores, atrito pleural à ausculta, sudorese, insuficiência cardíaca D (baixo débito cardíaco), hipotensão secundária à embolia, o que sugere embolização maciça, parada cardiorrespiratória abrupta, febre + insuficiência cardíaca progressiva.

Questão 897 – *Resposta:* letra **A**.
Comentário. As precauções de contato são elaboradas para evitar transmissões de infecções mediante contato que pode ser: direto (envolve o contato direto da superfície corporal e transferência física de micro-organismos entre uma pessoa colonizada ou infectada para um hospedeiro suscetível) e indireto (envolve o contato de um hospedeiro suscetível com objetos contaminados).

Questão 898 – *Resposta:* letra **D**.
Comentário. A confirmação da localização da sonda enteral no estômago ou no intestino delgado é de fundamental importância para evitar complicações, como a inserção pulmonar, e garantir a segurança do cliente, sobretudo porque nesse caso o cliente está em pós-operatório imediato de cirurgia pulmonar, podendo essa inserção provocar outras complicações pulmonares referentes ao local cirúrgico.

Questão 899 – *Resposta:* letra **A**.
Comentário. Os sistemas de drenagem torácica devem ser controlados pela enfermagem. Quando

se utiliza um sistema de drenagem torácica com selo d'água deve-se encher o compartimento do selo d'água com água esterilizada ou soro fisiológico até o nível especificado pelo fabricante. A água age como uma vedação e impede que o ar retorne para dentro do espaço pleural.

Questão 900 – ***Resposta:*** letra **B**.
Comentário. Áreas não críticas são todos os demais compartimentos dos estabelecimentos assistenciais de saúde não ocupados por clientes. Por exemplo: aqueles em que se desenvolvem serviços administrativos e de apoio logístico em geral, bem como a maioria daqueles voltados à formação e ao desenvolvimento dos recursos humanos.

Questão 901 – ***Resposta:*** letra **C**.
Comentário. É necessário verificar pulso e pressão (esta deve ser verificada no lado contralateral) para avaliação hemodinâmica da cliente e avaliar e realizar curativo para avaliação de risco de infecção e sangramentos. As instruções sobre posicionamento e cuidados com o membro homolateral ao da mastectomia são necessárias para prevenir edema braquial e para evitar dor relacionada com o dano ao nervo.

Questão 902 – ***Resposta:*** letra **A**.
Comentário. Os produtos médico-hospitalares podem ser classificados em cúticos, semicúticos e não cúticos. Os cúticos são aqueles que penetram a pele e as mucosas e os tecidos subepiteliais e vascular.

Questão 903 – ***Resposta:*** letra **C**.
Comentário. A esterilização por óxido de etileno é um método químico com um gás incolor de alto poder virucida, bactericida, fungicida e tuberculicida indicado para a esterilização de materiais que não toleram temperaturas elevadas como aparelhos elétricos e ópticos, respiradores entre outros.

Questão 904 – ***Resposta:*** letra **D**.
Comentário. A limpeza e desinfecção e a esterilização de artigos variam de acordo com a natureza deles. Todos os métodos de descontaminação começam com a limpeza completa para remover todos os debris visíveis, seguida do processo de desinfecção e esterilização.

Questão 905 – ***Resposta:*** letra **D**.
Comentário. Na fase intraoperatória da enfermagem perioperatória e perianestesia, o âmbito de ação do enfermeiro pode incluir o início da infusão intravenosa, a administração de medicamentos intravenosos, a realização de ampla monitoração fisiológica ao longo do procedimento cirúrgico e a provisão da segurança do cliente.

Questão 906 – ***Resposta:*** letra **A**.
Comentário. A infecção do local cirúrgico é aquela adquirida após a admissão do cliente que se manifesta durante a internação ou após a alta e pode ser relacionada com a internação ou os procedimentos hospitalares.

Questão 907 – ***Resposta:*** letra **B**.
Comentário. O apêndice torna-se inflamado e edemaciado como resultado de torção ou obstrução, possivelmente por fecaloma (massa de fezes endurecidas), tumor ou corpo estranho; o processo inflamatório aumenta a pressão intraluminal, tendo início dor progressivamente intensa, generalizada ou na região abdominal superior, e dentro de poucas horas torna-se localizada no quadrante inferior direito do abdome.

Questão 908 – ***Resposta:*** letra **B**.
Comentário. Como a central de esterilização de material é um ambiente que tem obrigatoriedade de percorrer determinados fluxos, o ambiente hospitalar e o da própria central de esterilização devem adequar-se aos fluxos externos e internos.

Questão 909 – ***Resposta:*** letra **B**.
Comentário. O choque circulatório por hipovolemia é um desequilíbrio entre a oferta e a demanda de oxigênio. O choque hipovolêmico como resposta fisiológica ao traumatismo cirúrgico, apresentando sinais de hipotensão, taquicardia, volume sistólico aumentado, aumento do débito cardíaco, taquipneia, vasoconstrição periférica e oligúria.

Questão 910 – ***Resposta:*** letra **D**.
Comentário. A síndrome compartimental é uma complicação que se desenvolve quando a perfusão tecidual nos músculos é inferior àquela necessária para a viabilidade do tecido. O cliente queixa-se de

dor profunda, pulsátil e incessante, não controlada por opioides.

Questão 911 – ***Resposta:*** letra **A**.
Comentário. Frequentemente no pós-operatório de cirurgia gastrintestinal, pode-se afirmar que ocorre íleo paralítico como resposta fisiológica à intervenção variando de intensidade e podendo afetar parte ou todo o aparelho digestório. A recuperação da função motora no pós-operatório varia nos diferentes segmentos, assim, em cirurgia gástrica, indica-se manutenção do jejum prolongado até o retorno da peristalse.

As fístulas digestivas adquiridas resultam da ação de um agente agressor de origem traumática, pós-operatória ou relacionada com algum processo patológico específico. As fístulas pós-operatórias são as mais comuns e de modo geral, manifestam-se precocemente.

Questão 912 – ***Resposta:*** letra **C**.
Comentário. A irrigação suprapúbica tem a finalidade de manter a permeabilidade do sistema de drenagem do cliente em pós-operatório de prostatectomia com hemorragia.

Questão 913 – ***Resposta:*** letra **B**.
Comentário. As complicações gastrintestinais que poderão ocorrer no pós-operatório são náuseas, vômitos, soluço e constipação intestinal.

Questão 914 – ***Resposta:*** letra **A**.
Comentário. No pré-operatório imediato as prescrições de enfermagem devem visar ao controle nutricional, ao preparo intestinal, ao preparo da pele, à medicação pré-anestésica e ao adequado transporte do cliente para o centro cirúrgico.

Questão 915 – ***Resposta:*** letra **D**.
Comentário. O material destinado ao preparo de embalagens para artigos a serem esterilizados deve permitir o contato com o agente esterilizante e mantê-los livre de micro-organimos durante a estocagem.

Questão 916 – ***Resposta:*** letra **A**.
Comentário. Os artigos não críticos requerem desinfecção quando contaminados com agentes de doenças infectocontagiosas ou secreções corporais.

Questão 917 – ***Resposta:*** letra **D**.
Comentário. A meta do tratamento é que os linfócitos do doador reajam contra qualquer célula maligna residual no cliente e a destrua.

Questão 918 – ***Resposta:*** letra **C**.
Comentário. O miocárdio pode tornar-se isquêmico e deflagrar disritmias quando os cateteres são posicionados nas artérias coronárias ou durante a injeção de agentes de constraste.

Questão 919 – ***Resposta:*** letra **A**.
Comentário. A mobilidade diminuída, a ingestão oral diminuída e os analgésicos opioides contribuem para a dificuldade em realizar eliminação intestinal.

Questão 920 – ***Resposta:*** letra **D**.
Comentário. O óxido de etileno é usado em materiais termossensíveis e esteriliza sem danificar os materiais.

Questão 921 – ***Resposta:*** letra **C**.
Comentário. O borbulhamento intermitente na câmara com selo d'água é normal, mas o borbulhamento contínuo pode indicar extravasamento de ar.

Questão 922 – ***Resposta:*** letra **D**.
Comentário. A dificuldade na respiração acontece em consequência de edema de glote, formação do hematoma ou lesão do nervo laríngeo recorrente. Tal condição requer intervenção médica imediata.

Questão 923 – ***Resposta:*** letra **E**.
Comentário. É importante atentar para sinais e sintomas que possam indicar perfuração da traqueia ou brônquio, ou pneumotórax, dificuldade respiratória causada pelo edema, dispneia, arritmias cardíacas, sangramentos, infecção e broncospasmo.

Questão 924 – ***Resposta:*** letra **A**.
Comentário. À exceção dos fenóis sintéticos, os demais desinfetantes não têm comprovada ação sobre a matéria orgânica, motivo pelo qual a desinfecção química vem sendo substituída pela desinfecção térmica.

Questão 925 – ***Resposta:*** letra **D**.
Comentário. O enfermeiro avalia o funcionamento da sonda nasogástrica para evitar distensão e

dor. Quando ocorre retenção gástrica, pode ser necessário reinstalar a aspiração nasogástrica.

Questão 926 – *Resposta:* letra **C**.
Comentário. O cateterismo cardíaco exige 2 a 6 h de repouso no leito antes da deambulação.

Questão 927 – *Resposta:* letra **A**.
Comentário. O enxágue deve ser rigoroso para evitar resíduos do produto químico na superfície do material.

Questão 928 – *Resposta:* letra **A**.
Comentário. As técnicas de tosse e de respiração são medidas utilizadas na manutenção de uma via respiratória permeável.

Questão 929 – *Resposta:* letra **D**.
Comentário. A perda excessiva de sangue durante ou após a cirurgia ortopédica pode resultar em choque hipovolêmico, por isso é necessário monitorar o cliente à procura de sinais e sintomas desse tipo de choque.

Questão 930 – *Resposta:* letra **D**.
Comentário. A placa neutra deve ser posicionada em área limpa, seca e sem pelos, além de estar sobre ampla camada de massa muscular.

Questão 931 – *Resposta:* letra **A**.
Comentário. Cirurgia contaminada é aquela realizada em tecidos recentemente traumatizados e abertos, colonizados por flora bacteriana abundante.

Questão 932 – *Resposta:* letra **B**.
Comentário. Os clientes com essas condições exigem monitoração maior que a usual durante todas as fases do cuidado e tratamento de enfermagem.

Questão 933 – *Resposta:* letra **E**.
Comentário. A esterilização por vapor saturado sob pressão é o processo que maior segurança oferece e é realizado com autoclaves.

Questão 934 – *Resposta:* letra **C**.
Comentário. A deiscência resulta de afrouxamento das suturas e infecção, e, com mais frequência, ocorre depois de distensão acentuada ou tosse vigorosa.

Questão 935 – *Resposta:* letra **A**.
Comentário. Em razão do risco de choque hipovolêmico, o cliente é mantido aquecido, repõe-se o volume e coloca-se o cliente em decúbito dorsal na posição horizontal para favorecer a irrigação sanguínea nos diversos órgãos e facilitar as constantes mensurações da pressão venosa central.

Questão 936 – *Resposta:* letra **B**.
Comentário. Os perigos imediatos após prostatectomia são sangramentos e choque hemorrágico. Esse risco aumenta porque a próstata hiperplásica é muito vascularizada.

Questão 937 – *Resposta:* letra **B**.
Comentário. Os tecidos adiposos são particularmente suscetíveis a infecção. Além disso, a obesidade aumenta os problemas técnicos e mecânicos relacionados com a cirurgia.

Questão 938 – *Resposta:* letra **A**.
Comentário. A ruptura do sistema da drenagem linfática e venosa pode deixar o cliente sob risco de linfedema.

Questão 939 – *Resposta:* letra **B**.
Comentário. Ao prevenir choque e hipoxia, é necessário avaliar frequentemente sinais clássicos do choque e possíveis sangramentos.

Questão 940 – *Resposta:* letra **E**.
Comentário. Ocasionalmente, na cirurgia de tireoide as glândulas paratireoides são lesadas ou removidas, produzindo um distúrbio no metabolismo do cálcio.

Questão 941 – *Resposta:* letra **C**.
Comentário. Os benefícios da deambulação precoce e os exercícios horários com os membros inferiores são recomendações para todos os clientes, independentemente dos riscos.

Questão 942 – *Resposta:* letra **C**.
Comentário. O tecido adiposo subcutâneo diminuído torna as pessoas idosas mais suscetíveis às alterações da temperatura.

Questão 943 – *Resposta:* letra **E**.
Comentário. A observação e o registro das características da incisão cirúrgica e da drenagem são dados importantes para avaliação da evolução cirúrgica.

Questão 944 – *Resposta:* letra **B**.
Comentário. A deambulação progressiva, usando os dispositivos de assistência e dentro dos limites de sustentação de peso prescritos, começa no dia seguinte à cirurgia.

Questão 945 – *Resposta:* letra **A**.
Comentário. O cuidado pós-operatório inicial tem como foco a obtenção ou a manutenção da estabilidade hemodinâmica e a recuperação da anestesia geral.

Questão 946 – *Resposta:* letra **C**.
Comentário. O coração transplantado não apresenta conexões com o corpo do receptor (coração denervado), e os nervos vagos e simpáticos não afetam o coração transplantado.

Questão 947 – *Resposta:* letra **A**.
Comentário. A meta pré-cirúrgica é a função ótima do fígado e do sistema urinário, de modo que medicamentos, agentes anestésicos, resíduos corporais e toxinas sejam adequadamente processados e removidos do organismo.

Questão 948 – *Resposta:* letra **B**.
Comentário. A posição de Sims é normalmente usada para clientes idosos, doentes ou com artrite no preparo intestinal na fase pré-operatória de cirurgia gastrintestinal.

Questão 949 – *Resposta:* letra **D**.
Comentário. A posição de Trendelenburg é uma variação da posição de decúbito dorsal em que a parte superior do dorso é abaixada e os pés são elevados.

Questão 950 – *Resposta:* letra **D**.
Comentário. A lobectomia, excisão de um ou mais lobos pulmonares, realizada quando o tumor primário está localizado em um lobo em particular, ou para remover envolvimento metastático quando o tumor está localizado na periferia e os nódulos hilares não estão envolvidos. Outras condições que afetam o pulmão e que são tratadas pela lobectomia podem ser bronquiectasias, grandes vesículas enfisematosas ou bolhas, grandes tumores benignos de localização central, infecções fúngicas e anomalias congênitas.

Questão 951 – *Resposta:* letra **C**.
Comentário. A confusão pós-operatória, comum nos idosos, é agravada pelos anestésicos e analgésicos e pela deprivação sensorial. A dor não aliviada pode aumentar o risco de delírio e deve ser considerada e tratada. Também é importante lembrar que a hipoxia pode se apresentar como confusão e inquietação, assim como a perda de sangue e o desequilíbrio hidreletrolítico.

Questão 952 – *Resposta:* letra **E**.
Comentário. Os clientes submetidos a gastrectomia total devem receber trimestralmente injeções intramusculares de vitamina B12 e também complementação periódica de ferro para evitar as anemias megaloblástica e ferropriva, por não haver absorção dessas no estômago pela falta da liberação do fator intrínseco.

Questão 953 – *Resposta:* letra **E**.
Comentário. As complicações clínicas da trombose venose profunda são: dor em repouso na região da veia trombosada ou durante o exercício; edema distal à veia obstruída; edema da fossa alveolar; calor local (reação inflamatória); dor à palpação ou dorsiflexão voluntária do pé (sinal de Homans); aumento da concistência muscular (empastamento); cianose; dilatação das veias periféricas.

O membro que está trombosado deve permanecer em repouso e estendido sem compressão dos vasos.

Questão 954 – *Resposta:* letra **A**.
Comentário. A punção lombar é realizada mediante inserção de uma agulha entre o terceiro e o quarto ou entre o quinto e o sexto espaço intervertebral lombar (impede a punção da medula espinal) dentro do espaço subaracnoide para coletar líquido cefalorraquidiano, geralmente coletado em três tubos de ensaio que são enviados ao laboratório. Essa punção pode ter como função medir e reduzir a pressão no líquido cefalorraquidiano, detectar o bloqueio subaracnoide espinal e administração de antibióticos por via intratecal em certos casos de infecção.

Questão 955 – *Resposta:* letra **C**.
Comentário. O cliente deve ser orientado a ficar deitado em decúbito ventral por 2 a 3 h para se-

parar o alinhamento das punções nas meninges dural e aracnoide feito pela agulha e reduzir o extravasamento do líquido cefalorraquidiano.

Questão 956 – ***Resposta:*** letra **C**.
Comentário. A posição de Trendelenburg facilita a visualização dos órgãos pélvicos durante as cirurgias abertas ou laparoscópicas na parte inferior do abdome ou pelve.

Questão 957 – ***Resposta:*** letra **D**.
Comentário. Nas cirurgias de emergência a intervenção deve ser feita imediatamente, já que não há tempo para correções e equilíbrios, devendo essas medidas ser tomadas ao mesmo tempo em que se opera.

Questão 958 – ***Resposta:*** letra **B**.
Comentário. A pressão intracraniana normal varia de 10 a 25 mmHg.

Questão 959 – ***Resposta:*** letra **D**.
Comentário. A terapêutica de imunossupressão é indicada para evitar a resposta imune do organismo ao órgão transplantado.

Questão 960 – ***Resposta:*** letra **B**.
Comentário. Essa fase é também denominada fase de diferenciação reabsortiva, remodelação ou platô, havendo a saída dos fibroblastos da ferida, o aumento da força de tensão e a compressão e reorganização das fibras de colágeno, o que promove redução do tamanho da cicatriz.

Questão 961 – ***Resposta:*** letra **A**.
Comentário. O hematoma epidural é considerado emergência extrema. O tratamento consiste na craniotomia para remoção do coágulo, controle da hemorragia e diminuição da pressão intracraniana.

Questão 962 – ***Resposta:*** letra **C**.
Comentário. Eletiva – o cliente deve submeter-se à cirurgia programada. Escolhe-se o melhor momento para a operação, levando-se em conta uma série de fatores: grau de nutrição, compensação das diferentes funções orgânicas, relação risco/benefício, relação custo/benefício, condições emocionais do cliente e condições de recursos humanos e de ambiente hospitalar.

Questão 963 – ***Resposta:*** letra **C**.
Comentário. Secura na boca, sede, constipação intestinal, náuseas e vômitos são alguns efeitos colaterais no sistema gastrintestinal.

Questão 964 – ***Resposta:*** letra **B**.
Comentário. Quando o rompimento de uma ferida acontece, o cliente é posicionado em Fowler baixo, sendo instruído a permanecer quieto. Essas ações minimizam a protrusão dos tecidos corporais. A protrusão das alças do intestino é coberta com compressas estéreis umedecidas com soro fisiológico estéril, e o cirurgião é notificado imediatamente.

Questão 965 – ***Resposta:*** letra **B**.
Comentário. A extremidade final do dreno de tórax proveniente do tórax do cliente fica submersa em água, o que permite a drenagem de ar e líquido proveniente do espaço pleural, porém não permite que o ar retorne para dentro do tórax.

Questão 966 – ***Resposta:*** letra **D**.
Comentário. Em clientes submetidos a tireoidectomia, é comum a diminuição no nível sanguíneo de cálcio, podendo ocorrer hiperexcitabilidade dos nervos com espasmos de mãos e pés e contraturas musculares. Esse grupo de sintomas é denominado tetania, podendo ser associado a laringospasmo.

Questão 967 – ***Resposta:*** letra **C**.
Comentário. Para minimizar a dor incisional durante a tosse, o profissional de saúde deve apoiar a incisão firmemente sobre o lado operado e contra a parte oposta do tórax.

Questão 968 – ***Resposta:*** letra **B**.
Comentário. As medidas de conforto básico empregadas em conjunto com os analgésicos prescritos potencializam os efeitos dos analgésicos e promovem o repouso. O cliente é assistido na troca das posições a cada 1 a 2 h.

Questão 969 – ***Resposta:*** letra **E**.
Comentário. As complicações pós-operatórias de apendicectomia são peritonite, obstrução intestinal/íleo paralítico ou hemorragia secundária; abscessos secundários podem formar-se na pelve, dentro do diafragma ou no fígado, causando hipertermia, taquicardia e leucocitose.

Questão 970 – *Resposta:* letra **D**.
Comentário. A hipotensão pode acorrer rapidamente após a raquianestesia. É causada por vasodilatação porque são bloqueados os nervos simpáticos que controlam o tônus vasomotor. O represamento periférico do sangue tem lugar, resultando em retorno venoso diminuído para o coração e redução no débito cardíaco. Geralmente a resposta hipotensora pode ser evitada ao se infundir em 750 a 1.500 mℓ de solução salina balanceada imediatamente antes do bloqueio e ao colocar o cliente em Trendelenburg para melhorar o retorno venoso ao coração.

Questão 971 – *Resposta:* letra **B**.
Comentário. O método de Wertheim-Meigs, que consiste na histerectomia total abdominal com linfadenectomia pélvica, é também conhecido como histerectomia radical.

Questão 972 – *Resposta:* letra **A**.
Comentário. A posição de canivete (Kraske) é uma modificação da posição de decúbito ventral frequentemente utilizada em cirurgias proctológicas.

Questão 973 – *Resposta:* letra **B**.
Comentário. A tireoidectomia é a remoção de toda a glândula tireoide. Uma bandeja de traqueostomia deve ser mantida ao lado do leito do cliente em todos os momentos, sendo o cirurgião contactado diante da primeira indicação de angústia respiratória.

Questão 974 – *Resposta:* letra **E**.
Comentário. A irrigação suprapúbica tem a finalidade de manter a permeabilidade do sistema de drenagem do cliente em pós-operatório de prostatectomia com presença de hemorragia para evitar o desenvolvimento de coágulos.

Questão 975 – *Resposta:* letra **C**.
Comentário. O nível de saturação de oxigênio de um cliente em período pós-operatório imediato poderá ser avaliado mediante regularidade de pulso, profundidade e natureza das respirações, coloração da pele, nível de consciência e capacidade de responder aos comandos. O principal objetivo, no período de pós-operatório imediato, é manter a ventilação pulmonar e, assim, prevenir hipoxemia e hipercapnia.

Questão 976 – *Resposta:* letra **C**.
Comentário. O equilíbrio entre a ingestão e a perda de líquidos é fundamental para não colocar a saúde em risco. A regulação do balanço hídrico depende de mecanismos hipotalâmicos. Cabe ao enfermeiro, para avaliação do cliente, registrar a ingestão e a eliminação de líquidos pelo paciente nas 24 h.

Questão 977 – *Resposta:* letra **C**.
Comentário. A manutenção das vias respiratórias livre de secreção e com umidificação aquecidas faz parte dos cuidados de enfermagem a serem prescritos, inclusive como medida profilática de infecção respiratória, principalmente em clientes com intubação traqueal prolongada.

Questão 978 – *Resposta:* letra **D**.
Comentário. O nível de saturação de oxigênio é fornecido pela avaliação da oximetria capilar, mensurada por oxímetro de pulso portátil ou monitor multiparamétrico.

Questão 979 – *Resposta:* letra **B**.
Comentário. A deambulação precoce diminui a incidência das complicações pós-operatórias, tais como a atelectasia, o desconforto gastrintestinal, a pneumonia e os problemas circulatórios. Quando a deambulação precoce é permitida, a dor geralmente diminui.

Questão 980 – *Resposta:* letra **E**.
Comentário. Os tumores encefálicos são malignos ou benignos dependendo do tipo celular. O meduloblastoma, um tumor neuroepitelial, apresenta crescimento rápido e ocorre em crianças pequenas, disseminando-se para a base do encéfalo.

Questão 981 – *Resposta:* letra **E**.
Comentário. Frequentemente, no pós-operatório pode-se afirmar que, após toda cirurgia abdominal, ocorre íleo adinâmico ou paralítico (atonia reflexa gastrintestinal em que, o conteúdo gástrico não é propelido através do lúmen), em razão da parada da atividade peristáltica sem causa mecânica as-

sociada, como resposta fisiológica ao traumatismo cirúrgico. A sonda nasogátrica é mantida até que haja retorno da motilidade gastrintestinal para remoção das secreções gástricas.

Questão 982 – *Resposta:* letra **E**.
Comentário. A drenagem por nefrostomia pode ser necessária para proporcionar a drenagem a partir do rim depois de uma cirurgia, ou para desviar uma obstrução no ureter ou trato urinário inferior.

Questão 983 – *Resposta:* letra **E**.
Comentário. Como último recurso a traqueostomia é realizada para sobrepor-se à obstrução quando há potencial de insuficiência respiratória ou arritmia grave.

Questão 984 – *Resposta:* letra **D**.
Comentário. O cliente em pós-operatório de cirurgia intracraniana é observado à procura de sinais sutis de déficit neurológico, como resposta diminuída aos estímulos, problemas de fala, dificuldade na deglutição, fraqueza ou paralisia de um membro, alterações visuais (diplopia, borramento visual) ou parestesias.

Questão 985 – *Resposta:* letra **D**.
Comentário. As cirurgias ginecológicas, de vias biliares, fígado, pâncreas são consideradas algumas das potencialmente contaminadas.

Questão 986 – *Resposta:* letra **B**.
Comentário. A adequação de cada ciclo de óxido de etileno deverá ser verificada mediante uso de monitores biológicos que contenham *Bacillus atrophaeus*.

Questão 987 – *Resposta:* letra **D**.
Comentário. Os sinais e os sintomas da infecção da ferida cirúrgica incluem leucocitose, taquicardia, hipertermia, edema da ferida, calor, sensibilidade ou drenagem e dor incisional.

Questão 988 – *Resposta:* letra **C**.
Comentário. São considerados riscos imediatos após prostatectomia o sangramento e o choque. Esse risco mostra-se aumentado em clientes portadores de hiperplasia prostática benigna, porque a próstata hiperplásica é muito vascularizada, e o sangramento pode iniciar-se a partir do leito da próstata e evoluir para choque hemorrágico.

Questão 989 – *Resposta:* letra **D**.
Comentário. Pode-se considerar uma das responsabilidades da enfermagem depois do cateterismo cardíaco a observação do local de acesso do cateter para sangramento ou formação de hematoma, bem como a avaliação dos pulsos periféricos no membro afetado a cada 15 min durante a primeira hora e em seguida a cada hora nas 2 h até a estabilização.

Questão 990 – *Resposta:* letra **D**.
Comentário. Após biopsia renal os sinais vitais do cliente devem ser monitorados a cada 5 a 15 min na primeira hora para detectar os sinais precoces de hemorragia e, em seguida, com frequência decrescente conforme prescrito.

Questão 991 – *Resposta:* letra **D**.
Comentário. A drenagem em selo d'água permite que o ar e o líquido escapem para dentro de um frasco de drenagem. A água atua como um selo e evita que o ar que está sendo drenado retorne para dentro do espaço pleural, ocasionando o pneumotórax.

Questão 992 – *Resposta:* letra **B**.
Comentário. O cliente permanece na Unidade de Recuperação Pós-anestésica (URPA) até estar plenamente recuperado do agente anestésico, até que esteja com pressão arterial estável, adequada função respiratória, adequada saturação de O_2.

Geralmente as seguintes medidas são utilizadas para determinar a prontidão do cliente para alta da URPA:

- Função pulmonar não comprometida
- Valores de oximetria de pulso com adequada saturação de O_2
- Sinais vitais estáveis
- Orientação quanto a local, eventos, tempo
- Débito urinário superior a 30 mℓ/h
- Náuseas e vômitos sob controle; dor mínima.

Questão 993 – *Resposta:* letra **D**.
Comentário. O preparo intestinal mecânico é o conjunto de medidas empregadas com o objetivo de obter um cólon totalmente livre de resíduos fe-

cais e redução significativa da flora bacteriana para facilitar o ato cirúrgico e possibilitar o mínimo de desconforto e risco para os clientes.

Questão 994 – *Resposta:* letra **D**.
Comentário. A Escala de Aldrette é conceituado como um sistema de pontuação para determinar a condição geral e a prontidão do cliente para ser transferido da Unidade de Recuperação Pós-anestésica (URPA). Ao longo do período de recuperação, os sinais vitais do cliente são observados, avaliados como um meio de pontuação, em intervalos regulares, como, por exemplo, a cada 15 ou 30 min, e totalizado na folha de exame. O escore máximo é de 10 pontos e o mínimo, de 0 ponto. O cliente com índice inferior a 7 deve permanecer na URPA.

Questão 995 – *Resposta:* letra **B**.
Comentário. A nefrostomia consiste no desvio temporário ou permanente da urina através de um tubo de nefrostomia inserido diretamente no rim, o qual pode ser introduzido por via percutânea ou por uma incisão.

Questão 996 – *Resposta:* letra **B**.
Comentário. As complicações pulmonares estão entre os problemas mais graves e frequentes no cliente cirúrgico, que é observado quanto à permeabilidade das vias respiratórias e à qualidade das respirações, incluindo a observação da profundidade, da frequência e dos ruídos; o tórax é auscultado para verificar se os sons respiratórios normais são audíveis bilateralmente.

Questão 997 – *Resposta:* letra **A**.
Comentário. A qualquer sinal de náuseas e vômitos, o cliente deve ser posicionado lateralmente para promover a drenagem da boca e prevenir a aspiração do vômito, o que pode ocasionar asfixia e morte.

Questão 998 – *Resposta:* letra **E**.
Comentário. O organismo normalmente apresenta grandes reservas de vitamina B12. A absorção defeituosa ocorre em condições como doença de Crohn, ressecção ileal e gastrectomia. A deficiência é tratada pela reposição através de injeções intramusculares mensais de vitamina B12.

Questão 999 – *Resposta:* letra **B**.
Comentário. A análise da gasometria arterial corresponde a adequada saturação de O_2 com base no parâmetro do cliente ou nos valores de ar ambiente pré-operatório.

Questão 1000 – *Resposta:* letra **A**.
Comentário. Na posição lateral, o cliente está deitado sobre o lado não operatório, proporcionando o acesso à região superior do tórax, aos rins ou à parte superior do ureter.

Questão 1001 – *Resposta:* letra **A**.
Comentário. As complicações precoces incluem sangramento, pneumotórax, embolia gasosa, aspiração, enfisema subcutâneo ou mediastinal, lesão do nervo laríngeo recorrente e penetração da parede traqueal posterior.

Questão 1002 – *Resposta:* letra **C**.
Comentário. Embora muitos clientes não exibam hemorragia ou entrem em choque, as alterações no volume circulante, o estresse da cirurgia e os efeitos de medicamentos e preparações pré-operatórias afetam, sem exceção, a função cardiovascular.

Questão 1003 – *Resposta:* letra **C**.
Comentário. A cefaleia pode ter pós-efeito da anestesia espinal. Diversos fatores estão envolvidos na incidência da cefaleia: o tamanho da agulha empregada, o extravasamento de líquido a partir do espaço subracnoide através do local de punção e o estado de hidratação do cliente.

Questão 1004 – *Resposta:* letra **A**.
Comentário. Depois da avaliação inicial, os sinais vitais são monitorados e o estado físico geral do cliente, examinado, pelo menos, a cada 15 min.

Questão 1005 – *Resposta:* letra **D**.
Comentário. No pós-operatório imediato a permeabilidade da via respiratória e a função respiratória sempre são avaliadas em primeiro lugar, seguidas pela avaliação da função cardiovascular, condição do sítio cirúrgico e função do sistema nervoso central.

Questão 1006 – *Resposta:* letra **A**.
Comentário. As medidas que aumentam a pressão intracraniana são valiosas no alívio da cefaleia. Estas incluem manter o cliente pós-operado deitado no plano horizontal, tranquilo e bem hidratado.

Questão 1007 – *Resposta:* letra **C**.
Comentário. A deiscência e a evisceração são complicações resultantes do afrouxamento das su-

turas, da infecção e, com mais frequência, depois de distensão acentuada ou tosse vigorosa.

Questão 1008 – ***Resposta:*** letra **B**.
Comentário. A pressão intracraniana (PIC) elevada e o sangramento comportam risco de morte para o cliente que se submeteu a neurocirurgia intracraniana. A elevação na pressão arterial e a diminuição no pulso com insuficiência respiratória podem indicar PIC elevada.

Questão 1009 – ***Resposta:*** letra **A**.
Comentário. Simpatectomia é a excisão de uma porção da divisão simpática do sistema nervoso autônomo. As principais doenças tratadas por simpatectomia são distúrbios vasculares dos membros e dor intratável de determinadas lesões nervosas, condições abdominais crônicas e hiperidrose.

Questão 1010 – ***Resposta:*** letra **A**.
Comentário. As estratégias para evitar as complicações respiratórias compreendem o uso de espirômetro de incentivo e os exercícios de respiração profunda e tosse.

Questão 1011 – ***Resposta:*** letra **B**.
Comentário. O tratamento pós-operatório contínuo de cirurgia intracraniana é voltado para detectar e reduzir o edema cerebral, aliviar a dor e evitar convulsões e monitorar a PIC.

Questão 1012 – ***Resposta:*** letra **A**.
Comentário. Quando um medicamento pré-anestésico é administrado, o cliente é mantido no leito com as grades elevadas porque os opiáceos podem deprimir a pressão arterial, baixar a frequência respiratória e causar distensão abdominal, tontura, náuseas e vômitos.

Questão 1013 – ***Resposta:*** letra **B**.
Comentário. A laparotomia exploradora é uma intervenção cirúrgica necessária para correção ou remoção de tecido traumatizado, para curar um processo mórbido mediante remoção de um órgão, para examinar com biopsia ou tornar visíveis os órgãos internos para a realização de diagnóstico.

Questão 1014 – ***Resposta:*** letra **D**.
Comentário. O cliente é avaliado a intervalos regulares, sendo que aqueles com escore inferior a 7 devem permanecer na Unidade de Recuperação Pós-anestésica (URPA) até que sua condição melhore ou que sejam transferidos para uma área de cuidados intensivos.

Questão 1015 – ***Resposta:*** letra **A**.
Comentário. A albumina é uma proteína sintetizada e catabolizada pelo fígado. Sua concentração sérica representa o equilíbrio entre a sua síntese e degradação, e perdas corporais. Também é influenciada pela sua concentração intravascular e extravascular e pela distribuição de fluidos. É uma importante ferramenta na avaliação do estado nutricional de clientes em pré-operatório.

Questão 1016 – ***Resposta:*** letra **C**.
Comentário. O óxido de etileno é indicado para artigos sensíveis ao calor e à umidade que não podem ser submetidos a calor úmido sob pressão ou calor seco.

Questão 1017 – ***Resposta:*** letra **A**.
Comentário. A nefrolitotomia percutânea facilita a remoção ou desintegração de cálculos renais utilizando um nefroscópio rígido ou flexível introduzido através do trato de nefrostomia percutânea.

Questão 1018 – ***Resposta:*** letra **C**.
Comentário. A deambulação precoce é um benefício na prevenção de trombose venosa profunda, sendo atividade recomendada para todos os clientes, independentemente de seus riscos.

Questão 1019 – ***Resposta:*** letra **D**.
Comentário. O enfermeiro que atua no perioperatório é o responsável pelo uso, manuseio e cuidado de centenas de instrumentos cirúrgicos. Existem quatro categorias principais de instrumentos: de dissecção, de pinçamento, afastadores e instrumentos acessórios ou auxiliares. Um exemplo de instrumento cirúrgico de pinçamento/clampeamento com o objetivo de fechar as extremidades cortadas de um vaso é a pinça reta de Kelly.

1 2 3 **4** 5 A B

Saúde da Criança e do Adolescente, da Mulher e Materno-neonatal

Elena Araújo Martinez

As questões selecionadas referem-se a saúde da mulher, materno-neonatal, da criança e do adolescente. A assistência a esses grupos vem sendo discutida em vários âmbitos. O Ministério da Saúde instituiu em 1983 o Programa de Assistência Integral à Saúde da Mulher (PAISM), que visa fornecer às mulheres assistência integral, abordando as manifestações clínicas, ginecológicas, educativas e de prevenção. Esse programa possibilita a ampliação do acesso aos serviços de saúde, a qualidade do atendimento, a estruturação e organização da assistência à saúde da mulher, da parturiente e do recém-nascido. Em 1990 foi criado o Estatuto da Criança e do Adolescente (ECA), que representa um grande avanço para a proteção integral à criança e ao adolescente. O Ministério da Saúde tem por objetivo o desenvolvimento de programas e ações que visam ao bem-estar e à cidadania, com o foco centrado na prevenção de danos de natureza orgânica, social e psíquica, mediante acompanhamento do crescimento físico e do desenvolvimento mental da criança e do adolescente. A Enfermagem tem papel fundamental na saúde da mulher, materno-neonatal, da criança e do adolescente. Suas ações devem ser planejadas, organizadas e executadas priorizando o atendimento de todas as necessidades de saúde desse grupo da população, com foco em promoção, proteção e recuperação da saúde.

▸Questões gabaritadas

1020 Sobre a prática da interrupção intencional da gravidez, ou aborto, o Código de Ética do Profissional de Enfermagem posiciona-se da seguinte maneira:

☐ A) proíbe terminantemente o profissional de enfermagem de praticar ou cooperar na prática da interrupção da gravidez, em qualquer situação, seja ela prevista ou não em lei

☐ B) poderá ser decidida individualmente a participação do profissional na prática abortiva, apenas nas situações previstas por lei de acordo com a consciência do profissional

☐ C) admite-se a prática do aborto ou a participação do profissional de enfermagem, nos casos não previstos pela lei, mas somente até o primeiro trimestre da gestação

☐ D) é condicionada pelo grau de escolaridade a participação do profissional de enfermagem no ato abortivo, sendo facultado apenas ao enfermeiro de nível superior participar nos casos previstos em lei

☐ E) não existe, no Código de Ética, parágrafo ou texto legal em que seja comentada a situação da participação do profissional de enfermagem na prática abortiva.

1021 A vacinação de gestantes para a prevenção do tétano neonatal deverá obedecer às seguintes orientações:

1. Gestantes previamente vacinadas com três ou mais doses há menos de 5 anos não necessitam receber nenhuma dose.
2. Gestantes sem nenhuma dose prévia necessitam receber as três doses da vacina.
3. Gestantes vacinadas com três ou mais doses há mais de 5 anos necessitam receber as três doses novamente.

Assinale a alternativa com a(s) afirmativa(s) *correta(s)*.

☐ A) 1 e 3

☐ B) 1 e 2

☐ C) 1

☐ D) 2

☐ E) 3.

1022 No pós-parto imediato o enfermeiro incluirá na assistência de enfermagem condutas importantes como:

☐ A) observação e anotação da involução uterina mediante mensuração uterina, sangramento vaginal, verificação dos sinais vitais

☐ B) observação de involução uterina, sangramento vaginal e somente controle da temperatura

☐ C) controle dos sinais vitais, realização de higiene externa, supervisão da alimentação

☐ D) realização de higiene corporal, observação e anotação de sangramento vaginal, supervisão da alimentação

☐ E) observação de sangramento, verificação da pressão arterial, realização de higiene externa.

1023 A duração de uma gestação compreende 9 meses solares, 10 meses lunares ou aproximadamente 40 semanas, que se dividem em 3 trimestres, ou seja:

☐ A) 1º trimestre – 1ª a 13ª semana/2º trimestre – 14ª a 27ª semana/3º trimestre – 28ª até o término da gestação

☐ B) 1º trimestre – 1ª a 12ª semana/2º trimestre – 13ª a 26ª semana/3º trimestre – acima da 28ª semana até a 39ª semana

☐ C) 1º trimestre – 1ª a 12ª semana/2º trimestre – 14ª a 24ª semana/3º trimestre – acima da 27ª ate o término da gestação

☐ D) 1º trimestre – abaixo da 12ª semana/2º trimestre – 13ª a 24ª semana/3º trimestre – acima da 29ª a 40ª semana

☐ E) 1º trimestre – abaixo da 13ª semana/2º trimestre – 14ª a 26ª semana/3º trimestre – da 27ª a 41ª semana.

1024 As manobras de Leopold ajudam a identificar:

☐ A) atitude e apresentação fetal

☐ B) quantidade de fetos e encaixe fetal

☐ C) localização da frequência cardíaca fetal e situação fetal

☐ D) apenas as alternativas A e B estão corretas

☐ E) todas as alternativas estão corretas.

1025 Considerada a neoplasia maligna feminina mais frequente em países em desenvolvimento e população de baixa renda, com relação ao câncer de colo de útero, assinale a alternativa *correta*.

☐ A) O tipo histológico mais frequente é o adenocarcinoma que se desenvolve no epitélio colunar da endocérvice

☐ B) Tem como sintoma característico o sangramento transvaginal pós-coito anormal

☐ C) O carcinoma epidermoide dificilmente é detectado na forma pré-invasora de neoplasia intraepitelial

☐ D) Em mulheres de 25 a 60 anos de idade, com dois exames consecutivos anuais negativos, a citologia deve ser realizada a cada 3 anos

☐ E) No exame especular podemos identificar tanto o carcinoma invasor quanto as neoplasias intraepiteliais.

1026 Quanto ao aleitamento materno, assinale a opção *correta*.

☐ A) A mãe deve ser preparada para amamentar a partir do oitavo mês de gestação, momento em que o profissional de saúde deve estar atento a suas crenças e experiências anteriores sobre a amamentação

☐ B) Durante o sexto mês de gestação a mãe deve extrair o colostro para melhorar a permeabilidade dos dutos e facilitar a sucção para a criança

☐ C) O aleitamento materno predominante é aquele em que a criança recebe somente o leite materno diretamente da mãe ou extraído, e nenhum outro líquido ou sólido, com exceção de gotas ou xaropes de vitaminas, minerais e medicamentos

☐ D) A amamentação deve ser descontinuada nos casos em que a criança adoece independentemente da gravidade do caso, pois o ato de sugar favorecerá perda de energias por parte da criança, o que pode ocasionar piora no seu quadro clínico

☐ E) Ao promover o aleitamento materno, o enfermeiro deve estar atento às técnicas de comunicação com a mãe, demonstrando que está ali para ajudar e não para julgar.

1027 Qual das complicações mencionadas é incomum na gravidez de adolescentes?

☐ A) Eclampsia

☐ B) Nascimento de bebês de baixo peso

☐ C) Parto pós-maturo

☐ D) Aparecimento de anemia ferropriva

☐ E) Desproporção cefalopélvica.

1028 Assinale a alternativa *correta*. Tabagismo, álcool e drogas ilícitas estão associados ao aumento das taxas de ocorrência dos seguintes eventos:

1. Aborto espontâneo (1,2 a 1,8 vez).
2. Ruptura prematura de membranas.
3. Parto pré-termo (1,2 a 1,5 vez).
4. Restrição de crescimento intrauterino.

☐ A) 1 está correta; 2, 3, e 4 estão erradas
☐ B) 1 e 2 estão corretas; 2 e 4 estão erradas
☐ C) 2 e 4 estão corretas; 1 e 3 estão erradas
☐ D) Todas as alternativas estão corretas.

1029 Logo após sofrer violência sexual, uma mulher é atendida em uma unidade de saúde. Uma das recomendações para estabelecer a eventual presença de DST, HIV ou hepatites B e C é a coleta imediata de:

☐ A) conteúdo vaginal para exame bacterioscópico e de cultura e, eventualmente, biologia molecular, com investigação endocervical para gonococo, clamídia e HPV
☐ B) sangue e, após respeitar o período da janela imunológica de cada doença, amostra da secreção e do epitélio vaginal
☐ C) amostra da secreção e do epitélio vaginal e sangue para exame de hemograma, coagulograma, transaminases e do ácido vanililmandélico se for iniciar a profilaxia com antirretrovirais
☐ D) amostra da secreção e do epitélio vaginal e, após respeitar o período da janela imunológica de cada doença, sangue
☐ E) sangue, urina, amostra da secreção vaginal e do epitélio anal, de acordo com o fluxograma de detecção de anticorpos anti-HIV, independentemente do consentimento da mulher ou dos familiares.

1030 O câncer de mama é a neoplasia maligna mais frequente na mulher brasileira, atingindo-a preferencialmente após os 40 anos de idade, embora nos últimos anos tenha sido observado um fenômeno em âmbito mundial, ainda inexplicado: o aumento sensível de sua incidência em faixas etárias mais jovens. Com relação a essa patologia, assinale a alternativa *incorreta*.

☐ A) Em razão da longa fase pré-clínica de crescimento do tumor e da tendência de lesões infiltrantes metastizarem precocemente, muitos clínicos consideram o câncer de mama uma doença sistêmica já no momento do diagnóstico
☐ B) Origina-se mais comumente no quadrante inferior interno, onde há mais tecido mamário
☐ C) É uma doença heterogênea e complexa, como observado pelas múltiplas formas de apresentação clínica e morfológica, bem como pelas diferenças na pré e na pós-menopausa, pelos diferentes graus de agressividade tumoral e pelo potencial metastático
☐ D) Pode originar-se nos dutos de tamanho intermediário ou nos dutos terminais e nos lóbulos.

1031 As principais alterações que constituem a patologia puerperal são as infecções, as hemorragias, os distúrbios urinários, as tromboflebites e as patologias mamárias. Com relação às infecções é *incorreto* afirmar que:

☐ A) quanto ao mecanismo de infecção, podem ser classificadas em endógenas e exógenas
☐ B) a incidência da infecção puerperal oscila entre 40 e 50% dos partos
☐ C) a cesariana é considerada o fator predisponente mais importante para o seu desenvolvimento
☐ D) é qualquer infecção que ocorre no aparelho genital no período pós-parto recente e é favorecida pelas alterações locais e gerais do organismo materno.

1032 Sobre a orientação para o aleitamento materno, analise as afirmativas a seguir.

1. A mãe deve amamentar em local tranquilo e confortável, isento de interrupção.
2. Vestir adequadamente a criança de modo que não fique muito aquecida ou muito fria durante a amamentação.

3. Quando amamentar, não deixar que a mama toque a bochecha da criança.
4. Os lábios da criança devem ficar sobre a aréola, e não apenas ao redor do mamilo, antes de começar a sugar.
5. Uma ou ambas as mamas podem ser usadas em cada aleitamento.

Estão *corretas* as afirmativas:

☐ A) 1, 4 e 5 apenas
☐ B) 2, 3 e 4 apenas
☐ C) 1, 3 e 5 apenas
☐ D) 2, 3 e 5 apenas
☐ E) 2, 4 e 5 apenas.

1033 Sobre a saúde da mulher, são solicitados de rotina os exames específicos para esclarecer diagnósticos, *exceto*:

☐ A) sorologias para rubéola e toxoplasmose
☐ B) teste de Coombs para isoimunização
☐ C) glicemia em jejum, curva glicêmica, para diabetes melito
☐ D) ferro sérico, perfil das hemácias, para anemias
☐ E) escarro para tuberculose e asma.

1034 A Lei 7.498 incumbe a assistência de enfermagem à parturiente e ao parto normal; a identificação de distocias obstétricas e a tomada de providências até a chegada do médico; e ainda a realização de episiotomia e episiorrafia e aplicação de anestesia local, quando necessária, ao titular do diploma ou certificado de:

☐ A) obstetriz ou enfermeiro obstétrico
☐ B) enfermeiro, conferido por instituição de ensino
☐ C) parteira
☐ D) enfermeiro prático ou prático de enfermagem
☐ E) técnico de enfermagem.

1035 Podemos afirmar que a avaliação da amamentação da criança deve ser efetuada sempre que, *exceto*:

☐ A) tiver sendo consultada pela primeira vez no serviço de saúde
☐ B) tiver qualquer dificuldade em se alimentar
☐ C) estiver sendo amamentada em uma média de oito vezes em 24 h
☐ D) Estiver recebendo quaisquer outros alimentos e/ou líquidos.

1036 Qual das seguintes alternativas descreve a doença trofoblástica gestacional?

☐ A) Distúrbio hipertensivo da gravidez que se desenvolve após 20 semanas de gestação e caracteriza-se por edema, hipertensão e proteinúria
☐ B) Alteração do crescimento embrionário precoce, causando rompimento placentário, rápida proliferação de células anormais e destruição do embrião
☐ C) Implantação de produtos da concepção em outro ponto fora do endométrio
☐ D) Alteração precoce do crescimento fetal, causando morte fetal e rápida proliferação de células anormais.

1037 A gravidez e o parto em adolescentes estão associados a altas taxas de morbidade e de mortalidade. Os programas que visem à saúde reprodutiva deste segmento devem ser capazes de indicar os métodos contraceptivos mais adequados. Os métodos contraceptivos mais indicados para adolescentes são:

☐ A) preservativo masculino e contraceptivos orais
☐ B) preservativo feminino e preservativo masculino
☐ C) método de Billings e método da tabela
☐ D) preservativo masculino e dispositivo intrauterino (DIU)
☐ E) preservativo feminino e diafragma.

1038 O enfermeiro que atua em Centro Obstétrico deve reconhecer as características que indicam que a gestante encontra-se em trabalho de parto e quais são os procedimentos a serem adotados. Leia as proposições a seguir.

1. Respiração mais facilitada, aumento da lordose e das secreções das glândulas cervicais caracterizam o período premonitório do parto.
2. O diagnóstico do trabalho de parto em primíparas é feito quando o colo encontra-

se semiapagado, dilatado para 3 cm e no mínimo quatro contrações em 60 s.

3. O terceiro período clínico do parto inicia-se com a dilatação completa do colo e encerra-se com a saída do feto.
4. A amniotomia está contraindicada em caso de parturiente HIV positivo.

Estão *corretas*:

☐ A) 1, 2, 3 e 4
☐ B) 2, 3 e 4
☐ C) 2 e 4
☐ D) 1 e 4
☐ E) 1 e 3.

1039 A mortalidade materna é um bom indicador para avaliar as condições de saúde da população. Quais as principais causas deste indicador?

☐ A) Precariedade da atenção obstétrica, desnutrição, infecções
☐ B) Aborto, hipertensão arterial, doença cardiovascular
☐ C) Hipertensão arterial, hemorragias, infecção puerperal, aborto
☐ D) Câncer de mama e acidente vascular encefálico
☐ E) Desnutrição, doença cardiovascular, câncer de mama.

1040 O planejamento familiar é parte integrante do conjunto de ações de atenção à mulher, ao homem ou ao casal. De acordo com a visão de atendimento integral à saúde, assinale a alternativa *correta*.

☐ A) O planejamento familiar orienta-se por ações preventivas e educativas e pela garantia de acesso igualitário a informações, meios, métodos e técnicas disponíveis para a regulação da fecundidade
☐ B) Para exercício do direito ao planejamento familiar, serão oferecidos todos os métodos e as técnicas disponíveis de concepção e contracepção independentemente do risco à saúde das pessoas, garantindo a liberdade de opção
☐ C) Não será permitida a esterilização voluntária em nenhuma situação
☐ D) O planejamento familiar orienta-se por ações meramente educativas
☐ E) A esterilização voluntária poderá ser realizada em homens com idade inferior a 25 anos sem interferência da equipe multiprofissional.

1041 Ao examinar, em consulta pré-natal, uma gestante com idade gestacional de 38 semanas, observou-se presença de bradicardia fetal. Neste caso, o enfermeiro deve:

☐ A) investigar a realização de tratamentos dentários nas 24 h que antecederam o exame
☐ B) verificar erro na estimativa de idade gestacional e encaminhar a gestante ao médico
☐ C) verificar a presença de hipertermia materna e o uso de medicamentos
☐ D) suspeitar de sofrimento fetal e encaminhar a gestante para um serviço de assistência com nível maior de complexidade
☐ E) estimular contração uterina por meio de toque vaginal e solicitar retorno em 48 h.

1042 Maria encontra-se no alojamento conjunto meia hora após parto normal e prolongado, com episiorrafia mediolateral direita, sob anestesia local, dequitação espontânea e recém-nascido vivo, com 3.950 g. Diante da queixa de cólicas, frio e cansaço, a prescrição de enfermagem para esta puérpera deve destacar:

☐ A) inspeção das perdas vaginais, uso de bolsa de gelo em região suprapúbica e de ocitócitos por via parenteral
☐ B) observação dos sinais flogísticos, inspeção da incisão cirúrgica e das mamas, verificação dos sinais vitais e posicionamento em semi-Fowler
☐ C) avaliação frequente de altura uterina, sangramento vaginal, distensão vesical, condições perineais e parâmetros vitais
☐ D) inspeção dos lóquios, administração de analgésicos, observação de sinais flogísticos e inspeção das condições mamárias
☐ E) promoção de aleitamento o mais precocemente possível, avaliação dos lóquios e da episiorrafia.

1043 A mortalidade neonatal relaciona-se com óbitos de crianças:

☐ A) nas primeiras 24 h de vida
☐ B) na primeira semana de vida
☐ C) nas primeiras 4 semanas de vida
☐ D) nas primeiras 6 semanas de vida.

1044 No que se refere aos órgãos genitais femininos, assinale a opção que engloba os órgãos internos.

☐ A) Ovários, vagina, glândulas de Bartholin e de Skene, tuba uterina
☐ B) Bulbos vestibulares, ovários, vagina, útero
☐ C) Ovários, hímen, útero, tuba uterina
☐ D) Vagina, útero, vestíbulo, ovários
☐ E) Ovários, vagina, útero, tuba uterina.

1045 De acordo com a Lei 9.263, de 12 de janeiro de 1996, a mulher, o homem ou o casal que recorrer às ações do planejamento familiar, sejam elas oferecidas pelas instituições públicas ou filantrópicas, deve ter garantido o direito:

☐ A) à esterilização cirúrgica da mulher inclusive no momento do parto
☐ B) aos métodos de esterilização, sejam eles voluntários ou involuntários
☐ C) à esterilização cirúrgica da mulher com o consentimento dela ou do cônjuge
☐ D) à esterilização cirúrgica da mulher por meio da ooforectomia bilateral
☐ E) aos métodos e às técnicas de concepção e contracepção cientificamente aceitos.

1046 Quanto à prevenção de infecção neonatal, é *correto* afirmar que:

☐ A) nos prematuros extremos é fundamental a utilização de álcool a 90% nos curativos umbilicais
☐ B) no recém-nascido em uso de cateter venoso central é recomendado realizar a antissepsia do local de inserção com tintura de iodo
☐ C) no coto umbilical, após cortar e clampear, é recomendação a utilização de pomada de bacitracina e creme de sulfadiazina de prata para retardar e reduzir a colonização
☐ D) um micro-organismo importante na colonização do recém-nascido, que permanece por muito tempo na unidade é a cândida, principalmente daqueles em uso de antimicrobianos por tempo prolongado, corticoide, ventilação mecânica.

1047 Com relação aos métodos contraceptivos, assinale a afirmativa *incorreta.*

☐ A) O índice do fracasso contraceptivo refere-se à porcentagem de usuárias expostas a uma gravidez imprevista durante o primeiro ano, mesmo fazendo uso consistente e correto do método
☐ B) Os índices de falha diminuem com o tempo, porque a usuária adquire experiência e utiliza o método mais apropriadamente, ou porque a usuária menos efetiva deixa de usá-lo
☐ C) Comprometimento com o método, previsão de proteção a curto e longo prazos e frequência da relação sexual são fatores que afetam a eficácia do método
☐ D) A eficácia dos métodos contraceptivos depende tanto das propriedades específicas de cada método quanto das características de quem usa
☐ E) A segurança de um método depende da historia de vida da usuária, da quantidade de filhos, da idade e de tabagismo.

1048 Na presença de atresia de esôfago, o recém-nascido apresenta:

☐ A) distensão abdominal
☐ B) eliminação de bolhas espumosas e abundantes pela boca, aumento de salivação e presença de muco na boca e no nariz
☐ C) ausência de reflexo de Moro
☐ D) temperatura axilar superior a 37,8°C.

1049 Com que intervalo deverá ser programado o calendário de consultas no pré-natal?

☐ A) Uma consulta a cada 4 semanas e, após a 36ª semana, a cada 15 dias
☐ B) Uma consulta a cada 4 semanas e, após a 24ª semana, a cada 15 dias
☐ C) Duas consultas a cada 4 semanas e, após a 36ª semana, a cada 15 dias

☐ D) Duas consultas a cada 4 semanas e, após a 24ª semana, a cada 7 dias
☐ E) Duas consultas a cada 3 semanas e, após a 24ª semana, a cada 10 dias.

1050 A toxemia gravídica é uma doença multissistêmica que pode acometer a gestante. Sobre a toxemia gravídica, é *correto* afirmar que ocorre habitualmente:
☐ A) no início da prenhez, e caracteriza-se por hipertensão, edema e proteinúria
☐ B) no início da prenhez, e caracteriza-se por hipotensão, edema e proteinúria
☐ C) no final da prenhez, e caracteriza-se por hipotensão, edema e proteinúria
☐ D) no final da prenhez, e caracteriza-se por hipertensão, edema e proteinúria.

1051 Na consulta de enfermagem, uma cliente pede orientações sobre um método anticoncepcional denominado ovulação ou método Billings. O enfermeiro esclarece que tal método consiste em:
☐ A) identificar o período fértil por meio da avaliação do muco cervical
☐ B) determinar o período fértil por meio da mensuração anual do ciclo menstrual
☐ C) interromper o coito com a retirada do pênis da vagina antes da ejaculação
☐ D) utilizar, logo após a relação sexual, produtos químicos que bloqueiam a movimentação dos espermatozoides
☐ E) inserir, no útero, substâncias químicas que inibem a ovulação e alteram a motilidade das tubas uterinas.

1052 Com relação à amamentação, considere as afirmações a seguir.
1. O leite materno contém a quantidade de água suficiente para as necessidades da criança.
2. Não existe tempo determinado para o esvaziamento das mamas, depende do ritmo de cada criança.
3. Um sinal indicativo de que a criança está mamando de forma adequada é quando se observa que a boca da criança está bem aberta e seu queixo toca o seio da mãe.

Assinale a alternativa com a(s) orientação(ões) pertinente(s).
☐ A) 1 apenas
☐ B) 2 apenas
☐ C) 3 apenas
☐ D) 1, 2 e 3
☐ E) 2 e 3 apenas.

1053 Apresenta-se à consulta de enfermagem uma gestante de 40 anos de idade, primigesta, no 7º mês de gravidez, com edema generalizado, hipertensão arterial, cefaleia e proteinúria de 3 g/ℓ em 24 h. Nessa situação, as condutas e as orientações têm o objetivo de prevenir:
☐ A) hiperêmese gravídica
☐ B) eclampsia
☐ C) mola hidatiforme
☐ D) ruptura uterina
☐ E) estresse fisiológico pré-parto.

1054 Com base na regra de Naegele, para uma gestante cuja data provável de parto será em 11 de março de 2010, o primeiro dia do último ciclo menstrual foi em:
☐ A) 5/5/2009
☐ B) 11/5/2009
☐ C) 4/6/2009
☐ D) 30/6/2009
☐ E) 4/7/2009.

1055 No Brasil, estima-se que o câncer do colo do útero seja a terceira neoplasia maligna mais comum entre as mulheres, sendo superado pelo câncer de pele (não melanoma) e pelo câncer de mama, e que seja a quarta causa de morte por câncer em mulheres. Para o ano de 2003, as estimativas de incidência e mortalidade por câncer apontavam a ocorrência de 16.480 novos casos e 4.110 óbitos por câncer do colo do útero. Com relação a essa patologia, assinale a alternativa *incorreta*.
☐ A) A principal estratégia utilizada para detecção precoce da doença (prevenção secundária), no Brasil, é a realização do exame preventivo do câncer do colo do útero (conhecido popularmente como exame de Papanicolaou)
☐ B) Estudos recentes mostram que o vírus do papiloma humano (HPV) tem

importante papel no desenvolvimento da displasia das células cervicais e na sua transformação em células cancerosas. Este vírus é encontrado em mais de 90% dos casos de câncer do colo do útero

☐ C) A prevenção primária do câncer do colo do útero pode ser feita com o uso de preservativos durante a relação sexual, uma vez que a prática de sexo seguro é uma das maneiras de evitar o contágio com o HPV, vírus que tem importante papel no desenvolvimento desse câncer e de suas lesões precursoras

☐ D) Vários são os fatores de risco identificados para o câncer do colo do útero, sendo que alguns dos principais fatores estão associados às baixas condições socioeconômicas, ao início tardio da atividade sexual, à menarca precoce (idade da primeira menstruação) e à menopausa tardia (instalada após os 50 anos de idade).

1056 No que diz respeito à amamentação, assinale a alternativa *incorreta*.

☐ A) A falta de amamentação está sendo associada a aumento na incidência de esclerose múltipla

☐ B) O desenvolvimento psicomotor e social dos bebês amamentados é claramente melhor e resulta, na idade de 1 ano, em vantagens significativas

☐ C) A Organização Mundial da Saúde atualmente recomenda amamentação exclusiva entre o quarto e o sexto mês de vida, e, a partir de então, sua continuidade com a introdução de outros alimentos até o segundo ano de vida ou mais

☐ D) A amamentação diminui o risco de osteoporose na vida madura.

1057 O câncer de mama é provavelmente o mais temido pelas mulheres em razão de sua alta frequência e, sobretudo, pelos seus efeitos psicológicos, os quais afetam a percepção da sexualidade e a própria imagem pessoal. Ele é relativamente raro antes dos 35 anos de idade, mas acima dessa faixa etária sua incidência cresce rápida e progressivamente. No que diz respeito aos fatores de risco relacionados com essa patologia, assinale a alternativa *incorreta*.

☐ A) A menopausa tardia (além dos 50 anos, em média) está associada a maior incidência

☐ B) A multiparidade é um dos fatores de risco mais relevantes para o aparecimento da doença

☐ C) Outro fator de risco é a exposição à radiação ionizante antes dos 35 anos de idade

☐ D) O histórico familiar constitui o fator de risco mais importante, especialmente se o câncer ocorreu na mãe ou na irmã, foi bilateral e se desenvolveu antes da menopausa.

1058 M.L.S., puérpera, 2º dia pós-parto, internada na unidade de alojamento conjunto de uma maternidade pública, solicita ao enfermeiro chefe do setor autorização para consultar os resultados dos seus exames laboratoriais e os registros constantes em seu prontuário clínico. Tal enfermeiro não autorizou e agiu de modo:

☐ A) ético, porque a puérpera poderia prejudicar-se ao interpretar incorretamente os resultados dos exames e dos demais registros

☐ B) não ético, porque o prontuário é um documento do usuário e ele tem direito de acessá-lo sempre que assim o desejar

☐ C) não ético, porque a autorização da consulta ao prontuário pelo usuário é competência exclusivamente do médico

☐ D) ético, porque o prontuário é um documento sigiloso do serviço de saúde.

1059 O Programa de Humanização no Pré-natal e Nascimento, instituído pelo Ministério da Saúde, mediante a Portaria GM 569, de 1º de junho de 2000, e tomando como base as análises das necessidades de atenção específica à gestante, ao recém-nascido e à mulher no período pós-parto, busca os seguintes objetivos, *exceto*:

☐ A) ampliar as ações já adotadas pelo Ministério da Saúde na área de atenção à gestante, como os investimentos nas redes estaduais de assistência à gestação de alto risco, o incremento do custeio de procedimentos específicos e outras ações, como o Projeto de Capacitação de Parteiras Tradicionais, do financiamento de cursos de especialização em enfermagem obstétrica e a realização de investimentos nas unidades hospitalares integrantes dessas redes

☐ B) concentrar esforços no sentido de reduzir as altas taxas de morbimortalidades materna e perinatal

☐ C) adotar medidas que assegurem a melhoria do acesso, da cobertura e da qualidade do acompanhamento pré-natal, da assistência ao parto, puerpério e neonatal

☐ D) ampliar em 60% o número de maternidades nos estados e municípios.

1060 Quanto à alimentação da gestante, é *incorreto* afirmar que:

☐ A) realizar anamnese detalhada dos hábitos alimentares e de vida para identificar e corrigir os erros em termos de qualidade e quantidade na ingestão alimentar

☐ B) fracionar a dieta em 6 vezes/dia para evitar hipoglicemias de jejum e/ou noturna e a hiperinsulinemia pós-refeição

☐ C) diminuir a ingestão de alimentos ricos em fibras e de líquidos para evitar o intestino preso

☐ D) durante a época de enjoos e vômitos, ingerir alimentos pastosos e sem muito tempero, como purês, mingaus, cremes e macarrão bem cozido.

1061 De acordo com as normas técnicas do Ministério da Saúde, para adequadas limpeza e desinfecção de berços e incubadoras, são necessários os seguintes procedimentos:

☐ A) limpeza semanal com água e sabão e desinfecção mensal com solução de fenol

☐ B) limpeza diária com álcool a 70% e desinfecção semanal com água em ebulição

☐ C) limpeza semanal com solução de hipoclorito de sódio a 0,02% e desinfecção após o uso com solução de fenol

☐ D) limpeza diária com água e sabão e desinfecção após o uso com solução de hipoclorito de sódio a 0,02%

☐ E) limpeza semanal com álcool a 70% e desinfecção após o uso com solução de fenol.

1062 Avalie as afirmativas que se seguem referentes às medidas de prevenção e controle de infecções hospitalares em unidades neonatais.

1. Deve ser realizada a desinfecção com álcool a 70% em todos os dispositivos e conexões acoplados aos cateteres venosos centrais ou periféricos pelo menos 1 vez/dia.
2. Antes da realização de procedimentos invasivos a lavagem das mãos deve ser feita preferencialmente com solução degermante de clorexidina.
3. A manutenção de uma proporção adequada entre a quantidade de profissionais e a de crianças a serem atendidas bem como o adequado treinamento técnico desses profissionais contribuem para a diminuição das infecções nas unidades neonatais.

Está(ão) *correta(s)*:

☐ A) apenas 1 e 2

☐ B) apenas 1 e 3

☐ C) apenas 2 e 3

☐ D) apenas 1

☐ E) apenas 3.

1063 Analise as afirmativas relacionadas com o aleitamento materno.

1. A amamentação é uma prática que deve ser aprendida tanto pela mãe quanto pela criança, sendo comum o aparecimento de dificuldades nos primeiros dias.
2. Com relação à duração da amamentação, deve-se deixar a criança sugar cada uma das mamas por 15 min, retirando-a depois de completado esse período.
3. A pega incorreta da região mamiloareolar pelo neonato provoca dor e predispõe ao aparecimento de fissuras.

Está(ão) *correta(s)*:

☐ A) apenas 1 e 2
☐ B) apenas 1 e 3
☐ C) apenas 2 e 3
☐ D) apenas 1
☐ E) apenas 2.

1064 O aleitamento materno de recém-nascidos prematuros pode ser facilitado mediante estratégias como:

☐ A) manutenção da mãe na posição deitada e diminuição do tempo de sucção durante a mamada
☐ B) uso de chupeta imediatamente antes da mamada para estimular o reflexo de sucção
☐ C) iniciar a mamada com o leite materno ordenhado oferecido em mamadeira e depois colocar o neonato para sugar o seio
☐ D) estimulação tátil antes da mamada para despertar o recém-nascido e colocação da criança na posição invertida ou de cavaleiro durante a amamentação
☐ E) manter a amamentação apenas durante o período diurno e permitir que o recém-nascido se alimente por apenas 5 min em cada mamada.

1065 Para prevenir a ocorrência de broncoaspiração em recém-nascidos com quadro de refluxo gastresofágico um cuidado fundamental de enfermagem é:

☐ A) realizar mudanças periódicas de decúbito após a alimentação
☐ B) alimentar somente por gavagem
☐ C) alimentar somente por copinho
☐ D) manter o recém-nascido em decúbito dorsal com os pés elevados após a alimentação
☐ E) manter o recém-nascido em decúbito ventral com a cabeceira elevada após a alimentação.

1066 Cuidados como manter o recém-nascido despido, utilizar protetor ocular, realizar mudanças periódicas de decúbito e manutenção do balanço hídrico devem fazer parte da assistência de enfermagem durante:

☐ A) exsanguineotransfusão
☐ B) transfusão sanguínea
☐ C) circulação através de membrana extracorpórea
☐ D) fototerapia
☐ E) transfusão de plaquetas.

1067 Com relação à assistência aos recém-nascidos na sala de parto, *não* é correto afirmar que:

☐ A) a oxigenoterapia, com ou sem pressão positiva, deve ser administrada imediatamente após o nascimento a todos os neonatos
☐ B) a avaliação pelo boletim de Apgar deve ser feita no primeiro, quinto e décimo minutos de vida
☐ C) a pressão excessiva durante a ventilação pode ocasionar pneumotórax com consequente deterioração do estado clínico do recém-nascido
☐ D) a administração de epinefrina pelo tubo traqueal deve ser feita de modo rápido, ao passo que a administração intravenosa de bicarbonato de sódio deve ser feita de forma lenta
☐ E) a reanimação dos recém-nascidos requer um conjunto de procedimentos realizados de maneira seqüencial, de acordo com a avaliação de parâmetros como presença de cianose central, tipo e padrão respiratório e frequência cardíaca.

1068 M.D.S., 32 anos de idade, sexo feminino, solteira, procurou o serviço de ginecologia para realização de exame de Papanicolaou. Ao retornar para receber o resultado de seu exame, foi informada pela equipe de enfermagem que seu resultado era normal. Assim, de acordo com a recomendação do Ministério da Saúde para o rastreamento do câncer cervicouterino, o enfermeiro orientou a paciente a realizar novo exame:

☐ A) anualmente, independentemente de exames anteriores
☐ B) somente de três em 3 anos
☐ C) em 6 meses, se já houver dois exames negativos em anos consecutivos
☐ D) em 3 anos se já houver dois exames negativos em anos consecutivos

☐ E) semestralmente, independentemente de exames anteriores.

1069 Primigesta, 15 anos de idade, terceira consulta no pré-natal, idade gestacional de 27 semanas, apresenta ganho de peso de 2,5 kg em 4 semanas, 145 × 90 mmHg de pressão arterial, 21 cm de altura uterina, 136 bpm de frequência cardíaca fetal, edema moderado em membros inferiores, hemoglobina de 12 g/dℓ e proteinúria moderada. A conduta de enfermagem compreende:

☐ A) dar orientação alimentar para diminuir sobrepeso, hipertensão e proteinúria; recomendar repouso em posição supina; indicar ultrassonografia para verificar a idade gestacional

☐ B) atentar para a possibilidade de erro no cálculo da idade gestacional; investigar possíveis causas do edema; recomendar repouso e meias elásticas; orientar dieta pobre em proteínas e carboidratos; seguir o calendário de rotina para a próxima consulta

☐ C) confirmar a idade gestacional; recomendar repouso com membros inferiores elevados; orientar dieta rica em proteínas e pobre em sal; marcar retorno em 30 dias para reavaliação

☐ D) encaminhar ao pré-natal de alto risco pela presença de edema, hipertensão, proteinúria e possível retardo do crescimento fetal; recomendar repouso frequente em decúbito lateral esquerdo

☐ E) encaminhar para nutricionista; marcar retorno em 30 dias para reavaliação; recomendar repouso em posição supina.

1070 A incompatibilidade sanguínea perinatal pode ser diagnosticada na seguinte condição, em relação à mãe, ao feto e ao pai, respectivamente:

☐ A) Rh negativo, Rh positivo, Rh negativo

☐ B) Rh positivo, Rh negativo, Rh positivo

☐ C) Rh negativo, Rh positivo, Rh positivo

☐ D) Rh positivo, Rh positivo, Rh negativo

☐ E) Rh negativo, Rh negativo, Rh negativo.

1071 No rastreamento do diabetes gestacional devem ser avaliados os fatores de risco e o valor da glicemia em jejum no início do pré-natal. Para ser considerado rastreamento negativo, o valor dessa glicemia deve ser inferior a:

☐ A) 90 mg/dℓ

☐ B) 105 mg/dℓ

☐ C) 110 mg/dℓ

☐ D) 115 mg/dℓ

☐ E) 120 mg/dℓ.

1072 O Ministério da Saúde instituiu o Programa de Humanização ao Parto, que exige modificações profundas na qualidade da assistência prestada nas maternidades brasileiras. Entre as práticas apresentadas, na assistência à parturiente, são consideradas *ineficazes*:

☐ A) oferecer o máximo de informações e explicações e permitir liberdade de posição e movimentos durante o trabalho de parto

☐ B) encorajar outra posição, que não a supina, durante o trabalho de parto e monitorar a mulher física e emocionalmente

☐ C) respeitar o direito da mulher à privacidade no local de nascimento e examinar rotineiramente placenta e membranas

☐ D) utilizar a tricotomia pubiana para evitar infecções, encorajar a mulher a fazer força no final do período de dilatação e usar a posição litotômica durante o parto

☐ E) respeitar a escolha da mulher com relação aos acompanhantes durante o parto e o nascimento e monitorar a evolução do trabalho de parto utilizando o partograma.

1073 O recém-nascido é avaliado pelo enfermeiro obstétrico no primeiro e no quinto minuto após o nascimento; os valores atribuídos para cada tipo de avaliação são somados para obter o índice de Apgar total. A tabela avalia:

☐ A) frequência cardíaca, tônus muscular, cor, reflexo de Moro, irritabilidade reflexa

☐ B) frequência cardíaca, tônus muscular, cor, esforço respiratório, irritabilidade reflexa
☐ C) frequência cardíaca, tônus muscular, cor, reflexo de Moro, reflexo da marcha
☐ D) reflexo perioral, reflexo de Moro, reflexo da marcha, sucção e reflexo de preensão
☐ E) frequência cardíaca, cor, sucção, reflexo de preensão, irritabilidade reflexa.

1074 O recém-nascido deve ser levado ao seio materno para ser amamentado:
☐ A) após 3 horas de vida
☐ B) após 6 horas de vida
☐ C) logo ao nascer, na sala de parto
☐ D) após 1 hora de vida
☐ E) somente no alojamento conjunto.

1075 O aleitamento materno precoce tem por finalidade estimular:
☐ A) a maturação das vias sensoriais periareolares e o reflexo da sucção do bebê
☐ B) o desenvolvimento das células lactíferas dos alvéolos e do sistema neuromotor do bebê
☐ C) a diferenciação do mioepitélio dos dutos mamários e a formação da flora intestinal do bebê
☐ D) o circuito neuroendócrino da prolactina/ocitocina da lactogênese e do vínculo afetivo entre mãe e filho
☐ E) o sistema neuromotor do bebê e o crescimento dos dutos e alvéolos da mãe.

1076 A transmissão vertical do vírus da imunodeficiência humana (HIV) pode ocorrer mediante:
☐ A) aleitamento materno
☐ B) contato sexual
☐ C) picada de inseto
☐ D) compartilhamento de agulha contaminada
☐ E) transfusão sanguínea.

1077 O denominador da taxa de mortalidade perinatal é composto de:
☐ A) óbitos ocorridos no período perinatal
☐ B) perdas fetais com 22 ou mais semanas de gestação e os nascidos vivos
☐ C) perdas fetais com menos de 22 semanas de gestação
☐ D) óbitos de nascidos vivos com idade entre 0 e 6 dias
☐ E) crianças com idade inferior a 1 ano.

1078 Higiene materno-infantil é uma ação de:
☐ A) recuperação de saúde
☐ B) reabilitação
☐ C) tratamento
☐ D) quarentena
☐ E) promoção de saúde.

1079 J.A.C. deu entrada em uma maternidade, no dia 28/5/2008, com sinais e sintomas de trabalho de parto ativo. Durante a anamnese, informou que a data de sua última menstruação (DUM) foi 15/8/2007. Nesse caso, a idade gestacional é de:
☐ A) 40 semanas
☐ B) 41 semanas
☐ C) 39 semanas e 2 dias
☐ D) 40 semanas e 6 dias.

1080 A avaliação do início do trabalho de parto é um dos aspectos mais importantes do seu manejo. Para tanto, os sinais e os sintomas iniciais são:
☐ A) contrações uterinas arrítmicas, formação da bolsa das águas e dilatação do colo uterino
☐ B) contrações uterinas arrítmicas, formação da bolsa das águas e perda do tampão mucoso
☐ C) contrações uterinas rítmicas e regulares, eliminação de secreção sanguinolenta, formação da bolsa das águas e perda do tampão mucoso
☐ D) contrações uterinas rítmicas e regulares, apagamento e dilatação do colo uterino, formação da bolsa das águas e perda do tampão mucoso.

1081 Durante o terceiro estágio do trabalho de parto, ocorrem os principais riscos maternos, que são:
☐ A) hemorragia e inversão uterina
☐ B) retenção de restos placentários e febre

☐ C) hemorragia e retenção de restos placentários

☐ D) hemorragia e prolapso de útero.

1082 Durante a gravidez, a mulher passa por modificações locais e sistêmicas. Entre as locais, a vulva e a vagina apresentam:

☐ A) tumefação, amolecimento e alteração na coloração. A vagina perde a coloração rósea característica, tomando a cor vermelho-vinhosa, entreabrindo-se ninfas e grandes lábios

☐ B) tumefação. A vagina perde a coloração rósea característica, tomando a cor vermelho-rosada, entreabrindo-se ninfas e grandes lábios

☐ C) amolecimento e alteração na coloração. A vagina perde a coloração rósea característica, tomando a cor vermelho-vinhosa

☐ D) amolecimento e alteração na coloração. A vagina perde a coloração rósea característica, tomando a cor vermelha, entreabrindo-se ninfas e grandes lábios.

1083 Após o exame inicial, no pré-natal, serão realizadas consultas subsequentes, quando a gestante será submetida à anamnese acerca da sintomatologia, além de:

☐ A) registro do peso, indagação sobre a percepção dos movimentos fetais, exame abdominal para determinar o fundo uterino e ausculta dos batimentos cardiofetais

☐ B) registro do peso e da pressão arterial, indagação sobre a percepção dos movimentos fetais, exame abdominal para determinar o fundo uterino e ausculta dos batimentos cardiofetais

☐ C) registro da pressão arterial, indagação sobre a percepção dos movimentos fetais, exame abdominal e ausculta dos batimentos cardiofetais

☐ D) registro do peso e da pressão arterial, indagação sobre a percepção dos movimentos fetais e ausculta dos batimentos cardiofetais.

1084 Pequenos distúrbios são decorrentes de modificações fisiológicas na mulher durante a gravidez. São desconfortos dessas modificações:

☐ A) náuseas, constipação intestinal, hemorroidas, edema, varicosidades, cãibras, fadiga, tontura e sialorreia

☐ B) náuseas, pirose, constipação intestinal, hemorroidas, edema, varicosidades, cãibras, fadiga, rinite e sialorreia

☐ C) náuseas, pirose, constipação intestinal, hemorroidas, edema, varicosidades, cãibras, fadiga, tontura e sialorreia

☐ D) náuseas, pirose, constipação intestinal, hemorroidas, edema, cãibras, fadiga, tontura e sialorreia.

1085 Com relação aos cuidados com a mama, é *incorreto* afirmar que:

☐ A) o uso de absorventes mamilares deve ser desestimulado, pois eles acabam impedindo a transpiração mamilar, prejudicando o local que deveriam proteger

☐ B) é desaconselhável a exposição do seio aos raios solares durante aproximadamente 15 min diários, pois os raios infravermelhos contribuem para o enfraquecimento da pele e dos mamilos

☐ C) durante o banho, não usar sabonetes perfumados no mamilo nem na aréola, nem realizar fricções com álcool, pois essas substâncias removem a camada protetora de gordura natural, predispondo a problemas posteriores como as fissuras mamilares

☐ D) usar constantemente sutiãs, mantendo os seios firmes. Realizar fricções mamilares, a partir de 24 semanas, após o banho, com massagens leves com toalha felpuda. Esse atrito visa ao fortalecimento local da pele.

1086 A aplicação do método canguru se realiza em três etapas. A primeira consiste no período após o nascimento do recém-nascido de baixo peso, com impossibilidade de permanência no alojamento conjunto; a segunda corresponde ao período em que o recém-nascido está estabilizado com acompanhamento contínuo da mãe; e a terceira consiste no adequado acompanhamento da criança:

☐ A) no domicílio após a alta hospitalar
☐ B) no ambulatório após a alta hospitalar
☐ C) uma vez por mês no ambulatório após a alta hospitalar
☐ D) duas vezes por mês no domicílio após a alta hospitalar.

1087 Ao receber um recém-nascido ativo logo após o parto, a equipe neonatológica deve colocá-lo sob calor radiante, secar o líquido amniótico da pele da criança e:
☐ A) remover os campos úmidos, para ajudar a manter a estabilidade térmica do bebê
☐ B) avaliar a escala de Apgar, para ajudar a manter a estabilidade térmica do bebê
☐ C) administrar oxigênio suplementar, para ajudar a manter a estabilidade térmica do bebê
☐ D) remover os campos úmidos e administrar oxigênio sob pressão, para ajudar a manter a estabilidade térmica do bebê.

1088 Pontos importantes devem ser observados no bebê logo após o seu nascimento, a saber:
☐ A) a avaliação sequencial dos movimentos respiratórios, a frequência cardíaca e a cor do recém-nascido
☐ B) a avaliação sequencial dos movimentos respiratórios, a frequência cardíaca e o choro do recém-nascido
☐ C) a avaliação sequencial da frequência cardíaca e a cor e o choro do recém-nascido
☐ D) a avaliação sequencial da frequência cardíaca, os movimentos respiratórios e a cor do recém-nascido.

1089 O método canguru é um tipo de assistência neonatal que implica contato precoce pele a pele entre a mãe e o recém-nascido de baixo peso. Desse modo, a posição canguru consiste em manter o recém-nascido de baixo peso "contra o peito do adulto", levemente vestido, na posição:
☐ A) horizontal
☐ B) semissentada
☐ C) vertical
☐ D) sentada.

1090 Na avaliação pela escala de Apgar, o recém-nascido apresenta índice 10. Essa pontuação indica que o recém-nascido está:
☐ A) normal
☐ B) moderadamente deprimido
☐ C) deprimido
☐ D) gravemente deprimido
☐ E) necessitando de ventilação assistida.

1091 Não constitui fator de risco para o câncer do colo do útero:
☐ A) tabagismo
☐ B) utilização de diafragma
☐ C) gestação em idade precoce
☐ D) infecção pelo HIV
☐ E) deficiências nutricionais.

1092 A insuficiência respiratória do recém-nascido caracteriza-se por um quadro clínico clássico em que são observados os seguintes sinais e sintomas:
☐ A) distensão abdominal, regurgitação, cianose e hipoxia
☐ B) cianose, retrações intercostais, distensão abdominal e hipoxia
☐ C) taquicardia, batimento das asas do nariz, retrações intercostais e cianose
☐ D) taquipneia, cianose, bradpneia e hipotermia
☐ E) N.R.A.

1093 Os lóquios são:
☐ A) sinais de infecção puerperal
☐ B) perda sanguínea no puerpério
☐ C) a primeira menstruação pós-parto
☐ D) secreção vaginal puerperal
☐ E) perda sanguínea no parto.

1094 Bebês macrossômicos nascem de mães:
☐ A) fumantes
☐ B) hipertensas
☐ C) idosas
☐ D) dependentes químicas
☐ E) diabéticas.

1095 A oftalmia gonocócica neonatal é prevenida de que modo?
☐ A) Vacinação da mãe
☐ B) Nitrato de prata a 1% nos olhos ao nascer
☐ C) Cobrir os olhos com gelo

☐ D) Lavar os olhos com soro fisiológico no berçário
☐ E) Orientar o pai na prevenção de DST

1096 O que é primípara?
☐ A) Primeira gestação
☐ B) Primeiro aborto
☐ C) Primeiro parto
☐ D) Primeira menstruação
☐ E) Primeira relação sexual.

1097 Assinale a opção que apresenta conduta de enfermagem *incorreta* no momento da alta hospitalar da puérpera.
☐ A) Estimular a cliente a realizar exercícios para fortalecer as musculaturas abdominal e perineal
☐ B) Orientar a mãe quanto à importância e à necessidade de realização dos testes de dosagem de fenilalanina e de hormônio da tireóide T_4 para detectar fenilcetonúria e o hipotireoidismo congênito no recém-nascido
☐ C) Orientar quanto ao retorno da atividade sexual tão logo se sinta recuperada, independentemente da presença da loquiação, a fim de estimular o bom relacionamento do casal
☐ D) Reforçar os cuidados gerais com o recém-nascido, como banho, amamentação e troca de fralda, lembrando-a que essas atividades de rotina são oportunidades de interação entre mãe e filho.

1098 Uma adolescente, com 9 semanas de gestação, procura um serviço de saúde para o acompanhamento pré-natal. Durante a entrevista, o enfermeiro constata que a adolescente mantém uma dieta rica em doces, frituras e massas, fracionada em três refeições ao dia, tendo um ganho ponderal de 2 kg desde o início da gravidez. Nesse caso, o enfermeiro deve considerar que:
☐ A) a dieta encontra-se inadequada, pois o conteúdo calórico está acima das necessidades da paciente, provocando ganho de peso superior ao esperado no trimestre. A adolescente deve ser orientada a excluir da dieta os açúcares e as massas
☐ B) a dieta descrita é a de maior aceitação pela adolescente, o que estimula sua manutenção, e que o mais importante nos próximos trimestres será o ganho ponderal, pois este se relaciona diretamente com o desenvolvimento físico e mental do recém-nascido
☐ C) as refeições devem ser individualmente balanceadas e consumidas fracionadas em seis ao dia, para que se garanta o consumo adequado de todos os nutrientes, em especial de proteínas que auxiliarão na produção de leite e no crescimento do feto
☐ D) a manutenção de um estado nutricional acima das necessidades corporais deve ser estimulada com taxas fixas de 4 kg por trimestre, tendo em vista o aumento das necessidades calóricas da adolescente e do feto, sendo especialmente importante o incremento no consumo de carboidratos.

1099 Acerca da assistência de enfermagem ao recém-nascido na sala de parto, assinale a opção que apresenta conduta *incorreta.*
☐ A) Limpar as vias respiratórias, realizando drenagem postural do recém-nascido para que as secreções drenem por gravidade, e fazer, primeiramente, aspiração do nariz, passando-se para a boca
☐ B) Manter o recém-nascido aquecido, desde o momento do nascimento, a fim de minimizar as demandas metabólicas
☐ C) Proceder à avaliação do recém-nascido, aplicando o sistema de índices de Apgar, em que são considerados a frequência cardíaca, o esforço respiratório, o tônus muscular, a irritabilidade reflexa e a cor
☐ D) Instilar uma ou duas gotas de solução de nitrato de prata nos olhos do recém-nascido, como profilaxia da oftalmia gonocócica (método de Credé).

1100 Uma jovem mãe de 20 anos de idade, 7º dia após parto vaginal, procurou o pronto-socorro com queixas de febre alta há 2 dias, dor abdominal intensa, mal-estar geral e cefaleia. Foi considerada a hipótese de infecção puerperal (endometrite). Tal hipótese será confirmada caso, durante o exame físico, se identifique(m):

☐ A) lóquios fétidos, útero amolecido, doloroso e subinvoluído
☐ B) útero grande e amolecido que, sob pressão à palpação, faz expelir grande quantidade de sangue pela vagina
☐ C) lóquios de odor normal característico e útero impalpável
☐ D) útero engrandecido no abdome, colo impermeável à polpa digital e lóquios normais.

1101 A placenta prévia é uma condição patológica grave, que tem maior incidência associada à idade e à multiparidade. A respeito dessa condição, julgue os itens a seguir.

1. Tem como principal sinal a hemorragia indolor, de sangue vermelho rutilante, desvinculada de qualquer esforço ou traumatismo, ocorrendo mais frequentemente no último trimestre.
2. À palpação, identifica-se alteração na estática fetal em decorrência da interposição da placenta entre a cabeça e o andar superior da bacia.
3. Representa a separação intempestiva da placenta implantada no corpo do útero, antes do nascimento do feto, em gestação de 20 ou mais semanas completas.
4. Ocorre aumento dos movimentos fetais, indicando sofrimento fetal por anoxia, e o útero apresenta-se hipertônico e lenhoso.

Estão *corretos* apenas os itens:

☐ A) 1 e 2
☐ B) 1 e 3
☐ C) 2 e 4
☐ D) 3 e 4.

1102 Os fatores de risco relacionados com a gestação de alto risco *não* incluem:

☐ A) gestante com estatura inferior a 1 m e 45 cm
☐ B) presença de cirurgia uterina prévia à gestação atual
☐ C) desenvolvimento de diabetes melito gestacional
☐ D) gestante na faixa etária entre 18 e 34 anos de idade.

1103 Para que o enfermeiro preste assistência adequada à mulher em trabalho de parto, ele deve conhecer os tempos do mecanismo do parto, que são:

☐ A) insinuação, descida e desprendimento
☐ B) contração, apagamento do colo e ruptura da bolsa
☐ C) rotação, desprendimento e dequitação
☐ D) frequência, duração e força das contrações
☐ E) pré-parto, parto e pós-parto.

1104 O enfermeiro pode rastrear, nas gestantes, durante a consulta do pré-natal, a doença hemolítica perinatal por meio do seguinte teste:

☐ A) pesquisa de IgM
☐ B) tipo sanguíneo ABO e Rh
☐ C) TORCH
☐ D) ELISA
☐ E) Coombs indireto.

1105 A conduta em relação à alimentação de um recém-nascido em boas condições de vitalidade, com idade gestacional de 33 semanas e pesando 2.300 g, é:

☐ A) leite artificial modificado administrado por gavagem
☐ B) leite artificial oferecido na mamadeira
☐ C) leite materno por gavagem
☐ D) amamentação ao seio materno
☐ E) leite materno por copinho.

1106 Prurido vulvovaginal, ardor ou dor à micção, corrimento branco, grumoso, inodoro e com aspecto caseoso (leite coalhado), hiperemia, edema, fissuras e maceração da vulva, dispareunia são sintomas de:

☐ A) vaginoses bacterianas
☐ B) candidíase vulvovaginal
☐ C) vulvovaginites
☐ D) liomiomatose uterina
☐ E) tricomoníase genital.

1107 As hemorragias genitais podem ser provenientes de qualquer ponto do aparelho genital, mas geralmente têm origem no útero e em seus anexos, e através do canal vaginal exteriorizam-se na vulva. Têm valor diagnóstico muito grande. Por isso, deve-se especificá-las considerando, principalmente, as características a seguir relacionadas:

☐ A) cor vermelho vivo, escurecido com ou sem coágulo e volume

☐ B) associação com outras doenças

☐ C) associação com outros sintomas, notadamente dores, leucorreias e menstruação

☐ D) tempo de aparecimento, duração e periodicidade

☐ E) todas as alternativas estão corretas.

1108 A anticoncepção de emergência deve ser usada imediatamente depois de uma relação sexual desprotegida, pois, quanto mais rápido for o seu uso, maior será sua eficácia. A primeira dose – obrigatoriamente – deve ser tomada no máximo até:

☐ A) 72 h após a relação e a segunda, 6 h após a primeira

☐ B) 24 h após a relação e a segunda, 6 h após a primeira

☐ C) 36 h após a relação e a segunda, 12 h após a primeira

☐ D) 48 h após a relação e a segunda, 12 h após a primeira

☐ E) 72 h após a relação e a segunda, 12 h após a primeira.

1109 Considere que Ana, de 26 anos de idade, primigesta, nos primeiros dias após o parto, solicitou a um enfermeiro orientações acerca da amamentação do recém-nascido, que nasceu a termo, de parto normal, sem intercorrências. Considere também que Maria mora em uma fazenda, tem pouca instrução educacional e sempre planejou amamentar. Nessa situação, o enfermeiro deve orientá-la a:

☐ A) oferecer, entre as mamadas, chás adoçados na mamadeira, a fim de repor as calorias perdidas pelo recém-nascido

☐ B) colocar o recém-nascido em posição confortável e permitir que ele abocanhe apenas o mamilo durante, no máximo, 10 min

☐ C) amamentar nos primeiros dias, inclusive durante a noite, a livre demanda, isto é, sempre que o recém-nascido demonstrar fome

☐ D) lavar bem as mamas com água e sabão sempre antes de amamentar e aplicar lubrificante à base de óleo.

1110 Se a mulher contrair rubéola nos três primeiros meses de gravidez, há alto risco de ocorrência de:

☐ A) síndrome de Down

☐ B) parto prematuro

☐ C) lesões fatais no feto

☐ D) malformações no feto, catarata, surdez

☐ E) acometimento neurológico da gestante.

1111 É *correto* afirmar que a iniciativa Hospital Amigo da Criança é uma campanha promovida pela OMS, pelo UNICEF e pelo MS que tem como objetivo:

☐ A) transformar hospitais infantis em Hospitais Amigos da Criança

☐ B) incentivar o aleitamento materno, mediante a adoção dos dez passos para o seu sucesso, pelas maternidades e pelos hospitais gerais com leitos obstétricos

☐ C) incentivar o aleitamento materno, mediante adoção dos dez passos para o seu sucesso, pelos hospitais infantis

☐ D) credenciar hospitais gerais e maternidades do SUS que desenvolvam ações gerais de promoção da saúde da criança.

1112 Com relação à infecção puerperal, é *correto* afirmar que:

1. É aquela que se origina no aparelho genital, em decorrência de parto recente.
2. A fonte de infecção pode ser exógena (luva, instrumentos, má higiene dos genitais).
3. Septicemia é um exemplo de forma generalizada de infecção puerperal.
4. O quadro clínico e a evolução dependem do agente e da extensão da infecção.
5. Os antibióticos devem ser usados de rotina, preventivamente.

Assinale a alternativa *correta.*

☐ A) Somente 1, 2 e 3 estão corretas

☐ B) Somente 1, 2, 3 e 4 estão corretas
☐ C) Somente 2 e 3 e 5 estão corretas
☐ D) Somente 1, 3 e 4 estão corretas.

1113 Em um parto de urgência, diante da ocorrência de hipotonia uterina no puerpério imediato, o enfermeiro deve:
☐ A) posicionar a paciente em decúbito ventral
☐ B) posicionar a paciente em decúbito lateral esquerdo
☐ C) fazer massagem vigorosa no local
☐ D) avaliar curativo em incisão cirúrgica
☐ E) aplicar gelo no períneo.

1114 O diagnóstico diferencial de descolamento prematuro de placenta em uma gestante que apresenta sangramento de coloração vermelho intenso, na 32ª semana de gestação, foi fechado pelas seguintes manifestações clínicas:
☐ A) náuseas e ausência de dor em baixo ventre
☐ B) hipotensão, náuseas e polaciúria
☐ C) disúria, náuseas e dor em baixo ventre
☐ D) dor em baixo ventre com abdome rígido
☐ E) ausência de movimentos fetais e vontade de evacuar.

1115 Durante a gestação, qual é o hormônio utilizado para evitar contrações uterinas?
☐ A) Prolactina
☐ B) Progesterona
☐ C) Ocitocina
☐ D) Estrogênio

1116 Durante o segundo período do trabalho de parto, é necessária monitoração efetiva do bem-estar fetal, pois há maior risco de hipoxia e acidose fetal em decorrência de:
☐ A) interrupção da circulação materna
☐ B) expulsão placentária
☐ C) intensidade e frequência das contrações uterinas
☐ D) esforços maternos para a expulsão
☐ E) compressão do períneo.

1117 Durante os cuidados de reanimação neonatal, a aspiração da traqueia deverá ser realizada em:
☐ A) todos os recém-nascidos com idade gestacional entre 30 e 37 semanas
☐ B) recém-nascidos prematuros e de baixo peso
☐ C) recém-nascidos cujo Apgar no 1º minuto for inferior a 8
☐ D) recém-nascidos em que o líquido amniótico apresenta-se com aspecto meconial
☐ E) recém-nascidos portadores de anomalias congênitas.

1118 A única conexão direta entre os organismos materno e fetal é por intermédio do cordão umbilical. Este contém as seguintes estruturas importantes:
☐ A) geleia de Wharton, uma artéria e uma veia
☐ B) geleia de Wharton, duas artérias e uma veia
☐ C) geleia de Wharton, uma artéria e duas veias
☐ D) geleia de Wharton, duas artérias, uma veia e nervos umbilicais
☐ E) geleia de Wharton, duas artérias, uma veia, nervos umbilicais e dutos linfáticos umbilicais.

1119 Uma criança que na avaliação do crescimento apresentou na primeira medição percentil 9 deve ser classificada como:
☐ A) peso muito baixo
☐ B) sobrepeso
☐ C) peso baixo
☐ D) normalidade nutricional
☐ E) risco nutricional.

1120 As arritmias que se manifestam como emergência podendo levar a instabilidade hemodinâmica ou choque devem ser reconhecidas pela equipe de saúde com presteza, pois a vida depende da rapidez com que as medidas terapêuticas são tomadas. A(s) conduta(s) imediata(s) na criança com bradicardia sintomática é(são):

1. Proceder à intubação traqueal para melhorar a ventilação.
2. Administrar oxigênio a 100% e garantir ventilação efetiva.

3. Avaliar estado hemodinâmico: pulso, perfusão, temperatura das extremidades, pressão arterial, diurese.

Assinale a alternativa *correta*.

☐ A) Apenas a afirmativa 3 está correta
☐ B) Apenas a afirmativa 2 está correta
☐ C) Apenas as afirmativas 1 e 3 estão corretas
☐ D) Apenas as afirmativas 1 e 2 estão corretas
☐ E) Apenas as afirmativas 2 e 3 estão corretas.

1121 As anomalias do trato geniturinário constituem condições graves, principalmente devido ao efeito psicológico na criança. A criptorquidia é uma delas e se caracteriza por:

☐ A) orifício uretral localizado atrás da glande
☐ B) ausência de descida normal dos testículos
☐ C) presença de líquido no escroto
☐ D) curvatura ventral do pênis
☐ E) arco púbico aberto.

1122 Estão corretas as seguintes condutas a serem adotadas pelo enfermeiro em crianças que apresentam sinais clínicos de reação transfusional ao receber hemoderivados, *exceto*:

☐ A) suspender a transfusão imediatamente
☐ B) verificar os sinais vitais
☐ C) interromper a transfusão e descartar equipo e bolsa com o hemoderivado
☐ D) notificar imediatamente a reação transfusional ao pediatra e ao banco de sangue
☐ E) manter acesso venoso com solução salina a 0,9%.

1123 São fatores de risco da parada cardíaca na criança:

☐ A) frequência cardíaca > 170 bpm ou < 100 bpm em crianças abaixo de 5 anos
☐ B) sinais de choque, febre com petéquias, convulsões
☐ C) cianose, febre, hipotensão
☐ D) hipertermia, piora da perfusão, sudorese
☐ E) frequência respiratória < 40 bpm, esforço respiratório, febre.

1124 O acompanhamento do crescimento e do desenvolvimento de uma criança envolve ações de saúde que visam, dentro de um calendário mínimo de observações, avaliar e assistir esse processo.

Em todos os comparecimentos da criança às Unidades de Saúde deve-se:

1. Incluí-la nos programa de suplementação alimentar.
2. Verificar o esquema de vacinação.
3. Promover o aleitamento materno e a orientação alimentar.
4. Desenvolver atividades de educação para a saúde, com destaque para o desmame precoce.

Assinale a alternativa que indica os procedimentos *corretos*.

☐ A) 1 e 3
☐ B) 2 e 3
☐ C) 2 e 4
☐ D) 1, 3 e 4
☐ E) 1, 2, 3 e 4.

1125 Em uma criança portadora de pneumonia por adenovírus, o enfermeiro deve orientar a equipe de saúde sobre a necessidade de se utilizar o seguinte tipo de precaução:

☐ A) padrão
☐ B) transmissão aérea
☐ C) contato
☐ D) gotículas
☐ E) protetora.

1126 Para prevenção de dermatites ao redor das colostomias, *não* é correto afirmar que:

☐ A) devem ser realizadas trocas frequentes e aplicação de pomada de óxido de zinco
☐ B) são utilizadas placas especiais para proteger a pele
☐ C) são utilizadas bolsas coletoras bem adaptadas
☐ D) deve ser realizada higiene do local
☐ E) deve ser evitado contato das excreções entéricas com a pele.

1127 Após cirurgia de tonsilectomia e adenoidectomia pode haver hemorragia 5 a 10 dias depois em decorrência de:

☐ A) infecção
☐ B) edema
☐ C) secreções
☐ D) aumento da vascularização
☐ E) descamação tecidual.

1128 A atenção Integrada a Doenças Prevalentes na Infância (AIDPI) tem a finalidade de promover uma significativa redução da mortalidade infantil no País. Leia as sentenças a seguir e marque V para verdadeiro e F para falso.

☐ A taxa de mortalidade infantil no Brasil vem crescendo significativamente nos últimos 20 anos.
☐ Para crianças com idade inferior a 5 anos, as principais causas de mortalidade incluem as afecções perinatais, as infecções respiratórias, as doenças diarreicas e a desnutrição.
☐ A implantação da AIDPI no Brasil começou em 1972, em seis estados (PA, PB, SE, CE, RN, SP). Somente em 1999 é que todos os estados e o Distrito Federal já desenvolviam ações da estratégia AIDP.
☐ As condutas da atenção integrada descrevem como tratar crianças doentes que chegam ao serviço de saúde no nível primário, tanto para a primeira consulta como para a de retorno, quando se verificará se houve melhora ou não.

Assinale a alternativa *correta*.

☐ A) F, F, F, V
☐ B) V, V, V, F
☐ C) F, V, F, V
☐ D) V, F, V, F
☐ E) V, V, V, V.

1129 O treinamento dos hábitos higiênicos da criança deve ser iniciado entre:

☐ A) 9 e 12 meses
☐ B) 9 e 15 meses
☐ C) 12 e 18 meses
☐ D) 18 e 24 meses
☐ E) 24 e 30 meses.

1130 A violência contra a criança e o adolescente é considerada um grave problema de saúde pública e um importante fator de morbimortalidade. Para o atendimento à criança e ao adolescente vitimizados, o enfermeiro deve:

☐ A) identificar comportamento autodestrutivo, ansiedade, baixa autoestima, uso de álcool e de outras drogas ilícitas como efeitos a curto prazo da violência
☐ B) estar alerta aos sinais de violência apresentados pela criança e pelo adolescente, resguardando o sigilo profissional, revelando-o apenas a autoridade competente, quando se tratar de maus-tratos
☐ C) investigar ansiedade, dispersão, dificuldade de concentração, baixo rendimento escolar como principais efeitos do abuso sexual em escolares
☐ D) reconhecer que as lesões no esqueleto e no sistema nervoso central são mais comumente identificadas em crianças e adolescentes vitimizados por maus-tratos físicos
☐ E) em caso de confirmação de abuso sexual, dar atenção especial às estruturas torácicas e abdominais decorrentes de compressão.

1131 Criança com 2 anos de idade chega ao serviço de pronto atendimento às 22 h, acompanhada da genitora, referindo os seguintes sintomas: tosse produtiva e intensa, cianose de extremidades, diminuição do apetite e batimento de asa do nariz; a mãe relata ainda que ela apresentou um episódio de vômitos no dia anterior, prurido no olho direito e hiperemia. Tomando como base a história descrita e o possível diagnóstico de asma brônquica, qual a prescrição de enfermagem indicada?

☐ A) aumentar ingesta hídrica, auscultar sons respiratórios, encorajar e ajudar nos exercícios respiratórios em posição decúbito dorsal
☐ B) administrar broncodilatadores prescritos, observar dispneia e cianose dos leitos ungueais, que indicam cianose central

☐ C) avaliar e classificar a tosse, realizar oxigenoterapia, administrando 10 a 12 ℓ/min de O_2, indicar a posição de Trendelenburg para drenagem postural

☐ D) auscultar sons respiratórios, identificando alterações, monitorar e avaliar frequência respiratória, avaliar e classificar a tosse, encorajar e ajudar nos exercícios respiratórios

☐ E) diminuir ingesta hídrica para 700 mℓ/dia, avaliar comprometimento cardíaco, proporcionar nebulização com soro fisiológico a 0,9%, manter decúbito lateral.

1132 A gripe é uma doença viral aguda que, previsível e periodicamente, causa epidemias em todo o mundo. A vacinação promove a profilaxia de algumas complicações, entre as quais:

☐ A) bronquites e asmas

☐ B) bronquites e pneumonias bacterianas

☐ C) asmas e pneumonias virais

☐ D) pneumonias virais ou bacterianas

☐ E) endocardites e bronquites.

1133 Entre os acidentes domésticos frequentes em escolares, destaca-se:

☐ A) picada de aranha viúva negra, cujo veneno neurotóxico e coagulante destrói proteínas, liberando histamina, provocando hemólise e levando a choque e paralisias. É preciso retirar parte do veneno com ventosas e providenciar soro antiaracnídeo

☐ B) penetração de insetos no ouvido, cuja solução pode ser colocar óleo de cozinha com um pouco de algodão no ouvido. Depois de morto por asfixia, o inseto deve ser retirado por sucção

☐ C) afogamento por água salgada, que, se aspirada em grande quantidade, causa hiponatremia, hipervolemia e hemoconcentração. Pode ser necessário efetuar reanimação cardiorrespiratória

☐ D) queimadura de segundo grau em que há destruição do epitélio e de parte do cório, poupando os apêndices dérmicos. A pele vai apresentar-se eritematosa, com bolhas e exsudato úmido. São necessários cuidados para evitar infecção e diminuir a dor local

☐ E) ingestão de desinfetantes de banheiro, detergentes e produtos industriais de branqueamento, que podem causar tosse, dispneia, cianose, agitação e confusão, porque irritam o sistema nervoso central. Êmese é indicada nesses casos.

1134 A maioria dos casos de desidratação em criança é causada pela diarreia. Com relação a esse importante problema, é *correto* afirmar que:

☐ A) a diarreia pode ser provocada por mecanismo osmótico, como oferta de fórmula alimentar para lactente com baixa osmoralidade (excesso de açúcar e engrossantes), e por ingestão de substâncias tóxicas

☐ B) a reidratação oral é considerada uma terapia com bons resultados de cura para a diarreia, tanto nos casos das crônicas como das agudas

☐ C) banana-maçã é um alimento rico em potássio e requerido para suplementar uma reidratação oral com solução caseira de sal e açúcar

☐ D) a água empregada para terapia de reidratação oral deve estar gelada, porque a água a temperatura ambiente diminui o esvaziamento gástrico, reduzindo a velocidade de absorção do soro e possibilitando vômito

☐ E) a diarreia pode ser provocada por excesso de enzimas, principalmente a lactose após processo diarreico-infeccioso ou em quadros de desnutrição.

1135 A estratégia de Ação Integrada a Doenças Prevalentes na Infância (AIDPI) ajuda bastante no acompanhamento de bebês e crianças maiores, possibilitando ao enfermeiro visualização de sinais de perigo que significam doença grave. Entre esses sinais estão:

☐ A) febre e convulsões

☐ B) palidez e resfriado

☐ C) astenia e disfagia
☐ D) feridas e pedículos
☐ E) escabiose e tinha corporis.

1136 Mesmo após iniciar a alimentação complementar, a mãe deve ser orientada para amamentar a criança até os 6 meses:
☐ A) de 4 em 4 h
☐ B) sempre que a criança quiser
☐ C) após cada comida
☐ D) 3 vezes/dia
☐ E) apenas à noite.

1137 Um bebê não apresenta lesões orgânicas, mas a mãe relata que ele não está dormindo nem se alimentando bem, tem diminuído a vocalização e não está sustentando a cabeça. Durante a pré-consulta, o enfermeiro percebe a perda do olhar do bebê para a mãe. Na ausência de problemas orgânicos, a causa pode estar na:
☐ A) ansiedade natural da mãe
☐ B) evolução natural do bebê
☐ C) diminuição do diálogo mãe-bebê
☐ D) falta de conexão do bebê com o mundo
☐ E) articulação das funções neuropsíquicas.

1138 Assistência às crianças em terapia intravenosa requer ações específicas dos profissionais para atender às peculiaridades que as diferem da população adulta. Assinale a afirmativa *incorreta*.
☐ A) A veia umbilical deve ser cateterizada somente até o segundo dia de vida, considerando-se os riscos adicionais de infecção e de trombose
☐ B) O acesso periférico para terapia intravenosa pediátrica inclui veias da região cefálica e veias no dorso da mão, do antebraço e do pé
☐ C) As veias cefálicas podem ser utilizadas até 18 meses porque, após essa idade, os folículos do cabelo ficam maduros e a epiderme, endurecida
☐ D) Ao puncionar a região cefálica, a tricotomia não é recomendada; deve-se realizar a tonsura dos cabelos.

1139 O Estatuto da Criança e do Adolescente (Lei 8.069, de 13 de julho de 1990), por intermédio do Sistema Único de Saúde (SUS) assegura a toda criança e a todo adolescente acesso:
☐ A) universal ao SUS, desde que comprovada a situação de pobreza e apresentação do cartão do SUS
☐ B) pleno aos serviços básicos de saúde e parcial para os serviços de média e alta complexidade do SUS
☐ C) universal e igualitário às ações e aos serviços, visando à promoção, proteção e recuperação da saúde
☐ D) restrito ao SUS, mediante apresentação da carteira de vacinação pelos pais ou pelo responsável legal pela criança ou adolescente.

1140 Marque a alternativa *correta* quanto aos aspectos a serem avaliados durante a consulta de enfermagem ao adolescente.
☐ A) Abordagem de características dos processos relacionais em família, mesmo sabendo que o comportamento do adolescente no lar, em geral, caracteriza-se por busca de comunicação efetiva, passividade e obediência
☐ B) Identificação de características de autoestima, aceitação, preocupação e distúrbios relacionados com a imagem corporal
☐ C) Investigação rotineira de sorologia para o HIV em adolescentes que iniciaram atividade sexual precoce
☐ D) Atenção para o padrão alimentar, buscando relação com anorexia, bulimia e obesidade
☐ E) Somente as alternativas B e D estão corretas.

1141 Durante orientação aos pais sobre o uso de fototerapia pelo recém-nascido, o enfermeiro deve deixar claro que tal tratamento tem o objetivo de:
☐ A) manter estável a temperatura do recém-nascido
☐ B) aumentar os níveis de surfactante

☐ C) oxidar a bilirrubina na pele
☐ D) destruir anticorpos Rh-negativos.

1142 Analise as questões a seguir e assinale a opção *correta*.
☐ A) Na maioria dos casos de abuso sexual na infância o agressor é alguém externo à família da vítima e os membros da família, geralmente, são as pessoas mais interessadas na denúncia do agressor
☐ B) Antes de realizar o exame físico da criança e/ou do adolescente vítima de abuso sexual ou outros maus-tratos, deve ser providenciada higiene corporal para promover mais conforto
☐ C) Em adolescentes, a mudança constante de humor e a rebeldia com os pais são sintomas característicos do abuso sexual
☐ D) Em crianças pequenas, a conivência da mãe com o indivíduo abusador é causa de dificuldade de identificação da situação de abuso
☐ E) É incomum a associação entre violência física e abuso sexual de crianças e adolescentes.

1143 Às crianças infectadas pelo HIV e sintomáticas que tipo de imunizante é *contraindicado*?
☐ A) Toxóide tetânico (TT)
☐ B) Difteria e tétano (DT)
☐ C) Difteria, tétano e coqueluche (DTP)
☐ D) Contra tuberculose (BCG)
☐ E) Contra poliomielite (Sabin).

1144 O acompanhamento e a avaliação do crescimento e do desenvolvimento da criança é importante, pois permite a detecção de problemas que podem impedir a plena realização do potencial de cada indivíduo. Um dos marcos do desenvolvimento neuropsicomotor ao final do primeiro trimestre de vida é:
☐ A) sentar-se
☐ B) sustentação cefálica
☐ C) engatinhar
☐ D) preensão palmar voluntária.

1145 Acidentes domésticos na infância são comuns, estando relacionados com a faixa etária e as condições ambientais. Nas ações de prevenção, o enfermeiro deve considerar que há maior prevalência de acidentes por:
☐ A) asfixia entre 3 e 6 anos de idade, porque nesta fase a criança é incapaz de perceber a profundidade espacial e é capaz de abrir portas e janelas
☐ B) afogamento entre 7 e 10 anos de idade, pois nessa faixa etária a criança não teme ações motoras perigosas e experimenta novas atividades no meio ambiente
☐ C) intoxicação entre 2 e 4 meses de idade, porque nesta fase a criança tem coordenação das mãos e dos olhos, sendo capaz de manipular objetos
☐ D) queimaduras entre 12 e 36 meses de idade, porque nesta fase a criança é capaz de explorar orifícios, alcançar alturas mais elevadas e puxar objetos.

1146 O peso da criança considerado normal no gráfico percentil é:
☐ A) 120
☐ B) 100
☐ C) 90
☐ D) 80
☐ E) 50.

1147 Uma mãe solicita orientação sobre como proceder em relação à alimentação do seu filho de 6 anos de idade. Em termos gerais, a orientação deve abranger as informações de que:
☐ A) a ingestão de proteína animal deve ser em quantidade superior à dos aminoácidos
☐ B) devem constar, em cada refeição, 20% de carboidratos, 60% de proteínas, 10% de gorduras, 10% de vitaminas e de sais minerais
☐ C) a dieta deve ser variada e que a quantidade a ser ingerida varia de criança para criança
☐ D) a quantidade de alimento a ser ingerida é mais importante do que a variedade da dieta
☐ E) um ambiente com distrações e estímulos sonoros estimula a criança a se alimentar melhor.

1148 Uma mãe comparece à unidade de saúde com uma criança que ingeriu acidentalmente uma substância tóxica. Nesse caso, a conduta prioritária é:

☐ A) estimular o vômito
☐ B) administrar antiácidos e laxantes
☐ C) estimular a criança a ingerir grande quantidade de líquidos
☐ D) identificar o tóxico específico
☐ E) fazer a lavagem gástrica com a sonda de Fouchet.

1149 Em uma escola de Ensino Fundamental com 100 crianças matriculadas, 70 apresentaram diagnóstico de escarlatina. Esse quadro caracteriza:

☐ A) pandemia
☐ B) epidemia
☐ C) surto epidêmico
☐ D) endemia
☐ E) zoonose.

1150 Com relação ao Pacto pela Vida, é *incorreto* afirmar que:

☐ A) tem como uma das prioridades reduzir as mortalidades infantil, materna e por causas externas, em 2006
☐ B) tem como objetivo para o controle do câncer do colo do útero a cobertura de 80% para o exame preventivo desse tipo de câncer
☐ C) é um compromisso entre gestores do SUS em torno de prioridades estabelecidas por metas nacionais, estaduais, regionais e municipais
☐ D) assume a estratégia de saúde da família como prioritária para fortalecimento da atenção básica
☐ E) entre as seis prioridades pactuadas estão a saúde do idoso e a promoção da saúde.

1151 No exame físico de uma criança com celulite facial, o procedimento que o enfermeiro deve adotar, em busca de uma associação comum com essa infecção, é:

☐ A) otoscopia à procura de otite média aguda
☐ B) ausculta respiratória à procura de pneumonia
☐ C) exame da cadeia linfática à procura de supuração ganglionar cervical
☐ D) exame da cavidade oral à procura de amigdalite
☐ E) exame da cavidade oral à procura de estomatite.

1152 Durante a drenagem postural da criança, as posições de decúbito lateral e Trendelenburg promovem a remoção de secreções do seguinte segmento pulmonar:

☐ A) lobos superiores
☐ B) bases pulmonares posteriores
☐ C) bases pulmonares laterais esquerda/direita
☐ D) segmento anterior do lobo superior esquerdo
☐ E) lobos médios.

1153 Os pais de uma criança de 4 anos de idade estão recebendo orientação sobre o pré-operatório da cirurgia de reimplantação dos ureteres. Além do controle da dor e das explicações sobre a necessidade de colocação de drenos e a realização de curativos, assinale qual das opções a seguir reflete um assunto de grande importância a ser abordado nessa situação:

☐ A) necessidade de tranquilizar os pais e a criança quanto aos órgãos genitais estarem intactos e funcionarem após a remoção dos cateteres
☐ B) orientar sobre a importância de os pais monitorarem a drenagem de urina pelos drenos ureterais e pelo cateter uretral
☐ C) orientar os pais sobre a necessidade de avaliar a presença de sangue ou a drenagem excessiva no local da operação
☐ D) orientar sobre o esquema de cuidados domiciliares previstos para a alta da criança
☐ E) a importância de monitorar os parâmetros vitais no pós-operatório imediato.

1154 Um lactente de 5 semanas de vida com diagnóstico de episódios convulsivos retorna de uma tomografia cerebral para sua unidade de internação. Ao avaliar o lactente o enfermeiro percebe que esse lactente somente é despertável após estimulação vigorosa, além de apresentar pele e mucosas pálidas. Seus sinais vitais são: temperatura = 35,5°C; pulso = 110 bpm; respiração = 20 irpm; pressão arterial = 82/40 mmHg; saturação de oxigênio = 95%. O peso do lactente é de 5.000 g, e ele recebeu 500 mg de hidrato de cloral antes de realizar o exame; durante o exame recebeu mais 250 mg de hidrato de cloral. Sabendo-se que a dose desse medicamento é de 75 a 100 mg/kg de peso para crianças com menos de 10 kg, indique a intervenção de enfermagem mais adequada nesta situação.

- ☐ A) Monitorar os sinais vitais e cobrir o lactente
- ☐ B) Colocar um aquecedor radiante sobre o lactente e notificar o médico
- ☐ C) Encaminhar urgentemente o lactente para uma unidade de cuidados intensivos
- ☐ D) Aguardar o término do efeito medicamentoso deixando que o lactente durma
- ☐ E) Iniciar manobras vigorosas de reanimação cardiopulmonar.

1155 Considerando-se as principais causas de morbidade e mortalidade infantil no país, as linhas de cuidado que devem ser priorizadas nas ações de saúde dirigidas à atenção da criança conforme previsto na Agenda de Compromissos para a Saúde Integral da Criança e Redução da Mortalidade Infantil são, *exceto*:

- ☐ A) acompanhamento do recém-nascido de risco
- ☐ B) acompanhamento do crescimento e desenvolvimento e da imunização
- ☐ C) promoção do aleitamento materno e da alimentação saudável: atenção aos distúrbios nutricionais e anemias carenciais
- ☐ D) abordagem das doenças respiratórias e infecciosas
- ☐ E) saúde mental.

1156 Dos princípios norteadores do cuidado na saúde da criança estabelecidos na Agenda de Compromissos para a Saúde Integral da Criança e Redução da Mortalidade Infantil, aquele que "(...) define as prioridades para a saúde da população infantil local e estabelece as interfaces necessárias, com a articulação das diversas políticas sociais e iniciativas da comunidade implementadas no município e na área da unidade de saúde, de forma a tornar mais efetivas as intervenções para os diversos problemas demandados pela população (...)" é o(a):

- ☐ A) acesso universal
- ☐ B) planejamento e desenvolvimento de ações intersetoriais
- ☐ C) assistência integral
- ☐ D) desenvolvimento de ações coletivas com ênfase nas ações de promoção da saúde
- ☐ E) assistência humanizada.

1157 A conduta mais indicada para um lactente de 11 meses internado em unidade de emergência, sem condições de acesso vascular, com frequência cardíaca de 230 bpm e apresentando o traçado eletrocardiográfico (ECG) ao monitor ilustrado a seguir, é:

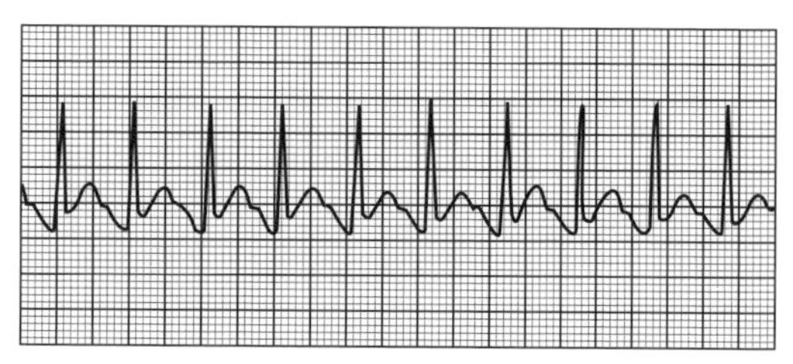

- ☐ A) avaliar possível tamponamento cardíaco e acionar o cirurgião pediátrico para drenagem
- ☐ B) preparar cardioversão sincronizada com carga de 0,5 a 1,0 J/kg para reverter a taquicardia supraventricular mostrada no ECG
- ☐ C) avaliar possível choque e puncionar acesso venoso periférico para reposição de volume
- ☐ D) preparar cardioversão sincronizada com carga de 0,5 a 1,0 J/kg para reverter o *flutter* atrial mostrado no ECG

☐ E) viabilizar acesso venoso periférico para infusão imediata de adenosina, conforme prescrição médica.

1158 A utilização de medicamentos na vigência da amamentação deve ser criteriosa. O agente farmacológico que *não* causa interferências no lactente é:

☐ A) metronidazol
☐ B) tetraciclina
☐ C) lítio
☐ D) varfarina
☐ E) diazepam.

1159 Os programas do Ministério da Saúde são seguidos pelas equipes de saúde da família. Entre estes programas, podem ser citados os seguintes, com apenas uma assertiva *incorreta* no que diz respeito à saúde da criança:

☐ A) Programa de imunização
☐ B) Programa de incentivo ao aleitamento materno
☐ C) Programa de incentivo e controle das infecções respiratórias agudas
☐ D) Programa de terapia de reidratação oral
☐ E) Programa HIPERDIA.

1160 O Pacto em Defesa da Vida engloba compromissos intergestores inovadores. Qual a única alternativa *falsa* com relação a esse pacto?

☐ A) A educação em saúde (p. ex., Pratique Saúde) é uma das metas
☐ B) A implementação da política do idoso é uma prioridade
☐ C) A redução da mortalidade materno-infantil é um eixo estruturador
☐ D) Existe uma exclusividade para a política de promoção e prevenção da saúde do homem (prevenção de câncer de próstata)
☐ E) A mobilização pelo desarmamento é uma das políticas prioritárias.

1161 A respeito do Estatuto da Criança e do Adolescente, julgue os seguintes itens.

1. Estabelece que o pátrio poder deve ser exercido, em igualdade de condições, pelo pai e pela mãe, assegurado a qualquer deles o direito de, em caso de discordância, recorrer à autoridade judiciária competente para a solução da divergência.
2. Apesar de ser considerado exemplar, o estatuto é criticado por não conter, entre os direitos fundamentais da criança e do adolescente, garantias de atendimento pré-natal, perinatal e de aleitamento, ou seja, por não considerar a importância desses períodos na formação da criança.
3. O estatuto garante a crianças e adolescentes o direito de serem criados e educados em ambiente livre da presença de pessoas dependentes de substâncias entorpecentes.
4. O direito à liberdade, previsto no título II, capítulo II, do estatuto, garante ao menor a inimputabilidade penal.

Estão *corretos* apenas os itens:

☐ A) 1 e 2
☐ B) 1 e 3
☐ C) 2 e 4
☐ D) 3 e 4.

1162 A ação básica que integra as ações de assistência e avaliação das crianças com idade inferior a 5 anos é:

☐ A) a recuperação nutricional
☐ B) a prevenção das infecções respiratórias agudas
☐ C) o acompanhamento do crescimento e desenvolvimento
☐ D) a vacinação de bloqueio
☐ E) o tratamento das doenças diarreicas.

1163 As maiores causas de mortalidade infantil no Brasil incluem:

1. Sarampo.
2. Diarreia.
3. Infecções respiratórias agudas.
4. Poliomielite.

Estão *corretos* apenas o itens:

☐ A) 1 e 2
☐ B) 1 e 4
☐ C) 2 e 3
☐ D) 3 e 4.

1164 Sara levou seu filho de 7 anos de idade para uma consulta médica após ter observado que a criança apresentava-se cada dia mais cansada, queixosa de mal-estar geral e com edema facial. Após a avaliação clínica e a realização dos exames laboratoriais, foi confirmado o quadro de glomerulonefrite aguda e solicitada à internação da criança.

As opções a seguir apresentam propostas de conduta para o tratamento da criança objeto do caso clínico hipotético mencionado. Assinale a opção que apresenta conduta *incorreta*.

☐ A) Encorajar o aumento da ingestão de líquidos, mantendo o balanço hídrico sempre positivo

☐ B) Estimular o repouso no leito, pois atividade excessiva pode aumentar a proteinúria

☐ C) Incrementar a oferta de carboidratos a fim de reduzir o catabolismo proteico

☐ D) Reduzir a quantidade de sódio da dieta com o objetivo de diminuir o edema.

1165 Um adolescente de 15 anos de idade chegou ao pronto-socorro apresentando lesão cortocontusa em braço esquerdo por origem desconhecida. Apresentava quadro de verborreia, agressividade, agitação e alteração de humor. Ao ser questionado pela equipe de saúde quanto à causa da lesão, tornou-se agressivo e disse ter caído. Demonstrou comportamentos compatíveis com uso de drogas ilícitas, mas negou usá-las.

Nessa situação hipotética, o enfermeiro deve considerar que se trata de:

☐ A) caso simples de agressão física. Abordar o adolescente com calma, realizar o curativo e liberar o adolescente o mais rápido possível para que ele não tumultue o serviço

☐ B) caso simples de agressão física. Ser firme com o adolescente, proceder logo no início à contenção e administrar sedativos

☐ C) situação complexa de violência urbana. Providenciar segurança no local de atendimento, não se identificar pelo nome para não sofrer represálias e conter imediatamente o adolescente

☐ D) situação complexa de violência urbana. Buscar uma postura compreensiva e humanitária do adolescente, oferecer explicações apropriadas e dizer a verdade.

1166 Criança de 12 meses deu entrada no pronto-socorro. A mãe relata que há 2 dias a filha evacua em abundância de 5 a 6 vezes/dia, independentemente das refeições. Ao exame físico, apresentou irritação, tenesmo, olhos encovados, secura da boca e da língua, sede, retorno do turgor de pele em 3 s, temperatura axilar de 37,9°C e moderada dermatite perianal. Nesse quadro, a conduta de enfermagem compreende:

☐ A) administrar o soro de reidratação por sonda nasogástrica e, após o vômito passar para via oral até o desaparecimento de sinais de desidratação; tratar a dermatite; orientar a mãe quanto às condições de saneamento

☐ B) administrar o soro de reidratação oral trinta minutos após a ingestão do antiemético; lavar a região perianal com água e sabonete comum a cada evacuação; dar banho morno; orientar a mãe sobre sinais de agravo do quadro diarreico

☐ C) pesar a criança; administrar o soro de hidratação intravenosa reparativa; passar a sonda nasogástrica para aliviar o vômito; orientar a mãe quanto à higienização das fraldas e a necessidade de consultas periódicas

☐ D) pesar a criança; administrar soro de reidratação oral; adequar o volume e a frequência conforme a aceitação; interromper a alimentação até o desaparecimento de sinais de desidratação; tratar a dermatite com óxido de zinco; orientar a mãe quanto a reidratação e higienes ambiental e alimentar

☐ E) pesar a criança; administrar soro de reidratação oral e hidratação intravenosa; suspender a alimentação por 24 h; tratar a dermatite com nistatina e óxido de zinco; administrar antitérmico e antiemético; orientar a mãe quanto à internação da criança.

1167 A fenilcetonúria é um dos erros inatos do metabolismo. Seu padrão de herança é autossômico recessivo. O defeito metabólico gerado em grande parte na enzima fenilalanina hidroxilase leva ao acúmulo do aminoácido fenilalanina no sangue e também ao aumento da excreção urinária de ácido fenilpirúvico e de fenilalanina. Foi a primeira doença genética a ter um tratamento realizado a partir de terapêutica dietética específica. São conhecidas três formas de apresentação metabólica, classificadas de acordo com o percentual de atividade enzimática encontrado:

1. Fenilcetonúria clássica – quando a atividade da enzima fenilalanina hidroxilase for praticamente inexistente, menor que 1% e, consequentemente, os níveis de fenilalanina plasmática encontrados forem superiores a 20 mg/dℓ.
2. Fenilcetonúria leve – quando a atividade da enzima estiver entre 1 e 3% e os níveis plasmáticos de fenilalanina encontrarem-se entre 10 e 30 mg/dℓ.
3. Hiperfenilalaninemia transitória ou permanente – quando a atividade enzimática for superior a 3% e os níveis de fenilalanina encontrarem-se entre 4 e 10 mg/dℓ. Nesse caso, não deve ser instituída qualquer terapia, pois esta é considerada uma situação benigna que não ocasionará qualquer sintomatologia clínica.

Assinale a alternativa com a(s) apresentação(ões) metabólica(s) *correta(s)*.

☐ A) 1 e 2
☐ B) 2 e 3
☐ C) 1 e 3
☐ D) 1, 2 e 3
☐ E) 3.

1168 Com relação ao uso de drogas ilícitas entre crianças e adolescentes, assinale a opção *incorreta*.

☐ A) A proporção de usuários de drogas ilícitas entre jovens mantém estreita relação com as situações de violência em casa
☐ B) As consequências do consumo de drogas ilícitas estão relacionadas com a violência, com a disseminação do HIV e com as doenças transmitidas por contato pele a pele, como a escabiose
☐ C) O consumo abusivo de drogas ilícitas está relacionado com os acidentes de trânsito e a ocorrência de envenenamentos
☐ D) Os fatores de risco para o uso de drogas ilícitas podem estar relacionados com conflitos no ambiente familiar e no convívio social
☐ E) A proporção de usuários é maior em jovens que estão defasados nos estudos.

1169 Uma criança brincou nas águas de um córrego e, após 5 dias, diagnosticou-se leptospirose. Na cadeia epidemiológica, pode-se afirmar que o:

☐ A) reservatório do agente infeccioso é o rato
☐ B) agente infeccioso é uma riquetsia
☐ C) período de transmissibilidade da doença foi de 5 dias
☐ D) hospedeiro intermediário foi a água contaminada do córrego
☐ E) diagnóstico baseou-se no quadro clínico apresentado na fase prodrômica da doença.

1170 Em uma comunidade há alta incidência de intoxicações em crianças ocasionada pela ingestão acidental de alimentos estragados, de medicamentos e de substâncias tóxicas. Para reverter essa situação, o enfermeiro elaborou o programa de orientações a seguir:

1. Desprezar alimentos enlatados que se apresentam com a lata estufada.
2. Manter os medicamentos guardados em armários baixos e ventilados.
3. Não armazenar os produtos químicos em embalagens que anteriormente foram utilizadas para guardar alimentos.

Assinale a alternativa com a(s) orientação(ões) *correta(s)*.

☐ A) 1 apenas
☐ B) 1 e 2 apenas
☐ C) 1 e 3 apenas
☐ D) 2 e 3 apenas
☐ E) 1, 2 e 3.

1171 Os adolescentes devem ser orientados quanto à importância de manter a postura corporal nas atividades do dia a dia. Uma delas é:

☐ A) evitar a torção da coluna vertebral ao abrir a gaveta da mesa de estudos
☐ B) sentar na cadeira de espaldar alto e reto, com os joelhos e o quadril em extensão
☐ C) dormir em posição ventral sem travesseiro
☐ D) levantar o peso do chão empregando o esforço da musculatura das costas
☐ E) atender o telefone enquanto anota as informações do colega, segurando o aparelho com o pescoço e a cabeça.

1172 O uso da ventilação não invasiva com pressão positiva (VNIPP) pela máscara implica presença de vazamentos ao redor dela, o que pode ocasionar alguns transtornos. Diante dessa afirmação é correto afirmar que, *exceto*:

☐ A) a magnitude do vazamento é diretamente relacionada com a pressão positiva alcançada na máscara durante o período expiratório
☐ B) quanto maior for a pressão de fixação da máscara, maior a ocorrência de lesões de pele
☐ C) vazamentos de ar em demasia aumentam o risco de ressecamento da córnea
☐ D) o emprego de máscaras faciais permite correção mais eficiente das trocas gasosas, apesar da possibilidade de ocorrência de aumento do espaço morto.

1173 Nos primeiros 6 meses de vida, o leite materno é o melhor alimento para o lactente. Considerando essa afirmação, assinale a alternativa com as vantagens da amamentação materna.

☐ A) O leite materno é quantitativamente adequado, pois apresenta altas taxas de calorias que facilitam a sua digestão
☐ B) O leite materno é mais saudável, pois tem teor de gorduras que facilitam a excreção das fezes
☐ C) O leite materno é corretamente equilibrado e oferece alta imunidade contra os vírus do sarampo e HIV
☐ D) O leite materno é mais saudável, pois contém alta taxa de proteínas que colaboram na eructação do bebê
☐ E) O leite materno é quantitativamente adequado e corretamente equilibrado.

1174 Considerando a avaliação do crescimento e desenvolvimento da criança, segundo a orientação do Programa de Assistência à Saúde da Criança do Ministério da Saúde (PAISC-MS), é *correto* afirmar que:

☐ A) o peso e estatura são parâmetros adotados para leitura da curva de desenvolvimento
☐ B) a interpretação do traçado da linha descendente indica sinal de alerta para o crescimento
☐ C) a interação adaptativa da criança com o meio ambiente favorece a avaliação do desenvolvimento
☐ D) a resposta motora e adaptativa da criança no meio social tem relação direta com a avaliação do crescimento
☐ E) os parâmetros de referência para avaliação do desenvolvimento são idade e estatura.

1175 A ordem cronológica correta das etapas do desenvolvimento dos caracteres sexuais secundários nas meninas é:

☐ A) telarca, menarca, pubarca
☐ B) menarca, pubarca, telarca
☐ C) telarca, pubarca, menarca
☐ D) pubarca, menarca, telarca.

1176 Para avaliar a descompensação de um quadro de hidrocefalia em uma criança, o enfermeiro deve:

☐ A) pesar a criança diariamente
☐ B) fazer exame do fundo-de-olho
☐ C) realizar eletroencefalograma
☐ D) medir o perímetro cefálico periodicamente.

1177 As etapas do desenvolvimento psicossexual que antecedem a fase genital adulta compreendem, cronologicamente, as fases:

☐ A) oral, anal, fálica, da latência e da puberdade

☐ B) da latência, fálica, anal, da puberdade e oral

☐ C) anal, da puberdade, oral, fálica e da latência

☐ D) da latência, anal, da puberdade, fálica e oral

☐ E) oral, da latência, anal, da puberdade e fálica.

▸Questões comentadas

1178 Os óbitos por câncer de mama no Brasil representam 2/3 de todas as causas de morte, e seus sintomas mais comuns são:

☐ A) nódulo indolor, assimetria e derrame papilar

☐ B) nódulo indolor, assimetria e alterações de contorno

☐ C) fibroadenoma, retração cutânea ou papilar e nódulos cutâneos satélites

☐ D) infiltração, retração papilar e dor mamária

☐ E) endurecimento, fibroadenoma e nódulos cutâneos satélites.

1179 Quanto às normas do Ministério da Saúde, no Programa de Assistência à Saúde da Mulher, assinale a opção *incorreta*.

☐ A) A participação igualitária de homens e mulheres no planejamento familiar é importante para o desenvolvimento e a corresponsabilidade, independente do estado civil

☐ B) Os métodos contraceptivos devem respeitar os seguintes aspectos: eficácia, aceitabilidade, disponibilidade, facilidade de uso e reseversibilidade

☐ C) O teste imunológico para a gravidez detecta a gonadotropina coriônica excretada pela urina da gestante, importante no diagnóstico da gravidez

☐ D) No puerpério, a involução uterina em mulheres que estejam amamentando ocorre mais lentamente por causa do estímulo de sucção

☐ E) Na orientação quanto à importância da amamentação, é importante salientar que não existe intervalo, devendo a criança ser amamentada sempre que necessário.

1180 O aumento da quantidade de casos de mulheres contaminadas pelo papilomavírus humano (HPV) é preocupante por ser uma doença sexualmente transmissível, relacionada diretamente com o surgimento de:

☐ A) mioma

☐ B) câncer no colo do útero

☐ C) sarcoma de Willis

☐ D) fibrossarcoma neural

☐ E) epicondilite necrosante.

1181 Uma conduta de primeiros socorros no atendimento à cliente com menorragia é:

☐ A) deitá-la na posição de proclive

☐ B) restringir a hidratação

☐ C) colocar bolsa de água quente na região do hipocôndrio esquerdo

☐ D) colocá-la com os membros inferiores mais elevados

☐ E) colocar bolsa de água quente na região do flanco direito.

1182 Com relação aos anticoncepcionais hormonais orais compostos apenas de progestogênio (minipílula), assinale a alternativa *correta*.

☐ A) O método não deve ser recomendado para mulheres com anemia falciforme, tireoidopatias, mioma uterino, ectopia cervical

☐ B) Nas lactantes, o uso deve ser iniciado após 6 semanas do parto

☐ C) O método pode ser usado com restrições, nas mulheres com história de câncer de mama no passado, com hepatite viral aguda e/ou com doença cardíaca isquêmica

☐ D) Não há interação medicamentosa com rifampicina, griseofulvina e anticonvulsivantes, portanto esses medicamentos não reduzem a eficácia da minipílula.

1183 Quanto ao herpes genital, marque a alternativa *incorreta*.

☐ A) Apresenta ardência e vermelhidão

☐ B) Apresenta pequenas bolhas agrupadas que se rompem

☐ C) Forma feridas dolorosas nos órgãos genitais

☐ D) Após o desaparecimento das feridas, a pessoa está curada.

1184 Quanto a gonorreia e clamídia marque a alternativa *incorreta*.

☐ A) Apresentam corrimentos que, quando não tratados, podem causar infecções nas tuba uterina e ovários

☐ B) Podem provocar o que se conhece por doença inflamatória pélvica (DIP), um quadro muitas vezes grave que pode causar esterilidade e até morte
☐ C) As mulheres infectadas sempre apresentam sintomas
☐ D) As mulheres podem ter corrimento vaginal sem cheiro e sem coceira.

1185 O enfermeiro deve alertar as mulheres que o hábito de fumar, história de DST e multiplicidade de parceiros são fatores de risco para a seguinte patologia:
☐ A) AIDS
☐ B) câncer de mama
☐ C) abortos expontâneos
☐ D) câncer cervicouterino
☐ E) câncer de pulmão.

1186 Os métodos anticoncepcionais Billings, temperatura corporal basal e Ogino-Knaus são classificados como:
☐ A) dispositivos intrauterinos
☐ B) métodos de barreira
☐ C) contraceptivos hormonais
☐ D) métodos definitivos
☐ E) métodos naturais.

1187 Os sinais de alerta para o câncer de endométrio são:
☐ A) menarca antes dos 11 anos de idade; primeiro parto após os 30 anos
☐ B) presença de secreção vaginal; gânglios linfáticos das axilas enfartados; dor
☐ C) nuliparidade; menopausa após os 55 anos;, secreção vaginal esbranquiçada e fétida
☐ D) hipermenorreia; anemia; sensação de peso pélvico; distocia
☐ E) metrorragias mínimas, espontâneas e sem frequência definida; secreções rosadas semelhantes à "água de carne" (às vezes fétidas); dores irregulares de curta duração repetidas várias vezes durante o dia.

1188 Antes de realizar a coleta de esfregaço cervicovaginal para realização de exame preventivo do colo do útero, a orientação que deve ser dada às mulheres a fim de garantir a qualidade dos resultados é:
☐ A) utilizar duchas íntimas para higienizar a região genital
☐ B) estar entre o primeiro e o terceiro dia de menstruação
☐ C) usar espermicidas nas 48 h anteriores ao exame
☐ D) desaconselhar a prática sexual 12 h antes ao exame
☐ E) desaconselhar exames intravaginais 48 h antes do exame.

1189 O agente etiológico mais frequente de doença inflamatória pélvica é(são):
☐ A) *E. coli*
☐ B) anaeróbios
☐ C) gonococo
☐ D) *Mycoplasma* sp.

1190 Ao assistir uma puérpera que teve trabalho de parto prolongado, com massagem excessiva do fundo de útero durante a dequitação, o enfermeiro deve verificar:
☐ A) o estado da involução uterina
☐ B) o resultado dos exames laboratoriais
☐ C) as variações da temperatura corporal
☐ D) as condições de vitalidade do concepto
☐ E) o débito urinário da puérpera no pós-parto.

1191 S.M.A., 20 anos de idade, nulípara, início da atividade sexual aos 16 anos, dois parceiros nos últimos 3 meses, compareceu ao ambulatório de Ginecologia com história de corrimento vaginal purulento e de odor fétido há aproximadamente 20 dias. Ao exame apresentou teste das aminas positivo e pH > 4,5. Qual é a melhor conduta a ser tomada?
☐ A) Tratar candidíase
☐ B) Tratar tricomoníase
☐ C) Tratar vaginose bacteriana
☐ D) Tratar tricomoníase e vaginose bacteriana
☐ E) Tratar clamídia e gonorreia.

1192 Qual é a alternativa *correta* com relação ao conceito do termo paridade em saúde reprodutiva?
☐ A) Capacidade de o feto sobreviver fora do útero após a 22ª semana do último período menstrual

☐ B) A quantidade de gestações nas quais o(s) feto(s) tenha(m) atingido a viabilidade, e não a quantidade de fetos nascidos
☐ C) A quantidade de fetos nascidos em uma gestação
☐ D) A quantidade de fetos nascidos em qualquer idade gestacional
☐ E) A quantidade de partos independentemente da viabilidade e da quantidade de fetos nascidos.

1193 Considerando a gonodotrofina coriônica humana (hCG) o marcador biológico em que se baseiam os testes de gestação, podemos afirmar que:
☐ A) a sua produção inicia desde o dia da implantação, podendo ser detectada 30 dias depois da última menstruação
☐ B) a sua produção inicia desde o dia da implantação, podendo ser detectada no sangue 6 dias depois da concepção
☐ C) a sua produção inicia desde o dia da implantação, podendo ser detectada na urina aproximadamente 45 dias após a concepção
☐ D) seu pico máximo está entre o 45º e o 70º dia de gestação e o mais baixo entre o 100º e o 130º dia
☐ E) N.R.A.

1194 Qual é a alternativa *correta* acerca das modificações ocorridas no organismo da mulher durante o período gestacional?
☐ A) O amolecimento e a compressibilidade do corpo do útero ocasiona anteflexão uterina exagerada nos 3 primeiros meses de gravidez resultando no aumento da frequência urinária (polaciúria)
☐ B) Bradicardia reflexa, débito cardíaco reduzido, náuseas, vômitos e sensação de desfalecimento em mulheres em decúbito dorsal são condições da síndrome da hipotensão supina
☐ C) O aumento do plasma excedendo a produção de eritrócitos ocasiona diminuição nos valores normais da hemoglobina e do hematócrito, o que caracteriza a anemia fisiológica da gestação
☐ D) Nas alterações respiratórias podemos observar volume corrente aumentado em 30 a 40%, aumento do consumo de oxigênio, capacidade inspiratória diminuída
☐ E) Considera-se o aumento do hormônio melanotrófico da hipófise posterior responsável pela hiperpigmentação do sistema tegumentar.

1195 Na consulta de enfermagem do dia 13/11/2008 a senhora F.B.S. informou que sua última menstruação foi dia 25 de setembro de 2008. Segundo a regra de Naegele, a data provável do parto e a idade gestacional dessa cliente é:
☐ A) 5 de junho de 2009/aproximadamente 5 semanas de gestação
☐ B) 30 de junho de 2009/aproximadamente 7 semanas
☐ C) 2 de julho de 2009/aproximadamente 6 semanas de gestação
☐ D) 2 de julho de 2009/aproximadamente 7 semanas de gestação
☐ E) 4 de julho de 2009/aproximadamente 8 semanas.

1196 Para que a mulher obtenha sucesso na amamentação, é fundamental a observação de alguns sinais que podem ajudar a identificar uma pega adequada da região mamiloareolar, bem como as posições da mãe e do bebê, que podem favorecer esta prática. São sinais de pega adequada, *exceto* quando:
☐ A) o lábio inferior do bebê está voltado para fora e o superior para cima
☐ B) a boca do bebê está bem aberta
☐ C) o queixo do bebê toca o peito da mãe
☐ D) observa-se mais aréola abaixo da boca do bebê.

1197 Entre as intercorrências clínicas que acometem a mulher durante a gravidez, está o vírus da rubéola, causando a síndrome da rubéola congênita com microftalmia, cardiopatia, alterações auditivas e retardamento mental fetal. Esse vírus apresenta:
☐ A) elevada toxicidade para tecidos embrionários, notadamente no 2º trimestre da gravidez

- ☐ B) baixa toxicidade para tecidos embrionários, notadamente no 2º trimestre da gravidez
- ☐ C) pouca toxicidade para tecidos embrionários, notadamente no início da embriogênese
- ☐ D) elevada toxicidade para tecidos embrionários, notadamente no início da embriogênese
- ☐ E) média toxicidade para tecidos embrionários, notadamente no início da embriogênese.

1198 Sobre as contrações verdadeiras durante o trabalho de parto, é *incorreto* afirmar que:

- ☐ A) geralmente são intensificadas pela deambulação
- ☐ B) resultam em dilatação e apagamento progressivo do colo
- ☐ C) geralmente são aliviadas pela sedação branda
- ☐ D) são localizadas principalmente na região lombar e no abdome
- ☐ E) ocorrem em intervalos regulares.

1199 Entre as principais queixas da gestante, podemos citar, *exceto*:

- ☐ A) ptialismo
- ☐ B) fissura anal
- ☐ C) varizes
- ☐ D) malácia
- ☐ E) xerostomia.

1200 São complicações decorrentes da gestação múltipla, *exceto*:

- ☐ A) aborto espontâneo
- ☐ B) retardo do crescimento intrauterino
- ☐ C) prematuridade
- ☐ D) poliidrâmnio
- ☐ E) eritroblastose fetal.

1201 No mecanismo de trabalho de parto existem várias fases. Em ordem crescente, os acontecimentos são:

- ☐ A) descida, acomodação, rotação interna, flexão rotação externa, extensão, expulsão
- ☐ B) acomodação, descida, flexão, rotação interna, extensão, rotação externa, expulsão
- ☐ C) flexão, descida, acomodação, rotação externa, rotação interna, extensão, expulsão
- ☐ D) acomodação, flexão, descida, rotação interna, rotação externa, extensão, expulsão
- ☐ E) descida, acomodação, flexão, rotação interna, rotação externa, extensão, expulsão.

1202 Na hiperêmese gravídica, é intervenção específica de enfermagem, *exceto*:

- ☐ A) estabelecer acesso venoso
- ☐ B) monitorar eletrólitos séricos
- ☐ C) administrar antieméticos conforme prescrição médica
- ☐ D) realizar balanço hídrico
- ☐ E) medir altura de fundo do útero.

1203 Sobre a assistência de enfermagem ao recém-nascido (RN), é *correto* afirmar que:

- ☐ A) a hipoglicemia do RN pode caracterizar-se por tremores, letargia, sonolência e recusa alimentar
- ☐ B) a hiperbilirrubinemia fisiológica ocorre 24 h após o nascimento
- ☐ C) a hipercalcemia é frequente em filhos de mães diabéticas
- ☐ D) bebês macrossômicos estão menos expostos a ocorrência de um parto traumático
- ☐ E) a hiperbilirrubinemia patológica ocorre 72 h após o nascimento, podendo perdurar por 3 dias.

1204 Ao realizar a avaliação imediata do recém-nascido, na sala de parto, o enfermeiro observa que a criança apresenta frequência cardíaca de 90 bpm, choro, movimento ativo, tosse à introdução do cateter de aspiração na narina e corpo rosado com extremidades azuladas. A nota do índice de Apgar que será atribuída é:

- ☐ A) 10
- ☐ B) 9
- ☐ C) 8
- ☐ D) 7
- ☐ E) 6.

1205 São sintomas de toxemia gravídica, *exceto*:
☐ A) edema
☐ B) glicosúria
☐ C) proteinúria
☐ D) hipertensão arterial.

1206 O enfermeiro deve identificar como paciente com risco para infecção puerperal a paciente que apresentar:
☐ A) hipertensão arterial
☐ B) apresentação fetal pélvica
☐ C) cardiopatia
☐ D) amniorrexe prematura.

1207 São sinais que indicam o início do trabalho de parto:
1. perda de líquido amniótico
2. secreção esbranquiçada
3. hipotensão arterial
4. contrações dolorosas com certa regularidade
5. apagamento e/ou dilatação do colo
6. secreção sanguinolenta.

Assinale a alternativa que apresenta os sinais *corretos*:
☐ A) 2, 3 e 4 apenas
☐ B) 2, 3 e 6 apenas
☐ C) 1, 2 4 e 5 apenas
☐ D) 1, 3, 5 e 6 apenas
☐ E) 1, 4, 5 e 6 apenas.

1208 O enfermeiro deve identificar os fatores de risco a fim de prevenir o adoecimento e as complicações. Uma história pregressa de parto prematuro, abortamentos e feto macrossômico são indicativos da seguinte patologia:
☐ A) anemia ferropriva
☐ B) diabetes melito
☐ C) mola hidatiforme
☐ D) mioma
☐ E) deslocamento de placenta prévia.

1209 O Método Canguru é um tipo de assistência eficiente e de baixo custo que vem sendo adotado na atenção ao recém-nascido.
Analise as afirmativas a seguir.
1. O método respeita a livre escolha da família.
2. Inclui todos os bebês desde que sejam prematuros.
3. Permite o contato entre a mãe e o bebê desde a admissão na Unidade Neonatal.
4. Permite o contato pele a pele entre a mãe e o bebê pelo tempo que ambos entenderem ser prazeroso.

Assinale a alternativa com as afirmativas que indicam procedimentos *corretos* do Método Canguru.
☐ A) 1 e 2
☐ B) 1 e 3
☐ C) 2 e 3
☐ D) 1, 2 e 3
☐ E) 1, 3 e 4.

1210 Na segunda etapa do Método Canguru, mãe e bebê devem ficar alojados na enfermaria. Analise as afirmativas a seguir e identifique os critérios para elegibilidade dos bebês.
1. Estabilidade respiratória, peso mínimo de 1.800 g, nutrição enteral por gavagem.
2. Peso mínimo de 1.800 g, nutrição parenteral, ganho de peso diário maior que 20 g.
3. Estabilidade clínica, nutrição enteral plena, peso mínimo de 1.250 g, ganho de peso diário maior que 15 g.

Assinale a alternativa *correta*.
☐ A) apenas 1 está correta
☐ B) apenas 2 está correta
☐ C) apenas 3 está correta
☐ D) 1 e 3 estão corretas
☐ E) 2 e 3 estão corretas.

1211 A verificação da ausculta dos batimentos cardiofetais (BCF), realizada com estetoscópio de Pinard, requer do profissional de saúde procedimentos que viabilizem a execução correta do exame.
Analise os passos a seguir.
1. Controlar o pulso da gestante.
2. Descobrir o abdome.
3. Posicionar a gestante em decúbito dorsal.
4. Identificar o dorso fetal pela palpação.
5. Pressionar levemente, com a cabeça o estetoscópio sobre o local correspondente ao dorso fetal.
6. Procurar o ponto de melhor ausculta do BCF.

7. Segurar o estetoscópio de Pinard pelo tubo.
8. Contar o BCF.
9. Registrar os dados obtidos.

A ordem sequencial *correta* é:

☐ A) 1, 3, 2, 5, 4, 6, 7, 8 e 9
☐ B) 2, 1, 3, 7, 5, 4, 6, 8 e 9
☐ C) 3, 1, 9, 2, 6, 5, 4, 7 e 8
☐ D) 3, 2, 4, 1, 7, 5, 6, 8 e 9
☐ E) 3, 2, 4, 7, 5, 6, 1, 8 e 9.

1212 Com relação aos lóquios expelidos durante o período puerperal, pode ser considerado fisiológico a partir do 5º dia aquele com coloração:

☐ A) vermelho-viva
☐ B) serosa
☐ C) serossanguinolenta
☐ D) enegrecida
☐ E) esbranquiçada.

1213 Ao se assistir uma gestante com suspeita de amniorrexe, devem ser observados(as), rigorosamente:

☐ A) perdas vaginais e movimentação fetal
☐ B) contrações de Braxton-Hicks e poliúria
☐ C) hiperêmese gravídica e movimentação fetal
☐ D) perdas vaginais e nictúria
☐ E) perdas vaginais e oligúria.

1214 A imunoglobulina humana anti-Rh deve ser usada quando a parturiente apresenta Rh:

☐ A) negativo com feto Rh negativo e Coombs direto positivo
☐ B) positivo com feto Rh negativo e Coombs direto positivo
☐ C) positivo com feto Rh negativo e Coombs indireto negativo
☐ D) positivo com feto Rh positivo e Coombs direto negativo
☐ E) negativo com feto Rh positivo e Coombs direto negativo.

1215 São cuidados de enfermagem com recém-nascido durante a fototerapia:

☐ A) incentivar a amamentação, controlar a temperatura retal e usar óleo e emolientes na pele
☐ B) aumentar a hidratação venosa, proceder à oxigenoterapia intermitente e incentivar amamentação
☐ C) controlar sinais vitais, proteger os olhos e expor a superfície corporal
☐ D) expor a superfície corporal e usar óleo e emolientes na pele
☐ E) manter o jejum, proceder à oxigenoterapia intermitente e proteger os olhos.

1216 A administração de vitamina K é um procedimento realizado como cuidado mediato ao recém-nascido para:

☐ A) prevenir distensão abdominal
☐ B) diminuir a incidência de problemas hepáticos futuros
☐ C) incentivar a síntese dos fatores de coagulação
☐ D) aumentar o peristaltismo intestinal
☐ E) aumentar a imunidade neonatal.

1217 Lara, terceiro dia de puerpério, encontra-se descorada e desanimada, com hipertermia vespertina, abdome sensível à palpação, útero amolecido 2 cm acima da cicatriz umbilical, lóquios escassos, episiorrafia sem sinais flogísticos e sinal de Homan negativo. Na avaliação deste caso, o enfermeiro deve suspeitar de:

☐ A) trombose séptica pélvica
☐ B) processo de apojadura
☐ C) tromboflebite
☐ D) anemia
☐ E) endometrite.

1218 As vacinas constituem um dos maiores êxitos da história da saúde por serem o método mais eficaz para prevenir determinadas infecções, e a administração de vacinas confere proteção contra os diferentes agentes causadores de doenças. Assim, quando deve ser feita a primeira dose da vacina contra hepatite B?

☐ A) Nas primeiras 24 h de vida do recém-nascido
☐ B) Nas primeiras 48 h de vida do recém-nascido
☐ C) Nas primeiras 12 h de vida do recém-nascido

☐ D) Nas primeiras 36 h de vida do recém-nascido

☐ E) No primeiro mês de vida.

1219 Com relação a menopausa/climatério, leia as afirmativas a seguir e assinale a *correta*.

☐ A) Mulheres pós-menopáusicas não são totalmente deficientes de estrogênio

☐ B) Considera-se menopausada a mulher cujo último período menstrual foi identificado após 2 anos de amenorreia

☐ C) Ocorre em média aos 50 anos, dependendo da idade da menarca, da paridade e do uso de anovulatório

☐ D) O tabagismo pode antecipar sua ocorrência em 5 anos

☐ E) Patologias do endométrio são raras nesse período.

1220 Uma mulher de 43 anos de idade, fumante, diabética e com hipertensão arterial procura o serviço de planejamento familiar para ser ajudada na escolha do método anticoncepcional. Nessa situação clínica, contraindica-se:

☐ A) método do muco cervical

☐ B) método da determinação do período fértil

☐ C) colocação do diafragma

☐ D) colocação do DIU

☐ E) uso da pílula combinada de estrogênio e progesterona.

1221 Com relação aos fatores de risco na gravidez, é *correto* afirmar que:

1. As características individuais e condições sociodemográficas desfavoráveis são: idade inferior a 17 anos e superior a 35 anos e peso inferior a 45 kg e superior a 75 kg.
2. História reprodutiva anterior de recém-nascidos com crescimento retardado, pré-termo ou malformado.
3. Doença obstétrica na gravidez atual de ganho ponderal inadequado.
4. Intercorrências clínicas de cardiopatias, pneumopatias, nefropatias e doenças infecciosas.

Assinale a alternativa *correta*.

☐ A) 1, 2, 3 e 4 estão corretas

☐ B) Somente 1 e 2 estão corretas

☐ C) Somente 2 e 3 estão corretas

☐ D) Somente 1, 2 e 3 estão corretas

☐ E) N.R.A.

1222 As espécies *Gardnerella vaginalis*, *Calymmatobacterium granulomatis* e *Haemophilus ducreyi* são responsáveis por causar respectivamente as seguintes patologias:

☐ A) granuloma inguinal, vaginose bacteriana e cancroide

☐ B) cancroide, vaginose bacteriana e granuloma inguinal

☐ C) cancroide, granuloma inguinal e vaginose bacteriana

☐ D) vaginose bacteriana, granuloma inguinal e cancroide.

1223 A síndrome da angústia respiratória do recém-nascido (doença da membrana hialina) caracteriza-se por deficiência de surfactante e colapso alveolar ao final da expiração, ocorrendo com maior frequência em neonatos:

☐ A) pós-maturos

☐ B) pequenos para a idade gestacional

☐ C) com síndrome de aspiração meconial

☐ D) prematuros

☐ E) a termo.

1224 O uso de oxigênio em prematuros deve ser atentamente monitorado. As altas concentrações por período prolongado podem causar a seguinte complicação:

☐ A) exoftalmia

☐ B) faringite

☐ C) cegueira

☐ D) rinite

☐ E) otite.

1225 Sobre aleitamento materno, leia as sentenças a seguir.

1. Toda mãe tem o direito a amamentar seus filhos, mesmo em situação de privação de liberdade.
2. De acordo com o art. 9º do Estatuto da Criança e do Adolescente, é dever do governo, das instituições e dos empregadores garantirem condições propícias ao aleitamento materno.
3. Quando, ao amamentar o filho, a mãe apresentar rachaduras no peito, a amamen-

tação deve ser suspensa imediatamente, e ela deve iniciar a alimentação com leite artificial para o bebê, evitando sérias complicações.

4. Quando a mãe apresentar ingurgitamento mamário, ela deve suspender a amamentação definitivamente e, em seguida, dirigir-se a um serviço de saúde.

Assinale a alternativa com as sentenças *corretas*.

☐ A) 1 e 2 apenas
☐ B) 1, 2 e 3 apenas
☐ C) 1 e 4 apenas
☐ D) 2 e 4 apenas
☐ E) 2 e 3 apenas.

1226 A hipoglicemia é uma ocorrência comum nos recém-nascidos e geralmente está relacionada com diabetes gestacional, macrossomia fetal e uso de infusões venosas de solução glicosada durante o trabalho de parto. Desse modo, todo recém-nascido:

☐ A) com peso superior a 3,8 kg deve receber complemento alimentar e ser amamentado na primeira hora de vida
☐ B) deve ser amamentado na primeira hora de vida e monitorado quanto aos sinais de hipoglicemia
☐ C) deve receber solução glicosada por via oral, por copo ou conta-gotas, até que esteja apresentando amamentação eficaz
☐ D) deve ter a glicemia capilar monitorada de hora em hora nas primeiras 6 h de vida
☐ E) que apresentar sonolência e déficit na sucção deverá receber aleitamento materno e complemento alimentar por via nasogástrica.

1227 A ação da pílula anticoncepcional pós-coito ou "pílula do dia seguinte" consiste em:

☐ A) impedir a fecundação pela ação no eixo hipotálamo-hipofisário
☐ B) criar uma reação endometrial inibidora à implantação do ovo
☐ C) preparar o endométrio para impedir a fecundação
☐ D) produzir substâncias espermicidas para evitar a gravidez
☐ E) aumentar o nível do muco cervical para favorecer a contracepção.

1228 A síndrome da membrana hialina compromete primariamente o seguinte sistema:

☐ A) geniturinário
☐ B) digestório
☐ C) respiratório
☐ D) vascular.

1229 Durante a assistência pré-natal, o enfermeiro deve observar sinais e sintomas de risco obstétrico a fim de oferecer atendimento imediato à gestante. Assinale a alternativa que apresenta todos esses sintomas.

☐ A) Sensação de desmaio, borramento visual e cefaleias intensas
☐ B) Edema moderado de membros inferiores, fraqueza e palidez
☐ C) Borramento visual, palidez, desmaios e disúria
☐ D) Vômitos, cãibras em membros inferiores, desmaios, dispneia e diarreia
☐ E) Cãibras abdominais, broncospasmo e diarreia.

1230 Com relação ao período pós-natal, assinale a afirmativa *correta*.

☐ A) Período neonatal: 0 a 30 dias
☐ B) Lactente: 30 dias a 2 anos exclusive
☐ C) Período neonatal: 0 a 28 dias
☐ D) Lactente: 29 dias a 2 anos inclusive
☐ E) Período neonatal: 0 a 29 dias.

1231 Sobre planejamento familiar, *não* é correto afirmar que:

☐ A) o método da temperatura basal é um método natural
☐ B) a vasectomia é um método cirúrgico definitivo com 100% de eficácia
☐ C) o anel anticoncepcional também é conhecido como anel cervical
☐ D) o retorno da fecundidade, após a remoção do dispositivo intrauterino, ocorre em torno do sexto mês
☐ E) o implante subdérmico é um método altamente eficaz e reversível.

1232 Considerando as infecções neonatais, é correto *afirmar* que os principais fatores de risco maternos para sepse neonatal são:

☐ A) instalação e manutenção de cateter venoso central
☐ B) tempo de permanência prolongada na Unidade Neonatal
☐ C) infecção do trato urinário e bolsa rota há mais que 18 h
☐ D) dieta utilizada e uso de antimicrobianos.

1233 Qual é a alternativa *correta* em relação ao método de temperatura basal?
☐ A) A temperatura basal é a mais baixa de uma pessoa saudável, verificada imediatamente após acordar e antes de levantar-se da cama
☐ B) A temperatura basal geralmente varia de 36,2 a 37°C na menstruação e durante 5 a 7 dias posteriores aproximadamente
☐ C) Próximo à ovulação ocorre uma ligeira elevação da temperatura e, após a ovulação, discreta queda da temperatura
☐ D) A temperatura permanece em um platô baixo até 2 a 4 dias antes da menstruação
☐ E) Sua verificação pode ser retal, anal ou vaginal, sendo necessário um repouso mínimo de 8 h.

1234 Medir o perímetro craniano do neonatal é um procedimento de rotina na assistência de enfermagem. Em condições normais, essa medida varia de:
☐ A) 20 a 25 cm
☐ B) 26 a 30 cm
☐ C) 30 a 33 cm
☐ D) 33 a 35 cm
☐ E) 35 a 40 cm.

1235 Ao avaliar um neonato, deve-se verificar a esclerótica para investigar a presença de:
☐ A) glaucoma
☐ B) estrabismo
☐ C) icterícia fisiológica
☐ D) cegueira
☐ E) cefalematoma.

1236 O Sinal de Chadwick, uma das características encontradas na gestante, localiza-se:
☐ A) nas mamas
☐ B) nas aréolas
☐ C) na vulva
☐ D) na face
☐ E) no abdome.

1237 No trabalho de parto, ao se utilizar a amniotomia antes da dilatação completa, objetiva-se:
☐ A) fazer a homeostase da parturiente
☐ B) retardar o trabalho de parto
☐ C) aumentar o bem-estar da parturiente
☐ D) acelerar o trabalho de parto
☐ E) avaliar o trabalho de parto.

1238 Na fisiologia do puerpério ocorre a involução uterina. Durante esse processo são eliminados lóquios rubros, serosos e brancos oriundos:
☐ A) da inserção placentar
☐ B) da pelve
☐ C) da parede abdominal
☐ D) das mamas
☐ E) dos ligamentos vulvares.

1239 A utilização pré-concepcional de ácido fólico é útil na prevenção de defeitos no:
☐ A) coração
☐ B) sistema esquelético
☐ C) tubo neural
☐ D) aparelho urinário.

1240 Uma das formas de transmissão vertical da AIDS é:
☐ A) pai soropositivo, mãe soronegativa e filho soronegativo
☐ B) mãe soropositiva passa o vírus para o filho pelo aleitamento materno
☐ C) pai e mãe soronegativos e filho soropositivo
☐ D) contaminação por material perfurocortante
☐ E) pais e filhos contaminados por transfusão sanguínea.

1241 Em função da possibilidade de transmissão do HIV ao neonato durante o processo de nascimento, alguns cuidados devem ser adotados após o parto. Esses cuidados incluem:
☐ A) lavar o recém-nascido com água e sabão
☐ B) separar mãe e filho

☐ C) alimentar precocemente o recém-nascido com leite materno ordenhado
☐ D) iniciar xarope de zidovudina (AZT) após a primeira semana de vida
☐ E) coletar sangue do cordão para testes virológicos.

1242 Na avaliação física do recém-nascido, o enfermeiro deve observar a presença de icterícia. Esta caracteriza a hiperbilirrubinemia que, quando não controlada, pode causar a seguinte complicação:
☐ A) septicemia
☐ B) encefalopatia
☐ C) doença hemolítica
☐ D) derivação êntero-hepática.

1243 As medidas e as precauções por contato como manutenção do recém-nascido em incubadora – uso de luvas e de capote de mangas compridas sempre que houver contato direto com o paciente devem ser obrigatoriamente adotadas e mantidas até a alta para os recém-nascidos com diagnóstico de:
☐ A) prematuridade
☐ B) enterocolite necrosante
☐ C) infecção por organismos multirresistentes
☐ D) infecção por citomegalovírus
☐ E) sífilis congênita.

1244 No período neonatal apresentam maior risco para o aparecimento de hipoglicemia os recém-nascidos:
☐ A) cardiopatas, nefropatas e com malformações congênitas
☐ B) portadores de distúrbios da homeostase do cálcio, potássio e magnésio
☐ C) filhos de mãe portadora de HIV, prematuros, grandes para a idade gestacional
☐ D) filhos de mãe diabética, cardiopatas, com distúrbios de homeostase do potássio
☐ E) prematuros, pequenos para a idade gestacional, filhos de mãe diabética.

1245 A alimentação por gavagem é comumente empregada em prematuros e outros recém-nascidos de risco. Com relação a esse método, *não* é correto afirmar que:
☐ A) na escolha do calibre da sonda gástrica utilizada deve-se levar em conta o peso do recém-nascido
☐ B) a avaliação do volume e das características do resíduo gástrico deve ser realizada pelo menos 3 vezes/dia
☐ C) a alimentação por gavagem deve ser realizada por ação da gravidade
☐ D) a colocação da sonda por via nasal deve ser evitada
☐ E) após a alimentação por gavagem o recém-nascido deve ser mantido em decúbito ventral ou lateral direito.

1246 Nos casos de placenta prévia os sinais característicos são:
☐ A) útero hipertônico e hemorragia
☐ B) hemorragia e dor abdominal intensa
☐ C) hipertonia uterina e dor abdominal
☐ D) hemorragia e ausência de dor
☐ E) batimentos cardíacos fetais ausentes e hemorragia.

1247 A hemorragia craniana intraventricular ocorre com muita frequência em recém-nascidos prematuros, causando graves sequelas. Portanto, no cuidado a esses neonatos é fundamental que sejam adotadas medidas preventivas para diminuir o risco de ocorrência dessa complicação. Essas medidas incluem:
☐ A) mudanças frequentes de decúbito com dispositivos para proteção da cabeça
☐ B) alternar a temperatura corporal nos primeiros dias de vida através de hipotermia e hipertermia induzidas
☐ C) administração de medicações intravenosas de forma rápida
☐ D) planejamento e agrupamento dos cuidados de modo a diminuir a manipulação, principalmente na primeira semana de vida
☐ E) manter o recém-nascido em decúbito ventral sem elevação da cabeceira durante as primeiras semanas de vida.

1248 A assistência imediata ao recém-nascido normal inclui os seguintes cuidados:
☐ A) imunização, antissepsia, credeização e higiene

☐ B) pesagem, mensuração, aquecimento e identificação

☐ C) higiene corporal, pesagem, mensuração e credeização

☐ D) ligadura de coto umbilical, aquecimento, aspiração de vias respiratórias superiores e credeização

☐ E) manutenção em incubadora, oxigenoterapia, aspiração de vias respiratórias superiores e identificação.

1249 O tratamento cirúrgico da hidrocefalia em recém-nascidos inclui a colocação de uma valva de derivação do líquido cefalorraquidiano para o espaço subaracnoide. No período pós-operatório o cuidado de enfermagem necessário para avaliação do adequado funcionamento da valva é:

☐ A) avaliar as características da fontanela anterior no que se refere à presença de abaulamento

☐ B) manter a bolsa coletora de líquido cefalorraquidiano abaixo do polo cefálico

☐ C) manter em uma posição que pressione o local da derivação

☐ D) observar a presença de drenagem do líquido cefalorraquidiano através das fontanelas

☐ E) medir o perímetro cefálico semanalmente.

1250 Avalie as afirmativas que se seguem, relacionadas com a assistência de enfermagem aos recém-nascidos portadores de cardiopatias.

1. Os cuidados, tanto os rotineiros como os de maior complexidade, devem ser realizados de modo a evitar ao máximo a ocorrência de agitação e choro.
2. A manutenção do recém-nascido em decúbito dorsal sem elevação da cabeceira é um cuidado importante uma vez que facilita a expansão pulmonar e melhora o seu estado geral.
3. A verificação do pulso e da pressão arterial devem ser feitas com o recém-nascido tranquilo ou em repouso.

Assinale a alternativa *correta.*

☐ A) Apenas 1 e 2

☐ B) Apenas 1 e 3

☐ C) Apenas 2 e 3

☐ D) Apenas 2

☐ E) Apenas 3.

1251 Analise as afirmativas sobre os cuidados de enfermagem necessários durante os diferentes tratamentos empregados no atendimento aos recém-nascidos portadores de distúrbios respiratórios.

1. A aspiração da cânula traqueal de recém-nascidos que se encontram em ventilação mecânica deve ser realizada a cada 3 h, independentemente do resultado da avaliação quanto à necessidade da sua realização.
2. Durante a oxigenoterapia por tenda de oxigênio deve-se evitar abri-la ou retirar o recém-nascido. Se for necessário fazê-lo, uma fonte de oxigênio deve ser providenciada e mantida perto da narina do paciente.
3. O dispositivo para aplicação de pressão positiva contínua pela via nasal (CPAP nasal) deve ser mantido ajustado e corretamente posicionado, para impedir o escape de ar, a redução da pressão e a ocorrência de lesões de pele na área ao seu redor.

Assinale a alternativa com o(s) cuidado(s) de enfermagem *correto(s).*

☐ A) apenas 1 e 2

☐ B) apenas 1 e 3

☐ C) apenas 2 e 3

☐ D) apenas 1

☐ E) apenas 2.

1252 O conhecimento dos fatores de risco para a ocorrência de parada cardiorespiratória em recém-nascidos auxilia no pronto atendimento dessa complicação. Esses fatores incluem:

☐ A) administração de nutrição parenteral, onfalite e hipertermia

☐ B) hiperbilirrubinemia própria do recém-nascido, permanência na Unidade de Tratamento Intensivo e infecções congênitas

☐ C) afastamento materno, permanência na Unidade de Tratamento Intensivo e hipotermia
☐ D) mínimo manuseio, hiperbilirrubinemia própria do recém-nascido e hepatomegalia
☐ E) apneia persistente, convulsões e choque séptico.

1253 Considerando-se as graves consequências maternas e fetais ocasionadas pela hipertensão induzida pela gravidez, durante o exame físico obstétrico, a equipe de enfermagem deve estar atenta:
☐ A) à palpação obstétrica e ao controle da pressão arterial
☐ B) à pesquisa de edema e ao controle da pressão arterial
☐ C) à inspeção das mamas e à palpação obstétrica
☐ D) à ausculta de batimentos cardiofetais e à inspeção das mamas
☐ E) à pesquisa de edema e à ausculta dos batimentos cardiofetais.

1254 A mola hidatiforme tem como quadro clínico as seguintes características:
☐ A) rápido crescimento uterino e elevação dos níveis de gonadotropina coriônica
☐ B) ausência de batimento cardiofetal e queda anormal dos níveis de progesterona
☐ C) alterações císticas das vilosidades coriônicas e queda anormal dos níveis de estrogênio
☐ D) hipoplasia do sincíciotrofoblasto e elevação anormal dos níveis de lactogênio placentário.

1255 Uma gestante internada apresentou crises convulsivas e foi prescrito um tratamento medicamentoso com sulfato de magnésio para aumentar o fluxo sanguíneo cerebral. Durante o tratamento, a enfermagem deve estar atenta aos seguintes cuidados fundamentais:
☐ A) controle dos sinais vitais e perdas vaginais
☐ B) controle da respiração acima de 12 irpm e débito urinário acima de 30 mℓ/h
☐ C) observação dos movimentos fetais e perdas vaginais
☐ D) controle da respiração menor de 12 irpm e débito urinário abaixo de 30 mℓ/h
☐ E) movimentos fetais e batimentos cardiofetais.

1256 Uma gestante que apresente um quadro de sangramento vaginal de cor vermelho escura, dor súbita e batimentos cardíacos fetais ausente pode sugerir:
☐ A) prenhez ectópica
☐ B) descolamento corioamniótico
☐ C) doença trofoblástica gestacional
☐ D) descolamento prematuro de placenta
☐ E) hiperêmese gravídica.

1257 A gravidez aumenta muito as necessidades de ferro no organismo materno. A anemia ferropriva na gestação pode ocasionar a seguinte alteração neonatal:
☐ A) baixo peso ao nascer
☐ B) displasia broncopulmonar
☐ C) angústia respiratória secundária
☐ D) hipertrofia ventricular congênita.

1258 Durante uma consulta de enfermagem, o enfermeiro informou um resultado de VDRL positivo para uma gestante. De acordo com o Manual Técnico de Assistência Pré-natal, foi prescrito o seguinte tratamento:
☐ A) para a gestante e o parceiro – penicilina benzatina 2.400.000 UI (1.200.000 UI em cada nádega) em três aplicações com intervalo de 1 semana
☐ B) somente para a gestante – penicilina benzatina 2.400.000 UI (1.200.000 UI em cada nádega) em três aplicações com intervalo de 1 semana
☐ C) para a gestante e o parceiro – penicilina benzatina 2.400.000 UI (1.200.000 UI em cada nádega) em duas aplicações com intervalo de 30 dias
☐ D) somente para a gestante – apenas uma aplicação de penicilina benzatina 1.200.000 UI
☐ E) para a gestante e o parceiro – apenas uma aplicação de penicilina benzatina 1.200.000 UI.

1259 A avaliação da frequência cardíaca fetal é um importante meio de diagnóstico de bem-estar do feto; por esse motivo, faz-se necessária sua avaliação constante durante a assistência à parturiente. O padrão de normalidade dos batimentos por minuto varia entre os seguintes limites:

☐ A) 100 e 120
☐ B) 120 e 160
☐ C) 140 e 160
☐ D) 120 e 180
☐ E) 140 e 180.

1260 Durante o trabalho de parto, o enfermeiro obstétrico deve monitorar as contrações uterinas pela dinâmica uterina, o que consiste em:

☐ A) contar o número de contrações por minuto, avaliando-se também sua duração
☐ B) contar o número de contrações em 10 min, avaliando-se também sua intensidade
☐ C) identificar a frequência, a intensidade e a duração das contrações em 10 min
☐ D) contar o número de contrações, avaliando-se também sua duração a cada 5 min
☐ E) identificar a intensidade da contração durante 10 min.

1261 A falta de observação e a falta de cuidados das equipes médica e de enfermagem são fatores que contribuem para o agravamento das condições clínicas da mulher acometida de hemorragia no puerpério imediato. São cuidados que evitam a hemorragia e suas complicações:

☐ A) manter a parturiente com hidratação venosa por todo o período do trabalho de parto
☐ B) recomendar, no pré-natal, suplementação alimentar com sulfato de ferro e ácido fólico
☐ C) auxiliar a dequitação com manobras que promovam o seu rápido descolamento
☐ D) oferecer líquidos e alimentos durante o primeiro período do parto, caso a mulher deseje
☐ E) avaliar a presença do globo de segurança de Pinard e a manutenção da contração uterina, observando atentamente as primeiras 24 h.

1262 O papilomavírus humano (HPV) é um DNA-vírus do grupo papovavírus, com mais de 100 tipos reconhecidos atualmente, 20 dos quais podem infectar o trato genital. Os tipos de alto risco apresentam estreita correlação com as lesões intraepiteliais de alto grau e carcinomas do colo uterino, da vulva, do ânus e do pênis (raro). Nas alternativas a seguir, existe um tipo que não está classificado como de alto risco:

☐ A) 44
☐ B) 45
☐ C) 46
☐ D) 58
☐ E) 59

1263 A idade gestacional realizada nas primeiras 24 h de vida do recém-nascido é obtida pelo(a):

☐ A) índice de Apgar
☐ B) índice ponderal
☐ C) escala de Glasgow
☐ D) escala de Moraes
☐ E) escala de Capurro.

1264 A dosagem de zidovudina preconizada pelo protocolo ACTG 076 no anteparto é:

☐ A) 100 mg VO 2 vezes/dia a partir da 14ª semana de gestação
☐ B) 50 mg VO 5 vezes/dia a partir da 18ª semana de gestação
☐ C) 50 mg VO 2 vezes/dia a partir da 10ª semana de gestação
☐ D) 100 mg VO 5 vezes/dia a partir da 14ª semana de gestação
☐ E) 500 mg VO 1 vez/dia a partir da 18ª semana de gestação.

1265 O esquema terapêutico do ACTG 076 demonstrou reduzir em 2/3 o risco de transmissão vertical do HIV. Entretanto, esse risco pode ainda ser reduzido quando se proporciona, à gestante/parturiente/puérpera e ao recém-nascido, uma assistência de qualidade. Assim, os seguintes cuidados essenciais devem ser observados, *exceto*:

☐ A) evitar toques vaginais repetidos
☐ B) não realizar amniotomia
☐ C) realizar manobra de Kristeller
☐ D) evitar, sempre que possível, a episiotomia
☐ E) evitar amniocentese.

1266 A fissura mamilar é uma importante causa de desmame precoce. Para evitá-la, podemos orientar a puérpera a:

☐ A) usar gelo nas primeiras 24 h de pós-parto
☐ B) usar apenas soro fisiológico para higiene local, com lavagem rigorosa das mãos
☐ C) manter as mamas erguidas por intermédio de faixas para o enchimento adequado das mamas
☐ D) usar creme protetor dos mamilos, higienizando-os a cada mamada
☐ E) esvaziar os mamilos antes de oferecer a mama, lubrificando-a sempre com leite materno.

1267 No que se refere à propedêutica da gravidez, durante o exame físico obstétrico, devem ser examinados, quanto à semiótica geral:

☐ A) os pulmões, as mamas, o abdome e as extremidades, vinculados à inspeção obstétrica, ou seja, a palpação, a ausculta e toque
☐ B) o coração, os pulmões, as mamas, o abdome e as extremidades, vinculados à inspeção obstétrica, ou seja, a palpação, a ausculta e toque
☐ C) o coração, as mamas, o abdome, vinculados à inspeção obstétrica, ou seja, a palpação, ausculta e toque
☐ D) os pulmões, o coração e as mamas, vinculados à inspeção obstétrica, ou seja, a palpação, a ausculta e toque.

1268 No curso do segundo período do trabalho de parto, ou seja, o período expulsivo, dois fatores devem estar presentes e somados, para maior eficiência da expulsão fetal. São eles:

☐ A) sístole voluntária do útero e contração involuntária da prensa abdominal
☐ B) sístole involuntária da prensa abdominal e contração voluntária do útero
☐ C) sístole involuntária do útero e contração voluntária da prensa abdominal
☐ D) sístole voluntária da prensa abdominal e contração involuntária do útero.

1269 A realização do parto cesáreo deve ser baseada nas condições clínicas – da gestante e do feto – que contraindiquem o parto normal, tais como:

1. desproporção cefalopélvica, deiscinesias e apresentação anômala
2. intervalo entre as contrações de três a quatro minutos, com duração de 40 a 60 s
3. placenta prévia total ou parcial e toxemia gravídica
4. câibra e agitação motora da gestante
5. deslocamento prematuro da placenta e pós-maturidade.

Assinale a alternativa *correta*.

☐ A) Todas as afirmativas estão corretas
☐ B) As afirmativas 2, 4 e 5 estão incorretas
☐ C) As afirmativas 1, 3 e 5 estão corretas
☐ D) Todas as afirmativas estão incorretas
☐ E) Apenas as afirmativas 1 e 3 estão corretas.

1270 Antes do nascimento de um recém-nascido, foi observado mecônio particulado no líquido amniótico. Com o objetivo de prevenir a aspiração pulmonar de mecônio pelo bebê, deve-se:

☐ A) levar o recém-nascido rapidamente para o berço aquecido e aspirar a boca, a faringe e o nariz
☐ B) logo após a liberação do polo cefálico, aspirar rapidamente a boca e o nariz
☐ C) logo após a liberação do polo cefálico, aspirar rapidamente a boca, a faringe e o nariz
☐ D) levar o recém-nascido rapidamente para o berço aquecido, secar a pele, remover os campos úmidos e aspirar a boca, a faringe e o nariz.

1271 O objetivo do partograma (representação gráfica do trabalho de parto) é:

☐ A) acompanhar a evolução do parto, documentar, diagnosticar alterações e indicar a tomada de condutas corretas, ajudando a evitar intervenções desnecessárias
☐ B) documentar, diagnosticar alterações e indicar a tomada de condutas corretas
☐ C) diagnosticar alterações e indicar a tomada de condutas corretas, ajudando a evitar intervenções desnecessárias
☐ D) acompanhar a evolução do parto, documentar e indicar a tomada de condutas corretas, ajudando a evitar intervenções desnecessárias.

1272 No colostro, a grande quantidade de linfócitos e macrófagos conferem ação de proteção ao recém-nascido, juntamente com a alta concentração de:
☐ A) IgE + lactoferrina
☐ B) IgA + lactoferrina
☐ C) IgA + glicoferrina
☐ D) IgG + lactoferrina.

1273 De acordo com o método de Capurro, na avaliação da idade gestacional, o recém-nascido classificado como prematuro é aquele com:
☐ A) idade gestacional inferior a 36 semanas
☐ B) idade gestacional inferior a 37 semanas
☐ C) idade gestacional inferior a 37 semanas e peso inferior a 2.500 g
☐ D) peso ao nascer inferior a 2.500 g.

1274 Os fatores de risco para o desenvolvimento de toxemia gravídica *não* incluem:
☐ A) gestação múltipla (gemelar)
☐ B) diabetes melito
☐ C) valvopatia reumática crônica
☐ D) antecedente familiar (mãe ou irmã) de pré-eclampsia.

1275 Acerca da síndrome HELLP, complicação grave associada a gestações de alto risco, julgue os itens que se seguem.
1. Representa uma forma de grave expressão da doença hipertensiva específica da gravidez.
2. Está associada a anemia grave por deficiência de ferro e vitamina B12.
3. Nessa síndrome, há elevação das enzimas hepáticas (TGO, TGP e DHL).
4. Há importante trombocitose, isto é, aumento na quantidade de plaquetas.

Estão *corretos* apenas os itens:
☐ A) 1 e 2
☐ B) 1 e 3
☐ C) 2 e 3
☐ D) 3 e 4.

1276 A transmissão vertical (de mãe para filho) do vírus da imunodeficiência humana (HIV) causador da AIDS é a principal causa dessa infecção na população infantil. Com relação a esse assunto, assinale a opção *incorreta.*
☐ A) Os estudos clínicos atuais mostraram que a operação cesariana, quando realizada eletivamente, é um fator protetor da transmissão vertical do HIV
☐ B) O uso de terapia antirretroviral intravenosa durante o trabalho de parto de mulher soropositiva desobriga o uso desse tratamento no recém-nascido
☐ C) Deve ser administrada a zidovudina (AZT) intravenosa durante todo o trabalho de parto, até a ligadura do cordão umbilical, na gestante portadora do HIV
☐ D) O aleitamento materno representa um risco adicional de transmissão materno-infantil; portanto, as mães soropositivas devem evitá-lo.

1277 O acompanhamento da parturiente pelo enfermeiro, desde os pródromos, é fundamental para o êxito do parto, com segurança para a mulher e o concepto. Além do apoio emocional primordial nesse momento crítico, o enfermeiro monitora a progressão do trabalho de parto e o bem-estar fetal e habitualmente detecta as distocias precocemente, possibilitando intervenção imediata. Para fazer o diagnóstico da apresentação e da posição fetal, devem-se realizar:
☐ A) manobra de Leopold e cardiotocografia
☐ B) ausculta de batimentos cardiofetais e cardiotocografia

☐ C) toque vaginal e ausculta de batimentos cardiofetais
☐ D) manobra de Leopold e toque vaginal.

1278 Durante o atendimento a um lactente de 6 meses com insuficiência cardíaca congestiva que começou a receber digoxina e furosemida há 5 dias, a mãe relatou que o bebê vomitou várias vezes no dia anterior e também pela manhã no dia do atendimento. Na avaliação do sistema cardiovascular o enfermeiro percebeu frequência cardíaca irregular de 104 bpm. Diante desse quadro, a melhor conduta do enfermeiro seria:

☐ A) administrar a digoxina e instruir a mãe a chamar o cardiologista caso os vômitos persistam
☐ B) explicar que os vômitos e a frequência cardíaca baixa são efeitos colaterais comuns da digoxina
☐ C) acalmar o lactente e verificar novamente a frequência cardíaca
☐ D) antes de administrar a próxima dose, notificar o médico acerca dos achados de provável intoxicação digitálica para que a dose seja por ele ajustada
☐ E) suspender imediatamente o uso da digoxina e realizar eletrocardiograma para avaliar o tipo de arritmia para, em seguida, administrar o antiarrítmico.

1279 Um lactente de 10 meses, cuja queixa principal referida pelos pais era de febre, vômitos e diarreia com aproximadamente 12 h de duração foi avaliado pelo enfermeiro de um posto de saúde. Os pais relatam ainda que o lactente apresentou três vezes mais evacuações do que o habitual e as fezes tinham consistência aquosa. Após exame inicial, constatou-se que esse lactente estava com desidratação leve. Nesse caso, a intervenção mais adequada do enfermeiro seria:

☐ A) recomendar aos pais que façam a reposição das perdas hídricas oferecendo somente suco de frutas e adiem a reintrodução dos alimentos por 48 h
☐ B) administrar medicações antidiarreicas
☐ C) orientar e demonstrar aos pais como preparar e administrar a solução de reidratação oral (SRO)
☐ D) administrar terapia de reposição hídrica intravenosa e manter dieta zero durante 12 h
☐ E) iniciar terapia de reposição hídrica por sonda orogástrica administrando SRO.

1280 A desnutrição caracterizada pela deficiência de proteínas, porém com um suprimento adequado de calorias, é conhecida como:

☐ A) de 1º grau
☐ B) de 2º grau
☐ C) de 3º grau
☐ D) marasmo
☐ E) kwashiorkor.

1281 Quanto à alimentação complementar que deve ser iniciada a partir do sexto mês de vida, marque a alternativa *correta*.

☐ A) Inicia-se com frutas, de preferência, ácidas e sempre maduras
☐ B) As sopas e os mingaus devem ter consistência espessa, pois alimentos mais ralos são mais calóricos
☐ C) É recomendável que a criança ainda amamentada no peito receba três refeições diárias de alimentos complementares e as não amamentadas, cinco refeições
☐ D) Os alimentos de origem animal devem constar na refeição da criança, são baratos e de fácil acesso
☐ E) N.R.A.

1282 Quanto à avaliação do crescimento físico da criança, marque a alternativa *correta*.

☐ A) O peso é considerado o segundo melhor parâmetro de crescimento da criança
☐ B) Crianças com peso acima do percentil 95 para a idade são consideradas obesas
☐ C) Crianças com evolução de peso e altura entre o percentil 10 e 90 apresentam crescimento adequado
☐ D) O ganho de peso aumenta sua velocidade no segundo semestre de vida
☐ E) Crianças com peso abaixo do percentil 3 para a idade são consideradas desnutridas.

1283 Identifique a alternativa a seguir que se apresenta incorretamente como parâmetro de avaliação de crescimento físico em crianças.

☐ A) Peso
☐ B) Perímetro torácico
☐ C) Perímetro cefálico
☐ D) Perímetro braquial
☐ E) Comprimento.

1284 Quanto ao desenvolvimento da criança, assinale a opção *incorreta*.

☐ A) Em torno dos 4 meses de idade, os lactentes podem sentar-se sozinhos, inclinando-se para diante sobre suas mãos
☐ B) Em torno de 13 a 18 meses de idade, a criança caminha sozinha, quer comer sozinha e já se reconhece no espelho
☐ C) De 2 a 3 anos de idade diz seu nome e nomeia objetos como sendo seus
☐ D) De 4 a 6 anos de idade corre e pula alternando os pés, conta ou inventa pequenas histórias.

1285 No exame físico do adolescente, o enfermeiro utiliza o gráfico de Tanner com o objetivo de avaliar:

☐ A) o desenvolvimento psicológico
☐ B) evidências de violência física
☐ C) o grau de adequação escolar
☐ D) a existência de DST/AIDS
☐ E) o desenvolvimento puberal.

1286 Com relação à maturação sexual em meninas, o aparecimento dos brotos mamários é um evento conhecido como:

☐ A) menarca
☐ B) adrenarca
☐ C) genarca
☐ D) pubarca
☐ E) telarca.

1287 Os primeiros anos de vida de uma criança, especialmente os dois primeiros, são caracterizados por crescimento acelerado e grandes aquisições no processo de desenvolvimento. Assim, torna-se inquestionável a importância da alimentação da criança nessa fase. Entre os cuidados relacionados com a alimentação saudável para crianças maiores de 6 meses e menores de 2 anos, todas as alternativas a seguir estão corretas, *exceto*:

☐ A) desestimular a criança doente e convalescente a se alimentar
☐ B) cuidar da higiene no preparo e manuseio dos alimentos garantindo o seu armazenamento e conservação adequados
☐ C) oferecer à criança diferentes alimentos ao dia. Uma alimentação variada é colorida
☐ D) estimular o consumo diário de frutas, verduras e legumes nas refeições.

1288 As infestações por *Pediculus humanus capitis* em ambiente escolar e creches é muito comum. Uma medida de controle de epidemias deve ser:

☐ A) usar o ácido acético nas roupas
☐ B) tratar individualmente com ácido acético
☐ C) tratar coletiva e concomitantemente todos os alunos
☐ D) ferver os utensílios escolares
☐ E) ferver as roupas com ácido clorídrico.

1289 Um menino de 9 anos de idade apresenta exantema recente de sarampo e teve contato com um lactente de 2 meses de idade, cuja mãe teve sarampo quando criança. De que maneira se pode proteger o lactente contra a doença?

☐ A) Não é necessária nenhuma providência
☐ B) Injetando imediatamente e nos 2 dias seguintes soro imune
☐ C) Mediante terapia profilática com antibióticos
☐ D) Injetando imediatamente 0,2 a 0,4 mℓ de gamaglobulina por quilograma de peso corporal.

1290 Entre os distúrbios cutâneos pruriginosos que afetam as crianças, aquele que fala a favor de um distúrbio alérgico genético, embora não tenha sido definido o padrão de herança, predeterminado e que pode ser controlado, mas não é curável, é denominado:

☐ A) eczema
☐ B) dermatite seborreica
☐ C) dermatite de fralda
☐ D) acne vulgaris
☐ E) urticária.

1291 Sobre o desenvolvimento neuropsicomotor da criança de 0 a 12 meses, leia as sentenças a seguir e marque V para verdadeiro e F para falso.

☐ No 1º mês, a criança segura pequenos objetos, e mantém a cabeça firme e suas mãos começam a se abrir.

☐ A partir do 7º mês, a criança senta sozinha e pronuncia sons mais parecidos com a fala humana.

☐ Aos 12 meses, a criança anda com apoio.

☐ Com menos de 1 mês, a criança já rola e segura objetos em movimento.

Assinale a alternativa *correta*.

☐ A) V, V, V, V
☐ B) F, V, V, V
☐ C) F, V, V, F
☐ D) V, V, V, F
☐ E) F, F, F, F.

1292 Sobre a adolescência, marque V para verdadeiro e F para falso.

☐ A mononucleose infecciosa é uma doença aguda autolimitante, supostamente de etiologia viral, comum em jovens até os 25 anos de idade.

☐ No caso do suicídio entre 15 e 19 anos, o método predominantemente utilizado pelo sexo masculino é arma de fogo, e o método preferido por adolescentes do sexo feminino são os venenos.

☐ A enurese, que geralmente cessa entre 6 e 8 anos de idade, pode continuar até a fase da adolescência. O enfermeiro deve oferecer apoio durante todo o processo terapêutico.

☐ Diferentemente da enurese, a encoprese é fisiológica até o final da adolescência.

Assinale a sequência *correta*.

☐ A) V, F, V, V
☐ B) V, F, F, V
☐ C) V, V, F, F
☐ D) F, F, V, V
☐ E) V, V, V, F.

1293 Com relação à sintomatologia relativa à suspeita de apendicite aguda em uma criança de 5 anos de idade, assinale a opção *correta*.

☐ A) Dor abdominal intensa, em cólica, com contração antálgica dos membros inferiores e prolapso de invaginação intestinal através do ânus
☐ B) Dor em região periumbilical, associada a vômitos, que evolui para dor localizada em fossa ilíaca direita
☐ C) Icterícia, elevação de enzimas hepáticas e anorexia
☐ D) Abdome globoso, macicez móvel e sinal de piparote positivo.

1294 A forma mais adequada para o acompanhamento do crescimento de uma criança, nos serviços básicos de saúde, é o registro periódico de:

☐ A) peso/idade
☐ B) peso/altura
☐ C) altura/perímetro cefálico
☐ D) altura/perímetro braquial
☐ E) perímetro braquial/prega cutânea.

1295 Com relação à desidratação, o enfoque do cuidado deverá seguir os princípios básicos a seguir *exceto*:

☐ A) avaliar cuidadosamente a criança
☐ B) repor as perdas hidreletrolíticas
☐ C) desprezar o estado nutricional, visto que não é prioridade no momento
☐ D) combater o agente etiológico (se possível), na tentativa de diminuir a duração do processo infeccioso.

1296 Uma criança com problemas de desnutrição e anemia pode apresentar os seguintes sintomas, *exceto*:

☐ A) emagrecimento acentuado visível
☐ B) edema em ambos os pés
☐ C) hiperatividade
☐ D) apatia.

1297 Podemos afirmar que o guia mais importante para a avaliação cuidadosa da criança desidratada é a história clínica e o exame físico, portanto devem ser observados:

1. duração, frequência e características do vômito e da diarreia.
2. hora em que urinou pela última vez.
3. peso antes da instalação do quadro.
4. condições de moradia.

☐ A) Todas as afirmativas estão corretas
☐ B) 1 e 4 estão erradas
☐ C) 1, 2 e 3 estão corretas
☐ D) 2 e 3 estão erradas.

1298 Ao verificar o perímetro cefálico de um lactente portador de meningite bacteriana, o enfermeiro tem como objetivo principal estar atento ao aparecimento de uma das complicações da seguinte doença:
☐ A) encefalite bacteriana
☐ B) retardo no crescimento encefálico
☐ C) diminuição da produção de líquido cefalorraquidiano
☐ D) desenvolvimento de derrames subdurais
☐ E) irritação meníngea.

1299 O Ministério da Saúde, com o objetivo de reduzir a mortalidade dos menores de 5 anos por infecção respiratória aguda (IRA), em especial por pneumonia, considera, para fins operacionais, como suspeita de IRA toda criança menor de 5 anos que apresentar por mais de 7 dias o seguinte indício clínico:
☐ A) obstrução nasal e tosse
☐ B) cefaleia e diarreia
☐ C) sibilos e estertores
☐ D) temperatura corporal maior de 38,7°C
☐ E) tiragem intercostal e febre intermitente.

1300 O programa de acompanhamento do crescimento e desenvolvimento de uma criança deve ser feito, de forma sistematizada, até que ela complete:
☐ A) 6 meses
☐ B) 1 ano
☐ C) 5 anos
☐ D) 3 anos
☐ E) 10 anos.

1301 Em crianças com insuficiência respiratória causada pela asma, com sintomatologia de tiragem intercostal, cianose e sibilos, deve-se ter o cuidado de:
1. manter o paciente em decúbito dorsal com cabeceira reta.
2. não alimentar em caso de taquipneia para evitar broncoaspiração.
3. fluidificar as secreções através da nebulização.

Assinale a alternativa *correta.*
☐ A) 1 apenas
☐ B) 1 e 2 apenas
☐ C) 1, 2 e 3
☐ D) 1 e 3 apenas
☐ E) 2 e 3 apenas.

1302 Observe as afirmações a seguir quanto à indicação de realização de colostomia em crianças.
1. Estenose hipertrófica de piloro.
2. Imperfuração anal.
3. Megacólon congênito.
4. Enterocolite necrosante.

☐ A) Apenas a afirmativa 3 está correta
☐ B) Apenas as afirmativas 2 e 3 estão corretas
☐ C) Apenas a afirmativa 1 está correta
☐ D) As afirmativas 2, 3 e 4 estão corretas
☐ E) Apenas as afirmativas 3 e 4 estão corretas.

1303 A deterioração de um quadro respiratório na criança pode ser observada por:
☐ A) moteamento, cianose e agitação
☐ B) queda da saturação, moteamento e cianose
☐ C) piora do esforço respiratório, sudorese, agitação
☐ D) cianose, aumento da frequência respiratória e agitação
☐ E) aumento da frequência respiratória, piora do esforço respiratório, uso de musculatura acessória.

1304 Uma das metas da criança em ventilação mecânica é o desmame e o planejamento da extubação. Fazem parte desse planejamento:
☐ A) jejum de 12 h, estabilidade hemodinâmica e correção de distúrbios hidreletrolíticos
☐ B) jejum de 6 h, suspender sedação e iniciar corticoterapia 12 h antes da extubação nos casos de risco de edema de glote
☐ C) fazer nebulização com epinefrina, jejum de 12 h e suspender sedação

☐ D) correção de distúrbios hidreletrolíticos, aumentar sedação e corrigir anemia
☐ E) jejum de 12 h, iniciar corticoterapia 2 h antes da extubação e reduzir a sedação.

1305 Quanto aos direitos da criança e do adolescente, assinale a alternativa *incorreta*.
☐ A) A criança e o adolescente têm direito à liberdade, ao respeito e à dignidade como pessoas humanas em processo de desenvolvimento e como sujeitos de direitos civis, humanos e sociais garantidos na Constituição e nas leis
☐ B) Nenhuma criança ou adolescente será objeto de qualquer forma de negligência, discriminação, exploração, violência, crueldade e opressão, punido na forma da lei qualquer atentado, por ação ou omissão, aos seus direitos fundamentais
☐ C) Somente aos adolescentes maiores de 18 anos são assegurados os direitos trabalhistas e previdenciários
☐ D) É assegurado atendimento médico à criança e ao adolescente, por intermédio do Sistema Único de Saúde, garantindo o acesso universal e igualitário às ações e serviços para promoção, proteção e recuperação da saúde.

1306 Na admissão de uma criança com grande queimadura, o enfermeiro deverá estar atento e estabelecer as seguintes prioridades:
☐ A) prevenção de infecções secundárias e alívio da dor
☐ B) alívio da dor e reposição de nutrientes
☐ C) estabilização da temperatura corporal e apoio emocional
☐ D) manutenção das vias respiratórias livres e do equilíbrio hidroeletrolitico
☐ E) prevenção de infecções e reposição calórica.

1307 A postura em decorticação é observada em crianças com disfunção acentuada no:
☐ A) mesencéfalo
☐ B) córtex cerebral
☐ C) cerebelo
☐ D) trato piramidal
☐ E) tronco encefálico.

1308 Cuidado importante que a enfermagem deve ter com a criança portadora de desnutrição marasmática:
☐ A) cuidados com a terapêutica dietética, que consiste em dieta lipoproteica e hipocalórica
☐ B) observar presença de sangue nas fezes
☐ C) controle rigoroso da temperatura
☐ D) controle hídrico rigoroso
☐ E) reposição da perda excessiva de líquidos e eletrólitos.

1309 São indicações para realização de traqueostomias em crianças, *exceto*:
☐ A) obstrução das vias respiratórias
☐ B) traqueomalácia intensa
☐ C) fendas traqueoesofágicas
☐ D) atresia de esôfago
☐ E) intubação oro/nasotraqueal prolongada.

1310 São cuidados importantes no pós-operatório de hipospadia:
☐ A) avaliar diurese e permanência da sonda uretral
☐ B) verificar pressão arterial e temperatura axilar de 4/4 h
☐ C) uso de laxantes e medicação antiemética
☐ D) avaliação da escala de dor e ludoterapia
☐ E) deambulação precoce e uso de suspensórios para os testículos.

1311 Na cirurgia pediátrica faz-se necessária a avaliação da dor no pós-operatório das crianças, o que deve ser realizado por profissionais sensíveis e capacitados. Neste caso constitui-se como primeira escolha para avaliação da dor em crianças com idade inferior a 3 anos.
☐ A) Escala numérica
☐ B) Escala de quantificação gráfica por palavras
☐ C) Escala de faces
☐ D) Escala analógica visual
☐ E) Escala com instrumento de cor.

1312 Um lactente com estenose pilórica hipertrófica deve estar apresentando:

☐ A) diarreia
☐ B) vômitos em jato
☐ C) vômitos bilioso
☐ D) hematúria
☐ E) hipertensão arterial.

1313 A criança internada com suspeita de obstrução da derivação ventriculoperitoneal necessita ser constantemente avaliada pelo enfermeiro para sinais de elevação de pressão intracraniana. Entre esses sinais, o que revela compressão ou estiramento do nervo oculomotor é:

☐ A) olhos voltados para baixo (olhar em "sol poente")
☐ B) estrabismo convergente
☐ C) midríase pupilar homolateral à pressão
☐ D) nistagmo visual
☐ E) miose pupilar em ambos os olhos.

1314 As neoplasias malignas na criança produzem importante impacto sobre o seu crescimento e desenvolvimento. Entre as neoplasias da infância que acometem o sistema linfático, destaca-se o(a):

☐ A) neuroblastoma
☐ B) osteossarcoma
☐ C) tumor de Wilms
☐ D) linfoma de Hodgkin
☐ E) leucemia mieloide aguda.

1315 São manifestações clínicas, hematológicas, de leucemia em crianças:

☐ A) anemia, infecções, sangramentos
☐ B) emagrecimento, febre, crise convulsiva
☐ C) sangramento, vômitos, taquicardia
☐ D) infecções, sangramentos, cefaleia
☐ E) anemia, náuseas, cefaleia.

1316 Em crianças com AIDS e com desnutrição, o mineral contraindicado para suplementação, por apresentar baixa capacidade de ligação a proteínas, e permitir a proliferação de organismos dependentes é o:

☐ A) magnésio
☐ B) cobre
☐ C) cálcio
☐ D) zinco
☐ E) ferro.

▸Respostas comentadas

Questão 1178 – *Resposta:* letra **B**.
Comentário. Os sinais e sintomas mais comuns do câncer de mama podem ser detectados pelo autoexame das mamas, no qual a mulher, após orientação, tem a capacidade de identificar quaisquer alterações mais simples em suas mamas.

Questão 1179 – *Resposta:* letra **D**.
Comentário. Os fatores que facilitam a involução uterina incluem a expulsão completa das membranas amnióticas e da placenta no parto, o trabalho de parto e o processo de nascimento sem complicações, a amamentação e a deambulação precoce.

Questão 1180 – *Resposta:* letra **B**.
Comentário. O papilomavírus humano (HPV) é uma doença infecciosa, de transmissão frequentemente sexual, também conhecida como condiloma acuminado, verruga genital ou crista de galo. Os tipos de alto risco oncogênico, quando associados a outros cofatores, têm relação com o desenvolvimento das neoplasias intraepiteliais e do câncer invasor do colo uterino.

Questão 1181 – *Resposta:* letra **D**.
Comentário. A menorragia é a menstruação intensa e prolongada caracterizando-se por verdadeira hemorragia.

Questão 1182 – *Resposta:* letra **B**.
Comentário. As minipílulas são prescritas para mulheres que não podem tomar estrogênio. Atuam basicamente por espessar o muco da cérvice com o intuito de impedir a penetração dos espermatozoides e tornar o endométrio desfavorável à implantação.

Questão 1183 – *Resposta:* letra **D**.
Comentário. O herpes genital é uma infecção viral vitalícia recorrente. O herpesvírus simples é transmitido pelo contato das mucosas ou soluções de continuidade na pele, com lesões visíveis ou não.

Questão 1184 – *Resposta:* letra **C**.
Comentário. Nas infecções por gonorreia e clamídia os portadores são assintomáticos na proporção respectiva de 70 a 80% e 50 a 90%.

Questão 1185 – *Resposta:* letra **D**.
Comentário. O fator primário no desenvolvimento do câncer cervicouterino, ou câncer do colo uterino, é o papilomavírus humano (HPV), contraído durante a relação sexual, sendo associado também a outros fatores de risco.

Questão 1186 – *Resposta:* letra **E**.
Comentário. Os métodos naturais ou comportamentais referem-se a qualquer método anticoncepcional natural que não exija o uso de hormônios, compostos farmacêuticos, barreiras físicas e cirúrgicas para evitar a gravidez.

Questão 1187 – *Resposta:* letra **E**.
Comentário. O câncer endometrial, também conhecido como câncer do útero, é a neoplasia maligna do revestimento uterino.

Questão 1188 – *Resposta:* letra **E**.
Comentário. O exame ginecológico preventivo, ou coleta de esfregaço cervicovaginal, é um procedimento para obter células do colo uterino para rastreamento citológico em que vários fatores podem interferir no seu resultado.

Questão 1189 – *Resposta:* letra **C**.
Comentário. A doença inflamatória pélvica é uma infecção ascendente do trato reprodutivo feminino superior causada com maior frequência por infecção não tratada por clamídia ou gonorreia.

Questão 1190 – *Resposta:* letra **A**.
Comentário. O útero precisa permanecer contraído após o parto a fim de controlar o sangramento a partir do local placentário. Qualquer fator que leve o útero a relaxar após o parto causará sangramento.

Questão 1191 – *Resposta:* letra **D**.
Comentário. A tricomoníase, uma infecção vaginal causada pelo parasito *Trichomonas vaginalis*, tem como uma das manifestações clínicas corrimento intenso amarelo-esverdeado ou cinza-esverdeado, espumoso ou bolhoso. A vaginose bacteriana é causada pelo bacilo Gram-negativo *Gardnerella vaginalis* e tem como critérios de diagnóstico corrimento vaginal homogêneo branco e fino, pH > 4,5 e teste das aminas positivo – "teste do cheiro", no qual a secreção vaginal é misturada a

uma gota de hidróxido de potássio a 10%, o que produz odor característico de peixe.

Questão 1192 – *Resposta:* letra **B**.
Comentário. A viabilidade é considerada a partir de 20 semanas de gestação. A primípara é uma mulher que deu à luz uma vez após uma gestação de pelo menos 20 semanas; a multípara é uma mulher que teve duas ou mais gestações que resultaram em um filho viável; e nulípara é a mulher que nunca teve filho viável.

Questão 1193 – *Resposta:* letra **B**.
Comentário. A gonodotrofina coriônica humana (hCG) é o marcador biológico mais precoce da gravidez. Os níveis de hCG na gestação normal dobram a cada 48 a 72 h até alcançarem seu máximo cerca de 60 a 70 dias após a fertilização.

Questão 1194 – *Resposta:* letra **C**.
Comentário. O volume sanguíneo aumenta aproximadamente 1.500 mℓ. É constituído por 1.000 mℓ de plasma e 450 mℓ de hemácias. Como o aumento de plasma excede o aumento da produção de hemácias, os valores normais de hemoglobina e o hematócrito diminuem. Esse estado de hemodiluição é denominado anemia fisiológica da gravidez.

Questão 1195 – *Resposta:* letra **D**.
Comentário. A regra de Naegele consiste em somar 7 dias ao primeiro dia da última menstruação, subtrair 3 meses ao mês em que ocorreu a última menstruação e acrescentar 1 ao ano. Nessa regra a margem de erro é de aproximadamente 2 semanas.

Questão 1196 – *Resposta:* letra **D**.
Comentário. O posicionamento incorreto do bebê durante a amamentação, a retirada da mama sem a interrupção da sucção, o uso do sutiã muito apertado e a pega inadequada da mama pelo bebê podem resultar em mamilos rachados e inflamados.

Questão 1197 – *Resposta:* letra **D**.
Comentário. Recomenda-se que todas as mulheres em idade fértil sejam vacinadas contra rubéola. Caso na consulta pré-natal seja detectado a não imunidade contra a doença, a mulher deve ser orientada à vacinação no período pós-parto para que esteja imunizada antes de uma próxima gestação.

Questão 1198 – *Resposta:* letra **C**.
Comentário. As contrações uterinas, responsáveis pelo adelgaçamento e pela dilatação da cérvice, impulsionam a apresentação fetal em direção ao segmento uterino inferior.

Questão 1199 – *Resposta:* letra **E**.
Comentário. A xerostomia é a secura da mucosa bucal decorrente de ausência de secreção salivar, consequente à aplasia ou à atrofia glandular ou ainda a carência de vitamina A, desidratação e radioterapia.

Questão 1200 – *Resposta:* letra **E**.
Comentário. A eritroblastose fetal é uma doença hemolítica do neonato causada por anticorpos maternos; resulta em anemia, icterícia, hepatosplenomegalia e edema generalizado.

Questão 1201 – *Resposta:* letra **B**.
Comentário. O feto passa por várias mudanças de posição enquanto percorre a passagem. Essas mudanças de posição são conhecidas como tempos do trabalho de parto.

Questão 1202 – *Resposta:* letra **E**.
Comentário. A hiperêmese gravídica é uma complicação caracterizada por náuseas e vômitos, persistentes e incontroláveis, antes da 20ª semana de gestação. Pode provocar desidratação, desequilíbrios ácido-básicos, desequilíbrios eletrolíticos e perda de peso.

Questão 1203 – *Resposta:* letra **A**.
Comentário. Nos neonatos, os níveis de glicose caem muito durante as primeiras horas de vida porque a fonte de glicose materna é removida quando a placenta é expulsa. Esse período de transição costuma ser tranquilo, porém alguns neonatos correm o risco de desenvolver hipoglicemia.

Questão 1204 – *Resposta:* letra **C**.
Comentário. O índice de Apgar é usado para avaliar o recém-nascido em 1 e 5 min após o nascimento. Avaliação dos cinco parâmetros: frequência cardíaca, esforço respiratório, tônus muscular, resposta a estímulo irritante e coloração.

Questão 1205 – *Resposta:* letra **B**.
Comentário. A toxemia gravídica ou hipertensão gestacional ocorre após a 20ª semana de gestação, sendo classificada como pré-eclampsia ou eclampsia.

Questão 1206 – *Resposta:* letra **D**.
Comentário. A ruptura prematura das membranas amnióticas há mais de 6 h remove a barreira de líquido amniótico, de modo que as bactérias conseguem ascender.

Questão 1207 – *Resposta:* letra **E**.
Comentário. No início do trabalho de parto o corpo da gestante sofre diversas alterações para prepará-lo para o nascimento do bebê. Esses sinais e sintomas podem variar de uma gestante para outra.*

Questão 1208 – *Resposta:* letra **B**.
Comentário. O foco da assistência ao recém-nascido consiste na detecção precoce e na iniciação da terapia para abordar os problemas potenciais. Os cuidados começam no período pré-natal ao se identificar clientes com diabetes melito e tomar medidas para controlar a glicemia materna.

Questão 1209 – *Resposta:* letra **E**.
Comentário. O Método Canguru permite um vínculo mãe e filho muito maior, o que auxilia o desenvolvimento psicomotor dos recém-nascidos, notadamente os de baixo peso, com estabilidade clínica e promove o aleitamento materno.

Questão 1210 – *Resposta:* letra **C**.
Comentário. Na 2ª etapa do Método Canguru o recém-nascido encontra-se estabilizado e poderá ficar com acompanhamento contínuo de sua mãe. Nessa etapa a mãe e a criança estarão aptas a permanecer em enfermaria conjunta, onde a posição canguru será realizada pelo maior tempo possível.

Questão 1211 – *Resposta:* letra **E**.
Comentário. A aferição da frequência cardíaca fetal tem por objetivo avaliar o bem-estar fetal.

*A presença de secreção esbranquiçada ou hipotensão arterial não é sinal indicativo de trabalho de parto.

Questão 1212 – *Resposta:* letra **C**.
Comentário. Lóquios consistem em secreção vaginal que ocorre após o nascimento. É resultado da involução, durante a qual a camada superficial da decídua basal sofre necrose e descama.

Questão 1213 – *Resposta:* letra **A**.
Comentário. A amniorrexe, ou ruptura prematura das membranas amnióticas, é definida como ruptura das membranas antes do início do trabalho de parto.

Questão 1214 – *Resposta:* letra **E**.
Comentário. A incompatibilidade do fator Rh é um distúrbio que se desenvolve quando a mulher Rh-negativa é exposta a hemácias Rh-positivas e, subsequentemente, desenvolve títulos circulantes de anticorpos anti-Rh. A imunoglobulina de Rh ajuda a destruir quaisquer células fetais na circulação materna antes que ocorra a sensibilização, inibindo desse modo a produção de anticorpos pela mãe.

Questão 1215 – *Resposta:* letra **C**.
Comentário. A fototerapia é indicada para neonatos com icterícia e usada para converter bilirrubina não conjugada na forma hidrossolúvel menos tóxica que pode ser excretada.

Questão 1216 – *Resposta:* letra **C**.
Comentário. A vitamina K, uma vitamina lipossolúvel, promove a coagulação do sangue por aumentar a síntese de protrombina pelo fígado.

Questão 1217 – *Resposta:* letra **E**.
Comentário. A endometrite é a infecção uterina no pós-parto do revestimento endometrial. A metrite também é muito comum e envolve o endométrio, a decídua e o miométrio adjacente do útero.

Questão 1218 – *Resposta:* letra **C**.
Comentário. Aplicada preferencialmente logo após o nascimento (nas primeiras 12 h de vida) para evitar a transmissão vertical, a via de administração da vacina hepatite B é intramuscular profunda, no vasto lateral da coxa; em crianças com mais de 2 anos de idade, pode ser aplicada na região deltoide. Não deve ser aplicada na

região glútea, pois a adoção desse procedimento se associa a menor produção de anticorpos, pelo menos em adultos.

Questão 1219 – ***Resposta:*** letra **A**.
Comentário. Na menopausa ocorre um declínio intenso do estrogênio e esses níveis caem em 90%.

Questão 1220 – ***Resposta:*** letra **E**.
Comentário. A pílula combinada de estrogênio e progesterona pode agravar muitos distúrbios clínicos em mulheres tabagistas, como, por exemplo, risco de infarto do miocárdio, acidente vascular encefálico e hipertensão arterial.

Questão 1221 – ***Resposta:*** letra **A**.
Comentário. A avaliação do risco na gravidez começa na primeira consulta pré-natal e se mantém a cada visita subsequente, porque fatores adicionais, que não foram aparentes durante as visitas anteriores, podem ser identificados em visitas posteriores.

Questão 1222 – ***Resposta:*** letra **D**.
Comentário. A vaginose bacteriana, o granuloma inguinal e o cancroide são doenças sexualmente transmissíveis – infecções do trato reprodutivo causadas por micro-organismos transmitidos por relação sexual.

Questão 1223 – ***Resposta:*** letra **D**.
Comentário. Terapias efetivas para síndrome da angústia respiratória estabelecidas incluem ventilação mecânica, pressão positiva contínua nas vias respiratórias (CPAP) e administração de surfactante.

Questão 1224 – ***Resposta:*** letra **C**.
Comentário. Apesar do efeito benéfico, o oxigênio também pode apresentar efeitos tóxicos na administração prolongada. A retinopatia da prematuridade apresenta estágios com efeitos que vão de mínimos na vascularização da retina até o descolamento desta, que tem como consequência a cegueira.

Questão 1225 – ***Resposta:*** letra **A**.
Comentário. Quando houver rachaduras é importante que a mãe continue a amamentar, corrigindo possíveis problemas de "pega" e posição. Começar a dar o peito pela mama sadia e depois passar para a mama com rachaduras. A rachadura pode levar ao ingurgitamento (leite empedrado) e este à mastite. Uma forma de evitar que o leite fique "empedrado" é colocar o bebê para mamar sob livre demanda sempre que ele quiser.

Questão 1226 – ***Resposta:*** letra **B**.
Comentário. A hipoglicemia prolongada e não tratada provoca sequelas neurológicas adversas crônicas graves, como incapacidade de aprendizagem e retardamento mental.

Questão 1227 – ***Resposta:*** letra **B**.
Comentário. Deve-se lançar mão da contracepção de emergência até 72 h após relação sexual sem proteção ou falha na contracepção. Quanto mais cedo for realizada, mais efetiva será.

Questão 1228 – ***Resposta:*** letra **C**.
Comentário. A síndrome da membrana hialina, atualmente conhecida como síndrome da angústia respiratória (SAR), é um distúrbio respiratório causado por falta de surfactante alveolar, o que provoca diminuição da complacência pulmonar e aumento do esforço respiratório.

Questão 1229 – ***Resposta:*** letra **A**.
Comentário. A gravidez de alto risco é aquela em que existe um distúrbio que ameaça a saúde da mãe e/ou do feto. Pode ser decorrente exclusivamente da gravidez ou de uma alteração que já existia antes de a mulher engravidar, como por exemplo, a hipertensão arterial.

Questão 1230 – ***Resposta:*** letra **C**.
Comentário. O período neonatal é definido como os primeiros 28 dias de vida do recém-nascido.

Questão 1231 – ***Resposta:*** letra **D**.
Comentário. O DIU é um método imediatamente reversível. As usuárias do DIU, espontaneamente, terão sua fertilidade recuperada em curto período de tempo, mesmo após o uso prolongado. Este retorno da fertilidade ocorre de modo semelhante a outros métodos anticoncepcionais.

Questão 1232 – ***Resposta:*** letra **C**.
Comentário. A sepse neonatal é a presença de micro-organismos bacterianos, fúngicos ou virais, ou

de suas toxinas, no sangue ou em outros tecidos. Pode ser uma infecção congênita, adquirida por transmissão vertical com início antes do nascimento; uma infecção adquirida por transmissão vertical no período perinatal; ou infecções de início tardio, adquiridas por transmissão horizontal.

Questão 1233 – ***Resposta:*** letra **A**.
Comentário. As temperaturas pré-ovulação são suprimidas por estrogênio, ao passo que as temperaturas pós-ovulação são aumentadas sob a influência de progesterona, indutora de calor. A mulher deve evitar relação sexual sem proteção até a temperatura corporal basal ficar elevada durante 3 dias.

Questão 1234 – ***Resposta:*** letra **D**.
Comentário. Cabeça pequena pode indicar microcefalia causada por rubéola, toxoplasmose ou condição pequeno para idade gestacional. Circunferência aumentada da cabeça pode indicar hidrocefalia ou aumento da pressão intracraniana.

Questão 1235 – ***Resposta:*** letra **C**.
Comentário. A icterícia fisiológica é um distúrbio muito comum em neonatos caracterizado pela hiperbilirrubinemia, e a maioria deles apresenta pele, mucosas e escleróticas amareladas nos primeiros 3 dias de vida.

Questão 1236 – ***Resposta:*** letra **C**.
Comentário. Os sinais de provável gestação são aqueles detectados no exame físico realizado pelo enfermeiro. O sinal de Chadwick é caracterizado pela coloração azul-arroxeada das mucosas da vulva, da vagina e do colo uterino.

Questão 1237 – ***Resposta:*** letra **D**.
Comentário. A amniotomia é muito utilizada para acelerar o trabalho de parto, porém pode retardar esse processo quando não é capaz de deflagrá-lo, restringindo a parturiente ao leito quando a apresentação encontra-se alta e móvel pelo risco de prolapso de cordão. E, quando não indicada adequadamente, pode expor a parturiente e o feto a infecções.

Questão 1238 – ***Resposta:*** letra **A**.
Comentário. Imediatamente após o nascimento, os lóquios são vermelho-brilhantes e consistem principalmente em sangue, produtos fibrosos, células deciduais, hemácias e leucócitos.

Questão 1239 – ***Resposta:*** letra **C**.
Comentário. Os defeitos do tubo neural são malformações do sistema nervoso que acometem a medula espinal e o crânio. O ácido fólico é uma vitamina da família da vitamina B necessária na síntese do DNA e de novas células. Durante a gestação, a mulher tem que ter quantidades de ácido fólico suficientes para ela e para o feto, que precisa de quantidades elevadas em razão de sua intensa formação celular.

Questão 1240 – ***Resposta:*** letra **B**.
Comentário. As mulheres infectadas devem ser informadas e aconselhadas sobre o risco de transmissão do HIV durante a amamentação e orientadas quanto ao uso de substitutos do leite materno, ou, quando disponível, o uso de leite de bancos de leite credenciados pelo Ministério da Saúde.

Questão 1241 – ***Resposta:*** letra **A**.
Comentário. A diminuição da exposição do neonato a líquidos corporais é fundamental no caso de gestantes infectadas pelo HIV mediante a higiene com água e sabão. Deve ser estimulado o vínculo mãe e filho. Não é recomendado o aleitamento materno pela transmissão vertical, e a zidovudina (AZT) xarope deve ser usado pelo neonato nas 6 primeiras semanas de vida.

Questão 1242 – ***Resposta:*** letra **B**.
Comentário. Na hiperbilirrubinemia podem-se observar ao redor do quinto dia sinais como letargia ou irritabilidade, hipotonia, choro neurológico, dificuldade em sugar e postura de descerebração, característicos de encefalopatia.

Questão 1243 – ***Resposta:*** letra **C**.
Comentário. Os neonatos são suscetíveis à infecção pela sua capacidade limitada de produzir anticorpos. A precaução de contato é fundamental para prevenir a infecção entre os neonatos dentro da UTI.

Questão 1244 – ***Resposta:*** letra **E**.
Comentário. A hipoglicemia é definida como nível sanguíneo de glicose inferior a 35 mg/dℓ ou concentração plasmática inferior a 40 mg/dℓ.

Questão 1245 – ***Resposta:*** letra **B**.
Comentário. A alimentação por gavagem é prescrita com frequência para neonatos comprometidos, permitindo-lhes descansar durante o processo de alimentação consumindo calorias suficientes para satisfazer as suas necessidades. O resíduo gástrico deve ser verificado antes de cada dieta, sendo observadas a cor, a quantidade e a consistência. Mais de 30% do volume total administrado previamente pode sinalizar má tolerância alimentar.

Questão 1246 – ***Resposta:*** letra **D**.
Comentário. A placenta prévia é um distúrbio hemorrágico com ausência de dor que ocorre durante os últimos dois trimestres de gestação no qual a placenta se implanta sobre o orifício cervical.

Questão 1247 – ***Resposta:*** letra **D**.
Comentário. A hemorragia craniana intraventricular é um sangramento de origem na região da matriz germinativa do cérebro, com extensão para o sistema ventricular. Pode levar a paralisia cerebral, hidrocefalia e déficits de comportamento, audição, aprendizado ou visão.

Questão 1248 – ***Resposta:*** letra **D**.
Comentário. Durante o período neonatal imediato, os cuidados concentram-se em facilitar a transição do recém-nascido para a vida extrauterina. As intervenções de enfermagem incluem manter a desobstrução das vias respiratórias, assegurar a identificação apropriada, administrar medicamentos prescritos e manter a termorregulação.

Questão 1249 – ***Resposta:*** letra **A**.
Comentário. A hidrocefalia é o aumento do volume de líquido cefalorraquidiano nos ventrículos cerebrais em razão de produção excessiva ou circulação e absorção comprometida.

Questão 1250 – ***Resposta:*** letra **B**.
Comentário. Recém-nascido com cardiopatia congênita deve ser mantido em posição semi-Fowler, pois essa posição remove a pressão abdominal do diafragma e facilita a expansão pulmonar.

Questão 1251 – ***Resposta:*** letra **C**.
Comentário. A frequência da aspiração traqueal deve ser determinada pelas mudanças do estado do cliente, como diminuição da saturação de oxigênio, agitação do cliente, aumento das necessidades de oxigênio e ruídos respiratórios que demonstrem a presença de secreções pulmonares.

Questão 1252 – ***Resposta:*** letra **E**.
Comentário. No recém-nascido a insuficiência respiratória é uma das principais causas da parada cardíaca. Esta leva à diminuição da oferta de oxigênio aos tecidos e, como consequência, à acidose metabólica que vai comprometer a função cardíaca, o que finalmente acarreta assistolia.

Questão 1253 – ***Resposta:*** letra **B**.
Comentário. A hipertensão gestacional pode ser classificada como pré-eclampsia ou eclampsia. Sinais importantes são hipertensão arterial, disfunção endotelial (extravasamento capilar e proteinúria) e diminuição da perfusão de órgãos.

Questão 1254 – ***Resposta:*** letra **A**.
Comentário. A mola hidatiforme é uma neoplasia benigna do córion em que vilosidades coriônicas degeneram e tornam-se vesículas transparentes contendo líquido viscoso límpido. Algumas manifestações clínicas são útero de tamanho aumentado quando comparado com o esperado para as datas gestacionais e níveis de hCG extremamente altos.

Questão 1255 – ***Resposta:*** letra **B**.
Comentário. A gestante deve ser monitorada pelo enfermeiro com relação a: controle de balanço hídrico de hora em hora, diminuição do débito urinário (30 mℓ/h), frequência respiratória inferior a 12 irpm; e ausculta dos pulmões à procura de evidências de edema pulmonar.

Questão 1256 – ***Resposta:*** letra **D**.
Comentário. O descolamento prematuro de placenta é causado pela lesão do descolamento por si só e por questões relacionadas com prematuridade, quando existe necessidade de parto antes do tempo para aliviar sofrimento materno e fetal. Exige intervenções rápidas e efetivas para evitar morbimortalidade materna e fetal.

Questão 1257 – ***Resposta:*** letra **A**.
Comentário. A anemia ferropriva aumenta o risco perinatal tanto pata à mãe quanto para o

neonato. Pode aumentar a probabilidade de parto pré-termo, de o bebê nascer com baixo peso e de morte perinatal.

Questão 1258 – *Resposta:* letra **A**.
Comentário. A sífilis é uma doença infecciosa, de caráter sistêmico e de evolução crônica sujeita a surtos de agudização e períodos de latência. O agente etiológico, o *Treponema pallidum*, é um espiroqueta de transmissão predominantemente sexual ou materno-fetal (vertical), podendo produzir, respectivamente, a forma adquirida ou congênita da doença.

Questão 1259 – *Resposta:* letra **B**.
Comentário. Os parâmetros de avaliação da frequência cardíaca fetal são classificados como frequência basal, variabilidade basal (a longo e a curto prazos) e alterações periódicas na frequência (acelerações e desacelerações).

Questão 1260 – *Resposta:* letra **C**.
Comentário. As contrações do trabalho de parto verdadeiro provocam dilatação progressiva e apagamento do colo uterino. Ocorrem a intervalos regulares e aumentam de frequência, duração e intensidade. O desconforto da contração começa no dorso e se irradia para a parte da frente do abdome.

Questão 1261 – *Resposta:* letra **E**.
Comentário. A causa mais comum de hemorragia puerperal é a atonia uterina, que consiste em incapacidade do útero de contrair e retrair após o parto. O útero precisa permanecer contraído após o parto a fim de controlar o sangramento a partir do local placentário.

Questão 1262 – *Resposta:* letra **A**.
Comentário. São pesquisados 18 tipos virais de maior relevância clínica, divididos em dois grupos de acordo com seu potencial oncogênico. HPV grupo A ou de baixo risco: 6, 11, 42, 43 e 44; HPV grupo B ou de alto risco: 16, 18, 31, 33, 35, 39, 45, 51, 52, 56, 58, 59 e 68.

Questão 1263 – *Resposta:* letra **E**.
Comentário. A escala de Capurro é um sistema de avaliação da idade gestacional do recém-nascido fundamentado em critérios físicos e neurológicos.

Questão 1264 – *Resposta:* letra **D**.
Comentário. Um dos maiores avanços na prevenção da transmissão vertical do HIV foi demonstrado no estudo multicêntrico realizado nos EUA e na França, em gestantes que não amamentaram, o qual mostrou a redução de aproximadamente 70% com o uso da zidovudina (AZT) na gestação, no parto e no recém-nascido (Protocolo ACTG 076).

Questão 1265 – *Resposta:* letra **C**.
Comentário. A manobra de Kristeller ou pressão no fundo do útero é realizada por um profissional que auxilia o assistente do parto (médico ou enfermeiro obstetra) durante o período expulsivo ou segundo estágio do parto.

Questão 1266 – *Resposta:* letra **E**.
Comentário. A fissura mamilar pode aumentar o risco de mastite nas mães lactantes, porque uma rachadura na pele pode permitir a entrada de micro-organismos.

Questão 1267 – *Resposta:* letra **B**.
Comentário. O exame físico detecta quaisquer problemas físicos que possam afetar o resultado da gravidez e também proporciona os dados basais para a avaliação das alterações durante consultas futuras.

Questão 1268 – *Resposta:* letra **C**.
Comentário. No trabalho de parto, devem estar presentes e somadas a sístole involuntária do útero e a contração voluntária da prensa abdominal, fatores importantes para maior eficiência do período de expulsão.

Questão 1269 – *Resposta:* letra **C**.
Comentário. Qualquer distúrbio que impeça o trânsito seguro do feto pelo canal do parto ou que comprometa significativamente o bem-estar materno ou fetal é uma indicação para cesariana.

Questão 1270 – *Resposta:* letra **C**.
Comentário. O mecônio é uma substância verde e viscosa composta basicamente por água e outras secreções gastrintestinais que pode ser observado no trato gastrintestinal fetal entre 10 e 16 semanas de gestação.

Questão 1271 – ***Resposta:*** letra **A**.
Comentário. O partograma é uma representação gráfica e objetiva do trabalho de parto. Mostra, entre outros dados, a evolução da dilatação do colo e a descida da apresentação, associando dois elementos fundamentais na qualidade da assistência ao parto: a simplicidade gráfica e a interpretação rápida do trabalho de parto.

Questão 1272 – ***Resposta:*** letra **B**.
Comentário. O leite materno contém células vivas como os macrófagos, os linfócitos, entre outros, e uma grande variedade de fatores ativos biológicos como IgA, lactoferrina, B12, bem como grande quantidade de hormônios como esteroides, tiroxina, gonadotropinas, prolactina, eritropoetina, melatonina, entre outros.

Questão 1273 – ***Resposta:*** letra **B**.
Comentário. A idade gestacional é o período a partir do primeiro dia do último período menstrual normal até o dia do nascimento. Considera-se recém-nascido pré-termo aquele com idade gestacional inferior a 37 semanas; a termo com idade gestacional de 37 a 42 semanas; e pós-termo com idade gestacional superior a 42 semanas.

Questão 1274 – ***Resposta:*** letra **C**.
Comentário. A toxemia gravídica, ou hipertensão arterial específica da gravidez, tem vários fatores para seu desenvolvimento como diabetes melito, hipertensão arterial crônica, doenças renais, história familiar, obesidade, má nutrição, gravidez múltipla e incompatibilidade Rh.

Questão 1275 – ***Resposta:*** letra **B**.
Comentário. HELLP, uma complicação hipertensiva materna, é um acrônimo para hemólise, elevação das enzimas hepáticas e plaquetopenia, podendo evoluir rapidamente para falência de órgãos e morte. Alguns sinais e sintomas são mal-estar, dor epigástrica, dor no hipocôndrio direito, edema, hiperbilirrubinemia e alterações de dados laboratoriais.

Questão 1276 – ***Resposta:*** letra **B**.
Comentário. A terapia com zidovudina (AZT) solução oral deve iniciar-se o mais precoce possível nas primeiras 24 h após o parto e ser mantida até a 6ª semana de vida, mesmo que as mães tenham ou não recebido AZT durante a gestação e o parto.

Questão 1277 – ***Resposta:*** letra **D**.
Comentário. O toque vaginal oferece entre outras, informações, sobre a apresentação, a posição, a situação, o grau de flexão da cabeça do feto e a existência de tumefação ou moldagem do crânio fetal. A manobra de Leopold determina a apresentação, a posição e a postura do feto. A cardiotocografia é um procedimento não invasivo da medida indireta da função uteroplacentária.

Questão 1278 – ***Resposta:*** letra **D**.
Comentário. A digoxina é um medicamento potencialmente perigoso porque a margem de segurança de doses terapêuticas, tóxicas e letais é bastante estreita. Os sinais comuns de intoxicação digitálica em crianças são náuseas, vômitos, anorexia, bradicardia e arritmias.

Questão 1279 – ***Resposta:*** letra **C**.
Comentário. Os lactentes e as crianças com diarreia aguda e desidratação devem ser inicialmente tratados com solução de reidratação oral (SRO). Nesses casos devem ser administrados 60 a 80 mℓ/kg em um período de 2 h.

Questão 1280 – ***Resposta:*** letra **E**.
Comentário. As formas mais extremas de desnutrição proteico-calórica são o kwashiorkor (deficiência de energia com suprimento adequado de calorias) e o marasmo (baixa ingestão de calorias e proteínas).

Questão 1281 – ***Resposta:*** letra **C**.
Comentário. A OMS recomenda que os alimentos complementares sejam oferecidos a partir dos 6 meses de idade. Se a criança está sendo amamentada, três refeições por dia com alimentos adequados são suficientes para garantir boa nutrição e crescimento no primeiro ano de vida. No segundo ano de vida, devem ser acrescentados mais dois lanches, além das três refeições. Se a criança não está sendo amamentada, deve receber cinco refeições ao dia, com alimentos complementares já a partir do sexto mês.

Questão 1282 – ***Resposta:*** letra **C**.
Comentário. Na proposta do cartão da criança, peso acima do percentil 97: classificar como

sobrepeso; entre os percentis 97 e 3: faixa de normalidade nutricional; entre os percentis 10 e 3: classificar como risco nutricional; entre os percentis 3 e 0,1: classificar como peso baixo; abaixo do percentil 0,1: classificar como peso muito baixo.

Questão 1283 – *Resposta:* letra **B**.
Comentário. As medidas antropométricas básicas são o peso, a estatura (comprimento ou altura), o perímetro cefálico e o perímetro braquial.

Questão 1284 – *Resposta:* letra **A**.
Comentário. As crianças começam a sentar-se sozinhas a partir do 5º mês de vida (desenvolvimento esperado).

Questão 1285 – *Resposta:* letra **E**.
Comentário. Os estágios do desenvolvimento dos caracteres sexuais secundários e do desenvolvimento genital foram definidos como um guia para estimar a maturidade sexual e são frequentementes referidos como os estágios de Tanner.

Questão 1286 – *Resposta:* letra **E**.
Comentário. A menarca é o aparecimento inicial da menstruação; a adrenarca ou pubarca é o crescimento dos pelos pubianos.

Questão 1287 – *Resposta:* letra **A**.
Comentário. Deve-se estimular a criança doente e convalescente a se alimentar, oferecendo sua alimentação habitual e seus alimentos preferidos e respeitando a sua aceitação. As crianças doentes, em geral, têm menos apetite. Por isso, devem ser estimuladas a se alimentar, sem, no entanto, serem forçadas a comer.

Questão 1288 – *Resposta:* letra **C**.
Comentário. A pediculose da cabeça (piolhos) é uma infestação do couro cabeludo por *Pediculus humanus capitis*, um parasito muito comum, especialmente em escolares.

Questão 1289 – *Resposta:* letra **A**.
Comentário. Por causa de anticorpos maternos, a vacina contra o vírus do sarampo é recomendada entre 12 e 15 meses de idade.

Questão 1290 – *Resposta:* letra **A**.
Comentário. O termo eczema ou inflamação eczematosa designa uma categoria descritiva de doenças dermatológicas e não uma etiologia específica. A dermatite atópica é um tipo de eczema pruriginoso que inicia geralmente no período neonatal e associa-se à alergia com tendência hereditária (atopia).

Questão 1291 – *Resposta:* letra **C**.
Comentário. Com 1 a 3 meses de idade a criança abre e fecha os braços em resposta à estimulação (reflexo de Moro); postura: barriga para cima, pernas e braços fletidos, cabeça lateralizada; olha para a pessoa que a observa.

Questão 1292 – *Resposta:* letra **E**.
Comentário. A encoprese é a eliminação repetida, voluntária ou involuntária, de fezes de consistência normal em locais não apropriados para este propósito, de acordo com o grupo social do indivíduo. A incontinência fecal não deve ser causada por qualquer efeito fisiológico, como um laxativo, ou por afecção clínica geral.

Questão 1293 – *Resposta:* letra **B**.
Comentário. A apendicite, que se refere à inflamação do apêndice vermiforme (saco cego no fim do ceco), constitui a condição mais comum a exigir cirurgia abdominal durante a infância.

Questão 1294 – *Resposta:* letra **A**.
Comentário. A avaliação periódica do ganho de peso permite o acompanhamento do progresso individual de cada criança, identificando aquelas de maior risco de morbimortalidade, sinalizando o alarme precoce para a desnutrição, causa básica da instalação ou do agravamento da maior parte dos problemas de saúde infantil. O modo mais adequado para o acompanhamento do crescimento de uma criança nos serviços básicos de saúde é o registro periódico do peso no gráfico peso/idade do cartão da criança.

Questão 1295 – *Resposta:* letra **C**.
Comentário. As metas para o lactente ou a criança desidratada e sua família são as seguintes: deverá manter uma hidratação adequada; manter uma nutrição apropriada para a sua idade; prevenir a transmissão da infecção (agente etiológico) a outras pessoas; e a família deverá receber suporte e

educação apropriados, sobretudo no que concerne aos cuidados domiciliares.

Questão 1296 – *Resposta:* letra **C**.
Comentário. Entre as manifestações clínicas da anemia podem ser citados: fraqueza muscular; fatigabilidade fácil (repouso frequente, respiração superficial e sucção deficiente); pele pálida; pica (ingestão de barro, gelo, argila); cefaleia; tontura; desmaio; irritabilidade; raciocínio lento; apatia; depressão; diminuição da pressão arterial e aumento da frequência cardíaca.

Questão 1297 – *Resposta:* letra **A**.
Comentário. A desidratação é um distúrbio comum dos líquidos corporais em lactentes e crianças e ocorre toda vez que a eliminação total de líquido ultrapassa a sua ingestão total, independentemente da causa subjacente.

Questão 1298 – *Resposta:* letra **D**.
Comentário. Todas as crianças são observadas cuidadosamente quanto aos sinais de aumento da pressão intracraniana, choque ou angústia respiratória, entre outros. O perímetro cefálico é medido no lactente porque pode haver desenvolvimento de derrames subdurais e hidrocefalia obstrutiva como complicação da meningite.

Questão 1299 – *Resposta:* letra **A**.
Comentário. Caracteriza um caso de insuficiência respiratória aguda a presença de um ou mais dos sinais a seguir: tosse, dificuldade para respirar, chiado, coriza, dor de ouvido, dor de garganta, com evolução média de 7 dias.

Questão 1300 – *Resposta:* letra **C**.
Comentário. O crescimento e o desenvolvimento são eixos referenciais para todas as atividades de atenção à criança até os 5 anos de idade, sob os aspectos biológico, afetivo, psíquico e social.

Questão 1301 – *Resposta:* letra **E**.
Comentário. A posição mais adequada para facilitar a expansão pulmonar em crianças com insuficiência respiratória causada pela asma é a posição de Fowler alta.

Questão 1302 – *Resposta:* letra **D**.
Comentário. A estenose pilórica hipertrófica é uma obstrução do esfíncter pilórico da musculatura circular do piloro. O procedimento cirúrgico é efetuado através de uma incisão no quadrante superior direito e consiste em uma incisão longitudinal através das fibras musculares circulares do piloro.

Questão 1303 – *Resposta:* letra **E**.
Comentário. Os principais sinais de insificiência respiratória são a agitação, taquipneia, taquicardia e diaforese. Os sinais de hipoxia mais graves são hipotensão ou hipertensão, diminuição da visão, sonolência, torpor, coma, dispneia, depressão respiratória, bradicardia, cianose periférica e central.

Questão 1304 – *Resposta:* letra **B**.
Comentário. A extubação é um procedimento indicado sempre que a função respiratória está restabelecida. O jejum de 6 h evita a broncoaspiração; o uso de corticoide é uma medida profilática do edema de glote; e a suspensão da sedação é fundamental para prevenir a depressão respiratória.

Questão 1305 – *Resposta:* letra **C**.
Comentário. Ao adolescente aprendiz, maior de 14 anos de idade, são assegurados os direitos trabalhistas e previdenciários.

Questão 1306 – *Resposta:* letra **D**.
Comentário. Na conduta prioritária nos casos de criança com grande queimadura devem-se priorizar a permeabilidade das vias respiratórias e o controle hemodinâmico, o que inclui o equilíbrio hidreletrolítico.

Questão 1307 – *Resposta:* letra **B**.
Comentário. A postura em decorticação é observada quando há disfunção acentuada do córtex cerebral. A postura em decorticação típica inclui adução dos braços nos ombros, flexão dos braços sobre o tórax com os punhos fletidos e os punhos cerrados e extensão e adução dos membros inferiores.

Questão 1308 – *Resposta:* letra **C**.
Comentário. O marasmo caracteriza-se por definhamento gradual e atrofia dos tecidos, sobretudo a gordura subcutânea, o que requer controle rigoroso da temperatura corporal.

Questão 1309 – ***Resposta:*** letra **D**.
Comentário. Na atresia de esôfago a conduta terapêutica é a correção cirúrgica que consiste em toracotomia com secção e ligadura da fístula traqueoesofágica e anastomose término-terminal do esôfago.

Questão 1310 – ***Resposta:*** letra **A**.
Comentário. A hipospadia é um defeito do trato geniturinário caracterizado por orifício uretral localizado atrás da glande peniana ou em qualquer ponto ao longo da superfície ventral do corpo do pênis.

Questão 1311 – ***Resposta:*** letra **C**.
Comentário. A escala de avaliação da dor FACES consiste em seis faces desenhadas. A criança pode identificar a intensidade de sua dor mediante a mímica representada em cada face desenhada. São classificadas em: face 0 – nenhuma dor, face 1 – dói um pouco, face 2 – dói um pouco mais, face 3 – dói ainda mais, face 4 – dói muito, face 5 – dor máxima.

Questão 1312 – ***Resposta:*** letra **B**.
Comentário. Crianças com estenose pilórica hipertrófica apresentam vômitos em jato que podem resultar em desidratação. Normalmente o vômito em jato surge dentro de 1 semana de vida, podendo causar obstrução completa em 4 a 6 semanas.

Questão 1313 – ***Resposta:*** letra **C**.
Comentário. Conforme a pressão intracraniana aumenta pode ocorrer dilatação das pupilas (midríase) e iniciar um quadro de alteração de consciência variando de torpor até coma.

Questão 1314 – ***Resposta:*** letra **D**.
Comentário. Neuroblastoma (tumor do sistema nervoso central); osteossarcoma (câncer ósseo maligno); tumor de Wilms (nefroblastoma – tumor maligno do rim); linfoma de Hodgkin (doença neoplásica do sistema linfoide); leucemia mieloide aguda (câncer dos tecidos hematopoéticos).

Questão 1315 – ***Resposta:*** letra **A**.
Comentário. A leucemia é o câncer dos tecidos hematopoéticos. Nas crianças são identificadas duas formas: a leucemia linfoide aguda (LLA) e a leucemia não linfoide aguda – mielógena (LNLA ou LMA).

Questão 1316 – ***Resposta:*** letra **E**.
Comentário. Os efeitos destrutivos são prevenidos somente quando o ferro está firmemente ligado às proteínas. Nos quadros de AIDS e desnutrição a capacidade de ligação é baixa.

1 2 3
4 **5**
A B

Enfermagem em Saúde Pública, Sistema Único de Saúde e Legislação

Maria Beatriz Kneipp Dias

As questões referentes à legislação do Sistema Único de Saúde (SUS) abordam leis e diretrizes de construção do sistema de saúde brasileiro, desde sua estruturação a partir das recomendações da VIII Conferência Nacional de Saúde, que definiram o capítulo da saúde na Constituição Federal de 1988, até o Pacto pela Saúde, que integra o Pacto de Gestão, pela Vida e em Defesa do SUS. Na saúde pública são abordados temas que dizem respeito à atuação do enfermeiro na área de promoção da saúde, imunização, epidemiologia e controle de agravos de relevância no quadro sanitário nacional. Também são apresentadas questões sobre a saúde do trabalhador. Fazem parte desta unidade questões sobre legislação e Deontologia em enfermagem, inserindo o leitor/estudante nas questões legais e regulamentações da profissão e sua conduta ética no exercício profissional e o processo de enfermagem.

▸Questões gabaritadas

1317 Segundo Paulo Marchiori Buss, "... Embora o *termo* tenha sido inicialmente usado para caracterizar um nível de atenção da medicina preventiva (Leavel & Clark, 1965), seu significado foi mudado ao longo do tempo, passando a representar, mais recentemente, um enfoque político e técnico em torno do processo saúde-doença-cuidado. Hoje em dia, decorridos mais de quinze anos da Carta de Ottawa, em 1986 (Brasil, 2002), um dos documentos fundadores do movimento atual, este *termo* está associado inicialmente a um conjunto de valores: vida, saúde, solidariedade, equidade, democracia, cidadania, desenvolvimento, participação e parceria, entre outros. Refere-se, também, a uma combinação de estratégias: ações do Estado (políticas públicas saudáveis), da comunidade (reforço da ação comunitária), de indivíduos (desenvolvimento de habilidades pessoais), do sistema de saúde (reorientação do sistema de saúde), e de parcerias intersetoriais: isto é, trabalha com a ideia de responsabilização múltipla, seja pelos problemas, seja pelas soluções propostas para os mesmos." O texto conceitua o *termo*:

☐ A) medicina curativa
☐ B) promoção da saúde
☐ C) limitação do diagnóstico
☐ D) medicalização da saúde
☐ E) limitação do tratamento.

1318 Um dos desafios no controle da tuberculose é impedir que o paciente abandone o tratamento, levando o bacilo que causa a doença a criar resistência aos produtos. Apesar de ter cura e de o Sistema Único de Saúde (SUS) fornecer a medicação contra a doença, a tuberculose acomete 85 mil pessoas a cada ano no Brasil, levando cerca de 6 mil a óbito. Para isso, o Ministério da Saúde adota uma proposta de intervenção que aumenta a probabilidade de cura dos doentes em função da garantia do tratamento assistido, contribuindo para a interrupção da transmissão da doença. A estratégia de controle da tuberculose recomendada internacionalmente é:

☐ A) fracionar as doses dos medicamentos nos três primeiros meses de tratamento
☐ B) adotar a aplicação de BCG intramuscular a toda população exposta a doença
☐ C) investir e incentivar os casos recém-diagnosticados e desistir dos faltosos
☐ D) investir no DOTS – tratamento diretamente supervisionado para a tuberculose
☐ E) internar todos os casos bacilíferos, tratando todos os comunicantes com o esquema I, em 3 meses.

1319 A gripe é uma doença viral aguda que, previsível e periodicamente, causa epidemias em todo o mundo. A vacinação promove a profilaxia de algumas complicações, entre as quais:

☐ A) bronquites e asmas
☐ B) bronquites e pneumonias bacterianas
☐ C) asmas e pneumonias virais
☐ D) pneumonias virais ou bacterianas
☐ E) endocardites e bronquites.

1320 Entre as alternativas a seguir, assinale a única alternativa que *não* corresponde aos cuidados básicos com refrigeradores e geladeiras na Rede de Frio.

☐ A) Fazer a leitura da temperatura, diariamente, no início da jornada de trabalho e no final do dia e anotar no formulário de controle diário de temperatura

☐ B) Manter afixado na porta aviso para que esta não seja aberta fora do horário de retirada e/ou guarda das vacinas

☐ C) Fazer o degelo a cada 30 dias ou quando a camada de gelo estiver maior que 0,5 cm

☐ D) Não colocar qualquer elemento na geladeira que dificulte a circulação de ar

☐ E) Instalá-la em local arejado, distante de fonte de calor, sem incidência de luz solar direta, em ambiente climatizado, bem nivelada e afastada 20 cm da parede.

1321 No âmbito do Programa de Saúde da Família, está entre as atribuições específicas do enfermeiro:

☐ A) realizar cuidados gerais nos pacientes com úlcera de decúbito

☐ B) realizar ações de saúde educativas para pacientes da rede privada

☐ C) capacitar e treinar os agentes comunitários de saúde e os técnicos em radiologia

☐ D) organizar e coordenar a criação de grupos de patologias específicas, como os de hipertensos, os de diabéticos e os de saúde mental

☐ E) executar as ações de capacitação e assistência parcial aos técnicos de enfermagem, radiologia e higiene bucal nas seguintes fases do ciclo de vida: adolescente e idoso.

1322 Associe a coluna de números, à esquerda, à coluna de quadrados, à direita, e assinale a opção *correta*.

1. Transmite-se pelo sangue	☐ Hanseníase
2. Transmite-se pelo contato íntimo e prolongado	☐ AIDS
3. Não se conhece transmissão inter-humana	☐ Parasitoses intestinais
4. A infestação se dá pela água contaminada	☐ Leishmaniose

☐ A) 1, 2, 3, 4

☐ B) 2, 1, 4, 3

☐ C) 2, 3, 1, 4

☐ D) 4, 1, 3, 2

☐ E) 1, 4, 2, 3.

1323 Com relação ao acompanhamento do crescimento e desenvolvimento da criança em postos e unidades de saúde, indique a orientação *incorreta*:

☐ A) o crescimento é aferido por meio de medidas antropométricas, registradas no gráfico da caderneta da criança, o que permite verificar sua tendência evolutiva

☐ B) o enfermeiro poderá avaliar, por meio do monitoramento periódico do crescimento, as situações de risco relacionadas com a desnutrição e com outros fatores

☐ C) a caderneta da criança propõe o monitoramento do crescimento infantil por meio de dois gráficos: perímetro cefálico por idade no primeiro ano de vida e peso por idade até os 7 anos, este último específico por sexo

☐ D) a velocidade de crescimento pós-neonatal é particularmente lenta nos seis primeiros meses de vida, com aumento gradativo e pronunciado até os 5 anos de idade

☐ E) a variação do peso em relação à idade da criança é muito mais rápida do que a da estatura e reflete, quase que imediatamente, quaisquer alterações em seu estado de saúde, mesmo em processos agudos.

1324 Realizou-se teste de Mitsuda em uma família de pai portador de hanseníase virchowiana. Na leitura do teste verificaram-se reação fortemente positiva na esposa e reação negativa nos dois filhos. Tomando como base esses dados, pode-se afirmar que:

☐ A) toda a família apresenta suscetibilidade para a forma indeterminada

☐ B) a esposa apresenta a doença na forma virchowiana

☐ C) os filhos poderão desenvolver a doença da forma virchowiana

☐ D) os filhos têm imunidade contra a doença

☐ E) a esposa está desenvolvendo a doença na forma dimorfa.

1325 A vigilância epidemiológica tem como propósito fornecer orientação técnica permanente para os que têm a responsabilidade de decidir sobre a execução de ações de controle de doenças e agravos. Neste sentido, podemos afirmar que são funções da vigilância epidemiológica:

1. Coleta de dados.
2. Processamento de dados coletados.
3. Análise e interpretação dos dados processados.
4. Recomendação das medidas de controle apropriados.
5. Promoção das ações de controle indicados.
6. Avaliação da eficácia e efetividade das medidas adotadas.
7. Divulgação de informações pertinentes.

Assinale a alternativa *correta*.

☐ A) 1, 2, 3 e 4

☐ B) 3, 4, 5 e 6

☐ C) 6 e 7

☐ D) 1, 3, 5 e 7

☐ E) 1, 2, 3 4, 5, 6 e 7.

1326 A leptospirose é uma doença transmissível muito comum no verão em virtude da contaminação das águas da chuva pela urina de rato infectado. São sinais e sintomas do diagnóstico diferencial da leptospirose:

☐ A) febre, náuseas e vômitos

☐ B) diarreia, vômitos e dor retro-orbital

☐ C) manchas de Koplick, febre e cefaleia

☐ D) coriza, febre e anorexia

☐ E) febre, icterícia, artralgia e dor em panturrilha.

1327 O perfil epidemiológico da saúde da mulher brasileira tem sofrido modificações ao longo das últimas décadas. Nessa perspectiva, os projetos de promoção à saúde da mulher devem levar em conta:

☐ A) a desinformação quanto à contracepção e a diminuição nas taxas de esterilização cirúrgica

☐ B) a maior participação no mercado de trabalho, o aumento da expectativa de vida e os problemas do climatério

☐ C) a diminuição da AIDS por transmissão heterossexual e a gravidez na adolescência

☐ D) a alta adesão aos métodos de detecção precoce do câncer ginecológico e a atividade sexual cada vez mais precoce

☐ E) o aumento da fecundidade e a redução de índices de morbimortalidade materna.

1328 Quanto às atribuições comuns aos profissionais que integram as equipes do Programa de Saúde da Família, julgue os itens que se seguem.

1. Verificar os problemas ambientais e financeiros mais comuns aos quais está exposta aquela população.
2. Conhecer a realidade das famílias pelas quais são responsáveis, com ênfase em suas características sociais, econômicas, culturais, demográficas e epidemiológicas.
3. Verificar a relação entre adultos e crianças para a criação de um vínculo de trabalho.
4. Executar, de acordo com a qualificação de cada profissional, os procedimentos de vigilância à saúde e de vigilância epidemiológica nas diferentes fases do ciclo de vida.
5. Resolver os problemas de saúde no nível de alta complexidade.

Assinale a alternativa que contém apenas os itens *corretos*.

☐ A) 1, 2 e 3

☐ B) 1, 3 e 5

☐ C) 2 e 5

☐ D) 2 e 4

☐ E) 3, 4 e 5.

1329 Marque V ou F para as alternativas a seguir e assinale a opção correspondente.

1. ☐ O agente infeccioso da coqueluche é a *Bordetella pertussis*.

2. ☐ O agente infeccioso da difteria é o bacilo de Koch.
3. ☐ O agente infeccioso da leishmaniose tegumentar americana é a *Leishmania braziliensis*.
4. ☐ O agente infeccioso da leishmaniose calazar é a *Leishmania donovani*.

☐ A) F, V, V, F
☐ B) F, F, F, V
☐ C) V, F, F, V
☐ D) V, F, V, V
☐ E) V, V, V, V.

1330 A vacina tetravalente é obtida por meio da reconstituição da vacina conjugada contra os *Haemophilus influenzae* b, com a vacina tríplice (DPT) líquida, produzida de acordo com os padrões da Organização Mundial da Saúde.

1. A vacina é administrada a partir de 3 meses de idade para os menores de 1 ano.
2. A vacina é administrada a partir de 2 meses de idade para os menores de 1 ano.
3. A partir de 1 ano até 5 anos, 11 meses e 29 dias deverá ser aplicada a vacina DTP tradicional.
4. A partir de 1 ano até os 6 anos, 11 meses e 29 dias deverá ser aplicada a vacina DTP tradicional.
5. A resposta imunogênica nunca ocorre antes de 2 semanas após a vacinação.

Após analisar os itens anteriormente relacionados, assinale a alternativa *correta*.

☐ A) 1 e 3 são falsas
☐ B) 1, 3 e 4 são falsas
☐ C) 1, 2 e 3 são verdadeiras
☐ D) 3, 4 e 5 são falsas
☐ E) 2, 3 e 5 são verdadeiras.

1331 A vacinação é considerada um bom exemplo de medidas de controle e de reconhecido impacto sobre o perfil epidemiológico de uma população. Portanto, faz-se necessário conhecer a importância de cada uma das modalidades para a sua programação:

☐ A) vacinação de bloqueio: é realizada quando há uma alteração no comportamento epidemiológico da doença, com o aparecimento de casos ou com a ocorrência de epidemia para a qual existe vacina eficaz. Esse tipo de medida visa, sobretudo, interromper a cadeia de transmissão da doença, protegendo os suscetíveis. Pode limitar-se ao domicílio no qual ocorreu o caso ou às residências vizinhas, ou estender-se a um ou mais quarteirões, ou mesmo a todo um bairro, vila ou município

☐ B) campanha: busca a redução do número de suscetíveis para determinada(s) doença(s), ou mesmo a diminuição de patógenos específicos em circulação no meio ambiente. É uma ação temporal com um fim determinado e específico e visa, sobretudo, à vacinação em massa da população, com uma ou mais vacinas. Pode estar localizada em espaços sociais fechados, como fábricas, escolas, presídios. Essa atividade requer um aporte muito maior de recursos

☐ C) atividades extramuro: a vacinação é aplicada no domicílio, sendo visitados todos os domicílios de cada rua, quarteirão, bairro ou mesmo todos os domicílios de uma vila ou município. Visa garantir a vacinação de todos os indivíduos do grupo-alvo (altas taxas de cobertura) e requer grande mobilização de recursos humanos e materiais

☐ D) vacinação aprazada em locais afastados: é uma técnica que visa ao aumento das coberturas de vacinação, por intermédio de um trabalho mais dinâmico da equipe de saúde, facilitando o acesso às atividades de vacinação pela população

☐ E) vacinação de rotina: atendimento à demanda espontânea, é realizada rotineiramente na unidade de saúde. Requer menor mobilização de recursos e deve ser mais bem organizada, objetivando-se com isso a manutenção de taxas de cobertura vacinal elevadas.

1332 Um paciente oriundo da emergência foi admitido na Unidade de Terapia Intensiva, com insuficiência respiratória importante e suspeita de tuberculose pulmonar. De acordo com as Normas Técnicas do Ministério da Saúde, um doente de tuberculose é considerado pulmonar positivo quando:

☐ A) duas baciloscopias diretas negativas e uma cultura positiva
☐ B) uma cultura positiva e imagem radiológica suspeita
☐ C) duas baciloscopias diretas positivas
☐ D) uma baciloscopia positiva e imagem radiológica suspeita
☐ E) uma cultura de escarro positiva.

1333 No Brasil, vem-se registrando aumento do número de consultas de pré-natal por mulher que realiza o parto no SUS, partindo de 1,2 consulta por parto em 1995 para 5,1 consultas por parto em 2003 (SIA-DATASUS e AIH-DATASUS-2004). A atenção obstétrica e neonatal, prestada pelos serviços de saúde, deve ter como características essenciais a qualidade e a humanização. Estados e municípios, por meio das unidades integrantes de seu sistema de saúde, devem garantir atenção pré-natal e puerperal realizada em conformidade com os parâmetros estabelecidos a seguir:

1. Captação precoce das gestantes com realização da primeira consulta de pré-natal até 120 dias da gestação.
2. Realização, de no mínimo, seis consultas de pré-natal, sendo, preferencialmente, duas no primeiro trimestre, uma no segundo trimestre e quatro no terceiro trimestre da gestação.
3. Atenção à mulher na primeira semana após o parto, com realização das ações da "primeira semana de saúde integral" e realização da consulta puerperal entre as 30ª e 42ª semanas pós parto.

Assinale a alternativa *correta.*

☐ A) 2
☐ B) 1 e 3
☐ C) 1
☐ D) 1, 2 e 3
☐ E) N.R.A.

1334 O medicamento utilizado como medida profilática para membros da família que moram junto do paciente com doença ativa de tuberculose é:

☐ A) rifampicina
☐ B) isoniazida
☐ C) estreptomicina
☐ D) pirazinamida
☐ E) etambutol.

1335 Para o cálculo do coeficiente de incidência durante um período, utiliza(m)-se:

☐ A) somente os casos antigos existentes durante o período do estudo
☐ B) os casos novos ocorridos no período mais os casos antigos que recidivaram
☐ C) somente os casos novos ocorridos no período mais os números de óbitos acontecidos entre os casos antigos
☐ D) os casos novos ocorridos mais os casos antigos transferidos de outra localidade no período
☐ E) somente os casos novos ocorridos no período do estudo.

1336 Para o planejamento das ações de uma unidade de saúde da família, é preciso mantê-las de modo a produzir um impacto positivo sobre as condições sanitárias da população, das famílias e dos indivíduos. Assim, é *correto* afirmar que a equipe deverá:

☐ A) conhecer o perfil epidemiológico da população de sua área de abrangência
☐ B) garantir apenas alguns insumos para as estratégias da unidade de saúde do idoso
☐ C) conhecer as carências do indivíduo dentro do processo de trabalho
☐ D) estabelecer quais são os problemas detectados no processo de vida e de trabalho do indivíduo
☐ E) conhecer as principais doenças e dificuldades da comunidade ocorridas durante os fins de semana e as férias.

1337 No tratamento sintomático do dengue, é *correto* afirmar que:

☐ A) há contraindicação no uso de ácido acetilsalicílico, pelo risco de sangramentos

☐ B) devem ser usados antibióticos de amplo espectro enquanto se aguardam os resultados de exames
☐ C) recomenda-se a desinfecção de roupas e objetos pessoais da pessoa infectada
☐ D) deve ser mantida uma dieta hipoproteica durante o tratamento
☐ E) não existe tratamento sintomático para as dores articulares.

1338 Nos casos de acidente de trabalho ou doença ocupacional deve-se emitir a Comunicação de Acidente de Trabalho (CAT) efetuada pelo empregador, tendo como prazo:
☐ A) a data em que o acidente obtiver alta
☐ B) o primeiro dia útil após a data do início da incapacidade ou confirmação do diagnóstico
☐ C) no dia seguinte ao velório, em caso de morte
☐ D) a data marcada para a perícia médica
☐ E) a data quando o trabalhador completar 1 ano de serviço.

1339 O surgimento de doenças de origem ocupacional vem crescendo, e mesmo com os programas de prevenção na saúde do trabalhador há o aparecimento da falta de vontade e indisposição para qualquer atividade, sensação de cansaço mesmo após o sono, suscetibilidade psíquica e tendência à depressão. Esses sintomas podem surgir com mais frequência em trabalhadores de turnos:
☐ A) matutino
☐ B) vespertino
☐ C) de 12 × 36 diurno
☐ D) noturno
☐ E) matutino/vespertino com revezamento.

1340 De acordo com a Classificação Brasileira de Ocupações (CBO) são atividades do enfermeiro do trabalho:

1. Elaborar e executar planos e programas de proteção à saúde dos empregados; participar de grupos de inquéritos sanitários sobre: causas de absenteísmo, doenças profissionais, estudos epidemiológicos de morbidade e mortalidade de trabalhadores, investigando possíveis relações com as atividades funcionais para obter a continuidade operacional e aumento da produtividade.
2. Executar exames periódicos de todos os empregados ou em especial daqueles expostos a maior risco de acidentes do trabalho ou de doenças profissionais, fazendo o exame clínico e/ou interpretando os resultados de exames complementares, para controlar as condições de saúde deles a assegurar a continuidade operacional e a produtividade.
3. Prestar primeiros socorros no local de trabalho, em caso de acidente ou doença, providenciando o posterior atendimento médico adequado.
4. Treinar trabalhadores, instruindo-os sobre o uso de roupas e material adequado ao tipo de trabalho, para reduzir a incidência de acidentes.

Assinale a alternativa *correta*.
☐ A) 1, 2, 3 e 4 apenas
☐ B) 1, 2 e 3 apenas
☐ C) 1, 2 e 4 apenas
☐ D) 1, 3 e 5 apenas
☐ E) 1, 2, 3, 4 e 5.

1341 Com relação aos procedimentos de biossegurança diante de acidentes com trabalhadores expostos a material com potencial de contaminação com o vírus da AIDS (HIV), deve ser adotada a seguinte medida:
☐ A) quimioprofilaxia está indicada em eventos com qualquer nível de contaminação
☐ B) o AZT tem resultado profilático mais pronunciado do que a combinação de substâncias
☐ C) no controle de acidentes e manejo de acidentados, nos serviços de saúde, a responsabilidade é da Comissão Interna de Prevenção de Acidentes (CIPA) e do Comitê de Controle de Infecção Hospitalar (CCIH)
☐ D) a profilaxia deve ser iniciada em, no máximo, 12 h após a exposição

☐ E) trabalhadores com exposição ocupacional devem realizar avaliação sorológica no momento do acidente e após 6 meses.

1342 Qual a sua atitude perante um acidente de trabalho com um funcionário de higiene e limpeza em que este informa que se furou com agulha contaminada em lixo impróprio?

☐ A) Fazer pressão local para que o agente etiológico saia do organismo. Posteriormente, comunicar o fato ao enfermeiro do setor no qual ocorreu o acidente

☐ B) Encaminhar o funcionário ao Pronto Atendimento do hospital, preencher Comunicação de Acidente de Trabalho (CAT) e comunicar ao enfermeiro do setor para que o mesmo tome as providências com seu pessoal

☐ C) Preencher a CAT e orientar o profissional acidentado a procurar a medicina do trabalho, logo após o término de seu turno ou no dia seguinte

☐ D) Preencher a CAT, iniciar terapêutica com coquetel antisíndrome da imunodeficiência adquirida e encaminhá-lo ao Serviço de Segurança do Trabalho

☐ E) Encaminhar o funcionário ao pronto-socorro para consulta médica, preencher a CAT junto com o funcionário e encaminhá-lo ao médico do trabalho o mais breve possível.

1343 Observar e relatar as condições dos riscos ambientais, solicitar medidas para a sua redução e orientar os trabalhadores quanto à prevenção são os objetivos do enfermeiro:

☐ A) na ABNT – Associação Brasileira de Normas Técnicas

☐ B) no IPAT – Instituto de Prevenção de Acidentes de Trabalho

☐ C) no GEO – Grupo de Estudos Ocupacionais

☐ D) na DORT – Divisão de Ocupação e Reintegração do Trabalhador

☐ E) na CIPA – Comissão Interna de Prevenção de Acidentes.

1344 Sobre o manuseio de agulhas usadas na administração parenteral de medicamentos e imunobiológicos, a NR-32 afirma que:

☐ A) o reencape é permitido quando o profissional usa luvas

☐ B) o descarte deve ser feito por profissional diferente daquele que utilizou a agulha

☐ C) o empregado é responsável por providenciar a aquisição do dispositivo para descarte

☐ D) o reencape é vedado, mas pode-se proceder à desconexão manual de agulhas

☐ E) o reencape e a desconexão manual de agulhas são vedados.

1345 Analise as seguintes afirmativas sobre o enfermeiro do trabalho na equipe multiprofissional em saúde do trabalhador.

1. Entre as responsabilidades exclusivas e privativas do enfermeiro, além do diagnóstico, da prescrição e do planejamento das ações de enfermagem, está a identificação de riscos ocupacionais.
2. O enfermeiro do trabalho é elemento de fundamental importância em uma empresa ou indústria, mas não faz parte do Serviço Especializado em Engenharia de Segurança e Medicina do Trabalho (SESMT).
3. A ação educativa, por parte do enfermeiro do trabalho, permite atuar em diversos níveis de prevenção, na recuperação e na reabilitação junto ao trabalhador.

Assinale a alternativa *correta*.

☐ A) 1

☐ B) 2

☐ C) 1 e 3

☐ D) 3

☐ E) 1, 2 e 3.

1346 A triagem sorológica realizada em bancos de sangue visa, principalmente, prevenir a transmissão das seguintes doenças:

☐ A) sífilis, AIDS e hepatite B

☐ B) cólera, botulismo e anemia

☐ C) doença de Chagas, hepatite A e hemofilia

☐ D) escabiose, toxoplasmose e tracoma

☐ E) leucemia, hanseníase e difteria.

1347 Associe as Normas Regulamentadoras do Ministério do Trabalho, à esquerda, com o campo de aplicação, à direita.

1. NR-6 ☐ Líquidos combustíveis e inflamáveis
2. NR-17 ☐ Condições sanitárias e de conforto no trabalho
3. NR-15 ☐ Ergonomia
4. NR-20 ☐ Equipamentos de proteção individual
5. NR-24 ☐ Atividades e operações insalubres

Assinale a sequência *correta.*

☐ A) 1, 3, 5, 4, 2
☐ B) 2, 4, 1, 3, 5
☐ C) 3, 2, 4, 5, 1
☐ D) 4, 5, 2, 1, 3
☐ E) 5, 1, 3, 2, 4.

1348 "Todos os trabalhadores, independentemente de sua localização, urbana ou rural, de sua forma de inserção no mercado de trabalho, formal ou informal, de seu vínculo empregatício, público ou privado, autônomo, doméstico, aposentado ou demitido são objetos e sujeitos da Vigilância em Saúde do Trabalhador." Em qual princípio ou diretriz do Sistema Único de Saúde (SUS) está pautada essa afirmação sobre a Vigilância em Saúde do Trabalhador?

☐ A) Integralidade
☐ B) Universalidade
☐ C) Hierarquização
☐ D) Equidade
☐ E) Descentralização.

1349 A autorização para o exercício profissional nas diversas carreiras de saúde corresponde aos respectivos conselhos profissionais, mediante apresentação de diploma de conclusão de curso expedido por universidade ou escola reconhecida. Tais conselhos têm autonomia para:

☐ A) cuidar dos interesses sindicais dos profissionais
☐ B) programar atividades científico-culturais destinadas somente aos profissionais
☐ C) controlar e fiscalizar o exercício dos profissionais de cada categoria
☐ D) regular o funcionamento dos serviços de saúde
☐ E) N.R.A.

1350 É um dever do enfermeiro, de acordo com o Código de Ética dos profissionais de enfermagem:

☐ A) manter-se atualizado e ampliar seus conhecimentos técnicos
☐ B) recusar-se a executar atividades que não sejam de sua competência legal
☐ C) garantir a continuidade de assistência de enfermagem
☐ D) participar de movimentos reivindicatórios e assembleias
☐ E) associar-se, exercer cargos e participar de entidades de classe.

1351 A Lei 7.498, de 25 de junho de 1986, que trata do exercício profissional da enfermagem, inclui condições para que pessoas estrangeiras, formadas em escolas ou cursos de enfermagem no seu país de nascimento, sejam autorizadas a exercer a profissão no Brasil. Sobre essa situação, é *correto* afirmar que:

☐ A) o formado em escola estrangeira pode exercer a profissão desde que haja revalidação do diploma no Brasil e registro profissional
☐ B) o formado em escola estrangeira necessita cursar novamente a graduação no Brasil para exercer a profissão
☐ C) nenhum estrangeiro pode exercer a profissão, com exceção daqueles que se naturalizaram brasileiros há pelo menos 2 anos
☐ D) o formado em escola estrangeira pública pode exercer automaticamente a profissão
☐ E) o formado em escola estrangeira pode exercer a profissão, desde que seja aprovado em prova de proficiência em português.

1352 Na atualidade discutem-se os diferentes procedimentos que poderiam ser prestados ao paciente terminal. É necessário que o enfermeiro tenha conhecimento sobre o significado:

☐ A) da eutanásia – provoca, mediante medicamentos ou desligamento de aparelhos que sustentam a vida, a morte precoce de doentes para os quais não existem possibilidades de cura

☐ B) da distanásia — reconhece o momento natural da morte de um indivíduo, não se procedendo a qualquer tipo de meio para manter ou prolongar a sua vida

☐ C) da ortotanásia — utiliza todas as possibilidades para prolongar a vida de um ser humano, ainda que a cura não seja uma possibilidade e o sofrimento se torne demasiadamente penoso

☐ D) da distortonásia — desencadeia a morte assistida, sendo executado pelo próprio doente, de forma espontânea e sob orientação/ajuda de terceiros

☐ E) do suicídio assistido — sinônimo de distanásia, com o paciente terminal decidindo quando e onde morrer.

1353 O Decreto 94.406/87, que dispõe sobre o exercício da enfermagem, determina que incumbe ao enfermeiro:

1. Prescrição de medicamentos previamente estabelecidos em programas de saúde coletiva e em rotina aprovada pela instituição de saúde.
2. Participação na elaboração e operacionalização do sistema de referência e contrarreferência do cliente nos diferentes níveis de atenção à saúde.
3. Consultoria, auditoria e emissão de parecer sobre matéria de enfermagem.
4. Cuidados de enfermagem de maior complexidade técnica e que exijam conhecimentos científicos adequados e capacidade de tomar decisões imediatas.

É *correto* o que se afirma em:

☐ A) 1 e 2 apenas

☐ B) 1, 2 e 3 apenas

☐ C) 1, 2 e 4 apenas

☐ D) 1, 2, 3 e 4

☐ E) 3 e 4 apenas.

1354 Segundo o Conselho Federal de Enfermagem (COFEN), é imprescindível que uma instituição de saúde que tenha mais de 10 enfermeiros forme uma Comissão de Ética de Enfermagem. Com base no Código de Ética de Enfermagem, quem é o profissional indicado a ocupar o cargo de presidente dessa comissão?

☐ A) Médico, pois não pode ser corporativista

☐ B) Enfermeiro, pois é o profissional mais qualificado dentro da categoria

☐ C) Técnico ou auxiliar de enfermagem, pois a votação é majoritária

☐ D) Um diretor da instituição, pois deve seguir a hierarquia

☐ E) Como a Comissão de Ética pode ser composta por todos os profissionais de enfermagem, todos eles podem ocupar esse cargo.

1355 A ética é a ciência da moral, ou o ramo da filosofia que se ocupa da moral; esta moral é aplicação prática dos princípios éticos, é o exercício das normas e códigos prescritivos que procuram organizar e reger as relações entre os indivíduos no espaço social. Ao nos referirmos à ética na enfermagem, é *correto* afirmar que:

1. O aprimoramento do comportamento ético do profissional passa pelo processo de construção de uma consciência individual e coletiva, pelo compromisso social e profissional, configurado pela responsabilidade do plano das relações de trabalho com reflexos nos campos técnico, científico e político.
2. O código de ética dos profissionais de enfermagem leva em consideração, prioritariamente, a necessidade e o direito da assistência de enfermagem à população, os interesses do profissional e de sua organização.
3. É de responsabilidade do profissional de enfermagem avaliar criteriosamente sua competência técnica e legal e somente aceitar encargos ou atribuições, quando capaz de desempenho seguro para si e para a clientela.
4. É dever do profissional de enfermagem, comunicar ao Conselho Regional de Enfermagem fatos que infrinjam preceitos

do Código de Ética e da Lei do Exercício Profissional, somente depois de uma criteriosa apuração dos fatos, pois o conselho de enfermagem precisa de dados concretos para iniciar qualquer investigação.

Assinale a alternativa *correta*:

☐ A) 2, 3 e 4 apenas
☐ B) 1, 2, e 4 apenas
☐ C) 1, 3 e 4 apenas
☐ D) 1, 2 e 3 apenas
☐ E) Todas as alternativas estão corretas.

1356 Marque V para verdadeiro ou F para falso nas seguintes alternativas e assinale a opção *correta*.

☐ A lei do exercício profissional define as categorias e as respectivas funções que pertencem à enfermagem
☐ O COREN é responsável pelas lutas por melhores condições de trabalho
☐ Enfermeiros, técnicos e auxiliares de enfermagem devem inscrever-se no COREN para exercerem legalmente a profissão
☐ O COREN fiscaliza o exercício profissional.

☐ A) V, V, F, V
☐ B) V, F, V, F
☐ C) F, V, F, V
☐ D) V, F, V, V
☐ E) V, V, V, V.

1357 Como competência da direção nacional do SUS, a Lei Federal 8.080/90 assim estabelece:

☐ A) formular, avaliar e apoiar políticas de alimentação e nutrição
☐ B) participar na formulação e na implementação das políticas de saneamento básico
☐ C) definir e coordenar os sistemas de rede integradas de assistência de alta complexidade
☐ D) definir e coordenar os sistemas de vigilância sanitária
☐ E) todas as alternativas anteriores são competências corretas.

1358 Com relação aos recursos humanos que atuam no SUS, são feitas as afirmações a seguir.

1. Os cargos e as funções de chefia, direção e assessoramento, só poderão ser exercidos em regime de tempo integral.
2. Os servidores que legalmente acumulam dois cargos ou empregos somente poderão exercer suas atividades em um único estabelecimento do SUS.
3. Somente poderão exercer suas atividades em mais de um estabelecimento do SUS os ocupantes de cargos ou funções de chefia, direção ou assessoramento.

Assinale a alternativa *correta*.

☐ A) 1 apenas
☐ B) 2 apenas
☐ C) 1 e 3 apenas
☐ D) 2 e 3 apenas
☐ E) 1, 2 e 3.

1359 A Lei Orgânica da Saúde estabelece que:

☐ A) a direção do SUS deve ser exercida, em todas as esferas de governo, pelo Ministério da Saúde
☐ B) à direção nacional do SUS compete promover a descentralização, para os municípios, dos serviços e das ações de saúde
☐ C) à direção municipal do SUS compete definir e coordenar as redes integradas de assistência de alta complexidade no nível municipal
☐ D) a política de recursos humanos na área da saúde visa à organização de um sistema de formação em todos os níveis de ensino
☐ E) a integralidade da assistência é garantida mediante oferta do Programa de Saúde da Família e de Unidades Básicas de Saúde.

1360 O novo marco jurídico-constitucional do SUS foi discutido e debatido por vários anos, sendo apresentado na Comissão Intergestores Tripartite (2005), e foi posteriormente referendado por portaria ministerial. Qual é esse instrumento jurídico?

☐ A) Lei Orgânica do SUS (8.080/90)
☐ B) Pacto pela Vida, Pacto em Defesa do SUS e Pacto de Atenção Básica

☐ C) Pacto de Atenção Básica
☐ D) Programação Pactuada Integrada da Vigilância Sanitária
☐ E) Pacto da Saúde – Pacto pela Vida, Pacto em Defesa do SUS e Pacto de Gestão.

1361 Segundo a NOAS-SUS 2002, o instrumento de ordenamento da regionalização é (1) ________________. A conformação de sistemas funcionais e resolutivos de saúde ocorrerá por meio da organização do território estadual em (2) ______________ e (3) ________________.
☐ A) 1 – o Plano Diretor de Regionalização; 2 – regiões/microrregiões; 3 – módulos assistenciais
☐ B) 1 – a Agenda de Saúde; 2 – hospitais gerais; 3 – centros de saúde
☐ C) 1 – o Plano Diretor de Investimentos; 2 – distritos sanitários; 3 – postos de saúde
☐ D) 1 – o Relatório de Gestão; 2 – áreas programáticas; 3 – módulos de saúde
☐ E) 1 – o Conselho Municipal de Saúde; 2 – módulos de saúde da família; 3 – centros de referência.

1362 Um dos princípios do Sistema de Saúde Brasileiro é a universalização do atendimento. Atinge-se essa meta quando:
☐ A) existe a prioridade para o atendimento de baixo custo em detrimento dos procedimentos que requerem a utilização de tecnologia
☐ B) implantam-se programas idênticos em todas as regiões brasileiras, desconsiderando as diferenças inter e intrarregionais
☐ C) existe a dicotomia preventivo-curativa
☐ D) atende-se a população sem discriminação de ordem previdenciária
☐ E) diminui a participação comunitária nos Conselhos de Saúde Municipal.

1363 Com relação à gestão financeira do SUS, reflita sobre o que dispõem os itens a seguir. Marque (V) para verdadeiro e (F) para falso. Depois, assinale a alternativa *correta*.
☐ O perfil demográfico da região não se constitui critério para o estabelecimento de valores a serem transferidos a estados, Distrito Federal e municípios.
☐ Na distribuição dos recursos financeiros da seguridade Social será observada a mesma proporção da despesa prevista de cada área no orçamento da Seguridade Social.
☐ Caberá aos respectivos Conselhos de Saúde a fiscalização da movimentação dos recursos financeiros do SUS que serão depositados em conta especial, em cada esfera de sua atuação.
☐ O Ministério da Saúde acompanhará, por intermédio de seu sistema de auditoria, a conformidade à programação aprovada da aplicação dos recursos repassados a estados e municípios. Constatada a malversação, desvio ou não aplicação dos recursos, caberá aos respectivos Conselhos de Saúde aplicar as medidas previstas em lei.
☐ A) F, V, V, V
☐ B) F, V, V, F
☐ C) V, F, F, V
☐ D) F, F, V, F.

1364 Com relação à organização, à direção e à gestão do SUS, consta no Capítulo III da Lei 8.080/90, entre outros, *exceto*:
☐ A) no âmbito municipal, o SUS poderá organizar-se em distritos de modo a integrar e articular recursos, técnicas e práticas voltados para a cobertura total das ações de saúde
☐ B) os municípios não poderão constituir consórcios para desenvolver as ações e os serviços de saúde que lhes correspondem
☐ C) no âmbito municipal, a direção do SUS será exercida pela respectiva Secretaria de Saúde ou órgão equivalente
☐ D) deverão ser criadas Comissões Permanentes de Integração entre os serviços de saúde e as instituições de ensino profissional e superior.

1365 O Pacto da Saúde tem vários eixos estruturadores. Assinale a alternativa *incorreta*.

☐ A) A prevenção dos cânceres de mama e do colo uterino é uma das prioridades da saúde da mulher

☐ B) A prevenção e atenção a situações acidentes e violências é obrigatória

☐ C) Vigilância, prevenção e controle de doença como AIDS e tuberculose são essenciais

☐ D) A regulamentação da Emenda Constitucional 29/2000 é uma das metas

☐ E) A implementação do SAMU e da Farmácia Popular é um de seus eixos.

1366 De acordo com a Portaria 648/GM, de 28 de março de 2006, sobre a Atenção Básica, é *incorreto* afirmar que:

☐ A) são utilizadas tecnologias de elevada complexidade e baixa densidade, que devem resolver os problemas de saúde de maior frequência e relevância em seu território

☐ B) é constituída por um conjunto de ações, no âmbito individual e coletivo, que abrangem a promoção e a proteção da saúde, a prevenção de agravos, o diagnóstico, o tratamento, a reabilitação e manutenção da saúde

☐ C) não é realizado nesse nível de atenção o primeiro atendimento das urgências médicas e odontológicas

☐ D) são desenvolvidas atividades de acordo com o planejamento e a programação realizados com base no diagnóstico situacional e tendo como foco a família e a comunidade

☐ E) são realizadas assistência básica integral e contínua, organizada para a população adscrita, com garantia de acesso ao apoio diagnóstico e laboratorial.

1367 Julgue os seguintes itens acerca da ética e da legislação profissional relativa aos enfermeiros.

1. O respeito ao direito do cliente de decidir sobre sua própria pessoa, o tratamento que recebe e seu bem-estar é um dever do enfermeiro, previsto no código de ética dos profissionais de enfermagem.
2. Considere a seguinte situação hipotética. Ao realizar um trabalho de pesquisa, um enfermeiro decidiu tirar uma foto de um paciente voluntário. Durante a divulgação da pesquisa, o enfermeiro apresentou a foto e revelou o nome do paciente em público sem a devida autorização. Nessa situação, o enfermeiro cometeu delito intencional e pode ser processado por invasão de privacidade.
3. A aplicação de restrições físicas ao paciente, como prender seus braços com tiras de pano, deve ser feita como último recurso e deve ser sempre acompanhada de avaliação médica conjunta, pois o paciente pode, posteriormente, acusar o enfermeiro de constrangimento ilegal.
4. Considere a seguinte situação hipotética: um enfermeiro denunciou a seus supervisores o fato de determinado colega trabalhar alcoolizado frequentemente. Como a instituição não tomou providência em relação a esse problema, ele denunciou o fato ao Conselho Regional de Enfermagem. Nessa situação, o enfermeiro agiu corretamente, pois a atitude do colega pode colocar em risco a vida dos pacientes.

A quantidade de itens *corretos* é igual a:

☐ A) 1

☐ B) 2

☐ C) 3

☐ D) 4.

1368 Os diagnósticos de enfermagem são componentes essenciais do processo de enfermagem e têm o objetivo de direcionar o planejamento da assistência. Há vários anos, enfermeiros fazem julgamentos acerca das condições dos clientes, porém só mais recentemente é que se tem utilizado formalmente o termo diagnóstico de enfermagem. Um dos mais importantes fatos históricos que contribuiu para esse avanço ocorreu nos EUA, com a criação da North American Nursing Diagnosis Association (NANDA), a Associação Norte-Americana dos Diagnósticos de Enfermagem, que formalizou um sistema de classificação dos diagnósticos de enfermagem. Quanto a esse tema, assinale a alternativa *correta.*

☐ A) A NANDA foi criada na década de 1970 com o principal objetivo de desenvolver uma taxonomia para os diagnósticos de enfermagem, mas foi somente na década de 1990 que ganhou força, e hoje já existem cerca de 100 diagnósticos listados

☐ B) Os diagnósticos de enfermagem estão classificados na taxonomia II da NANDA, obedecendo aos nove padrões de respostas humanas, organizados em pelo menos cinco níveis de abstração

☐ C) A análise e a síntese são processos de pensamento utilizados para interpretar os dados do paciente e identificar diagnósticos de enfermagem, fazendo parte do chamado processo diagnóstico

☐ D) Os fatores relacionados confirmam a existência de um diagnóstico de enfermagem, sendo portanto os sinais e sintomas identificados no momento da coleta de dados e analisados na segunda etapa do processo de enfermagem.

1369 Constitui(em) ação(ões) do enfermeiro do trabalho no exercício de função assistencial:

1. Coordenar, executar e avaliar as atividades de enfermagem nas avaliações de saúde, nas urgências e em procedimentos diversos.
2. Prescrever, na ausência do médico, os medicamentos não incluídos nos programas de saúde e fora da rotina do Serviço Especializado em Engenharia de Segurança e Medicina do Trabalho (SESMT).
3. Utilizar o processo de enfermagem para identificar, analisar e avaliar os problemas de saúde dos trabalhadores.
4. Identificar os trabalhadores de alto risco ocupacional, dando-lhes pouca atenção.
5. Supervisionar a execução dos cuidados de maior complexidade técnica delegados aos auxiliares de enfermagem.

Estão *corretos* apenas os itens:

☐ A) 1 e 2

☐ B) 1 e 3

☐ C) 2 e 4

☐ D) 3 e 5

☐ E) 4 e 5.

1370 Considerando as disposições legais e éticas da profissão de enfermagem, analise as situações hipotéticas subsequentes.

1. O enfermeiro de uma unidade de tratamento intensivo, após várias horas de serviço, ao preparar medicações de diferentes vias para um paciente em estado grave, administrou um antiácido de uso oral em um cateter de punção venosa central. Essa situação não caracteriza crime de homicídio culposo, pois não houve a intenção do enfermeiro em envolver-se em crime, diferentemente, por exemplo, de um caso de eutanásia, em que existe a ação deliberada ou intencional de desligamento de aparelhos.
2. Em um hospital de pequeno porte, o enfermeiro responsável pelo serviço de enfermagem geral estabeleceu que os técnicos de enfermagem poderiam prescrever os cuidados de enfermagem aos pacientes em estado mais grave, tendo em vista a falta de pessoal e a demanda de serviço. Nessa situação, a decisão está respaldada pela atual Lei do Exercício Profissional.
3. Um indivíduo hipertenso, fazendo acompanhamento em uma unidade básica de saúde, solicitou a um enfermeiro licença para consultar seu prontuário. O enfermeiro negou-se a atender à solicitação. Nessa situação, a conduta do enfermeiro foi ética, pois o paciente poderia prejudicar-se, fazendo interpretações errôneas das anotações.

☐ A) 1 e 2 estão erradas

☐ B) 1 e 3 estão erradas

☐ C) 1, 2 e 3 estão erradas

☐ D) somente a 2 está errada.

1371 Na Teoria de Wanda Horta, a etapa em que o enfermeiro faz o registro das mudanças ocorridas no paciente sob sua assistência e a síntese da avaliação global do plano de cuidados é chamada de:

☐ A) evolução de enfermagem
☐ B) histórico de enfermagem
☐ C) plano assistencial
☐ D) diagnóstico de enfermagem
☐ E) prescrição de enfermagem.

1372 Segundo Alfaro-LeFevre, o processo de enfermagem é um método sistemático de prestação de cuidados humanizados que enfoca a obtenção de resultados desejados de uma maneira rentável. Sobre o processo de enfermagem, associe a coluna de números à de quadrados.

1. Método sistemático
2. Cuidado humanizado
3. Investigação
4. Diagnóstico
5. Planejamento
6. Implementação
7. Avaliação
8. Pensamento crítico

☐ Consiste na elaboração de um plano de cuidados que prescreve intervenções de enfermagem para a obtenção dos resultados esperados.
☐ Baseia-se no princípio de que os cuidados de enfermagem devem ser planejados e proporcionados, levando-se em consideração as necessidades, os desejos, os interesses e os ideais do consumidor do atendimento de saúde (a pessoa, a família e a comunidade).
☐ Análise dos dados e identificação dos problemas vigentes e potenciais.
☐ Coleta e exame das informações sobre a situação de saúde, funcionamento anormal e/ou fatores de risco.
☐ Realização de intervenções, monitorando a pessoa e fazendo as modificações necessárias.
☐ Consiste em passos sobrepostos e inter-relacionados, em que a exatidão de cada passo depende da exatidão do passo precedente
☐ Determina se os resultados desejados foram alcançados, se as intervenções foram efetivas, se são necessárias modificações oferecendo subsídios a novo planejamento.
☐ Constitui-se de habilidades intelectuais que possibilitam o desenvolvimento do pensamento intencional, realização de julgamentos baseados em evidências, baseados em princípios e métodos científicos.

Assinale a alternativa com a sequência *correta*.

☐ A) 4, 2, 5, 1, 8, 7, 6, 3
☐ B) 5, 3, 2, 8, 1, 7, 6, 4
☐ C) 5, 2, 4, 3, 6, 1, 7, 8
☐ D) 3, 8, 1, 4, 5, 2, 7, 6

1373 A Lei 7.498/86 e o Decreto que a regulamenta (94406/87) dispõem sobre o exercício de enfermagem. O art. 8º descreve o que cabe ao enfermeiro privativamente e o que lhe compete como integrante da equipe de saúde. Assinale a alternativa com a atividade profissional, regulamentada pela legislação de enfermagem, como sendo incumbência privativa do enfermeiro.

☐ A) Planejamento, organização, coordenação, execução e avaliação dos serviços da assistência de enfermagem
☐ B) Prevenção e controle sistemático da infecção hospitalar
☐ C) Participação no desenvolvimento de tecnologia apropriada à assistência de saúde
☐ D) Acompanhamento da evolução e do trabalho de parto
☐ E) Aplicação de oxigenoterapia, nebulização, enteroclisma, enema e calor ou frio.

1374 Segundo a Lei do Exercício Profissional 7.498, de 25 de junho de 1986, Capítulo I, dos princípios fundamentais:

1. A enfermagem é uma profissão comprometida com a saúde do ser humano e da coletividade.
2. A enfermagem atua na proteção, na recuperação e na reabilitação das pessoas, respeitando os preceitos éticos e legais.
3. O profissional de enfermagem respeita a vida, a dignidade e os direitos da pessoa

humana em todo o seu ciclo vital, sem discriminação de qualquer natureza.
4. O profissional de enfermagem participa, como integrante da sociedade, das ações que visem satisfazer às necessidades de saúde da população.

Assinale a alternativa *correta* com relação às proposições.

☐ A) Somente 1, 2, e 3 estão corretas
☐ B) Somente 1 e 2 estão corretas
☐ C) Somente 1 e 3 estão corretas
☐ D) Todas as proposições estão corretas.

1375 Leia as afirmativas a seguir sobre o processo de enfermagem e assinale a alternativa *correta*.

1. O processo de enfermagem é um método de resolução de problemas e não um processo de tomada de decisão.
2. As etapas do processo de enfermagem não têm relação com as etapas do método científico.
3. O fator relacional é dispensável na elaboração do diagnóstico de enfermagem.
4. O diagnóstico de enfermagem descreve a resposta atual ou potencial do cliente a um problema de saúde.

Com relação às afirmativas:

☐ A) 1 e 4 estão corretas
☐ B) 1 e 3 estão corretas
☐ C) 2 e 3 estão corretas
☐ D) 2 e 4 estão corretas
☐ E) 3 e 4 estão corretas.

1376 A tendência à descentralização setorial, mediante o processo de redistribuição de capacidade decisória e de recursos entre as esferas de governo, é traduzida pela definição do município como o único ente federativo ao qual é atribuída a missão constitucional de prestar serviço de atendimento à saúde da população. À União e aos estados cabe prover as cooperações técnica e financeira necessárias ao exercício desse encargo. (*Fonte*: Nilson do Rosário Costa. A descentralização do sistema de saúde no Brasil. *In*: Revista do Serviço Público, ano 50, n.º 3, jul.-set./1999, p. 35 [com adaptações].)

Com base nas ideias abordadas no texto e em leis e normas que regem o SUS, julgue os itens que se seguem.

1. A intervenção do Ministério da Saúde na administração de hospitais municipais deve ocorrer por meio do Conselho Estadual de Saúde.
2. Segundo a Lei 8.142/90, a participação das Forças Armadas no atendimento à população civil por meio de hospitais de campanha deve ocorrer exclusivamente em situação de guerra.
3. A Constituição Federal estabelece que a descentralização da administração da saúde pública no país deve ocorrer em direção única em cada esfera de governo.
4. Tratando-se de estado de calamidade pública, de acordo com lei específica, o governo federal requisita e responsabiliza-se por hospitais municipais ou estaduais.

Estão *corretos* apenas os itens:

☐ A) 1 e 2
☐ B) 1 e 4
☐ C) 2 e 3
☐ D) 3 e 4.

1377 O desenvolvimento harmônico entre os diversos níveis de atenção deve contribuir para a racionalidade administrativa e economia de recursos, evitando situações como a de alguns municípios, onde ocorreu a transferência de procedimentos, tecnologias e recursos dos serviços hospitalares para os ambulatoriais sem o concomitante avanço da atenção primária. (*Fonte*: Nicoletto *et al.* Consórcios intermunicipais de saúde: o caso do Paraná – Brasil. *In*: Cadernos de Saúde Pública, Rio de Janeiro, v. 21, n.º 1, jan.-fev./2005 [com adaptações].)

A partir do assunto abordado no texto, julgue as proposições a seguir.

1. A incorporação crescente e acrítica de novas tecnologias possibilita o melhor atendimento de média e alta complexidade.
2. Os municípios não podem formar consórcios para desenvolver em conjunto ações e serviços de saúde.

3. Um dos problemas enfrentados pelos municípios é encontrar o ponto de equilíbrio entre a oferta de clínica básica e as consultas especializadas.
4. O atendimento especializado em cardiologia e ortopedia está entre os de maior demanda pela população dada a alta incidência de agravos nessas especialidades.

Estão *corretos* apenas os itens:

☐ A) 1 e 2
☐ B) 1 e 4
☐ C) 2 e 3
☐ D) 3 e 4.

1378 Constitui o Sistema Único de Saúde (SUS) o conjunto de ações e serviços de saúde prestados por órgãos e instituições públicas federais, estaduais e municipais:

1. Da administração direta.
2. Da administração indireta.
3. Das fundações mantidas pelo poder público.

Assinale a alternativa *correta.*

☐ A) 1 apenas
☐ B) 2 apenas
☐ C) 1 e 2 apenas
☐ D) 2 e 3 apenas
☐ E) 1, 2 e 3.

1379 No art. 6º do Capítulo I da Lei 8.080/90, que trata dos objetivos do SUS, encontramos a execução de ações (incluindo no campo de atuação do SUS), destacando-se como ação neste campo de atuação:

☐ A) ações de assistência terapêutica integral inclusive farmacêutica
☐ B) ação de orientação alimentar
☐ C) colaboração na proteção do meio ambiente
☐ D) fiscalização e inspeção de água
☐ E) formulação e execução de política de sangue e derivado.

1380 Constitui parte essencial da Política Nacional de Saúde a atenção integral à população idosa ou em processo de envelhecimento, em conformidade com a Lei Orgânica de Saúde 8.080/90 e com a Lei 8.842/94, que assegura os direitos deste segmento populacional. Para o alcance desse propósito, são definidas como diretrizes, exceto:

☐ A) criação do Conselho Nacional do Idoso
☐ B) criação dos conselhos estaduais e municipais
☐ C) promoção de autonomia, integração e participação na sociedade
☐ D) consideração das diferenças econômicas, sociais e regionais para formulação de políticas
☐ E) N.R.A.

1381 A Norma Operacional Básica (NOB/96) do Sistema Único de Saúde (SUS), instrumento de regulação do SUS, explicita e dá consequência prática, em sua totalidade, aos princípios e às diretrizes do Sistema, consubstanciadas na Constituição Federal e nas Leis 8.080/90 e 8.142/90, favorecendo ainda mudanças essenciais no modelo de atenção à saúde no Brasil.

De acordo com o enunciado, associe a coluna de números à de quadrados.

1. Gerência
2. Gestão
3. Norma Operacional Básica
4. Atenção à saúde
5. Conselho Estadual de Saúde (CES)
6. Instâncias Colegiadas
7. Conselho Nacional de Secretários Estaduais de Saúde (CONASS)
8. Piso de Atenção Básica

☐ Compõe a Comissão de Intergestores Tripartite (CIT)
☐ A Conferência de Saúde e o Conselho de Saúde
☐ É todo o conjunto de ações levadas a efeito pelo SUS, em todos os níveis de governo, para o atendimento das demandas pessoais e das exigências ambientais
☐ É a atividade e a responsabilidade de dirigir um sistema de saúde, mediante o exercício de funções de coordenação, articulação, negociação, planejamento, acompanhamento, controle, avaliação e auditoria

☐ Consiste em um montante de recursos financeiros destinados ao custeio de procedimentos e ações de assistência básica, de responsabilidade tipicamente municipal
☐ A administração de uma unidade ou órgão de saúde, que se caracteriza como prestador de serviços ao Sistema
☐ Tem por finalidade primordial promover e consolidar o pleno exercício, por parte do poder público municipal e do Distrito Federal, da função de gestor da atenção à saúde dos seus munícipes
☐ É a instância colegiada máxima, deliberativa sobre a política estadual de saúde

Assinale a alternativa com a sequência *correta*.

☐ A) 6, 5, 3, 1, 8, 2, 4, 7
☐ B) 5, 6, 3, 1, 4, 2, 7, 8
☐ C) 7, 2, 8, 5, 1, 4, 6, 3
☐ D) 7, 6, 4, 2, 8, 1, 3, 5.

1382 Entre as características da organização do Programa de Saúde da Família encontra-se:

☐ A) ampliação da necessidade de leitos hospitalares
☐ B) centralização do atendimento nos agentes comunitários de saúde
☐ C) atenção de populações em situação de risco
☐ D) ausência de encaminhamento para consultas especializadas
☐ E) cadastramento de famílias com adscrição de clientela.

1383 Considerando o modelo concebido para o Programa de Saúde da Família, qual a alternativa *incorreta*?

☐ A) Os parâmetros de cobertura apontam que cada equipe de saúde da família será responsável por, no mínimo, 2.400 e, no máximo, por 4.500 pessoas
☐ B) Em regiões de alta densidade demográfica, como nos grandes centros urbanos, outros modelos de organização da atenção à saúde são preconizados, ficando o Programa de Saúde da Família orientado para as periferias das cidades e para a zona rural
☐ C) É necessário que a equipe de saúde da família atue em um território definido, sabendo planejar adequadamente suas ações com base nas necessidades da população
☐ D) Municípios com menores índices de desenvolvimento humano e com melhores indicadores de saúde bucal são prioritariamente favorecidos com incentivos financeiros para a saúde bucal
☐ E) A composição das equipes de uma Unidade de Saúde da Família recomendada pelo Ministério da Saúde é de um médico de família, um enfermeiro, um auxiliar de enfermagem, um odontólogo, um atendente de consultório dentário e/ou um técnico de higiene dental e agentes comunitários de saúde.

1384 A respeito da situação atual da saúde no Brasil, assinale a opção *incorreta*.

☐ A) O programa DST/AIDS do Ministério da Saúde, reconhecido internacionalmente, depende de acordos com laboratórios multinacionais para a obtenção de preços menores de alguns fármacos
☐ B) Apesar de se ter conseguido o controle de algumas doenças infectocontagiosas, houve a recorrência de outras, como a da tuberculose e a da cólera
☐ C) Em algumas regiões do País, ainda há problemas de subnutrição; em outras, no entanto, a obesidade vem-se tornando um problema de saúde pública
☐ D) Os remédios genéricos tornaram o país autossuficiente na produção de medicamentos e vacinas necessários à atenção básica à saúde da população.

1385 Julgue os itens a seguir, relativos à NR-6, que diz respeito aos equipamentos de proteção individual (EPI).

1. Considera-se EPI todo dispositivo de uso individual destinado a proteger a integridade física do trabalhador.
2. A empresa é obrigada a fornecer aos empregados, gratuitamente, EPI adequado ao risco em perfeito estado de conservação e funcionamento enquanto as

medidas de proteção coletiva estiverem sendo tomadas.

3. O empregador deve fornecer ao trabalhador EPI para proteção respiratória, para exposições a agentes ambientais em concentrações prejudiciais à saúde do trabalhador de aparelhos de isolamento, para locais de trabalho onde o teor de oxigênio seja inferior a 15% em volume.
4. A recomendação ao empregador quanto ao EPI adequado ao risco existente em determinada atividade é de competência exclusiva do SESMT.
5. É obrigação do empregado comunicar ao Ministério do Trabalho e Emprego qualquer irregularidade observada no EPI.

Estão *corretos* apenas os itens:

☐ A) 1 e 2
☐ B) 1 e 3
☐ C) 2 e 4
☐ D) 3 e 5
☐ E) 4 e 5.

1386 A maioria das doenças profissionais ou do trabalho poderiam ser evitadas se fossem observadas as condições técnicas a respeito da segurança, da higiene e da medicina do trabalho. Além disso, o trabalho em ambientes perigosos aumenta o desgaste pela constante vigilância, pois apresenta possibilidades mais concretas da ocorrência de acidentes fatais. Acerca desse tema, julgue os itens a seguir e assinale a opção *incorreta*.

☐ A) Para o trabalhador, os riscos do trabalho podem ser classificados em insalubre e periculoso. A NR-15 regulamenta o trabalho periculoso
☐ B) Os agentes considerados insalubres pelo Ministério do Trabalho e Emprego podem ser divididos em agentes físicos, químicos e biológicos
☐ C) Os agentes insalubres podem acarretar a perda paulatina da saúde
☐ D) Após persistentes reivindicações dos trabalhadores, o legislador atribuiu o adicional de 30% de periculosidade para os empregados que trabalham em contato permanente com inflamáveis, energia elétrica, radiações ionizantes e substâncias radioativas.

1387 A vacina BCG intradérmica pode causar eventos adversos locais, regionais ou sistêmicos, que na maioria das vezes são decorrentes do tipo de cepa utilizada, da quantidade de bacilos atenuados administrada, da técnica de aplicação e da presença de imunodepressão congênita ou adquirida. Nesse sentido, podemos citar como evento adverso decorrente da técnica incorreta na aplicação da vacina:

☐ A) linfadenopatia regional supurada
☐ B) cicatriz queloide
☐ C) anafilaxia
☐ D) lesões osteoarticulares
☐ E) reação lupoide.

1388 A reforma psiquiátrica apresenta uma nova visão do portador de transtornos mentais. Analise as condutas a seguir e assinale a alternativa que apresenta a conduta que o enfermeiro deve adotar em uma relação terapêutica de ajuda:

☐ A) diante de um paciente ansioso, que solicita a enfermagem a todo momento e apresenta medos infundados: abordar o paciente dizendo que seus medos são irreais, que ele tem que enfrentá-los e só ocupar a enfermagem quando necessário
☐ B) diante de um paciente ansioso, que não dorme e apresenta medos e pesadelos: orientar o paciente afirmando que todo mundo tem medo, que ele não deve se impressionar, mas tomar um copo de leite quente e dormir
☐ C) na emergência psiquiátrica, ao atender um jovem deprimido que tomou 15 comprimidos de diazepam: afirmar que ele não queria mesmo morrer, que deixe de assustar seus pais, pois quem quer morrer dá um tiro na cabeça
☐ D) na emergência psiquiátrica, ao atender uma mulher deprimida que cortou os pulsos: perguntar porque ela desejou morrer, não julgar sua atitude e evitar deixá-la sozinha no setor

☐ E) na enfermaria psiquiátrica diante de um paciente agitado que anda e fala sem parar o dia todo: contê-lo no leito para que ele se acalme.

1389 Os casos de distúrbios osteomusculares relacionados com o trabalho (DORT) podem ser evitados, nos casos dos digitadores, com:

☐ A) realização de diagnóstico precoce por meio de cintigrafia óssea

☐ B) interrupção da digitação por 15 min a cada 50 min de trabalho, com realização de ginástica laboral nesse intervalo

☐ C) melhoria ergonômica das condições de trabalho com alternância nos postos de trabalho

☐ D) indicação de uso de miorrelaxantes quando o posto de trabalho não permite a diversificação das tarefas com solicitação de vários grupos musculares

☐ E) realização de eletroneuromiografia a cada 3 anos de trabalho.

1390 Em uma determinada empresa você identificou em uma campanha de busca ativa de tuberculose uma pessoa com resultado de baciloscopia de escarro positiva. Sua conduta deve ser, além de providenciar o início imediato do tratamento do paciente:

☐ A) recomendar isolamento respiratório do doente no domicílio até a negativação do exame e pedir cultura de escarro dos contatos domiciliares que tenham sintomatologia associada a tuberculose ou a Aids

☐ B) pedir radiografia de tórax dos adultos que moram com o doente e iniciar quimioprofilaxia para as crianças com idade inferior a 7 anos independente do estado vacinal

☐ C) aplicar teste tuberculínico nas pessoas que dividem ambiente de trabalho com o doente e realizar vacina BCG intradérmica nos comunicantes domiciliares do caso

☐ D) pedir teste anti-HIV do doente, caso ele tenha apresentado perda de peso significativa e vacinar com BCG intradérmica as crianças que apresentem teste tuberculínico maior que 10 mm

☐ E) notificar o caso à autoridade sanitária e orientar a realização do exame de escarro aos contatos domiciliares que apresentem tosse há mais de 3 semanas.

1391 Entre os dados que alimentam o sistema de vigilância epidemiológica estão os demográficos, os ambientais e os socioeconômicos. Eles permitem:

☐ A) caracterizar dados de mortalidade como indicadores da gravidade do fenômeno vigiados de doenças de maior letalidade

☐ B) a detecção imediata e precoce de problemas sanitários, correspondem à distribuição de casos, segundo a condição dos portadores de patologias

☐ C) a comunicação de ocorrência de determinada doença ou agravo à saúde, feita à autoridade sanitária

☐ D) a caracterização da dinâmica populacional, das condições gerais de vida e aspectos climáticos e ecológicos para compreensão do fenômeno analisado

☐ E) notificar a simples suspeita de doença, não devendo aguardar confirmação do caso.

1392 Entre as mensurações básicas usadas em epidemiologia, aquela que é utilizada quando se quer conhecer o número de casos novos de qualquer doença ou dos acidentes em uma comunidade de trabalho, em um determinado intervalo de tempo, é a medida de:

☐ A) prevalência

☐ B) proporção

☐ C) mortalidade

☐ D) taxa

☐ E) incidência.

1393 Na instalação de Unidades de Saúde da Família em um município, deve-se levar em conta as seguintes orientações:

☐ A) sempre instalar unidades em prédios novos e exclusivamente construídos para este fim

☐ B) os equipamentos a serem instalados na unidade devem contemplar o nível de média complexidade das ações

☐ C) o número de profissionais das equipes é dimensionado levando-se em conta a capacidade instalada e a adscrição da clientela

☐ D) a dedicação de horário parcial da equipe oferece a garantia de vinculação da clientela

☐ E) o ideal é que seja instalada uma equipe de saúde da família em cada comunidade ou bairro.

1394 Com relação ao programa de hipertensão, pode-se afirmar que:

☐ A) a hipertensão é uma doença curável desde que diagnosticada a tempo e tratada com medicação específica e adequada

☐ B) o rastreamento de casos deve ser feito prioritariamente na população idosa, com idade superior a 60 anos, pelo risco de infarto

☐ C) a alta do paciente inscrito no programa de hipertensão ocorre quando a pressão arterial se mantém estável e em níveis aceitáveis

☐ D) hábitos de vida saudáveis podem ser incentivados, entretanto o controle da pressão requer sempre o tratamento medicamentoso

☐ E) o diagnóstico precoce e o vínculo entre portadores de hipertensão e o serviço de saúde são fatores de sucesso para o programa.

1395 "A atenção básica caracteriza-se por um conjunto de ações de saúde, no âmbito individual e coletivo, que abrangem a promoção e a proteção da saúde, a prevenção de agravos, o diagnóstico, o tratamento, a reabilitação e a manutenção da saúde." (Portaria GM/MS 648)

São ações de saúde desenvolvidas na atenção básica, *exceto*:

☐ A) realizar o primeiro atendimento às urgências odontológicas

☐ B) desenvolver ações intersetoriais, integrando projetos sociais voltados para a promoção da saúde

☐ C) realizar o cuidado em saúde da população da área de abrangência da unidade, efetivando a prática do cuidado familiar

☐ D) realizar escuta qualificada das necessidades dos usuários internados na unidade hospitalar, promovendo ações curativas e participando da prevenção das infecções hospitalares.

1396 Julgue os itens a seguir a respeito do Sistema Único de Saúde (SUS).

1. É composto pelo conjunto das ações e dos serviços públicos de saúde: os executados ou prestados por órgãos, entidades ou instituições federais, estaduais e municipais, da administração direta, indireta ou fundacional.
2. Entre os objetivos do SUS, está a identificação e a divulgação dos fatores condicionantes e determinantes da saúde.
3. Está incluída no campo de atuação do SUS a execução de ações de vigilância sanitária, de vigilância epidemiológica de saúde do trabalhador e de assistência terapêutica integral, inclusive farmacêutica.
4. Entende-se por vigilância sanitária um conjunto de ações capaz de eliminar, diminuir ou prevenir riscos à saúde e de intervir nos problemas sanitários decorrentes do meio ambiente, da produção e circulação de bens e da prestação de serviços de interesse da saúde.

Assinale a opção *correta*.

☐ A) 1, 2 e 4

☐ B) 1, 2 e 3

☐ C) 1, 2, 3 e 4

☐ D) 2, 3 e 4

☐ E) 1 e 4.

1397 O Programa de Saúde da Família é uma estratégia do processo de reorganização da atenção básica de saúde, envolvendo, segundo proposta do Ministério da Saúde, o trabalho de uma equipe que:

☐ A) pode ser limitada ao agente comunitário de saúde e ao médico nos municípios que não dispõem de grande número de profisssionais de saúde

☐ B) tem o enfermeiro como responsável técnico pelos agentes comunitários de saúde e supervisor dos auxiliares de enfermagem

☐ C) substitui o trabalho dos profissionais do Sistema Único de Saúde para favorecer o fomento de movimentos sociais por melhores condições de vida

☐ D) estabelece, a partir de cadastro de famílias de seu território, o número de médicos especialistas que devem compor a equipe de atenção básica

☐ E) tem no agente comunitário de saúde o "elo de ligação" da equipe com a comunidade, devendo este ser residente na sua área de atuação.

1398 O conjunto de propostas regulamentado na Norma Operacional da Assistência à Saúde (NOASSUS/2001) assume a regionalização como macroestratégia fundamental para o aprimoramento do processo de descentralização na implantação do SUS. Acerca da NOAS-SUS/2001, é *correto* afirmar que:

1. Em cada estado, as Secretarias Estaduais de Saúde (SES) devem promover um processo de planejamento integrado entre as Secretarias Municipais de Saúde (SMS) que resulte em um Plano Diretor de Regionalização.
2. A estratégia de ampliação da atenção básica parte da identificação de um conjunto de ações necessárias para uma atenção adequada aos problemas de saúde, mais frequentes na maior parte do território brasileiro, bem como da necessidade de garantir que essas ações sejam ofertadas com qualidade e efetividade no âmbito municipal, o mais próximo possível do local de residência dos usuários.
3. Do ponto de vista do modelo assistencial, um eixo importante para a ampliação e a qualificação da atenção básica é a estratégia de saúde da família.
4. O conceito de atenção básica ampliada se relaciona ao conjunto de ações do primeiro nível de atenção em saúde, que deve ser ofertado por todos os municípios do País, em seu próprio território, com qualidade e suficiência para sua população.

Está *correto* o que se afirma em:

☐ A) 1 e 3 somente

☐ B) 1, 3 e 4 somente

☐ C) 2 e 4 somente

☐ D) 1, 2, 3 e 4.

1399 Julgue os itens a seguir a respeito da primeira etapa do processo de enfermagem.

1. A investigação dirigida tem como objetivo verificar todos os aspectos do estado de saúde do paciente, por meio da reunião de informações a partir do primeiro contato com ele.
2. Durante a entrevista, o enfermeiro deve utilizar perguntas indutivas, que possam levar o paciente a dar uma resposta específica.
3. Uma diretriz importante quando se realiza o exame físico é o respeito à privacidade.
4. A verificação dos exames laboratoriais e diagnósticos aos quais o paciente foi submetido é fundamental para uma investigação completa.
5. A informação "caminha mancando", registrada durante a coleta de dados, é objetiva.

Estão *corretos* apenas os itens:

☐ A) 1, 2 e 3

☐ B) 1, 2 e 4

☐ C) 1, 3 e 5

☐ D) 2, 4 e 5

☐ E) 3, 4 e 5.

1400 Considerando as atribuições dos integrantes da equipe de enfermagem do trabalho, associe a coluna de números à esquerda, à coluna de quadrados, à direita.

1. Enfermeiro do trabalho	☐ Planejamento, organização, coordenação, execução e avaliação dos serviços de assistência de enfermagem do trabalho
2. Técnico de enfermagem do trabalho	☐ Consulta de enfermagem
3. Auxiliar de enfermagem do trabalho	☐ Participar da orientação e supervisão do trabalho de enfermagem em saúde ocupacional, em grau auxiliar
	☐ Prestar cuidados de higiene e conforto aos empregados doentes ou acidentados
	☐ Cuidados de enfermagem que exijam conhecimentos de base científica e capacidade de tomar decisão

A sequência *correta* é:

☐ A) 1, 1, 2, 3, 1
☐ B) 1, 2, 1, 3, 2
☐ C) 1, 3, 2, 1, 2
☐ D) 2, 1, 1, 3, 1.

1401 De acordo com a NR-6, são equipamentos de proteção individual:

☐ A) Dispositivos de uso individual, fabricados no país, destinados à proteção dos órgãos vitais do trabalhador
☐ B) Dispositivos de uso individual, de fabricação exclusivamente nacional, destinados a proteger os órgãos vitais do trabalhador
☐ C) Dispositivos de uso individual, com certificado de aprovação, destinados a proteger o trabalhador somente de substâncias orgânicas
☐ D) Todo dispositivo ou produto de uso individual utilizado pelo trabalhador, destinado à proteção de riscos suscetíveis de ameaçar a segurança e a saúde no trabalho.

1402 As etapas no manejo dos resíduos dos serviços de saúde (RSS), segundo Agência Nacional de Vigilância Sanitária (ANVISA) (RDC 306/2004) são: segregação, acondicionamento, identificação, coleta, armazenamento, tratamento e disposição final. Com base nesses conhecimentos:

☐ o tratamento dos resíduos do grupo A é realizado mediante desinfecção por autoclave, micro-ondas, tratamento químico, radiação ionizante e destruição térmica.
☐ a equipe que realiza a coleta interna deve ser imunizada, obrigatoriamente, contra tétano e hepatite – consideradas as doenças ocupacionais que mais acometem esses trabalhadores.
☐ o armazenamento de resíduos pode ser temporário e externo. Ambos necessitam de infraestrutura preconizada pela ANVISA (RDC 50, de 21/2/2002) e são facultativos para pequenos geradores, isto é, estabelecimentos de saúde de pequeno porte.
☐ os RSS do grupo A devem ser segregados em saco plástico branco leitoso, resistente, impermeável, devidamente identificado com o rótulo de fundo branco, desenho e contorno preto, contendo o símbolo universal de substância infectante.

Assinale a sequência *correta.*

☐ A) V, F, F, F
☐ B) V, V, F, F
☐ C) V, F, V, F
☐ D) F, V, F, V.

1403 O estabelecimento de um programa de prevenção e controle da AIDS requer as ações especificas. Sobre o assunto, analise as ações a seguir.

1. Desenvolver medidas de prevenção que possibilitem interromper a cadeia de transmissão do vírus.
2. Retardar a progressão da imunodeficiência.
3. Evitar ou controlar o sofrimento físico e mental do portador.
4. Realizar teste sorológico obrigatório na população em geral.

Estão *corretas*:

☐ A) 1, 2, 3 e 4
☐ B) 1, 2 e 3 apenas
☐ C) 1 e 4 apenas

☐ D) 3 e 4 apenas

☐ E) 1 e 3 apenas.

1404 Com relação à vigilância epidemiológica, entende-se por notificação negativa:

☐ A) envio de todos os casos notificados

☐ B) não notificação de doenças

☐ C) notificação dos resultados laboratoriais negativos

☐ D) notificação da ausência de ocorrência de doença de notificação compulsória

☐ E) envio apenas dos casos confirmados laboratorialmente.

1405 A busca de medidas do estado de saúde da população é uma antiga tradição em saúde pública iniciada com o registro sistemático de dados de mortalidade e de sobrevivência. Atualmente, a análise da situação sanitária incorpora outras dimensões do estado de saúde medidas por indicadores como: morbidade, incapacidade, acesso a serviços, qualidade da atenção, condições de vida e fatores ambientais.

Acerca dos indicadores de saúde, é *correto* afirmar que:

1. São medidas-síntese que contêm informações relevantes sobre determinados atributos e dimensões do estado de saúde da população, bem como do desempenho do sistema de saúde.
2. Um indicador de saúde deve ser mensurável (basear-se em dados disponíveis ou fáceis de conseguir), relevante (responder a prioridades de saúde) e confiável (reproduzir os mesmos resultados quando aplicado em condições similares).
3. Um conjunto de indicadores de saúde tem como propósito produzir evidência sobre a situação sanitária e suas tendências, inclusive documentando as desigualdades, em saúde.
4. No Brasil, os responsáveis pela definição dos indicadores de saúde são os secretários de saúde.

Apenas está *correto* o que se afirma em:

☐ A) 1, 2 e 3

☐ B) 2, 3 e 4

☐ C) 1, 2 e 4

☐ D) 1, 3 e 4.

1406 Com relação aos índices e coeficientes mais utilizados em saúde pública, associe a coluna de números, à esquerda, à de quadrados, à direita.

1. Coeficiente de mortalidade por uma doença "x"
2. Índice de mortalidade infantil proporcional
3. Coeficiente de mortalidade infantil
4. Coeficiente de mortalidade neonatal
5. Coeficiente de mortalidade infantil tardia
6. Coeficiente de incidência de uma doença "x"
7. Taxa de letalidade
8. Taxa de fecundidade geral
9. Taxa de natalidade

☐ Poder de uma doença "x" provocar morte

☐ Risco de morrer por uma doença "x"

☐ Probabilidade de adoecer de uma doença "x"

☐ número de nascimentos por 1.000 mulheres em idade reprodutiva

☐ Probabilidade de uma criança morrer antes de completar 1 ano de idade

☐ Relação entre o número de óbitos infantis e o total de óbitos

☐ Risco de um nascido vivo morrer antes de completar 28 dias de vida

☐ Risco de um nascido vivo morrer entre 28 dias e 11 meses de vida

Assinale a alternativa com a sequência *correta*.

☐ A) 7, 1, 6, 9, 3, 2, 4, 5

☐ B) 7, 1, 6, 8, 3, 2, 4, 5

☐ C) 6, 3, 7, 4, 5, 7, 8, 2

☐ D) 1, 6, 7, 9, 5, 3, 2, 4

☐ E) 1, 7, 6, 8, 3, 2, 4, 5.

1407 Quais os fármacos padronizados pelo Programa Nacional de Tuberculose para o tratamento do bacilo de Koch (esquema I).

☐ A) Etambutol, isoniazida e rifampicina

☐ B) Isoniazida, rifampicina e pirazinamida

☐ C) Rifampicina, isoniazida e estreptomicina

☐ D) Pirazinamida, isoniazida e penicilina cristalina.

1408 Com relação ao perfil epidemiológico da hanseníase, é *correto* afirmar que:

☐ A) apresenta baixa incidência e rápida evolução, característica de doenças de baixa prevalência

☐ B) ações de detecção e tratamento têm mostrado grande eficácia, reduzindo rapidamente a incidência

☐ C) é uma doença altamente contagiosa sendo frequente o contágio em ambiente públicos como ônibus, banheiros, bancos etc.

☐ D) o Brasil ocupa o primeiro lugar em número de casos na América Latina e é o segundo, entre os países de maior índice endêmico no mundo, só superado pela Índia

☐ E) seu padrão de transmissão difere das doenças que se relacionam aos movimentos migratórios, ao caótico quadro sociossanitário dos espaços urbanos e à estruturação da rede de serviços de saúde.

1409 Acerca dos aspectos éticos e legais da profissão de enfermeiro, julgue os itens a seguir.

1. Na consulta de enfermagem, atividade privativa do enfermeiro, devem estar contempladas as etapas do processo de enfermagem.
2. O profissional de enfermagem tem o dever de facilitar a fiscalização do exercício profissional.
3. Sob quaisquer circunstâncias, o profissional de enfermagem que realizar procedimento que não seja de sua competência legal deve sofrer punições que incluem a suspensão de suas atividades profissionais.

Assinale a alternativa *correta.*

☐ A) 1 e 2

☐ B) 1, 2 e 3

☐ C) 2

☐ D) 2 e 3.

1410 O diagnóstico é um passo fundamental do processo de enfermagem e está intimamente relacionado com a tomada de decisão do enfermeiro no que se refere aos cuidados de saúde. Com relação a esse assunto, julgue os itens que se seguem.

1. Na perspectiva atual, a etapa do diagnóstico fundamenta-se no modelo diagnóstico e no tratamento, no qual várias evidências devem ser agrupadas até que se possam iniciar as intervenções de enfermagem.
2. Com o desenvolvimento de pesquisas relacionadas com os diagnósticos, é possível identificar-se mais claramente um corpo de conhecimentos de enfermagem, o que gera maior autonomia profissional e, consequentemente, melhores resultados no cuidado com o paciente.
3. O desenvolvimento de linguagens padronizadas nessa área objetiva a aplicação de planos uniformizados que atendam as particularidades de grupos e sejam abrangentes nos domínios de atuação da enfermagem, incluindo-se os diagnósticos médicos.

Assinale a alternativa *correta.*

☐ A) 1 e 2

☐ B) 1, 2 e 3

☐ C) 2

☐ D) 2 e 3.

1411 É comum encontrar, em certas instituições de saúde, enfermeiro prescrevendo medicamentos para o tratamento de doenças que constam em programas de saúde pública, tais como tuberculose e hanseníase. Diante da fiscalização do exercício profissional, esse enfermeiro poderá ter sua conduta julgada como:

☐ A) amparada pela Lei do Exercício Profissional

☐ B) adequada, se supervisionada pelo médico

☐ C) infratora do Código de Deontologia de Enfermagem

☐ D) Passível de punição pelo Conselho Regional de Enfermagem

☐ E) Capaz de desligá-lo da Federação Nacional dos Enfermeiros.

▸Questões comentadas

1412 Na prevenção primária de hipertensão arterial e diabetes melito é competência da equipe de saúde, *exceto*:

☐ A) realizar campanhas educativas que abordem fatores de risco para hipertensão arterial e diabetes melito

☐ B) programar atividades de lazer individuais e coletivas

☐ C) estimular a alimentação saudável e o controle da obesidade

☐ D) evitar o aparecimento de complicações e retardar a progressão do quadro clínico com hipertensão arterial e/ou diabetes melito já instalados

☐ E) estimular o controle do tabagismo, do consumo de bebidas alcoólicas e do sedentarismo.

1413 Flávia, 26 anos de idade, gestante de 7 meses, operária de uma fábrica de material têxtil, foi ao Centro Municipal de Saúde receber uma dose de reforço da vacina antitetânica. A paciente está promovendo uma imunização do tipo:

☐ A) ativa, artificialmente adquirida

☐ B) passiva, artificialmente adquirida

☐ C) passiva, naturalmente adquirida

☐ D) passiva humoral

☐ E) ativa, naturalmente adquirida.

1414 Analise as afirmativas a seguir, marcando V para verdadeiro ou F para falso.

☐ A vacina contra hepatite B é administrada por via intramuscular profunda, sendo os músculos vasto lateral e glúteo os principais locais de aplicação

☐ A vacina BCG intradérmica é administrada a partir do nascimento, em dose de 0,1 mℓ, na inserção inferior do deltoide direito

☐ A vacina tetravalente é aplicada em dose de 0,5 mℓ intramuscular, aos 2, aos 4 e aos 6 meses, com o primeiro reforço aos 15 meses e o segundo entre 4 e 6 anos, apenas com DTP

☐ As vacinas Sabin e contra rotavírus, ao serem administradas e eliminadas pela criança, por meio de choro ou vômitos, devem ser administradas novamente

☐ A vacina triviral é de aplicação subcutânea e protege contra sarampo, rubéola e caxumba, sendo indicada aos 2, aos 4 e aos 6 meses. (Aos 12 meses deve ser aplicada mais uma dose da vacina e entre 4 e 6 anos deve ser aplicado reforço.)

Assinale a sequência *correta*.

☐ A) F, F, F, V, V

☐ B) V, V, V, F, F

☐ C) F, V, F, V, F

☐ D) V, V, V, F, V

☐ E) F, V, V, F, F.

1415 Com relação às doenças de notificação compulsória, podemos afirmar que:

☐ A) diabetes melito, sarampo, AIDS e citomegalovirose são doenças de notificação compulsória

☐ B) AIDS, sarampo, citomegalovirose e tuberculose podem ser de notificação compulsória desde que essas doenças ocorram em grandes centros populacionais

☐ C) sarampo, catapora, diabetes melito tipo 3 são doenças de notificação compulsória, mesmo se aparecerem em pequenos centros populacionais

☐ D) tuberculose, AIDS, sarampo e hantavirose são doenças de notificação compulsória

☐ E) hantavirose, sarampo, cólera e tétano não são considerados doenças de notificação compulsória.

1416 Ao ensinar o paciente dependente de insulina sobre o autocuidado, a enfermagem deve orientá-lo a:

☐ A) guardar o frasco no freezer após o uso

☐ B) programar o horário da medicação para o período noturno

☐ C) fazer rodízio dos locais de aplicação

☐ D) evitar alimentar-se logo após a administração do medicamento

☐ E) ingerir frutas cítricas 30 min após a aplicação da insulina.

1417 Caso confirmado de febre hemorrágica da dengue é aquele em que todos os critérios a seguir estão presentes, *exceto*:

☐ A) febre ou história de febre recente, com duração de 7 dias ou menos
☐ B) trombocitose
☐ C) tendências hemorrágicas evidenciadas por um ou mais dos seguintes sinais: prova do laço positiva, petéquias, equimoses ou púrpuras e sangramento de mucosas
☐ D) extravasamento de plasma, devido ao aumento de permeabilidade capilar, manifestado por: hematócrito com aumento de 20% do valor basal (valor do hematócrito anterior à doença) ou valores superiores a: 45% em crianças; 48% em mulheres e 54% em homens; ou queda do hematócrito em 20% após o tratamento; ou presença de derrame pleural, ascite e hipoproteinemia
☐ E) confirmação laboratorial específica.

1418 Com relação ao Programa Nacional de Imunizações, é *incorreto* afirmar que:

☐ A) a partir dos 20 anos de idade, mulheres, gestantes ou não, homens e idosos que não tiverem a comprovação da vacina dT devem tomar três doses da vacina com intervalo mínimo de 30 dias entre as doses
☐ B) a vacina dupla viral (SR) e/ou a vacina tríplice viral (SCR) deve(m) ser administrada(s) em mulheres de 12 a 49 anos de idade que não tiveram comprovação de vacinação anterior e em homens até 39 anos
☐ C) mulher grávida que esteja com a vacina dT em dia precisa de uma dose de reforço caso tenha recebido a última dose dessa vacina há mais de 5 anos
☐ D) em caso de ferimentos graves em adultos, a dose de reforço da vacina dT deverá ser antecipada para 5 anos após a última dose
☐ E) quando o adulto apresentar documentação com esquema incompleto da vacinação, este deverá ser reiniciado de acordo com o Calendário de Vacinação do Adulto e do Idoso do Programa Nacional de Imunização.

1419 Em imunização, o objetivo final da Rede de Frio é assegurar que todos os imunobiológicos administrados mantenham suas características iniciais, a fim de conferir imunidade, haja vista que são produtos termolábeis. A justificativa para este cuidado é que:

☐ A) o calor acelera a inativação dos componentes imunogênicos
☐ B) os diluentes das vacinas não atuam sob temperaturas altas
☐ C) o frio permite estender a data de validade das vacinas
☐ D) o frio acelera a inativação de proteínas imunogênicas
☐ E) o calor inativa somente os vírus vivos.

1420 Devemos enviar a notificação compulsória para:

☐ A) qualquer órgão da saúde
☐ B) o secretário da saúde
☐ C) o Ministério da Saúde
☐ D) as autoridades sanitárias locais
☐ E) os postos de saúde 24 h.

1421 Segundo o Ministério da Saúde, a tuberculose é uma prioridade entre as políticas governamentais de saúde, e todas as unidades básicas de saúde devem identificar os sintomáticos respiratórios, que são os que apresentam:

☐ A) sangramento nasal e febre
☐ B) dor no peito e emagrecimento
☐ C) tosse produtiva há 3 semanas
☐ D) tosse seca e febre há 1 semana
☐ E) falta de ar, tosse, dor e febre há 3 dias.

1422 Moraes (1959), confome recomendação da Organização Mundial de Saúde (1957) e partindo da ideia básica de Swaroop e Uemura, elaborou as curvas de mortalidade proporcional, as quais constituem uma representação gráfica dos vários índices de mortalidade proporcional segundo os grupos etários prefixados. Esses grupos etários incluem:

☐ A) o grupo infantil (< 1 ano)
☐ B) as crianças em idade pré-escolar (4 a 5 anos)
☐ C) as crianças e os adolescentes (6 a 24 anos)
☐ D) os adultos jovens (25 a 55 anos)
☐ E) as pessoas idosas (> 70 anos).

1423 Doenças com elevada frequência, que afetam grandes contingentes populacionais e que se traduzem por incidência, prevalência, mortalidade e anos potenciais de vida perdidos são consideradas agravos de:
- ☐ A) baixo impacto social
- ☐ B) alta vulnerabilidade
- ☐ C) alta mortalidade
- ☐ D) alta magnitude
- ☐ E) baixa eficiência.

1424 No Programa de Controle Médico e de Saúde Ocupacional (PCMSO), deve constar, quando houver a possibilidade de exposição acidental dos agentes biológicos:
1. O tratamento médico de emergência para o trabalhador.
2. As medidas de descontaminação do local de trabalho.
3. Os procedimentos a serem adotados para diagnóstico, acompanhamento e prevenção da soroconversão e das doenças.
4. A relação dos estabelecimentos de saúde que podem prestar assistência aos trabalhadores.

É *correto* o que se afirma em:
- ☐ A) 1 e 3 apenas
- ☐ B) 2 e 4 apenas
- ☐ C) 1, 2 e 4 apenas
- ☐ D) 2, 3 e 4 apenas
- ☐ E) 1, 2, 3 e 4.

1425 A exposição ocupacional a material biológico deve ser avaliada quanto ao potencial de transmissão de HIV, HBV e HCV com base nos seguintes critérios, *exceto*:
- ☐ A) tipo de exposição
- ☐ B) tipo e quantidade de fluido e tecido
- ☐ C) *status* sorológico da fonte
- ☐ D) *status* do tipo de acidentado
- ☐ E) suscetibilidade do profissional exposto.

1426 Recomenda-se que os profissionais de saúde sejam imunizados contra a hepatite B. A vacinação consiste na aplicação de:
- ☐ A) dose única, primeiro reforço 18 meses após a dose única e, após, reforço a cada 5 anos
- ☐ B) duas doses, com intervalo de 2 meses entre cada dose, primeiro reforço 12 meses após a primeira dose e, após, reforço a cada 10 anos
- ☐ C) duas doses, com intervalo de 2 meses entre cada dose e reforço anual
- ☐ D) três doses, com intervalo de 2 meses entre cada dose
- ☐ E) três doses, com intervalo de 30 dias entre a primeira e a segunda dose e a terceira dose 6 meses após a primeira dose.

1427 No Brasil, a doença ocupacional mais prevalente em trabalhadores da área de serviços é:
- ☐ A) asma ocupacional
- ☐ B) silicose
- ☐ C) LER/DORT
- ☐ D) fluorose
- ☐ E) otite ocupacional.

1428 A Constituição Federal de 1988, na seção II (da saúde), com relação à iniciativa privada, preconiza que:
- ☐ A) a assistência à saúde é vedada à iniciativa privada
- ☐ B) as instituições privadas com fins lucrativos integram uma rede regionalizada e hierarquizada e constituem um sistema único de saúde
- ☐ C) as entidades filantrópicas têm preferência sobre as instituições privadas na participação de forma complementar do SUS
- ☐ D) a legislação complementar dispõe sobre os casos em que a comercialização de órgãos, tecidos, sangue e seus derivados é permitida
- ☐ E) a destinação de recursos públicos para subvenções às instituições privadas com fins lucrativos é prevista quando o sistema público não dispuser de leitos.

1429 A participação social na gestão do Sistema Único de Saúde, expressa na Lei 8.142/90, efetiva-se principalmente por meio dos Conselhos de Saúde, cuja representação dos usuários, na instância municipal, é:
- ☐ A) numericamente menor (25%) em relação ao conjunto dos demais segmentos

☐ B) numericamente maior (70%) em relação ao conjunto dos demais segmentos
☐ C) paritária em relação ao conjunto dos demais segmentos
☐ D) definida pelo número de usuários que utilizam o sistema de saúde local
☐ E) desnecessária, quando existem os movimentos populares de saúde.

1430 São princípios do Sistema Único de Saúde (SUS) que constam na Lei 8.080, de 19 de setembro de 1990:
☐ A) centralização, utilização da epidemiologia e regionalização
☐ B) igualdade, universalidade e direito à informação
☐ C) igualdade, duplicidade de meios e hierarquização
☐ D) universalidade, integralidade e autonomia da comunidade
☐ E) regionalização, centralização e individualidade das ações.

1431 A Lei 8.142/90 estabelece que:
☐ A) a representação permanente no Conselho Nacional de Saúde está circunscrita ao Ministério da Saúde e aos representantes do CONASS, do CONASEMS, das centrais de trabalhadores e da Federação Brasileira de Hospitais
☐ B) a representação dos usuários nos conselhos de saúde será majoritária em relação aos demais segmentos
☐ C) os representantes dos prestadores de serviço compõem o conselho de saúde em caráter temporário
☐ D) os recursos do Fundo Nacional de Saúde serão alocados para cobertura exclusiva da rede hospitalar de alta complexidade
☐ E) a Conferência Nacional de Saúde, instância colegiada do SUS, reúne-se para propor as diretrizes da política de saúde.

1432 A atenção à saúde, vigente nas décadas que seguiram à reforma sanitária instituída pela Constituição Federal de 1988, está consubstanciada em diretrizes, sendo três delas:
☐ A) visão holística da saúde, promoção à saúde e espírito do sanitarismo campanhista
☐ B) descentralização, universalização do atendimento e participação da comunidade
☐ C) vigilância em saúde, centralização das ações e municipalização da saúde
☐ D) promoção à saúde, ações preventivas e atendimento médico assistencialista
☐ E) atenção curativa/reabilitação, valorização dos agentes comunitários e espírito do sanitarismo assistencialista.

1433 Segundo a Lei 8.142/90, com relação à alocação dos recursos do Fundo Nacional de Saúde, é *correto* afirmar que:
☐ A) são investimentos previstos no Plano Anual do Ministério da Saúde
☐ B) são alocados pelo menos 50% aos municípios
☐ C) são investimentos previstos em lei orçamentária de iniciativa do Poder Executivo e aprovados pelo Congresso Nacional
☐ D) são despesas de custeio e de capital do Ministério da Saúde, seus órgãos e entidades da administração direta e indireta
☐ E) são recursos destinados à cobertura assistencial ambulatorial e hospitalar exclusivamente.

1434 Reflita sobre o que está disposto nas alternativas a seguir e assinale a *incorreta* no que tange ser de competência da direção nacional do Sistema Único de Saúde (SUS).
☐ A) Coordenar a rede estadual de laboratórios de saúde pública e hemocentros e gerir as unidades que permaneçam em sua organização administrativa
☐ B) Participar na formulação e na implementação da Política de Controle das Agressões ao Meio Ambiente
☐ C) Definir e coordenar os sistemas de redes integradas de assistência de alta complexidade
☐ D) Formular, avaliar e apoiar políticas de alimentação e nutrição.

1435 Quanto ao Pacto pela Vida, é *incorreto* afirmar que:

☐ A) tem como uma das prioridades reduzir a mortalidade infantil, materna e por causas externas
☐ B) tem como objetivo para o controle do câncer do colo do útero a cobertura de 80% para o exame preventivo deste tipo de câncer
☐ C) é um compromisso entre gestores do Sistema Único de Saúde em torno de prioridades estabelecidas por metas nacionais, estaduais, regionais e municipais
☐ D) assume a estratégia de saúde da família como estratégia prioritária para fortalecimento da atenção básica
☐ E) entre as seis prioridades pactuadas estão a saúde do idoso e a promoção da saúde.

1436 O Programa de Saúde da Família, criado em 1994, consolidou-se como a estratégia de organização da atenção básica do Sistema Único de Saúde (SUS) propondo uma mudança de modelo e contribuindo para a efetiva melhoria das condições de vida da comunidade. Em 2006, no bojo do Pacto de Gestão, acordado entre as três esferas de governo, a saúde da família é considerada como estratégia prioritária para o fortalecimento da atenção básica e seu desenvolvimento deve considerar as diferenças locorregionais. Além disso, são objetivos explícitos, *exceto*:
☐ A) desenvolver ações de qualificação dos profissionais da atenção básica por meio de estratégias de educação permanente e de cursos de especialização e residência multiprofissional em medicina da família
☐ B) garantir o financiamento da atenção básica como responsabilidade das duas esferas de gestão SUS
☐ C) consolidar e qualificar a estratégia de saúde da família nos pequenos e médios municípios
☐ D) ampliar e qualificar a estratégia de saúde da família nos grandes centros urbanos
☐ E) garantir a infraestrutura necessária ao funcionamento das unidades básicas de saúde, dotando-as de recursos materiais, equipamentos e insumos suficientes para o conjunto de ações propostas para esse serviço.

1437 A consulta de enfermagem apresenta a seguinte característica:
1. Está regulamentada pelo Decreto 94.406/87.
2. Compõe-se de histórico de enfermagem (compreendendo a entrevista), exame físico, diagnóstico de enfermagem, prescrição e implementação da assistência e evolução de enfermagem.
3. Tem como fundamento os princípios de universalidade, equidade, resolutividade e integralidade das ações de saúde.
4. Constitui atividade privativa do enfermeiro e do técnico de enfermagem, os quais utilizam componentes do método científico para identificar situações de saúde e doença, a fim de prescrever e implementar medidas de enfermagem que contribuam para a promoção, a prevenção, a proteção da saúde, a recuperação e a reabilitação do indivíduo, da família e da comunidade.

É *correto* o que consta em:
☐ A) 1, 2 e 3 apenas
☐ B) 1, 3, e 4 apenas
☐ C) 1 e 2 apenas
☐ D) 3 apenas
☐ E) 4 apenas.

1438 Em uma unidade de internação, no preparo da medicação, o enfermeiro constatou que para um dos pacientes foi prescrito um medicamento em dose inadequada. O enfermeiro decidiu administrar o medicamento na dose adequada e não comentar com ninguém para não prejudicar o médico. Esta conduta foi:
☐ A) ética, porque evitou danos ao paciente e demonstrou sua autonomia profissional
☐ B) não ética, porque alterou a dosagem sem consultar o responsável pela prescrição
☐ C) ética, porque evitou danos ao paciente e exposição do colega

☐ D) não ética, porque optou por omitir a decisão à sua chefia imediata
☐ E) ética, porque não denunciou o colega, demonstrando lealdade à equipe.

1439 De acordo com o Código de Ética de Enfermagem, uma das penalidades para uma infração ética é a:

☐ A) advertência por escrito: registro no prontuário do infrator, na presença de cinco testemunhas, e com publicação nos Conselhos Federal e Regionais de Enfermagem
☐ B) advertência verbal: admoestação ao infrator, de modo reservado, que será registrada em seu prontuário, na presença de duas testemunhas
☐ C) censura: admoestação com notificação ao infrator durante sessão plenária do Conselho Administrativo
☐ D) multa: aplicada e registrada no prontuário do infrator na presença de seis testemunhas
☐ E) suspensão: proibição do exercício da Enfermagem por um período não superior a 45 dias e com publicação nos Conselhos Federal e Regionais de Enfermagem.

1440 O técnico de enfermagem exerce as atividades auxiliares, de nível médio técnico, atribuídas à equipe de enfermagem, cabendo-lhe assistir o enfermeiro em:

☐ A) preparar o paciente para consultas, exames e tratamentos
☐ B) prestação de cuidados diretos de enfermagem a pacientes em estado grave
☐ C) executar os trabalhos de rotina vinculados à alta do paciente
☐ D) participação na elaboração e na operacionalização do sistema de referência e contrarreferência do paciente nos diferentes níveis de atenção à saúde
☐ E) consulta de enfermagem.

1441 Corresponde a um dos direitos do profissional da enfermagem:

☐ A) garantir a continuidade da assistência de enfermagem
☐ B) ser informado sobre o diagnóstico provisório ou definitivo de todos os clientes que estejam sob sua assistência
☐ C) prestar assistência de enfermagem à clientela, sem discriminação de qualquer natureza
☐ D) cumprir e fazer cumprir os preceitos éticos e legais da profissão.

1442 O enfermeiro do Programa de Saúde Mental de uma empresa pública trabalha com elementos que identificam alguns funcionários sem as suas autorizações. Sob o ponto de vista ético, essa conduta é considerada:

☐ A) correta, nos casos de pesquisa
☐ B) justificável, se os funcionários forem orientados antes da elaboração do trabalho
☐ C) correta, se a empresa concordou com a publicação do trabalho
☐ D) conspícua
☐ E) proibida.

1443 De acordo com a legislação pertinente, analise os itens a seguir e assinale a alternativa *correta*.

1. O exercício da atividade de enfermagem, observadas as disposições da Lei 7.948, de 25 de junho de 1983, e respeitados os graus de habilitação, é privativo de enfermeiro, técnico de enfermagem, auxiliar de enfermagem e parteiro e somente será permitido ao profissional inscrito no Conselho Regional da respectiva região.
2. A prescrição da assistência de enfermagem é parte integrante do programa de enfermagem.
3. É auxiliar de enfermagem o pessoal enquadrado como auxiliar de enfermagem nos termos do Decreto-Lei 299, de 28 de fevereiro de 1967.
4. Ao enfermeiro incumbem: cuidados de enfermagem de maior complexidade técnica e que exijam conhecimentos científicos adequados e capacidade de tomar decisões imediatas.
5. O auxiliar de enfermagem executa as atividades auxiliares de nível médio atribuídas

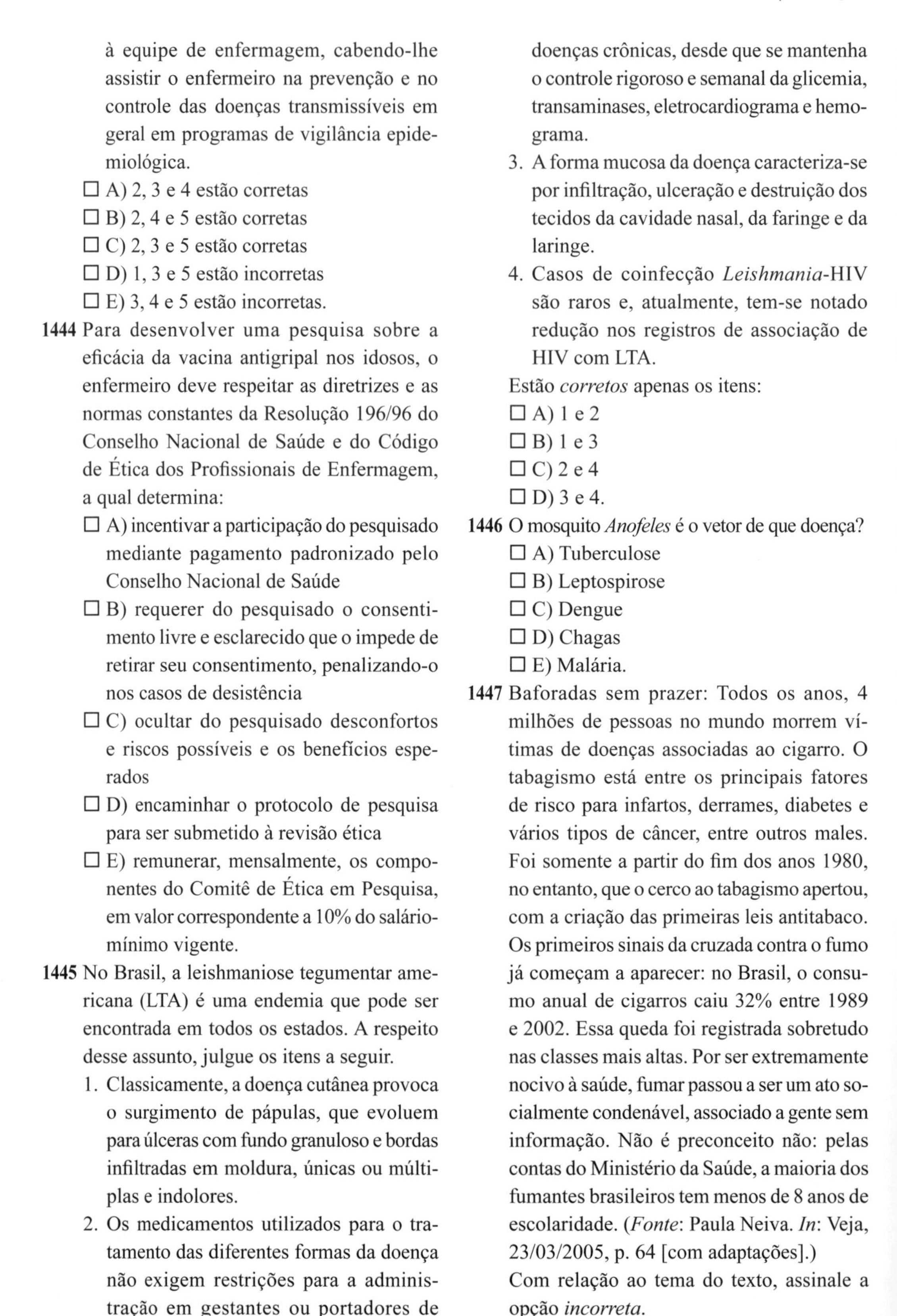

à equipe de enfermagem, cabendo-lhe assistir o enfermeiro na prevenção e no controle das doenças transmissíveis em geral em programas de vigilância epidemiológica.

☐ A) 2, 3 e 4 estão corretas
☐ B) 2, 4 e 5 estão corretas
☐ C) 2, 3 e 5 estão corretas
☐ D) 1, 3 e 5 estão incorretas
☐ E) 3, 4 e 5 estão incorretas.

1444 Para desenvolver uma pesquisa sobre a eficácia da vacina antigripal nos idosos, o enfermeiro deve respeitar as diretrizes e as normas constantes da Resolução 196/96 do Conselho Nacional de Saúde e do Código de Ética dos Profissionais de Enfermagem, a qual determina:

☐ A) incentivar a participação do pesquisado mediante pagamento padronizado pelo Conselho Nacional de Saúde
☐ B) requerer do pesquisado o consentimento livre e esclarecido que o impede de retirar seu consentimento, penalizando-o nos casos de desistência
☐ C) ocultar do pesquisado desconfortos e riscos possíveis e os benefícios esperados
☐ D) encaminhar o protocolo de pesquisa para ser submetido à revisão ética
☐ E) remunerar, mensalmente, os componentes do Comitê de Ética em Pesquisa, em valor correspondente a 10% do salário-mínimo vigente.

1445 No Brasil, a leishmaniose tegumentar americana (LTA) é uma endemia que pode ser encontrada em todos os estados. A respeito desse assunto, julgue os itens a seguir.

1. Classicamente, a doença cutânea provoca o surgimento de pápulas, que evoluem para úlceras com fundo granuloso e bordas infiltradas em moldura, únicas ou múltiplas e indolores.
2. Os medicamentos utilizados para o tratamento das diferentes formas da doença não exigem restrições para a administração em gestantes ou portadores de doenças crônicas, desde que se mantenha o controle rigoroso e semanal da glicemia, transaminases, eletrocardiograma e hemograma.
3. A forma mucosa da doença caracteriza-se por infiltração, ulceração e destruição dos tecidos da cavidade nasal, da faringe e da laringe.
4. Casos de coinfecção *Leishmania*-HIV são raros e, atualmente, tem-se notado redução nos registros de associação de HIV com LTA.

Estão *corretos* apenas os itens:

☐ A) 1 e 2
☐ B) 1 e 3
☐ C) 2 e 4
☐ D) 3 e 4.

1446 O mosquito *Anofeles* é o vetor de que doença?

☐ A) Tuberculose
☐ B) Leptospirose
☐ C) Dengue
☐ D) Chagas
☐ E) Malária.

1447 Baforadas sem prazer: Todos os anos, 4 milhões de pessoas no mundo morrem vítimas de doenças associadas ao cigarro. O tabagismo está entre os principais fatores de risco para infartos, derrames, diabetes e vários tipos de câncer, entre outros males. Foi somente a partir do fim dos anos 1980, no entanto, que o cerco ao tabagismo apertou, com a criação das primeiras leis antitabaco. Os primeiros sinais da cruzada contra o fumo já começam a aparecer: no Brasil, o consumo anual de cigarros caiu 32% entre 1989 e 2002. Essa queda foi registrada sobretudo nas classes mais altas. Por ser extremamente nocivo à saúde, fumar passou a ser um ato socialmente condenável, associado a gente sem informação. Não é preconceito não: pelas contas do Ministério da Saúde, a maioria dos fumantes brasileiros tem menos de 8 anos de escolaridade. (*Fonte*: Paula Neiva. *In*: Veja, 23/03/2005, p. 64 [com adaptações].)
Com relação ao tema do texto, assinale a opção *incorreta*.

☐ A) O Ministério da Saúde, por meio do programa de controle ao tabagismo, tem proposto a implantação do Sistema de Vigilância e Avaliação, com as finalidades de, entre outras, realizar inquérito nacional periódico sobre a prevalência de fumantes e obter informações sobre mortalidade por câncer e por doenças relacionadas com o tabaco

☐ B) No ambiente profissional, a abordagem junto aos trabalhadores visa à implantação de programas de prevenção que estimulem a mudança no estilo de vida e propiciem uma consequente redução dos sérios danos provocados pelo tabagismo

☐ C) Os fumantes podem beneficiar-se com apoio medicamentoso, que deve ser oferecido somente àqueles que apresentem alto grau de dependência física à nicotina, pois o tratamento tem a finalidade de reduzir os sintomas da síndrome de abstinência da nicotina

☐ D) Considerando as especificidades de atendimento do fumante, o Programa de Controle do Tabagismo do Ministério da Saúde tem desenvolvido estratégias de centralização, em que os estados e municípios recebem previamente as guias de orientação e devem repassá-las à comunidade.

1448 É conduta do enfermeiro para recém-nascido de mãe portadora de tuberculose bacilífera que ainda não iniciou o tratamento:

☐ A) manter aleitamento materno e vacinar com BCG intradérmica

☐ B) manter aleitamento materno e iniciar quimioprofilaxia primária

☐ C) manter aleitamento materno, vacinar com BCG intradérmica e iniciar quimioprofilaxia primária

☐ D) suspender o aleitamento materno temporariamente e iniciar quimioprofilaxia primária

☐ E) suspender o aleitamento materno, fazer o PPD na criança e iniciar esquema tríplice.

1449 Após a epidemia de síndrome de imunodeficiência adquirida (AIDS) as DST voltaram a ser considerados importantes problemas de saúde pública, inclusive de forma crescente nos adolescentes. A respeito da AIDS e das DST, julgue os itens a seguir.

1. Os enfermeiros devem participar de todas as etapas de atendimento aos portadores de DST/AIDS. Devem atuar no aconselhamento, na detecção das situações de risco e na educação para saúde das pessoas com DST e de seus parceiros.
2. O atendimento de portadores de DST visa interromper a cadeia de transmissão da forma mais efetiva e imediata possível; evitar as complicações advindas da(s) DST detectada(s) e a cessação imediata dos sintomas.
3. O uso correto e sistemático de preservativos, tanto masculinos quanto femininos, por pessoas sexualmente ativas é ainda considerado um método de baixa a moderada eficácia para a redução do risco de transmissão do HIV (vírus da imunodeficiência) e de outros agentes sexualmente transmissíveis, pois alguns desses micro-organismos conseguem ultrapassar o material desses preservativos.
4. A uretrite gonocócica é um processo infeccioso e inflamatório da mucosa uretral cujo agente etiológico é a *Neisseria gonorrhoeae*, um diplococo Gram-positivo extracelular basicamente transmitido pelo contato sexual.

Estão *corretos* apenas os itens:

☐ A) 1 e 2

☐ B) 1 e 3

☐ C) 2 e 4

☐ D) 3 e 4.

1450 A população de idosos no Brasil ultrapassa a marca de 14 milhões de habitantes, o que demanda ações de saúde específicas para esse grupo nos seus diversos níveis, entre elas a imunização de idosos. Com base no perfil de mortalidade e de morbidade nessa fase do ciclo vital, identifique as vacinas recomendadas:

☐ A) dose única de vacina antigripal para os vírus *influenza* A e B, vacina antipneumocócica a cada 5 anos e imunização contra o tétano
☐ B) vacina antigripal anual no período que precede o inverno, dose única da vacina antipneumocócica, com 1 reforço após 5 anos, e imunização contra o tétano
☐ C) apenas a vacina antigripal anual no período que precede o inverno
☐ D) dose única de vacina antigripal e de vacina antipneumocócica
☐ E) é contraindicado aplicar vacinas em idosos dado o declínio de suas funções orgânicas e do seu mecanismo de defesa.

1451 O Programa Nacional de Controle do Câncer de Colo de Útero e de Mama — Viva a Mulher consiste no desenvolvimento e na prática de estratégias que reduzem a mortalidade e as repercussões físicas, psíquicas e sociais dos cânceres de colo de útero e de mama, sendo que a prevenção do câncer de mama é feita mediante detecção precoce, recomendando-se procedimentos, como:
☐ A) exame de Papanicolaou
☐ B) rastreamento por mamografia em mulheres com idade entre 50 a 69 anos
☐ C) rastreamento por mamografia com o intervalo de no mínimo 3 anos entre os exames
☐ D) mamografia anual a partir de 65 anos de idade
☐ E) ressonância magnética nas mamas.

1452 A hipertensão arterial e o diabetes melito, em especial o tipo 2, são patologias características da fase adulta da vida humana. Os casos dessas referidas patologias aumentam anualmente. Diante desse comportamento epidemiológico, o Ministério da Saúde (MS), por meio da Portaria 235, de 20 de fevereiro de 2001, dispõe de diretrizes para reorganização da atenção aos segmentos populacionais expostos e aos portadores das patologias em questão. Entre essas diretrizes há:
☐ A) a criação de comitê técnico e de pesquisa na área das patologias hipertensão arterial e diabetes melito
☐ B) a criação de estrutura de coordenação local dos serviços de saúde na unidade básica municipal
☐ C) a intensificação e a articulação das iniciativas existentes, no campo da promoção da saúde, de modo a contribuir na adoção de estilo de vida saudável
☐ D) a criação de meios de comunicação e participação na vida familiar, política e religiosa, promovendo a integridade física
☐ E) a garantia de proteção de vida, seguro desemprego, alimentação saudável e prática de esporte.

1453 As atividades descritas a seguir listadas são da competência da Vigilância Sanitária, *exceto*:
☐ A) estabelecer normas e padrões sobre limites de contaminantes, resíduos tóxicos, desinfetantes, metais pesados e outros
☐ B) interditar os locais de fabricação, controle, importação, armazenamento, distribuição e venda de produtos e de prestação de serviços relativos à saúde
☐ C) estabelecer, coordenar e monitorar os sistemas de vigilância toxicológica e farmacológica e promover a revisão e atualização periódica da farmacopeia
☐ D) detectar precocemente surtos e epidemias com acompanhamento da ocorrência de casos de cada doença e agravo de notificação
☐ E) conceder registros de produtos, segundo as normas de sua área de atuação, e monitorar a evolução dos preços de medicamentos, equipamentos, componentes, insumos e serviços de saúde.

1454 O enfermeiro está envolvido na maioria das ações do Programa de Saúde da Família. *Não* é ação específica do enfermeiro:
☐ A) executar assistência básica, ao nível de sua competência, e ações de vigilância epidemiológica e sanitária à criança, ao adolescente, ao adulto, ao idoso e à gestante
☐ B) realizar consulta de enfermagem em que solicita exames complementares e pres-

creve medicações padronizadas de acordo com os protocolos do Ministério da Saúde e as disposições legais da profissão

☐ C) supervisionar e desenvolver ações para a capacitação dos agentes comunitários de saúde envolvidos no programa

☐ D) executar ações de natureza clínica aliadas às práticas de saúde coletiva

☐ E) fazer a ligação entre as famílias e o serviço de saúde, funcionando como o trabalhador de interface intersetorial da saúde e ação social.

1455 Quanto à transmissão do HIV, é *correto* afirmar que:

☐ A) qualquer pessoa infectada é considerada transmissora, independentemente da carga viral

☐ B) somente portadores que apresentam infecções oportunistas são transmissores

☐ C) as pessoas com infecção aguda transmitem com menos facilidade o vírus

☐ D) mulheres idosas têm menos potencial transmissor que as jovens

☐ E) pessoas que praticam sexo com parceiros do mesmo sexo transmitem mais facilmente.

1456 Com relação ao Programa de Diabetes, é *incorreto* afirmar que:

☐ A) o diabetes melito constitui importante fator de risco para as doenças do aparelho circulatório, estando associado a infarto agudo do miocárdio, acidente vascular encefálico, insuficiência renal e outros

☐ B) serviços de atenção especializada e hospitalar são necessários para o atendimento dos casos que demandarem assistência de maior complexidade

☐ C) os portadores dessa doença podem ser acompanhados nas unidades básicas de saúde, desde que o atendimento seja realizado por médicos endocrinologistas

☐ D) o programa de controle dessa doença deve articular-se às iniciativas existentes no campo da promoção da saúde, de modo a contribuir para a adoção de estilos de vida saudáveis

☐ E) a aquisição e a distribuição de insumos estratégicos são essenciais para a garantia da resolubilidade da atenção aos portadores dessa doença.

1457 A hipertensão arterial (HA) e o diabetes melito (DM) são condições patológicas que podem provocar invalidez no indivíduo se não forem tomadas medidas de controle e tratamento. O diagnóstico precoce permite a redução e o retardamento de complicações, indicando que a prevenção é fundamental para a melhoria da qualidade de vida. Portanto, a prevenção da HA e do DM e de suas complicações deve ser uma das metas dos profissionais de saúde. A respeito desse tema, assinale a alternativa *correta.*

☐ A) Tem-se observado que as campanhas periódicas educativas junto à comunidade que abordam os fatores de risco dessas doenças não representam medidas preventivas importantes, uma vez que são de baixa repercussão e custo elevado por exigirem pessoal especializado

☐ B) De modo geral, são medidas eficazes de prevenção das doenças em questão a ênfase no controle do tabagismo, do sedentarismo, da obesidade, do consumo de sal e de bebidas alcoólicas e o estímulo a uma alimentação saudável

☐ C) Vários estudos têm demonstrado que, para os indivíduos com doenças crônicas não transmissíveis (como a HA e o DM), a mudança no estilo de vida sedentária para "pouco ativo" diminui em menos de 5% os riscos de morte por doenças cardiovasculares. Assim, devem-se instituir programas de estímulo à realização de exercícios físicos que permitam a classificação desses indivíduos no grupo dos "muito ativos", a fim de se obterem resultados satisfatórios

☐ D) A utilização de produtos dietéticos (*diet* e *light*) não é obrigatória no controle do diabetes, mas pode auxiliar no tratamento, proporcionando melhor qualidade de vida. Os alimentos *light* são aqueles que, em relação ao produto convencional, apresentam redução de, no mínimo, 25% do valor energético total. Para essa redução, são excluídos alguns ingredientes, obrigatoriamente os açúcares.

1458 *Não* constitui etapa para a operacionalização de uma investigação epidemiológica de campo:

☐ A) estabelecer ou verificar o diagnóstico dos casos notificados e identificar o agente etiológico responsável
☐ B) avaliar a eficácia e a efetividade das medidas adotadas
☐ C) caracterizar epidemia ou surto segundo as variáveis de tempo, espaço e pessoa
☐ D) identificar a fonte de infecção e os modos de transmissão
☐ E) identificar a população suscetível que está exposta a um maior risco de contato com o agente.

1459 Julgue os itens que se seguem relativos à história natural de qualquer doença no homem e seus níveis de prevenção.

1. A história natural de qualquer processo mórbido no homem compreende os períodos de pré-patogênese e de patogênese; por meio dela e com o auxílio da epidemiologia, é possível esquematizar as medidas preventivas.
2. O período de patogênese é a fase que antecede a doença, ou seja, é o período de interação entre o agente potencial, o hospedeiro e o ambiente.
3. Para bloquear a evolução da patologia, a prevenção exige uma providência precoce: no período de pré-patogênese, realiza-se a prevenção primária por meio da promoção da saúde e proteção específica.
4. No período de patogênese efetua-se a prevenção secundária por meio de diagnóstico e tratamento precoce e limitação da invalidez.
5. Os níveis de prevenção primária, secundária e terciária desdobram-se em cinco níveis, entre eles a reabilitação, que objetiva desenvolver o potencial residual do organismo após haver sido afetado pela doença.

A quantidade de itens *corretos* é igual a:

☐ A) 1
☐ B) 2
☐ C) 3
☐ D) 4
☐ E) 5

1460 A biossegurança refere-se a um conjunto de medidas as quais visam à minimização dos riscos aos pacientes e profissionais. O profissional de saúde, ao sofrer um acidente ocupacional, deve seguir os procedimentos recomendados em caso de exposição a material biológico. Portanto, em uma perfuração percutânea com agulha, devem-se observar os seguintes cuidados locais:

☐ A) Lavar a área exaustivamente com água e sabão e usar solução antisséptica, como o polivinilpirrolidona-iodo (PVPI)
☐ B) Fazer ordenha de sangue no local afetado, lavar a área exaustivamente com água e sabão e usar solução antisséptica, como o PVPI
☐ C) Fazer ordenha de sangue no local afetado, lavar a área exaustivamente com água e sabão e usar solução de hipoclorito
☐ D) Lavar a área exaustivamente com água e sabão e usar solução antisséptica de hipoclorito
☐ E) N.R.A.

1461 Segundo Horta, a enfermagem é a arte de assistir o ser humano (indivíduo, família e comunidade) no atendimento de suas necessidades básicas; de torná-lo independente dessa assistência, quando possível, pelo ensino de autocuidado; de recuperar, manter e promover sua saúde, em colaboração com outros profissionais. Já para a Organização Mundial da Saúde (OMS), a enfermagem de saúde pública objetiva a assistência à comunidade. Considerando tais conceitos e os níveis de prevenção de Leavell e Clark, assinale a opção *correta*.

☐ A) A assistência contínua às sequelas produzidas pelas condições de trabalho engloba o nível de reabilitação

☐ B) O ajustamento do trabalhador ao trabalho e à aquisição de hábitos sadios faz parte do nível de proteção específica

☐ C) A utilização de equipamento de proteção individual faz parte do nível secundário de prevenção

☐ D) A reintegração social do trabalhador faz parte do nível quaternário de prevenção.

1462 "O câncer do colo do útero é um dos tipos de doença que mais matam no Brasil. De acordo com dados do Instituto Nacional do Câncer (INCA), é o terceiro mais comum entre as mulheres e o quarto no número de causa de mortes por câncer na população feminina. [...] E o mais importante, o exame para detecção precoce do câncer de colo de útero pode ser feito de graça nas Unidades Básicas de Saúde (UBS). [...] A doença é causada pelo vírus HPV e transmitida na relação sexual. Para evitar contaminação, são recomendados uso de preservativo, controle do número de parceiros sexuais e consultas periódicas ao ginecologista." (Faro, Fernando Rocha. *In*: Folha de Londrina, Londrina, 21 jul. 2005 Notas e serviços, p. 2.)

Com base no texto e nos conhecimentos sobre o tema, considere as afirmativas a seguir.

1. O câncer do colo do útero, ainda que letal, pode ser evitado por medidas profiláticas acessíveis à população.
2. A promiscuidade sexual é um fator relevante na contração do câncer do colo do útero.
3. O câncer do colo do útero é o maior responsável, entre as doenças femininas, pela mortalidade de mulheres.
4. A gratuidade dos exames realizados nas UBS para a detecção de câncer do colo do útero interfere na credibilidade dos resultados, por isso a baixa procura por eles.

Estão *corretas* apenas as afirmativas:

☐ A) 1 e 2

☐ B) 1 e 3

☐ C) 2 e 4

☐ D) 1, 3 e 4

☐ E) 2, 3 e 4.

1463 Um dos modos de aplicação da epidemiologia nos serviços de saúde é a vigilância epidemiológica, conceituada como um conjunto de ações que proporciona o conhecimento, a detecção ou a prevenção de qualquer mudança nos fatores determinantes e condicionantes da saúde individual ou coletiva, com vistas a recomendar e adotar as medidas de prevenção e controle de doenças e agravos. Com relação à vigilância epidemiológica, julgue os itens a seguir e assinale a opção *incorreta*.

☐ A) As atividades da vigilância epidemiológica são desencadeadas pela ocorrência de um evento sanitário (doença ou agravo à saúde), definido como informação para ação

☐ B) Uma das principais fontes de dados para a vigilância epidemiológica é a notificação compulsória de doenças

☐ C) A notificação deve ser sempre sigilosa e não deve, em nenhuma hipótese, ser divulgada fora do âmbito sanitário

☐ D) A investigação epidemiológica de um caso pode levar à identificação de outros e à suspeita de que se trata de um surto ou epidemia.

1464 Assinale a afirmativa *verdadeira*:

☐ A) Pessoas com AIDS não devem tomar a vacina inativada contra a poliomielite

☐ B) Pessoas com infecção sintomática pelo vírus HIV devem tomar a vacina BCG

☐ C) Pessoas com infecção sintomática pelo vírus HIV não precisam evitar as vacinas vivas

☐ D) Pessoas com infecção assintomática pelo vírus HIV, porém comprovada por testes sorológicos, podem receber todas as vacinas incluídas no Programa Nacional de Imunização.

1465 São medidas de controle da sífilis congênita, *exceto*:

☐ A) as gestantes com sífilis e seus parceiros deverão ser tratados e orientados para a adoção de meios de prevenção da transmissibilidade das doenças de transmissão sexual

☐ B) todo caso detectado de sífilis congênita, e somente nas condições em que a criança nasceu viva, deve ser notificado ao serviço de vigilância epidemiológica

☐ C) uma indicação para a realização do exame de VDRL é para a paciente pós-abortamento

☐ D) a suspensão temporária do aleitamento materno não é medida de controle da transmissão vertical da sífilis congênita.

1466 A vacinação infantil deve ser adiada na presença de:

☐ A) desnutrição

☐ B) prematuridade

☐ C) internação hospitalar

☐ D) doenças da pele, como escabiose

☐ E) corticoterapia imunossupressora.

1467 A hanseníase é uma doença infecciosa que se apresenta em formas clínicas distintas, agrupadas em paucibacilares e multibacilares. Com relação a essas formas, analise as afirmativas a seguir.

1. As formas paucibacilares não são consideradas infectantes em virtude da baixa carga bacilar.
2. As formas multibacilares são infectantes durante alguns meses após o início do tratamento.
3. Formas paucibacilares e multibacilares têm como provável porta de entrada a pele e o trato respiratório.

Assinale a alternativa *correta.*

☐ A) 1

☐ B) 2

☐ C) 3

☐ D) 1 e 2

☐ E) 1, 2 e 3.

1468 A epidemiologia é uma ciência que tem como pilares a estatística, as ciências biológicas e as ciências sociais. Assinale a opção *correta* quanto a esse tema.

☐ A) A epidemiologia clínica atualmente é considerada aquela ligada aos aspectos eminentemente ecológicos, dando pouca ênfase ao diagnóstico clínico ou ao cuidado direto do paciente

☐ B) Um estudo de coorte tem estrutura semelhante ao de um estudo do tipo ensaio clínico aleatório; neles são formados dois grupos (os expostos e os não expostos), definidos por randomização e aplicação dos tratamentos

☐ C) O estudo de caso-controle, de modo semelhante ao estudo de coorte, tem como objetivo esclarecer a relação exposição/doença. Entretanto, eles diferem no fato de que somente o primeiro utiliza uma forma de investigação que parte do efeito para elucidar as causas

☐ D) Em uma investigação clínica, o objetivo metodológico principal é a garantia de ocorrer um viés de confundimento, pois essa variável permite a compreensão da inter-relação dos eventos que ocorrem no mundo real.

1469 Que conceito epidemiológico define um problema espacialmente localizado, temporalmente ilimitado, habitualmente presente entre os membros de uma população e cujo nível de incidência se situe sistematicamente nos limites de uma faixa que foi previamente convencionada para uma população e época determinadas?

☐ A) Epidemia

☐ B) Endemia

☐ C) Conglomerado de casos

☐ D) Caso alóctone

☐ E) Caso autóctone.

1470 A dengue constitui um importante problema de saúde pública no Brasil e o combate ao vetor é o único fator passível de controle da doença. Sobre a dengue, é *correto* afirmar que:

☐ A) o cálculo do índice de infestação predial é utilizado para monitorar o vetor *Aedes aegypti* nos locais onde ocorreram óbitos decorrentes da doença

☐ B) é uma doença de notificação compulsória, apesar de a investigação se tornar obrigatória somente quando se trata dos primeiros casos de dengue clássica diagnosticados em uma área, ou quando houver suspeita de dengue hemorrágica

☐ C) com o surgimento do sorotipo 3 e a cocirculação dos sorotipos 1 e 2, o País sofreu a maior epidemia até o momento

☐ D) os vetores são os mosquitos e os cães que persistem na natureza mediante o ciclo de transmissão para o homem.

1471 O Código de Ética de Enfermagem estabelece a obrigatoriedade do sigilo profissional, exceto diante dos casos previstos em lei. Em qual das situações a seguir o sigilo não pode ser quebrado?

☐ A) Em caso de sevícias de menores

☐ B) Ao tomar conhecimento da internação de um criminoso

☐ C) Quando o sigilo põe em risco a vida de uma terceira pessoa

☐ D) Na declaração de doenças infecto-contagiosas na notificação compulsória

☐ E) Quando um adulto for usuário de drogas ilícitas e seus pais e amigos não sabem.

1472 Paciente do sexo masculino, 70 anos de idade, em fase terminal de câncer de próstata com metástase generalizada, comatoso, com taquicardia, hipotensão e hipotermia que estava em uma Unidade de Terapia Intensiva há 8 dias recebendo oxigenoterapia umidificada por ventilação mecânica teve sua aparelhagem desligada no plantão noturno pelo enfermeiro do horário, com resultado do óbito do paciente. Avalie o relato e assinale a alternativa *correta*.

☐ A) O enfermeiro agiu corretamente, promovendo a eutanásia para aliviar o sofrimento do paciente, mesmo sabendo que esse procedimento não é permitido no país

☐ B) O enfermeiro promoveu a eutanásia passiva para abreviar a morte do paciente lentamente

☐ C) O enfermeiro cometeu a eutanásia terapêutica ativa, que, mesmo considerada morte piedosa, não é permitida em nossa legislação

☐ D) O enfermeiro cometeu a eutanásia legal cuja justificativa consiste em usar o equipamento em outro paciente mais jovem o que é perfeitamente admitido em nossa legislação

☐ E) O enfermeiro agiu corretamente, pois estava preocupado com o valor da oxigenoterapia, considerando o custo/benefício do tratamento em paciente terminal.

1473 A Enfermagem é uma profissão estruturada em conhecimentos científicos e técnicos que se constrói dia a dia por meio das práticas sociais, éticas e políticas. O comportamento do profissional deve basear-se na ética, no compromisso social e profissional, no respeito, na responsabilidade, na atualização e na competência para o cuidado e o ensino. Para tanto, os enfermeiros devem conhecer e seguir os códigos de ética profissional e de Deontologia, assim como a Lei do Exercício Profissional. Acerca desse tema, julgue os itens subsequentes e assinale a afirmativa *incorreta*.

☐ A) O código de ética dos profissionais de enfermagem considera, prioritariamente, a necessidade e o direito de assistência de enfermagem à população, os interesses do profissional e de sua organização

☐ B) A Lei 7.498/86, que dispõe acerca da regulamentação do exercício profissional da enfermagem, abrange normas e princípios, direitos e deveres pertinentes à conduta do profissional

☐ C) A elaboração do Código de Ética dos Profissionais de Enfermagem teve como referências a Declaração Universal dos Direitos do Homem, o Código de Deontologia de Enfermagem e as normas internacionais e nacionais sobre pesquisa em seres humanos

☐ D) Os profissionais de saúde que lidam com a vida humana são obrigados a exercer atividades que se coadunem com os preceitos dos Códigos Civil e Penal.

1474 Tendo como base o Código de Ética dos Profissionais de Enfermagem e a Lei do Exercício Profissional, julgue os itens subsequentes.

1. Um enfermeiro que administra uma medicação a um paciente sem certificar-se das características da medicação ou dos efeitos que essa pode provocar estará infringindo seu código de ética.
2. É proibido ao enfermeiro provocar, colaborar ou ser conivente com maus tratos.
3. A aplicação do processo de enfermagem é facultativa nas instituições de saúde, nas quais o enfermeiro pode, a seu critério, executar a sistematização da assistência de enfermagem.
4. É proibido a qualquer enfermeiro a realização de episiotomia na prestação de assistência à parturiente.

Estão *corretos* apenas os itens:

☐ A) 1 e 2
☐ B) 1 e 3
☐ C) 2 e 4
☐ D) 3 e 4.

1475 Um enfermeiro é pressionado pela direção de um hospital a ocupar um cargo de chefia em função eticamente inadequada ao exercício da enfermagem. Não concordando com o convite, é demitido sumariamente. O Código de Ética recomenda que esse profissional:

☐ A) reporte formalmente à Seção Regional da Associação Brasileira de Enfermagem
☐ B) encaminhe processo civil no juizado de pequenas causas alegando danos morais e materiais
☐ C) faça denúncia trabalhista na Delegacia do Trabalho e no Ministério Público de sua área legal
☐ D) denuncie formalmente ao Conselho Federal de Enfermagem e Ministério Público
☐ E) comunique formalmente ao Conselho Regional de Enfermagem.

1476 Na consulta de enfermagem, a fase de coleta de dados concentra-se na identificação de:

☐ A) diagnóstico de enfermagem
☐ B) prescrição de intervenções de enfermagem
☐ C) definição de plano de cuidados
☐ D) estado de saúde presente e passado
☐ E) estado de saúde atual e futuro.

1477 Tomando por base o Código de Ética dos profissionais de enfermagem, é *correto* afirmar que:

☐ A) o enfermeiro deve desligar o respirador, antecipando a morte de uma paciente em estágio terminal de câncer, visando evitar um sofrimento inútil
☐ B) o enfermeiro exerce a profissão com relativa autonomia, reconhecendo que deve subordinar-se às decisões médicas, conforme legislação recentemente aprovada
☐ C) o enfermeiro não pode ser responsabilizado, durante o seu plantão, por negligência ou imperícia cometida por auxiliar de enfermagem do seu setor
☐ D) o enfermeiro deve alertar todo profissional de saúde diante de falta cometida por imperícia, imprudência ou negligência
☐ E) o enfermeiro deve conter um adulto enfartado que se recusa a ser submetido a um cateterismo cardíaco, desde que o médico tenha prescrito o procedimento e decidido realizá-lo mesmo sem o consentimento do paciente.

1478 O Código de Ética dos profissionais de enfermagem trata também das penalidades a serem aplicadas aos profissionais. Entre as competências abaixo, qual a que não é de competência dos Conselhos Regionais?

☐ A) A suspensão do exercício profissional
☐ B) A multa
☐ C) A censura em repreensão
☐ D) A advertência verbal
☐ E) A cassação do registro profissional.

1479 Quando o profissional executa um procedimento sem o total conhecimento técnico-científico, está incorrendo em:

☐ A) imprudência
☐ B) imperícia
☐ C) negligência
☐ D) omissão
☐ E) displicência.

1480 As atribuições do Sistema Único de Saúde, estabelecidas no art. 200 da Constituição Federal, incluem:

1. Incrementar, em sua área de atuação, o desenvolvimento científico e tecnológico.
2. Fiscalizar bebidas e alimentos, compreendido o controle do teor nutricional, bem como águas para o consumo humano.
3. Organizar e fiscalizar o atendimento da saúde suplementar.
4. Ordenar a formação de recursos humanos na área da saúde.

A quantidade de itens *corretos* é igual a:

☐ A) 1
☐ B) 2
☐ C) 3
☐ D) 4.

1481 A respeito da participação da comunidade na gestão do Sistema Único de Saúde é *incorreto* afirmar que:

☐ A) a participação ocorrerá nas seguintes instâncias colegiadas: Conferência de Saúde e Conselho de Saúde
☐ B) a Conferência de Saúde, assim como o Conselho de Saúde, possuem caráter deliberativo
☐ C) as Conferências de Saúde e os Conselhos de Saúde terão sua organização e normas de funcionamento definidas em regimento próprio, aprovadas pelo respectivo Conselho
☐ D) a representação dos usuários nos Conselhos de Saúde será paritária em relação ao conjunto dos demais segmentos
☐ E) essa matéria está disposta na Lei 8.142, de 28/12/90.

1482 Entre as diretrizes do Sistema Único de Saúde, a menos atendida pelos programas de atenção básica como o Programa de Saúde da Família (PSF) e o Programa de Agentes Comunitários de Saúde (PACS) é a:

☐ A) integralidade
☐ B) equidade
☐ C) descentralização
☐ D) participação.

1483 Julgue os itens subsequentes, que versam acerca do Sistema Único de Saúde (SUS).

1. O SUS tem como competência legal, em seu âmbito, participar da normatização, da fiscalização e do controle das condições de produção, extração, armazenamento, transporte, distribuição e manuseio de substâncias, produtos, máquinas e equipamentos que apresentem riscos à saúde do trabalhador.
2. A legislação definiu que, quando, por insuficiência do setor público, for necessária a contratação de serviços privados complementares, estes somente poderão ser prestados por entidades filantrópicas e/ou aquelas sem fins lucrativos.
3. De acordo com a legislação, é competência do SUS participar da produção de medicamentos, equipamentos, imunobiológicos, hemoderivados e outros insumos de interesse para a saúde.

Estão *corretos* os itens:

☐ A) 1 e 2
☐ B) 1 e 3
☐ C) 2 e 3
☐ D) 1, 2 e 3.

1484 O Sistema Único de Saúde (SUS) foi criado pela Lei Orgânica da Saúde – Lei 8.080/1990 –, fundamentado na Constituição da República Federativa do Brasil de 1988, com o objetivo básico de modificar a situação de desigualdade na assistência à saúde da população, tornando obrigatório o atendimento público a qualquer cidadão. À luz da legislação em vigor, julgue os itens subsequentes, acerca do SUS, e assinale a alternativa *incorreta*.

☐ A) Uma das competências legais do SUS é a execução de um conjunto de atividades que se destinam, por meio de ações de vigilância epidemiológica e vigilância sanitária, à promoção e proteção da saúde dos trabalhadores, também visando a recuperação e reabilitação da saúde dos trabalhadores submetidos aos riscos e agravos advindos das condições de trabalho

☐ B) Segundo a lei mencionada, cabe às comissões intersetoriais, subordinadas ao Conselho Nacional de Saúde, articular políticas e programas de interesse para a saúde, abrangendo a área de saúde do trabalhador, por exemplo

☐ C) As atribuições e prerrogativas do conselheiro (membro do conselho de saúde) incluem, por exemplo, entrar em uma unidade de saúde (hospital ou posto de saúde) e exigir que os funcionários desempenhem suas funções desse ou daquele modo

☐ D) Uma nova estratégia do setor saúde é representada pelo Programa Saúde da Família, que está plenamente sintonizado com os princípios do SUS.

1485 O art. 198 da Constituição Federal explica a organização de sistema de saúde brasileiro, sendo este organizado segundo as diretrizes de:

☐ A) centralização, atendimento integral e participação popular

☐ B) universalização, atendimento integral e participação popular

☐ C) descentralização, atendimento integral e participação popular

☐ D) equidade, atendimento integral e participação popular

☐ E) descentralização, atendimento e participação social.

1486 Segundo a Lei 8.080 de 19/9/90 (Lei Orgânica da Saúde), são critérios para o estabelecimento de valores a serem transferidos a estados, Distrito Federal e municípios:

☐ A) desempenho técnico, econômico e financeiro no período atual

☐ B) perfil epidemiológico da população a ser coberta

☐ C) participação paritária dos usuários no conselho de saúde

☐ D) eficiência na arrecadação de impostos

☐ E) prioridade para o atendimento hospitalar.

1487 O Sistema Único de Saúde estabelece como competência estadual:

☐ A) formular, avaliar e apoiar políticas de alimentação e nutrição

☐ B) acompanhar, avaliar e divulgar indicadores de morbidade e mortalidade no seu âmbito

☐ C) planejar, organizar, controlar e avaliar as ações e os serviços de saúde e gerir e executar os serviços públicos de saúde

☐ D) identificar os serviços estaduais e municipais de referência nacional para o estabelecimento de padrões técnicos de assistência à saúde

☐ E) estabelecer critérios, parâmetros e métodos para o controle da qualidade sanitária de produtos, substâncias e serviços de consumo e uso humano.

1488 A necessidade de se reduzirem as disparidades sociais e regionais existentes em nosso país por meio, entre outros, das ações e dos serviços de saúde é definida pelo conceito de:

☐ A) universalidade

☐ B) integralidade

☐ C) territorialização

☐ D) equidade

☐ E) hierarquização.

1489 Uma das prioridades do Pacto de Gestão, conforme definido na Portaria/GM 399, de 22/2/2006, é estabelecer as diretrizes para a gestão do SUS, com ênfase:

☐ A) na descentralização e na regionalização

☐ B) na educação em saúde e na escola sindical

☐ C) no planejamento centrado no gestor e na regionalização

☐ D) no planejamento centrado no gestor e no planejamento estratégico.

1490 De acordo com a Política Nacional de Atenção Básica é *incorreto* afirmar que:

☐ A) de acordo com os preceitos do SUS, a atenção básica tem a saúde da família como estratégia prioritária para sua organização

☐ B) os gestores municipais e federais são responsáveis pelo cumprimento dos princípios da atenção básica, pela organização e execução das ações dentro do território municipal
☐ C) há a efetivação da integralidade em seus vários aspectos, dentre eles, a integração de ações programáticas e de demanda espontânea
☐ D) a atenção básica deverá proceder aos encaminhamentos dos usuários aos serviços de média e alta complexidade
☐ E) na atenção básica são utilizadas tecnologias de elevada complexidade e baixa densidade, que devem resolver os problemas de saúde de maior frequência e relevância em seu território.

1491 As funções de controle e avaliação em saúde devem ser realizadas por:
☐ A) conselhos de comunidade
☐ B) governador do estado
☐ C) presidente da república
☐ D) todos os níveis do sistema de saúde
☐ E) órgãos próprios das secretarias de saúde.

1492 A Comissão Intergestores Bipartite é formada por gestores:
☐ A) de dois estados
☐ B) estadual e municipal
☐ C) de dois municípios
☐ D) municipal e federal.

1493 Com relação ao financiamento do Sistema Único de Saúde (SUS), assinale a alternativa *incorreta*:
☐ A) O custeio das ações de saúde é de responsabilidade das três esferas de gestão do SUS
☐ B) O Piso da Atenção Básica (PAB) Fixo se refere ao custeio de estratégias, realizadas no âmbito da Atenção Básica em Saúde, tais como Saúde da Família, Agentes Comunitários de Saúde e Saúde Bucal
☐ C) O Bloco de Financiamento para a Vigilância à Saúde é constituído por Componente da Vigilância Epidemiológica e Ambiental e Componente da Vigilância Sanitária em Saúde
☐ D) O Bloco de Financiamento para a Gestão do SUS destina-se ao custeio de ações específicas relacionadas com a organização e ampliação do acesso aos serviços de saúde
☐ E) O Componente Básico da Assistência Farmacêutica destina-se à aquisição de medicamentos e insumos de assistência farmacêutica no âmbito da atenção básica em saúde.

1494 São metas e objetivos do Pacto pela Vida, como resposta às doenças emergentes e endêmicas,
1. Atingir 85% de cura de casos novos de tuberculose bacilífera diagnosticada a cada ano.
2. Atingir o patamar de menos de 1 caso por 10.000 habitantes, para a hanseníase, em todos os municípios definidos como prioritários no ano de 2006.
3. Eliminação da malária, na região da Amazônia Legal.
4. Eliminação da infestação do *Aedes aegypti* nos municípios definidos como prioritários para o ano de 2006.

São *corretas* as afirmativas:
☐ A) 1 e 2 somente
☐ B) 1 e 3 somente
☐ C) 2 e 4 somente
☐ D) 1, 2, 3 e 4.

1495 Com relação aos pactos – Portaria MS 339/2006 –, assinale a alternativa *incorreta*.
☐ A) O pacto em defesa do Sistema Único de Saúde é a reafirmação da fidelidade de todos os entes com o Sistema Público de Saúde que garanta a equidade e o acesso universal ao sistema
☐ B) Pacto pela vida é constituído por um conjunto de compromissos sanitários, que deverão expressar uma prioridade inequívoca dos três entes federativos, com definição das responsabilidades de cada um

☐ C) Pacto de Gestão estabelece as responsabilidades claras de cada ente federativo de forma a diminuir as competências concorrentes

☐ D) Pacto pela Saúde é o estabelecimento dos indicadores básicos de saúde a serem cumpridos pelos gestores.

1496 Assinale a alternativa que contém todas as técnicas utilizadas no exame físico.

☐ A) Inspeção, palpação e ausculta

☐ B) Inspeção e ausculta

☐ C) Inspeção e percussão

☐ D) Inspeção, palpação, ausculta e percussão

☐ E) Percussão, inspeção e palpação.

1497 A Resolução COFEN 272/2002 dispõe sobre a sistematização da assistência de enfermagem (SAE) nas instituições de saúde brasileiras. Todas as alternativas estão corretas, *exceto*:

☐ A) as etapas a serem registradas no prontuário do paciente/cliente/usuário são: histórico de enfermagem, exame físico, diagnóstico de enfermagem, prescrição da assistência de enfermagem, evolução da assistência de enfermagem, relatório de enfermagem

☐ B) ao enfermeiro compete a implantação, o planejamento e a organização do processo de enfermagem. Estando inserido em uma equipe de enfermagem, o enfermeiro pode delegar aos técnicos de enfermagem a responsabilidade pela sistematização, mantendo para si a responsabilidade de avaliação

☐ C) a sistematização da assistência de enfermagem utiliza método e estratégia de trabalho científico para identificação das situações de saúde/doença, subsidiando ações de assistência de enfermagem que possam contribuir para a promoção da saúde do indivíduo, da família e da comunidade

☐ D) diagnóstico de enfermagem é uma etapa em que o enfermeiro, após ter analisado os dados coletados no histórico e no exame físico, identificará os problemas de enfermagem, as necessidades básicas afetadas e grau de dependência, fazendo julgamento clínico sobre as respostas do indivíduo, da família e da comunidade aos problemas, processos de vida vigentes ou potenciais.

1498 De acordo com o Código de Ética dos profissionais de enfermagem, as infrações são classificadas conforme a natureza do ato e a circunstância de cada caso. Assim, são consideradas infrações graves aquelas que:

☐ A) provoquem deformidade permanente ou inutilização permanente de membro em qualquer pessoa

☐ B) ofendam a integridade física, mental ou moral, sem causar debilidade

☐ C) provoquem morte, perda de sentido, função ou, ainda, dano moral irremediável

☐ D) originem agravos à saúde, causando debilidade crônica irremediável

☐ E) provoquem perigo de vida, debilidade temporária de membro, sentido ou função em qualquer pessoa.

1499 Segundo o Código de Ética da Enfermagem, entre as proibições aos profissionais estão algumas ações, *exceto*:

☐ A) executar a assistência de enfermagem sem o consentimento do cliente ou seu representante legal, exceto em iminente risco de vida

☐ B) prestar ao cliente serviços que, por sua natureza, são incumbência de outro profissional, exceto em caso de emergência

☐ C) interromper a pesquisa na presença de qualquer perigo à vida e à integridade da pessoa humana

☐ D) executar prescrições terapêuticas quando contrárias à segurança do cliente

☐ E) sobrepor o interesse da ciência ao interesse e à segurança do ser humano.

1500 Em um hospital-escola, um enfermeiro integrante de uma pesquisa experimental, conduzida por um grupo de profissionais de saúde, tenta convencer um paciente adulto a participar como voluntário da referida investigação, informando-o de que será beneficiado no tratamento de sua doença. O paciente, ao ler o consentimento livre e esclarecido, observa que não constam os objetivos da pesquisa e não está claro se haverá alguma intervenção invasiva.

Considerando essa situação hipotética, o enfermeiro, expressando atitude compatível com uma conduta ética, deve:

☐ A) informar ao paciente que, por se tratar de uma pesquisa científica, não é necessário que sejam explícitos todos os objetivos

☐ B) esclarecer ao paciente a obrigatoriedade de sua participação na pesquisa, por se tratar de internamento em hospital-escola

☐ C) explicar os objetivos da pesquisa oralmente e solicitar a assinatura do paciente para que ambos possam trabalhar juntos em harmonia

☐ D) solicitar que um familiar assine o consentimento, visto que apenas o consentimento de um responsável será considerado legal

☐ E) agradecer ao paciente por tê-lo alertado sobre as falhas detectadas no termo de consentimento da pesquisa e explicar-lhe, que, assim que estes pontos forem corrigidos, ele voltará a abordar o paciente sobre sua participação.

1501 Em conformidade com o Código de Ética dos Profissionais de Enfermagem, é circunstância agravante à infração:

1. Confessar espontaneamente a autoria do ato.
2. Cometer o ato com abuso de autoridade ou violação do dever inerente ao cargo ou função.
3. Cometer dolosamente o ato.

É *correto* o que consta em:

☐ A) 1 e 2 apenas

☐ B) 1, 2 e 3

☐ C) 2 apenas

☐ D) 2 e 3 apenas

☐ E) 3 apenas.

1502 O Programa de Controle Médico de Saúde Ocupacional (PCMSO) deve incluir, entre outros, a realização obrigatória dos seguintes exames médicos:

☐ A) admissional, periódico, de retorno ao trabalho, de mudança de função e, demissional

☐ B) periódico a cada 3 meses, mudança de função, admissional e demissional

☐ C) sífilis, anti-HIV, hepatites, raios X de tórax, beta-hCG

☐ D) beta-hCG, hormônios prostáticos, colesterol, triglicerídeos, enzimas cardíacas

☐ E) eletrocardiograma, eletroencefalograma, esteira, MAPA, Holter.

1503 Para evitar doenças relacionadas com atividades de processsamento de dados, a NR-17 (norma sobre ergonomia no trabalho) determina que:

☐ A) haja uma pausa de 10 min a cada 50 min efetivamente trabalhados

☐ B) a quantidade de toques deverá ser de, no máximo, 10.000 por hora trabalhada

☐ C) o tempo efetivo de trabalho de entrada de dados seja, no máximo, de 3 h

☐ D) haja uma pausa de 5 min a cada 55 min efetivamente trabalhados

☐ E) haja uma pausa de 20 min a cada 40 min efetivamente trabalhados.

1504 De acordo com a norma relativa ao gerenciamento de resíduos de serviços de saúde, assinale a opção que contém os cuidados que a instituição de saúde deverá ter com os resíduos que podem apresentar risco de causar infecção, relacionada com os agentes biológicos que compõem o grupo A do Plano de Gerenciamento de Resíduos de Serviços de Saúde (PGRSS).

☐ A) Resíduos resultantes de indivíduos ou animais com suspeita ou certeza de contaminação biológica por agentes da classe de risco 4

☐ B) Fixadores usados em radiologia

☐ C) Quaisquer materiais resultantes de atividades humanas que contenham ra-

dionuclídios em quantidades superiores aos limites de isenção especificados nas normas do CNEN e para os quais a reutilização é imprópria ou não prevista
- ☐ D) Papel de uso sanitário e fralda, absorventes higiênicos, peças descartáveis de vestuário, resto alimentar de paciente, material utilizado em antissepsia e hemostasia de venóclises, equipo de soro e outros similares não classificados como A1
- ☐ E) Agulhas descartáveis, juntamente com as seringas, quando descartáveis, sendo proibido reencapá-las ou retirá-las manualmente.

1505 A norma regulamentadora para serviços de saúde do Ministério do Trabalho e Emprego classifica um agente biológico com risco individual elevado para o trabalhador e com probabilidade de disseminação para a coletividade, podendo causar doenças e infecções graves ao ser humano, para as quais nem sempre existem meios eficazes de profilaxia ou tratamento como sendo da:
- ☐ A) classe de risco 1
- ☐ B) classe de risco 2
- ☐ C) classe de risco 3
- ☐ D) classe de risco 4
- ☐ E) classe de risco 5.

1506 Quanto à dengue, é *incorreto* afirmar que:
- ☐ A) não há transmissão de dengue pelo contato direto de uma pessoa doente com outra sadia, seja por alimento, pela água ou por qualquer objeto
- ☐ B) a dengue hemorrágica é uma manifestação da dengue de forma mais grave, na qual ocorrem hemorragias por problemas na coagulação sanguínea
- ☐ C) as principais doenças a serem levadas em consideração no diagnóstico diferencial são: gripe, rubéola e sarampo
- ☐ D) o ovo do *Aedes aegypti* pode sobreviver até 900 dias, mesmo que o local onde foi depositado fique seco. Se o local receber água, novamente o ovo volta a ficar ativo. Por isso, é importante eliminar a água e lavar o recipiente com água e sabão
- ☐ E) A pessoa doente não deve tomar remédios à base de ácido acetilsalicílico, uma vez que essa substância aumenta o risco de hemorragia.

1507 Com relação à doença meningocócica, é *correto* afirmar que:
- ☐ A) sua distribuição geográfica é restrita a zonas urbanas
- ☐ B) a identificação dos diferentes sorogrupos não é necessária, pois existe imunidade cruzada
- ☐ C) a *Neisseria meningitidis* tem três sorogrupos: A, B e C
- ☐ D) os portadores do meningococo são, além dos seres humanos, os mamíferos roedores
- ☐ E) o período de transmissibilidade persiste até que o meningococo desapareça das secreções da nasofaringe.

1508 "Em novembro de 2006, o Ministério da Saúde, por meio da Secretaria de Vigilância em Saúde, recebeu a notificação da ocorrência de um surto de sarampo na Bahia. Os primeiros dois casos confirmados foram notificados no município de João Dourado e, após a investigação epidemiológica realizada conjuntamente pelo Ministério da Saúde e pelas secretarias, estadual e municipal da saúde, foram confirmados mais 14 casos de sarampo nesse município, totalizando 16 notificações. Os últimos casos confirmados nesses municípios já ocorreram há mais de 56 dias, fato que indica que provavelmente nessas localidades o surto já foi contido, uma vez que os períodos de incubação e de transmissibilidade máximos já foram ultrapassados. Desde o ano 2000, o Brasil está livre da transmissão autóctone do sarampo. Como a doença ainda é endêmica em todos os outros continentes, à exceção das Américas, a ocorrência de casos importados e surtos deles decorrentes vêm sendo observados com certa regularidade em vários países do continente, inclusive no Brasil." (*Fonte*: www.bvsdip.cict.fiocruz.br [com adaptações].)

Tendo o texto como referência inicial, assinale a opção *correta*.

☐ A) Surtos ou agravos inusitados só devem ser comunicados ao Sistema Nacional de Agravos de Notificação (SINAN) se fizerem parte do elenco de doenças de notificação compulsória

☐ B) Um surto epidêmico consiste em uma epidemia de grandes proporções

☐ C) O inquérito epidemiológico deve ser realizado por representantes do Ministério da Saúde

☐ D) O sistema de informação de mortalidade constitui a principal fonte de informação do Sistema de Vigilância Epidemiológica

☐ E) O sarampo é considerado uma virose reemergente, após ter sido considerado sob controle no País no final do século passado.

1509 A pressão arterial para maiores de 18 anos de idade, de acordo com a IV Diretrizes Brasileiras de Hipertensão Arterial, é considerada limítrofe quando os resultados da aferição forem, para a pressão sistólica e a diastólica, respectivamente:

☐ A) 120 a 129 mmHg e 90 a 99 mmHg

☐ B) < 120 mmHg e < 80 mmHg

☐ C) < 130 mmHg e > 85 mmHg

☐ D) 140 a 159 mmHg e 90 a 99 mmHg

☐ E) 130 a 139 mmHg e 85 a 89 mmHg.

1510 A Unidade de Saúde Básica (USB) na qual você trabalha recebeu várias crianças que, após serem vacinadas com BCG intradérmica apresentaram reações adversas locais e regionais: úlcera com diâmetro maior que 1 cm, abscesso e linfadenopatia regional supurada. Isso começou a ocorrer após a entrada de funcionários do último concurso público (ou processo seletivo) em seu município. Como enfermeiro responsável pelo serviço, você:

☐ A) suspende todas as atividades na sala de vacina da Unidade de Saúde

☐ B) observa por mais um período e, se as reações adversas continuam, toma providências

☐ C) devolve os lotes de vacina BCG intradérmica para o nível regional e faz novo pedido

☐ D) analisa a cobertura vacinal para promover uma estratégia que aumente a cobertura para os níveis desejados

☐ E) promove um treinamento em serviço sobre a técnica de aplicação da vacina BCG intradérmica para os vacinadores.

▸Respostas comentadas

Questão 1412 – ***Resposta:*** letra **D**.
Comentário. As três fases de prevenção conhecidas são: primária, secundária e terciária. Na fase primária as ações estão dirigidas à manutenção da saúde, para evitar que novos casos de agravos à saúde ocorram. Fazem parte dessa fase os níveis de promoção da saúde (educação em saúde, boa alimentação etc.) e proteção específica (vacinação). As ações de prevenção secundária visam ao diagnóstico e ao tratamento precoces, uma vez que o agravo já está instalado, e também inclui o nível de "limitação do dano", pois, uma vez identificada a doença, deve-se prevenir o aparecimento de complicações. A prevenção terciária consiste na reabilitação por intermédio de medidas que limitem a incapacidade total do indivíduo. Cita-se como exemplo deste nível de prevenção o processo de reeducação e readaptação de pessoas com deficiência físico-motora após acidentes ou em decorrência de sequelas de doenças.

Questão 1413 – ***Resposta:*** letra **A**.
Comentário. Os indivíduos podem ser imunizados de modo passivo, quando os anticorpos são produzidos fora do organismo, como, por exemplo, soro antiofídico e aleitamento materno; ou ativo, quando o próprio indivíduo produz seus anticorpos por ter sido infectado por um agente etiológico ou inoculado pelas vacinas. A imunidade também pode ser classificada em naturalmente adquirida, quando o indivíduo é infectado ou pela amamentação, ou artificialmente adquirida, mediante aplicação de soros e vacinas.

Questão 1414 – ***Resposta:*** letra **E**.
Comentário. A vacina contra hepatite B deve ser aplicada na região do deltoide, na face externa superior do braço. Nas crianças com idade inferior a 2 anos a vacina é administrada na face lateral da coxa. Em crianças maiores e adultos, deve ser evitada a região glútea, pois muitas vezes a vacina não é inoculada no interior do músculo e sim no tecido adiposo (gordura), o que diminui sensivelmente a resposta imunológica. Somente a vacina Sabin deve ser administrada novamente caso a criança cuspa, regurgite ou apresente vômitos (até 1 h após a administração). A vacina triviral é aplicada em dose única aos 12 meses.

Questão 1415 – ***Resposta:*** letra **D**.
Comentário. A Lista Nacional de Notificação Compulsória compreende os agravos de maior relevância em saúde pública. Deve ser revisada e atualizada considerando o quadro sanitário do País. Estados e municípios podem acrescentar novos agravos que julguem pertinentes à sua localidade, entretanto é vedada a exclusão de doenças e agravos componentes da Lista Nacional (art. 8º Portaria SVS 5/2006).

Dica. Em concursos estaduais e municipais, deve-se ficar atento à bibliografia recomendada e ao enunciado das questões, pois podem ser descritos agravos de notificação exclusivamente estadual ou municipal.

Questão 1416 – ***Resposta:*** letra **C**.
Comentário. A orientação quanto ao rodízio dos locais de administração da insulina em clientes diabéticos dependentes de insulina é imprescindível para a prevenção da lipo-hipertrofia, a qual se caracteriza pela presença de massas subcutâneas, pouco sensíveis, com absorção inadequada de insulina, formadas de gordura e de tecido fibroso. Em virtude da pouca sensibilidade no local, os portadores de diabetes tendem a preferir esse local para a aplicação da insulina.

Questão 1417 – ***Resposta:*** letra **B**.
Comentário. A infecção pelo vírus da dengue leva ao quadro de trombocitopenia, ou seja, diminuição da quantidade de plaquetas, o que favorece o aparecimento de hemorragias. Trombocitose é o aumento da quantidade de plaquetas no sangue.

Questão 1418 – ***Resposta:*** letra **E**.
Comentário. Ao indicar a vacina dupla tipo adulto, considerar as doses da vacina tríplice bacteriana (DTP) ou da dupla infantil (DT) recebidas anteriormente, quando documentada, orientando a continuidade do esquema.

Questão 1419 – ***Resposta:*** letra **A**.
Comentário. Os imunobiológicos (vacinas e soros) são sensíveis a agentes físicos como a luz e o calor, especialmente por conterem na sua

formulação antígenos (micro-organismos vivos ou mortos ou suas frações) ou adjuvantes (substância que potencializa a resposta imunológica a um antígeno). O calor é bastante prejudicial, pois acelera a inativação das substâncias que entram na composição dos produtos. Vale ressaltar ainda que as vacinas que contêm adjuvantes não podem ser submetidas a congelamento, ou seja, são conservadas entre +2°C e +8°C.

Questão 1420 – ***Resposta:*** letra **D**.
Comentário. A notificação de agravos pode ser realizada por qualquer pessoa, entretanto é dever dos profissionais de saúde notificar às autoridades sanitárias a existência de doenças que representem ameaça para a saúde pública. A notificação às autoridades locais permite que ações de controle sejam realizadas oportunamente.

Questão 1421 – ***Resposta:*** letra **C**.
Comentário. Definem-se como sintomáticos respiratórios os portadores de tosse com expectoração há pelo menos 3 semanas ou aqueles que apresentem sintomatologia compatível com tuberculose: além da tosse, febre vespertina, suores noturnos, perda de peso, escarro sanguíneo (hemoptoico) e/ou dor torácica. A busca de sintomáticos respiratórios nas unidades de saúde favorece a detecção precoce de casos e o tratamento oportuno, com vistas a quebrar a cadeia de transmissão da doença.

Questão 1422 – ***Resposta:*** letra **A**.
Comentário. A curva de mortalidade proporcional, ou de Nelson de Moraes, é construída considerando-se as seguintes faixas etárias: < 1 ano, de 1 a 4 anos, de 5 a 19 anos, de 20 a 49 anos e ≥ 50 anos. A distribuição proporcional dos óbitos nesses grupos etários resulta em um gráfico que indica o nível de saúde da população analisada. Quanto maior a mortalidade em menores de 1 ano, pior o nível de saúde observado.

Questão 1423 – ***Resposta:*** letra **D**.
Comentário. Magnitude, transcendência e vulnerabilidade são critérios básicos para avaliação de um agravo como problema de saúde pública. Entende-se transcendência como sendo o custo pessoal e social dos agravos à população. Vulnerabilidade corresponde a quanto o agravo pode ser controlado mediante aplicações de investimentos e de conhecimentos específicos, como, por exemplo, vacinação, tratamento etc.

Questão 1424 – ***Resposta:*** letra **E**.
Comentário. De acordo com a Norma Regulamentadora 32, que estabelece as diretrizes básicas para a implementação de medidas de proteção à segurança e à saúde dos trabalhadores dos serviços de saúde, todas as afirmações devem constar no Programa de Controle Médico de Saúde Ocupacional, o qual foi definido pela NR-07, que estabeleceu parâmetros mínimos e diretrizes gerais a serem observados na execução do Programa de Controle Médico e de Saúde Ocupacional.

Questão 1425 – ***Resposta:*** letra **D**.
Comentário. Segundo as normas do Ministério da Saúde para o atendimento e o acompanhamento de exposição ocupacional a material biológico, é imprescindível avaliar o tipo de exposição (percutânea, mucosa etc.); o tipo e a quantidade do material biológico (líquidos, tecidos); a situação infecciosa da fonte (HBsAg+; anti-VHC; anti-HIV) e a suscetibilidade do profissional exposto (vacinação prévia contra hepatite B e resposta vacinal; sorologia para HBV, HCV e HIV).

Questão 1426 – ***Resposta:*** letra **E**.
Comentário. O esquema vacinal para o profissional de saúde é o mesmo recomendado para as crianças, definido no Programa Nacional de Imunização.

Questão 1427 – ***Resposta:*** letra **C**.
Comentário. As lesões por esforços repetitivos (LER) e os distúrbios osteomusculares relacionados com o trabalho (DORT) são danos decorrentes da utilização excessiva imposta ao sistema musculoesquelético e da falta de tempo para recuperação. Afeta trabalhadores de várias áreas, inclusive da Enfermagem.

Questão 1428 – ***Resposta:*** letra **C**.
Comentário. O art. 199 da seção II da Constituição afirma que a assistência à saúde é livre à iniciativa privada e no parágrafo 1º ressalta que esta pode participar de modo complementar ao SUS, tendo

preferência as instituições filantrópicas. Tal definição é regulamentada na Lei 8.080/90, art. 26.

Questão 1429 – ***Resposta:*** letra **C**.
Comentário. O conselho de saúde em qualquer nível (nacional, estadual ou municipal) deve ter uma composição paritária em relação ao conjunto dos demais segmentos que o compõe (art. 1º, § 4º).

Questão 1430 – ***Resposta:*** letra **B**.
Comentário. A Lei 8.080/90 apresenta as diretrizes e os princípios do SUS (Capítulo II, art. 7º). São apresentados 13 princípios, nos quais estão inseridos as três diretrizes apontadas na Constituição de 1988.

Questão 1431 – ***Resposta:*** letra **E**.
Comentário. A Conferência de Saúde se reúne para avaliar a situação de saúde e propor as diretrizes para a formulação da política de saúde nos níveis correspondentes (art. 1º, § 2º da referida lei). O Conselho Nacional de Saúde é composto por representantes do governo, prestadores de serviço, profissionais de saúde e usuários, cuja representação é paritária em relação aos demais membros. Os recursos serão alocados para a cobertura de ações e serviços de saúde.

Questão 1432 – ***Resposta:*** letra **B**.
Comentário. As diretrizes do SUS, instituído pela Constituição Federal de 1988, são definidas no art. 198. Os princípios e tais diretrizes estão descritos na lei que regulamenta o SUS (Lei 8.080/90).

Questão 1433 – ***Resposta:*** letra **D**.
Comentário. Os recursos financeiros do Fundo Nacional de Saúde serão alocados, conforme definido no art. 2º da referida lei, como despesas de custeio e de capital do Ministério da Saúde, investimentos previstos por lei orçamentária, investimentos previstos no plano quinquenal do Ministério da Saúde e cobertura de ações e serviços de saúde a serem implementados por municípios, estados e Distrito Federal.

Questão 1434 – ***Resposta:*** letra **A**.
Comentário. A coordenação da rede estadual de laboratórios de saúde pública e hemocentros é de competência da direção estadual do Sistema Único de Saúde.

Questão 1435 – ***Resposta:*** letra **A**.
Comentário. O Pacto pela Vida faz parte do Pacto pela Saúde, instituído pela Portaria 399/06. Entre as prioridades, destaca-se a redução das mortalidades infantil e materna. Não está incluída a redução de mortalidade por causas externas.

Questão 1436 – ***Resposta:*** letra **B**.
Comentário. O financiamento da atenção básica ocorrerá em composição tripartite. Consiste em um montante de recursos financeiros federais destinados à viabilização de ações de atenção básica à saúde e compõe o Teto Financeiro do Bloco Atenção Básica (Portaria 648/GM, de 28 de março de 2006).

Questão 1437 – ***Resposta:*** letra **A**.
Comentário. O erro observado no item IV refere-se ao fato de a consulta de enfermagem ser atividade *exclusiva do enfermeiro*, conforme o inciso I do art. 8º do Decreto 94.406/87, que regulamenta a Lei 7.498, de 25 de junho de 1986, a qual dispõe sobre o exercício da enfermagem. Ao técnico de enfermagem cabe executar atividades de assistência de enfermagem, excetuadas as privativas do enfermeiro (inciso II do art. 10º do referido decreto).

Questão 1438 – ***Resposta:*** letra **B**.
Comentário. No exemplo, o enfermeiro ao detectar o erro e administrar a dose correta, infringiu o art. 33 do Código de Ética dos profissionais de enfermagem "prestar serviços que por sua natureza competem a outro profissional, *exceto* em caso de emergência", pois a prescrição médica é de competência de outro profissional. O enfermeiro tinha o direito de não administrar o medicamento como descrito no parágrafo único do art.37 "o profissional de enfermagem poderá recusar-se a executar prescrição medicamentosa e terapêutica em caso de identificação de erro ou ilegibilidade".

Questão 1439 – ***Resposta:*** letra **B**.
Comentário. De acordo com o art. 118 do Código de Ética, "advertência por escrito" não é uma infração ética. A censura consiste em repreensão a ser divulgada nas publicações oficiais; a multa refere-se apenas ao pagamento de 1 a 10 vezes

o valor da anuidade da categoria profissional e o período máximo da suspensão não pode ser superior a 29 dias.

Questão 1440 – ***Resposta:*** letra **B**.
Comentário. As atividades descritas nas opções "A" e "C" são de responsabilidade do auxiliar de enfermagem. A consulta de enfermagem é uma atividade exclusiva do enfermeiro, e a participação na elaboração e na operacionalização do sistema de referência e contrarreferência também é sua atividade, descrita entre as reponsabilidades desse profissional como integrante da equipe de saúde. Ao técnico de enfermagem cabe prestar cuidados diretos de enfermagem a clientes em estado grave (art. 10º do Decreto 94.406, de 8 de junho de 1987).

Questão 1441 – ***Resposta:*** letra **B**.
Comentário. A garantia da continuidade da assistência, prestar assistência sem discriminação e cumprir os preceitos éticos e legais da profissão são responsabilidades e deveres do profissional.

Questão 1442 – ***Resposta:*** letra **E**.
Comentário. A conduta é proibida, conforme o Capítulo II do Código de Ética referente ao sigilo profissional: "divulgar ou fazer referência a casos, situações ou fatos de forma que os envolvidos possam ser identificados" (art. 85).

Questão 1443 – ***Resposta:*** letra **A**.
Comentário. A lei que dispõe sobre o exercício de enfermagem é de 1986 (Lei 7.498, de 25 de junho de 1986). Segundo essa lei, cabe ao técnico de enfermagem assistir o enfermeiro na prevenção e no controle das doenças transmissíveis em geral, em programas de vigilância epidemiológica. Com relação às ações de controle de doenças transmissíveis, o auxiliar de enfermagem deve efetuar o controle de clientes e de comunicantes.

Questão 1444 – ***Resposta:*** letra **D**.
Comentário. O Código de Ética de Enfermagem, em seu art. 89 afirma que é dever do enfermeiro atender às normas vigentes para a pesquisa envolvendo seres humanos, segundo a especificidade da investigação, e é determinação da Resolução 196/96 do Conselho Nacional de Saúde que toda pesquisa envolvendo seres humanos deve ser avaliada por um comitê de ética.

Questão 1445 – ***Resposta:*** letra **B**.
Comentário. Os medicamentos para o tratamento da leishmaniose tegumentar americana é contraindicado para gestantes e portadores de cardiopatias, nefropatias, hepatopatia e doença de Chagas. Segundo dados do Guia de Vigilância Epidemiológica, tem sido registrado um aumento no registro de casos da coinfecção *Leishmania*-HIV, sendo considerada como emergente e de alta gravidade.

Questão 1446 – ***Resposta:*** letra **E**.
Comentário. Tuberculose e leptospirose não são transmitidas por vetores. A tuberculose é transmitida de pessoa para pessoa pela emissão de aerossóis, e a transmissão da leptospirose se dá pelo contato com água ou solo contaminados pela urina de animais infectados pela *Leptospira*. Os vetores responsáveis pela transmissão da dengue e da doença de Chagas são, respectivamente, o mosquito *Aedes aegypti* e o "barbeiro", insetos dos gêneros *Triatoma* e *Panstrogilus*.

Questão 1447 – ***Resposta:*** letra **D**.
Comentário. Entre as estratégias que compõem a lógica estrutural do Programa Nacional de Tabagismo, destaca-se a descentralização da gerência do programa mediante articulação e fortalecimento de uma rede de parcerias com as secretarias estaduais e municipais de saúde. Exemplo disso é que nos 26 estados da Federação e no Distrito Federal, as Secretarias Estaduais de Saúde têm Coordenação do Programa de Controle do Tabagismo, que, por sua vez descentraliza, as ações para seus respectivos municípios.

Questão 1448 – ***Resposta:*** letra **B**.
Comentário. A quimioprofilaxia está recomendada a "recém-nascidos coabitantes de foco tuberculoso ativo". O fármaco indicado é a isoniazida, que deverá ser administrada por 3 meses, quando após esse período, faz-se a prova tuberculínica (PPD). Se a criança for reatora, a quimioprofilaxia deve ser mantida por mais 6 meses; se não for reatora, interrompe-se o uso da isoniazida e só então

se aplica a vacina BCG. Quanto à amamentação, deve ser mantida uma vez que o bacilo de Koch excepcionalmente é excretado pelo leite materno e o risco maior para o recém-nascido é a contaminação pelo trato respiratório. Para tanto, deve-se orientar a mãe quanto aos riscos da transmissão.

Questão 1449 – ***Resposta:*** letra **A**.
Comentário. A Política Nacional de DST/AIDS preconiza o uso do preservativo de látex como o modo mais eficiente de prevenção de DST e HIV. Diversos estudos confirmam a eficiência desse método na prevenção da AIDS e de outras DST. O uso correto e sistemático de preservativos em todas as relações sexuais apresenta efetividade estimada de 90 a 95% na prevenção da transmissão das DST e do HIV. A *Neisseria gonorrhoeae*, agente etiológico da gonorreia, que leva ao quadro de uretrite, é um diplococo Gram-negativo.

Questão 1450 – ***Resposta:*** letra **B**.
Comentário. Além da imunização contra o tétano, é recomendada a vacina contra *influenza* (antigripal), oferecida anualmente durante a Campanha Nacional de Vacinação do Idoso. A vacina contra pneumococo, também aplicada durante a Campanha Nacional de Vacinação do Idoso, é indicada aos indivíduos que convivem em instituições fechadas tais como casas geriátricas, hospitais, asilos, casas de repouso, com apenas um reforço 5 anos após a dose inicial.

Questão 1451 – ***Resposta:*** letra **B**.
Comentário. Para a detecção precoce do câncer de mama recomendam-se: rastreamento por exame clínico da mama anual para todas as mulheres a partir de 40 anos de idade; rastreamento por mamografia em até 2 anos para as mulheres com idade entre 50 e 69 anos; exame clínico da mama e mamografia anual a partir dos 35 anos para as mulheres pertencentes a grupos populacionais com risco elevado de desenvolver câncer de mama; e, ainda, garantia de acesso ao diagnóstico, ao tratamento e ao seguimento para todas as mulheres com alterações nos exames realizados.

Questão 1452 – ***Resposta:*** letra **C**.
Comentário. Além da intensificação e articulação das iniciativas existentes, também são diretrizes para a reorganização da atenção, descrita na Portaria 235/2001: "vinculação dos usuários do Sistema Único de Saúde (SUS) portadores de hipertensão arterial e de diabetes melito a unidades básicas de saúde; fomento à reorganização dos serviços de atenção especializada e hospitalar para o atendimento dos casos que demandarem assistência de maior complexidade; aperfeiçoamento do sistema de programação, aquisição e distribuição de insumos estratégicos para a garantia da resolubilidade da atenção aos portadores de hipertensão arterial e de diabetes melito; promoção de ações de redução e controle de fatores de risco relacionados com a hipertensão e o diabetes; e definição de elenco mínimo de informações sobre a ocorrência desses agravos, em conformidade com os sistemas de informação em saúde disponíveis no País".

Questão 1453 – ***Resposta:*** letra **D**.
Comentário. A detecção e a investigação de surtos e epidemias de casos de doença e de agravos de notificação compulsória é de competência da Vigilância Epidemiológica, que também deve recomendar ou iniciar oportunamente ações para o controle do agravo.

Questão 1454 – ***Resposta:*** letra **E**.
Comentário. De acordo com a Política Nacional de Atenção Básica, é atividade específica do agente comunitário de saúde desenvolver ações que busquem a integração entre a equipe de saúde e a população adscrita à Unidade Básica de Saúde, considerando as características e as finalidades do trabalho de acompanhamento de indivíduos e grupos sociais ou coletividade.

Questão 1455 – ***Resposta:*** letra **A**.
Comentário. A transmissão do HIV pelo indivíduo infectado pode ocorrer durante todas as fases da infecção, sendo o risco proporcional à magnitude da viremia.

Questão 1456 – ***Resposta:*** letra **C**.
Comentário. Os portadores de diabetes tipo 1, pela maior complexidade do cuidado, são em geral acompanhados por endocrinologista, profissional não alocado em Unidades Básicas de Saúde. O encaminhamento deve ser imediato, evitando demora

no atendimento, pois esses pacientes apresentam risco elevado de descompensação metabólica.

Questão 1457 – ***Resposta:*** letra **B**.
Comentário. Entre as atribuições do enfermeiro e do médico que compõem a equipe de saúde da família é recomendado desenvolver atividades educativas por meio de ações individuais e/ou coletivas de promoção de saúde com todas as pessoas da comunidade; desenvolver atividades educativas individuais ou em grupo com os clientes diabéticos. O uso moderado de adoçantes não calóricos (ciclamato, sucralose, sacarina, aspartame, acessulfame e stévia) é seguro. Os alimentos dietéticos podem ser recomendados, mas é preciso ficar atento ao seu conteúdo calórico e de nutrientes. Alimentos *light* têm valor calórico reduzido em relação aos alimentos convencionais, com redução de, no mínimo, 25% do teor de algum nutriente energético (carboidrato, gordura e proteína), não obrigatoriamente o açúcar.

Questão 1458 – ***Resposta:*** letra **B**.
Comentário. A investigação epidemiológica compreende as etapas de coleta de dados, identificando os casos suspeitos e de portadores, para confirmação diagnóstica; definição ou descrição das características epidemiológicas da doença ou agravo (tempo, lugar e pessoa); identificação das possíveis causa e orientação das medidas de controle adequadas. A avaliação da eficácia e efetividade das medidas adotadas é função da Vigilância Epidemiológica. Ressalta-se que a investigação epidemiológica é um método de trabalho da Vigilância Epidemiológica.

Questão 1459 – ***Resposta:*** letra **D**.
Comentário. O período de patogênese inicia-se com as primeiras ações dos agentes patogênicos sobre o organismo, mesmo ainda sem manifestar sintomatologia (pré-clínica). A fase clínica do período de patogênese caracteriza-se pelo aparecimento de sinais e sintomas, com a doença já em estágio avançado.

Questão 1460 – ***Resposta:*** letra **A**.
Comentário. Após exposição a material biológico, recomenda-se como cuidado local: a lavagem exaustiva com água e sabão em caso de exposição percutânea. Solução antisséptica degermante (polivinilpirrolidona-iodo [PVP-I] ou clorexidina) pode ser usada, embora não haja nenhuma evidência objetiva de vantagem em relação ao sabão. Após exposição em mucosas, está recomendada a lavagem exaustiva com água ou solução fisiológica.

Questão 1461 – ***Resposta:*** letra **A**.
Comentário. Considerando os níveis da prevenção, no primário estão ações voltadas para a prevenção do aparecimento da doença, como a promoção da saúde (hábitos saudáveis, uso de equipamento de proteção individual) e proteção específica. Não há o nível quartenário de prevenção segundo Leavell e Clark. A reintegração social pertence ao nível terciário de reabilitação.

Questão 1462 – ***Resposta:*** letra **A**.
Comentário. O câncer do colo do útero pode ser detectado em estágios iniciais e pré-neoplásicos, permitindo a detecção precoce pelo exame preventivo (Papanicolaou). Mediante rastreamento organizado é possível reduzir em até 100% a mortalidade por esse câncer. Assim, o câncer do colo do útero não é o maior responsável pela moratlidade de mulheres. A promiscuidade sexual favorece maior exposição à infecção pelo HPV, principal fator de risco para o câncer do colo do útero. Os fatores relacionados com baixa procura pelos exames nas unidades de saúde podem ser decorrentes de acesso (horário de funcionamento) e fatores culturais (medo, vergonha) ainda presentes.

Questão 1463 – ***Resposta:*** letra **C**.
Comentário. A notificação de doenças e agravos tem que ser sigilosa, só podendo ser divulgada fora do âmbito médico-sanitário em caso de risco para a comunidade, sempre se respeitando o direito de anonimato dos cidadãos.

Questão 1464 – ***Resposta:*** letra **D**.
Comentário. Nos clientes com AIDS pode-se administrar a vacina inativada contra poliomielite, disponível nos Centros de Referências de Imunobiológicos Especiais (CRIE). Deve-se

evitar a aplicação de vacinas vivas, sempre que possível, especialmente BCG, que é contraindicada para pessoas com infecção sintomática pelo HIV. As pessoas com infecção assintomática pelo HIV comprovada por testes sorológicos poderão receber todas as vacinas incluídas no PNI.

Questão 1465 – ***Resposta:*** letra **B**.
Comentário. A definição de caso de sífilis congênita para fins de vigilância epidemiológica compreende diferentes situações e compõe a Lista de Notificação Compulsória de Agravos. Entre as definições, destaca-se "toda criança, ou aborto, ou natimorto de mãe com evidência clínica para sífilis e/ou com sorologia não treponêmica reagente para sífilis, com qualquer titulação, na ausência de teste confirmatório treponêmico, realizada no pré-natal ou no momento do parto ou curetagem, que não tenha sido tratada ou tenha recebido tratamento inadequado".

Questão 1466 – ***Resposta:*** letra **E**.
Comentário. O adiamento da vacinação é recomendado quando do tratamento com imunodepressores ou com corticoides em dose imunossupressora. A vacinação deverá ser agendada para 3 meses depois do final do tratamento, pois, para as vacinas de vírus vivos, há um possível risco de disseminação do vírus vacinal e, para as vacinas de componentes mortos ou inativados, há a possibilidade de não ocorrer resposta imunogênica.

Em caso de doenças agudas febris graves a administração de vacinas deve ser evitada para que seus sinais e sintomas não sejam atribuídos ou confundidos com possíveis efeitos adversos relacionados com a vacinação.

Questão 1467 – ***Resposta:*** letra **A**.
Comentário. Com o início do tratamento específico para os clientes multibacilares, a transmissão da hanseníase é interrompida após a primeira dose da rifampicina. A transmissão se dá por meio de contato íntimo e prolongado de uma pessoa doente que apresenta a forma multibacilar sem tratamento com pessoas suscetíveis. O domicílio é apontado como importante espaço de transmissão da doença. A principal via de eliminação do bacilo e a sua mais provável via de entrada, no organismo são as vias respiratórias superiores (mucosa nasal e orofaringe). As pessoas acometidas pela forma paucibacilar não são consideradas importantes fontes de infecção.

Questão 1468 – ***Resposta:*** letra **C**.
Comentário. A epidemiologia clínica tem como objetivo principal avaliar a efetividade do processo clínico em seus vários enfoques, diagnóstico, tratamento e prevenção. Nos estudos de coortes os grupos de expostos e não expostos não são randomizados, sendo definidos por observação da vida real ou por alocação arbitrária de uma intervenção. O viés não é um objetivo metodológico; ao contrário, deve ser evitado e, caso isso não seja possível, deve ser explicitado na análise. O viés de confundimento ocorre quando a associação entre dois fatores pode ser impactada por um terceiro fator não considerado pelo pesquisado.

Questão 1469 – ***Resposta:*** letra **B**.
Comentário. Epidemia corresponde a uma alteração, espacial e cronologicamente delimitada, do estado de saúde-doença de uma população caracterizada por uma elevação progressivamente crescente, inesperada e descontrolada dos coeficientes de incidência de determinada doença, ultrapassando e reinterando valores acima do limiar epidêmico preestabelecido. Caso alóctone é o doente, atualmente em seu local de origem, que adquiriu a doença em outra região onde emigra ou esteve (p. ex., jovem morador do Rio de Janeiro que foi fazer ecoturismo no planalto central e contraiu febre amarela). Caso autóctone é o caso de doença que teve origem dentro dos limites do lugar em referência ou sob investigação (p. ex., morador do Rio de Janeiro contrair dengue). Conglomerado de casos é um conjunto de casos para os quais se pode presumir uma origem idêntica (p. ex., agente infeccioso, substância química).

Questão 1470 – ***Resposta:*** letra **C**.
Comentário. O índice de infestação predial é o cálculo da quantidade de imóveis infestados pelas larvas do mosquito *Aedes aegypti*, que, quando altos, podem indicar risco de aumento dos casos de dengue, sendo necessário intensifi-

car as ações de controle do vetor (mosquito *Aedes aegypti*), para evitar que ocorra uma epidemia. Todos os casos de dengue devem ser investigados, independentemente de sua clínica (clássico ou hemorrágico).

Questão 1471 – ***Resposta:*** letra **E**.
Comentário. No art. 82 do Código de Ética de Enfermagem, o Capítulo II sobre o sigilo profissional define como dever e responsabilidade do enfermeiro: "Manter segredo sobre fato sigiloso de que tenha conhecimento em razão de sua atividade profissional, exceto casos previstos em lei, ordem judicial, ou com o consentimento escrito da pessoa envolvida ou de seu representante legal". Nas demais opções o profissional está amparado pela lei para a quebra de sigilo profissional, apesar de não haver discriminação dessas situações no referido código. Ressalta-se, por exemplo, o art. 5º da portaria SVS 5/2006, que afirma que todo profissional de saúde deve realizar a notificação compulsória dos agravos definidos na referida portaria.

Questão 1472 – ***Resposta:*** letra **C**.
Comentário. É proibido ao profissional de enfermagem promover a eutanásia ou participar em prática destinada a antecipar a morte do cliente (Código de Ética – Resolução COFEN 311/2007, art. 29).

Questão 1473 – ***Resposta:*** letra **B**.
Comentário. A Lei 7.498/86 dispõe sobre a regulamentação do exercício de enfermagem. Os princípios, direitos e deveres pertinentes à conduta do profissional estão definidas no Código de Ética dos Profissionais de Enfermagem (Resolução COFEN 311/2007).

Questão 1474 – ***Resposta:*** letra **A**.
Comentário. As opções 1 e 2 referem-se aos arts. 30 e 34 do Código de Ética dos profissionais de enfermagem, respectivamente. Segundo a Lei do Exercício Profissional, no art. 11, alíneas "c", "i" e "j", são competências privativas do enfermeiro o planejamento, a organização, a coordenação, a execução e a avaliação dos serviços de assistência de enfermagem; a consulta de Enfermagem e a prescrição da assistência de enfermagem, as quais compõem a sistematização de enfermagem, e, de acordo com a Resolução COFEN 272/2002 em seu art. 2º, define-se ainda que "a implementação da sistematização da assistência de enfermagem – SAE – deve ocorrer em toda instituição da saúde, pública e privada". O item IV refere-se às atividades do enfermeiro obstetra (art. 11, inciso III do parágrafo único).

Questão 1475 – ***Resposta:*** letra **E**.
Comentário. Entre as responsabilidades e os deveres do profissional, referentes às organizações da categoria (Seção III), consta no art. 50 do Código de Ética que o profissional deve "Comunicar formalmente ao Conselho Regional de Enfermagem fatos que envolvam recusa ou demissão de cargo, função ou emprego, motivado pela necessidade do profissional em cumprir o presente Código e a legislação do exercício profissional".

Questão 1476 – ***Resposta:*** letra **D**.
Comentário. A fase de coleta de dados compreende a etapa do histórico de enfermagem e do exame físico. Na primeira são obtidas informações sobre hábitos individuais e biopsicossociais, doenças pregressas, assim como a identificação de problemas. No exame físico, mediante técnicas de inspeção, ausculta, palpação e percussão, é realizado o levantamento de dados sobre o estado de saúde do cliente e anotação das anormalidades encontradas para validar as informações obtidas no histórico (Resolução COFEN 272/2002).

Questão 1477 – ***Resposta:*** letra **C**.
Comentário. Entre as responsabilidades e os deveres do profissional de enfermagem estão: "proteger a pessoa, família e coletividade contra danos decorrentes de imperícia, negligência ou imprudência por parte de qualquer membro da Equipe de Saúde" (art. 21) e "posicionar-se contra falta cometida durante o exercício profissional seja por imperícia, imprudência ou negligência" (art. 40). Vale ressaltar que não alertar o profissional pela falta cometida incorre em infração ética, pela omissão do enfermeiro em obedecer às disposições do Código de Ética dos profissionais de enfermagem (art. 113).

Questão 1478 – ***Resposta:*** letra **E**.
Comentário. Conforme definido no art. 119 do Código de Ética, as penalidades, referentes a advertência verbal, multa, censura e suspensão do exercício profissional, são da alçada do Conselho Regional de Enfermagem, e a pena de cassação do direito ao exercício profissional é de competência do Conselho Federal de Enfermagem.

Questão 1479 – ***Resposta:*** letra **B**.
Comentário. Imperícia se caracteriza pela falta de experiência ou conhecimentos práticos necessários ao exercício de sua profissão – inábil. Negligência é a falta de atenção ou cuidado – inobservância de seus deveres e obrigações. Imprudência refere-se a executar atividade sem moderação, cautela ou precaução. Displicência consiste em desleixo nas maneiras e no proceder.

Questão 1480 – ***Resposta:*** letra **C**.
Comentário. Entre as atribuições apresentadas apenas a organização e fiscalização do atendimento da saúde suplementar não é referida no art. 200 da Constituição. Entretanto, vale ressaltar que, entre as competências da direção municipal do SUS (art. 18 da Lei 8.080/90), consta controlar e fiscalizar os procedimentos dos serviços privados de saúde.

Questão 1481 – ***Resposta:*** letra **B**.
Comentário. Apenas os Conselhos de Saúde têm caráter deliberativo. As demais afirmações estão definidas na Lei 8.142/90, no seu art. 1º e nos § 4 e 5.

Questão 1482 – ***Resposta:*** letra **A**.
Comentário. Entende-se integralidade como um "conjunto articulado e contínuo das ações e serviços preventivos e curativos, individuais e coletivos, exigidos para cada caso em todos os níveis de complexidade do sistema" (Lei 8.080/90, art. 7º, inciso II). O PSF e o PACS são estratégias para a ampliação da atenção primária, atendendo parcialmente ao princípio da integralidade.

Questão 1483 ***Resposta:*** letra **B**.
Comentário. A participação complementar da iniciativa privada não é exclusiva das entidades filantrópicas e das sem fins lucrativos, entretanto estas têm preferência para participar do SUS (Lei 8.080/90, art. 25).

Questão 1484 – ***Resposta:*** letra **C**.
Comentário. As atribuições dos conselheiros não estão definidas na Lei 8.080/90. As normas e a organização dos Conselhos de Saúde, como, por exemplo, as ações dos conselheiros são definidas pelo regimento interno próprio, aprovado pelo respectivo conselho (Lei 8.142/90, art. 1º, §5º).

Questão 1485 – ***Resposta:*** letra **C**.
Comentário. De acordo com a Constituição Federal, o SUS é organizado a partir de três diretrizes: descentralização, com direção única em cada esfera de governo; atendimento integral, que abrange atividades assistenciais curativas e, prioritariamente, as atividades preventivas; e participação da comunidade, ou seja, o exercício do controle social. Universalidade e equidade estão descritos no art. 196, na definição de saúde como direito de todos e dever do Estado.

Questão 1486 – ***Resposta:*** letra **B**.
Comentário. O art. 35 da referida lei define que, para o estabelecimento de valores a serem transferidos a estados, Distrito Federal e municípios, será utilizada a combinação dos seguintes critérios: perfil demográfico da região; perfil epidemiológico da população a ser coberta; características quantitativas e qualitativas da rede de saúde na área; desempenho técnico, econômico e financeiro no período anterior; níveis de participação do setor saúde nos orçamentos estaduais e municipais; previsão do plano quinquenal de investimentos da rede e ressarcimento do atendimento a serviços prestados para outras esferas de governo.

Questão 1487 – ***Resposta:*** letra **B**.
Comentário. Nos arts. 16, 17 e 18 da Lei 8.080/90 são descritas as competências das direções nacional, estadual e municipal, respectivamente. As competências descritas nas alternativas A, D e E são nacionais. Planejar, organizar, controlar e avaliar as ações e os serviços de saúde e gerir e executar os serviços públicos de saúde são competências da direção municipal do SUS.

Questão 1488 – ***Resposta:*** letra **D**.
Comentário. Entre as atribuições dos municípios, com o Pacto de Gestão, que compõe o Pacto pela

Saúde, está promover a equidade na atenção à saúde, considerando as diferenças individuais e de grupos populacionais, por meio da adequação da oferta às necessidades como princípio de justiça social, e ampliação do acesso de populações em situação de desigualdade, respeitadas as diversidades locais.

Questão 1489 – ***Resposta:*** letra **A**.
Comentário. O Pacto de Gestão, parte integrante do Pacto pela Saúde, contempla os princípios do SUS previstos na Constituição Federal de 1988 e na Lei 8.080/90 e avança na regionalização e descentralização do SUS. Na descentralização inicia-se um processo de descentralização dos processos administrativos relativos à gestão para as Comissões Intergestores Bipartite (CIB), não sendo mais necessário o envio de processos de credenciamento de serviços e/ou projetos para implantação de novos serviços ao Ministério da Saúde. A regionalização é um eixo estruturante do Pacto de Gestão e deve orientar a descentralização das ações e dos serviços de saúde e os processos de negociação e pactuação entre os gestores. O processo de regionalização deve considerar territórios sanitários mais que territórios político-administrativos.

Questão 1490 – ***Resposta:*** letra **B**.
Comentário. O Distrito Federal acumula as atividades de município e estado. Com relação à atenção básica, os municípios e o Distrito Federal são os gestores dos sistemas locais de saúde, e como tal são responsáveis pelo cumprimento dos princípios da atenção básica e pela organização e execução das ações em seu território.

Questão 1491 – ***Resposta:*** letra **D**.
Comentário. Controle e avaliação são competências compartilhadas entre os níveis do sistema de saúde, cada qual com sua especificidade. Cabe à União acompanhar, controlar e avaliar as ações, respeitadas as competências dos estados e dos municípios (art. 16, inciso XVII). O estado deve estabelecer normas em caráter suplementar para controle e avaliação; acompanha, controla e avalia as redes hierarquizadas (art. 17, inciso II). Os municípios controlam e avaliam os serviços de saúde (art. 18, inciso I).

Questão 1492 – ***Resposta:*** letra **B**.
Comentário. A Comissão Intergestores Bipartite é formada por representantes da Secretaria Estadual de Saúde e da entidade de representação do conjunto de secretários municipais de saúde do estado (COSEMS). As comissões intergestores foram constituídas como instância de negociação, pactuação, articulação e integração entre os gestores envolvidos pela NOB 01/93. As pactuações dessas comissões têm fortalecido o processo de descentralização e qualificação da gestão, definindo responsabilidades para estados e municípios.

Questão 1493 ***Resposta:*** letra **B**.
Comentário. O Bloco da Atenção Básica é constituído por dois componentes: o Piso da Atenção Básica Fixo (PAB Fixo) e o Piso da Atenção Básica Variável (PAB Variável). O PAB Fixo refere-se ao financiamento de ações de atenção básica à saúde, cujos recursos serão transferidos mensalmente, de modo regular e automático, do Fundo Nacional de Saúde aos Fundos de Saúde do Distrito Federal e dos municípios. O financiamento de estratégias, realizadas no âmbito da atenção básica em saúde, tais como Saúde da Família; Agentes Comunitários de Saúde; Saúde Bucal; Compensação de Especificidades Regionais; Fator de Incentivo de Atenção Básica aos Povos Indígenas, entre outros compreende o PAB Variável. (arts. 9º, 10º e 11, Portaria 204/GM 2007).

Questão 1494 – ***Resposta:*** letra **A**.
Comentário. A Meta para o Controle da Malária consistiu em reduzir em 15% a incidência parasitária anual na região da Amazônia Legal em 2006, e os objetivos para controle da dengue incluem "plano de contingência para atenção aos clientes" e redução a menos de 1% a infestação predial por *Aedes aegypti* em 30% dos municípios prioritários até 2006. Ressalta-se que o objetivo de "eliminar um agravo como problema de saúde pública" implica reduzir sua ocorrência, mantendo as ações de controle desse agravo. No caso de erradicação de um agravo cessam as medidas de controle, pois não há mais notificação do agravo.

Questão 1495 – ***Resposta:*** letra **D**.
Comentário. O Pacto pela Saúde é um conjunto de reformas institucionais do SUS pactuado

entre as três esferas de gestão: União, estados e municípios. A implementação do Pacto pela Saúde ocorre pela adesão de municípios, estados e União ao Termo de Compromisso de Gestão (TCG), que substitui os processos de habilitação das várias formas de gestão anteriormente vigentes e estabelece metas e compromissos para cada ente da federação.

Questão 1496 – ***Resposta:*** letra **D**.
Comentário. O exame físico compõe uma das etapas da sistematização da assistência de enfermagem e compreende as técnicas de inspeção, palpação, ausculta e percussão, as quais devem ser executadas de forma criteriosa, de modo a obter os dados sobre o estado de saúde do cliente (dados objetivos – sinais) e validar as informações obtidas na etapa do histórico (anamnese e dados subjetivos – sintomas).

Questão 1497 – ***Resposta:*** letra **B**.
Comentário. Conforme definido no art. 1º da referida resolução, incumbe ao enfermeiro, privativamente, implantação, planejamento, organização, execução e avaliação do processo de enfermagem. Não é permitido delegar a SAE a outros membros da equipe que não sejam enfermeiros.

Questão 1498 – ***Resposta:*** letra **E**.
Comentário. As infrações são classificadas no art. 121 como leves, graves e gravíssimas. São consideradas infrações leves aquelas que ofendam a integridade física, mental ou moral de qualquer pessoa, sem causar debilidade ou que venham a difamar organizações da categoria ou instituições. As infrações graves são aquelas que provocam perigo de vida, debilidade temporária de membro, sentido ou função em qualquer pessoa ou as que causem danos patrimoniais ou financeiros. Já as infrações gravíssimas são aquelas que provocam morte, deformidade permanente, perda ou inutilização de membro, sentido, função ou, ainda, dano moral irremediável em qualquer pessoa.

Questão 1499 – ***Resposta:*** letra **C**.
Comentário. O Código de Ética dos profissionais de enfermagem foi reformulado e publicado pela Resolução COFEN 311/2007. Esse novo código foi organizado por assunto que inclui princípios, direitos, responsabilidades e proibições pertinentes à conduta ética desses profissionais. "Executar a assistência de enfermagem sem o consentimento do cliente ou seu representante legal, exceto em eminente risco de vida (art. 27) ", "prestar ao cliente serviços que, por sua natureza, incumbem a outro profissional, exceto em caso de emergência (art. 33) " e "executar prescrições terapêuticas quando contrárias à segurança do cliente (art. 32) são proibições referentes à seção I, que trata das relações com a pessoa, família e coletividade. No Capítulo III – Do ensino, da pesquisa e da produção científica, é vedado ao profissional de enfermagem, "sobrepor o interesse da ciência ao interesse e segurança da pessoa humana" (art. 96) e é seu dever e responsabilidade "interromper a pesquisa na presença de qualquer perigo à vida e a integridade da pessoa humana" (art. 90).

Questão 1500 – ***Resposta:*** letra **E**.
Comentário. Diante da situação apresentada, ao interromper o processo de inclusão do cliente na pesquisa, o enfermeiro está respaldado pelo seu Código de Ética, que no Capítulo III sobre ensino, pesquisa e produção técnico-científica, define que é direito do profissional "realizar e participar de atividades de ensino e pesquisa, respeitadas as normas ético-legais (art. 86) " e é seu dever "promover a defesa e o respeito aos princípios éticos e legais da profissão no ensino, na pesquisa e produções técnico-científicas" (art. 93) . Ressalta-se ainda que, conforme a Resolução 196/96 do Conselho Nacional de Saúde, para o termo de consentimento livre e esclarecido, exige-se que este esteja em linguagem acessível e que inclua necessariamente seguintes aspectos, entre outros: a justificativa, os objetivos e os procedimentos que serão utilizados na pesquisa e os desconfortos e riscos possíveis e os benefícios esperados.

Questão 1501 – ***Resposta:*** letra **D**.
Comentário. Segundo o Código de Ética, confessar espontaneamente a autoria da infração é uma circunstância atenuante (art. 122). Cometer dolosamente o ato de infração ou cometer o ato com

abuso de autoridade, é considerado circunstância agravante (art. 123).

Questão 1502 – ***Resposta:*** letra **A**.
Comentário. A Norma Regulamentadora 7 (NR-7) estabelece a obrigatoriedade da elaboração e da implementação, por parte de todos os empregadores e instituições que admitam trabalhadores com empregados, do Programa de Controle Médico de Saúde Ocupacional (PCMSO), com o objetivo de promoção e preservação da saúde do conjunto dos seus trabalhadores. A NR-7 estabelece ainda os parâmetros mínimos e as diretrizes gerais a serem observados na execução do PCMSO, o qual inclui como obrigatória a realização dos seguintes exames: admissional, periódico, de retorno ao trabalho, de mudança de função e demissional.

Questão 1503 – ***Resposta:*** letra **A**.
Comentário. A Norma Regulamentadora 17 visa estabelecer parâmetros que permitam a adaptação das condições de trabalho às características psicofisiológicas dos trabalhadores, com o objetivo de proporcionar um máximo de conforto, segurança e desempenho eficiente. Para avaliar essa adaptação, o empregador deve fazer a análise ergonômica do trabalho, devendo esta abordar, no mínimo, as condições de trabalho. Nas atividades de processamento eletrônico de dados, deve haver, no mínimo, uma pausa de 10 min para cada 50 min trabalhados, não deduzidos da jornada normal de trabalho.

Questão 1504 – ***Resposta:*** letra **A**.
Comentário. A Anvisa publicou, em dezembro de 2004, a RDC 306, resolução que busca harmonizar questões de saúde e meio ambiente. Os resíduos de serviços de saúde são classificados segundo cinco grupos distintos de risco que exigem formas de manejo específicas. No grupo B encontram-se resíduos químicos (fixadores usados em radiologia); no grupo C estão os rejeitos radioativos (quaisquer materiais resultantes de atividades humanas que contenham radionuclídios provenientes de serviços de radioterapia, medicina nuclear); o grupo D compreende resíduos comuns equiparados a resíduos domiciliares (papel sanitário, fraldas); e no grupo E estão materiais perfurocortantes (agulhas descartáveis, seringas etc.).

Questão 1505 – ***Resposta:*** letra **C**.
Comentário. A Instrução Normativa 7, de junho de 1997, apresenta em seu anexo a classificação de agentes etiológicos humanos e animais com base no seu potencial patogênico. Essa instrução agrupa os micro-organismos em classes de 1 a 4, sendo a classe 1 a de menor risco e a classe 4 a de maior risco, a saber: classe de risco 1 – apresenta baixo risco individual e para a comunidade, não causando doença ao homem ou animal. Na classe de risco 2, há risco individual moderado e risco limitado para a comunidade, causando doença ao homem ou aos animais, mas não consiste em sério risco, a quem o manipula em condições de contenção, à comunidade, aos seres vivos e ao meio ambiente. Entre os patógenos da classe de risco 3, há elevado risco individual e risco limitado para a comunidade, ou seja, causa doenças graves ao homem ou aos animais e provável risco de disseminação na comunidade, passível ou não de ter medidas de tratamento e de prevenção. Na classe 4, os riscos individual e coletivo são elevados, sendo uma ameaça para o ser humano e para os animais, com grande poder de transmissibilidade. Normalmente não existem medidas preventivas e de tratamento para esses agentes.

Questão 1506 – ***Resposta:*** letra **D**.
Comentário. Os ovos do *Aedes aegypti* são capazes de resistir a longos períodos de dessecação. Já foi observada a eclosão de ovos com até 450 dias, quando colocados em contato com a água. Essa capacidade de resistência dos ovos de *Aedes aegypti* é um sério obstáculo para o controle deste vetor, pois também permite que os ovos sejam transportados a grandes distâncias em recipientes secos, tornando-se assim o principal meio de dispersão do inseto.

Questão 1507 – ***Resposta:*** letra **E**.
Comentário. A doença meningocócica tem distribuição universal e pode ocorrer em qualquer período do ano. A *Neisseria meningitidis* apresenta 13 sorogrupos, sendo os sorogrupos A, B e C mais comuns no Brasil. O ser humano é o único

reservatório da bactéria, podendo ser portador assintomático. Somente após 24 h do início da antibioticoterapia o meningococo é eliminado da nasofaringe.

Questão 1508 – ***Resposta:*** letra **E**.
Comentário. Todo surto ou agravo inusitado (ocorrência de casos ou óbitos de doença de origem desconhecida) independentemente de constar na Lista Nacional de Doenças e Agravos de Notificação Compulsória, deverá também ser notificada às autoridades sanitárias (Portaria 05/SVS 2006, art. 2º). O surto epidêmico é uma epidemia de proporções reduzidas, limitado a uma comunidade de pessoas (instituições, bairros etc.). O inquérito epidemiológico consiste em estudo epidemiológico da situação de morbidades, em uma população ou amostra representativa dela. Tem objetivo suplementar e não de substituir as fontes rotineiras de notificação, podendo ser realizado pelos três níveis de gestão, de modo independente ou não. Além da notificação compulsória, outras fontes de dados também são fundamentais para o sistema de vigilância epidemiológica tais como os sistemas nacionais de informação (SIM, SINASC, SIH, SIA etc.); resultados laboratoriais, dados da própria investigação, imprensa, entre outras.

Questão 1509 – ***Resposta:*** letra **E**.
Comentário. De acordo com a IV Diretrizes Brasileiras de Hipertensão Arterial (2004), a pressão arterial em pessoas com mais de 18 anos de idade é classificada conforme tabela a seguir:

Classificação	***Sistólica***	***Diastólica***
Ótima	< 120 mmHg	< 80 mmHg
Normal	< 130 mmHg	< 85 mmHg
Limítrofe	130 a 139 mmHg	85 a 89 mmHg
Hipertensão		
Estágio 1 (leve)	140 a 159 mmHg	90 a 99 mmHg
Estágio 2 (moderada)	160 a 179 mmHg	100 a 109 mmHg
Estágio 3 (grave)	> 180 mmHg	> 110 mmHg
Sistólica isolada	> 140 mmHg	< 90 mmHg

Segundo o Ministério da Saúde (2006), a hipertensão arterial é definida como pressão arterial sistólica ≥ 140 mmHg e pressão arterial diastólica ≥ 90 mmHg, em indivíduos que não fazem uso de medicação anti-hipertensiva e apresenta quatro estágios de classificação:

Classificação	***Sistólica***	***Diastólica***
Normal	< 120 mmHg	< 80 mmHg
Pré-hipertensão	120 a 139 mmHg	80 a 89 mmHg
Hipertensão		
Estágio 1	140 a 159 mmHg	90 a 99 mmHg
Estágio 2	> 160 mmHg	> 100 mmHg

Dica. O aluno deve sempre estar atento aos enunciados das questões e responder considerando a bibliografia recomendada.

Questão 1510 – ***Resposta:*** letra **E**.
Comentário. Os eventos adversos decorrentes da vacinação com a BCG intradérmica são, em geral, locais e pouco frequentes, como a aplicação profunda (subcutânea); dose com maior volume; ou contaminação. Estes são, na maioria dos casos, decorrentes de falhas na administração da vacina. Neste caso deve-se capacitar o(s) profissional(ais) envolvido(s).

1 2 3
4 5
A B

Apêndices

▸Apêndice A – Escala de Coma de Glasgow

Indicada para avaliar o nível de consciência e vigília nos casos em que há suspeita de lesão cerebral. A pontuação de 13 a 15 sugere leve comprometimento; valores entre 9 e 12 sugerem comprometimento moderado. Escores inferiores a 8 sugerem comprometimento grave.

Item	*Pontuação*
Abertura dos olhos	
Abre os olhos espontaneamente	4
Abre os olhos em resposta à fala	3
Abre os olhos em resposta aos estímulos álgicos	2
Não abre os olhos	0
Resposta motora	
Obedece a um comando simples	6
Localiza estímulos dolorosos	5
Afasta-se do estímulo	4
Flexão anormal (postura de decorticação)	3
Estensão anormal (postura de descerebração)	2
Não há resposta motora	1
Resposta verbal	
Orientado no tempo e no espaço	5
Confuso	4
Expressa palavras com pouco sentido	3
Exprime sons incompreensíveis	2
Não há resposta motora	1

▸Apêndice B – Escala de Braden

Instrumento de avaliação indicado para identificar pacientes sob o risco de desenvolvimento de úlceras por pressão. Escores inferiores a 16 são considerados de risco.

	Pontuação			
Indicadores	*1*	*2*	*3*	*4*
Percepção sensorial (responder à pressão)	Completamente limitado	Limitação acentuada	Limitação discreta	Ausência de comprometimento
Umidade (exposição da pele à umidade)	Constantemente úmida	Úmida	Ocasionalmente úmida	Raramente úmida
Atividade (atividade física)	Restrito ao leito	Restrito à cadeira	Deambula ocasionalmente	Deambula frequentemente
Mobilidade (controle da posição corporal)	Completamente imóvel	Muito limitada	Limitação discreta	Ausência de limitação
Nutricão (ingestão alimentar)	Muito deficiente	Inadequada	Adequada	Excelente
Atrito e fricção	Problema	Problema potencial	Ausência de problema aparente	–

▸Apêndice C – Escala de Aldrete

Escore de recuperação pós-anestésica. Escore superiores a 8 indica paciente em condições para transferência da recuperação pós-anestésica.

Critérios para avaliação na recuperação pós-anestésica	*Escore*
Atividade	
Movimenta as quatro extremidades	2
Movimenta duas extremidades	1
Incapaz de realizar movimento voluntário ou sob comando	0
Respiração	
Respira profundamente e tosse sem dificuldades	2
Respiração limitada ou dispneia	1
Apneia	0
Circulação	
Pressão arterial ≤ 20% do nível pré-anestésico	2
Pressão arterial ± 20 a 50% do nível pré-anestésico	1
Pressão arterial ≥ 50% do nível pré-anestésico	0
Consciência	
Acordado	2
Despertável quando chamado	1
Ausência de resposta	0
Coloração da pele	
Rósea	2
Pálida, ictérica, manchada	1
Cianótica	0

▸Apêndice D – Índice tornozelo-braquial

Indicado para avaliar pacientes com suspeita de úlcera venosa, o índice tornozelo-braquial (ITB) determina a diferença de pressão arterial entre os membros superiores e os inferiores. Nos indivíduos sem alterações vasculares, a pressão arterial sistólica (PAS) no tornozelo é igual ou maior que a PAS braquial. Se dividirmos a primeira medida pela segunda, o resultado normal será superior a 1,0. Quanto menor o índice, maior será a gravidade da doença.

1,0 a 1,2	Fluxo sanguíneo arterial periférico normal
0,8 a 1,0	Doença arterial oclusiva periférica leve
0,5 a 0,8	Doença arterial oclusiva periférica moderada
< 0,5	Doença arterial oclusiva periférica

▸Apêndice E – Queimaduras

Avaliação de superfícies queimadas em adultos — Regra dos nove: indicada para determinar o percentual da área do corpo com queimadura. As queimaduras podem ser classificadas, de acordo com o grau de profundidade da lesão em primeiro, segundo, terceiro e quarto grau.

Área	*Percentual da queimadura*
Cabeça	9%
Tronco (anterior e posterior)	36%
Genitália	1%
Membros superiores (faces anterior e posterior)	18%
Membros inferiores (faces anterior e posterior)	36%

▸Apêndice F – Valores de referência da pressão arterial em adultos

Classificação	*Pressão arterial sistólica (mmHg)*	*Pressão arterial diastólica (mmHg)*
Normal	< 120	< 80
Pré-hipertensão	120 a 139	80 a 89
Hipertensão: • Estágio 1 • Estágio 2	 140 a 159 > 160	 90 a 99 > 100

▸Apêndice G – Escala de Ramsay

O objetivo da Escala de Ramsay é avaliar o grau de sedação de pacientes em uso de fármacos sedativos. Nela estão contemplados dois tipos de situações: os pacientes acordados e os que estão inconscientes.

1. Grau 1 – paciente ansioso, agitado, colabora e atende
2. Grau 2 – cooperativo, orientado, tranquilo colabora e atende
3. Grau 3 – sonolento, atendendo aos comandos
4. Grau 4 – dormindo, responde rapidamente ao estímulo glabelar ou ao estímulo sonoro vigoroso
5. Grau 5 – dormindo, responde lentamente ao estímulo glabelar ou ao estímulo sonoro vigoroso
6. Grau 6 – dormindo, sem resposta.

▸Apêndice H – Calendário de vacinação do adulto e do idoso

Idade	*Vacinas*	*Doses*	*Doenças evitadas*
A partir de 20 anos	dT (Dupla tipo adulto) *(1)*	1ª dose	Contra difteria e tétano
	Febre amarela *(2)*	Dose inicial	Contra febre amarela
	SCR (Tríplice viral) *(3)*	Dose única	Contra sarampo, caxumba e rubéola
2 meses após a 1ª dose contra difteria e tétano	dT (Dupla tipo adulto)	2ª dose	Contra difteria e tétano
4 meses após a 1ª dose contra difteria e tétano	dT (Dupla tipo adulto)	3ª dose	Contra difteria e tétano
A cada 10 anos, por toda a vida	dT (Dupla tipo adulto) *(4)*	Reforço	Contra difteria e tétano
	Febre amarela	Reforço	Contra febre amarela
60 anos ou mais	Influenza *(5)*	Dose anual	Contra *influenza* ou Gripe
	Pneumococo *(6)*	Dose única	Contra pneumonia causada pelo pneumococo

(1) A partir dos 20 anos de idade, gestante, não gestante, homens e idosos que não tiverem comprovação de vacinação anterior, seguir o esquema. Apresentando documentação com esquema incompleto, completar o esquema já iniciado. O intervalo mínimo entre as doses é de 30 dias.

(2) Adulto/idoso que resida ou que vá viajar para área endêmica (estados: AP, TO, MA, MT, MS, RO, AC, RR, AM, PA, GO e DF), área de transição (alguns municípios dos seguintes estados: PI, BA, MG, SP, PR, SC e RS) e área de risco potencial (alguns municípios dos seguintes estados: BA, ES e MG). Em viagem para essas áreas, vacinar 10 dias antes da viagem.

(3) A vacina tríplice viral (SCR [sarampo, caxumba e rubéola]) deve ser administrada em mulheres de 12 a 49 anos de idade que não tiverem comprovação de vacinação anterior e em homens até 39 anos de idade.

(4) Mulher grávida que esteja com a vacina em dia, mas recebeu sua última dose há mais de 5 anos, precisa receber uma dose de reforço. A dose deve ser aplicada no mínimo 20 dias antes da data provável do parto. Em caso de ferimentos graves, a dose de reforço deverá ser antecipada para 5 anos após a última dose.

(5) A vacina contra *influenza* é oferecida anualmente durante a Campanha Nacional de Vacinação do Idoso.

(6) A vacina contra pneumococo é aplicada durante a Campanha Nacional de Vacinação do Idoso nos indivíduos que convivem em instituições fechadas, tais como casas geriátricas, hospitais, asilos e casas de repouso, com apenas um reforço 5 anos após a dose inicial.

Fonte: Brasil. Ministério da Saúde. Imunizações, 2009.

▸Apêndice I – Calendário de vacinação da criança

Idade	*Vacinas*	*Doses*	*Doenças evitadas*
Ao nascer	BCG intradérmica	Dose única	Formas graves de tuberculose
	Vacina contra hepatite B *(1)*	1ª dose	Hepatite B
1 mês	Vacina contra hepatite B	2ª dose	Hepatite B
2 meses	Vacina tetravalente (DTP + Hib) *(2)*	1ª dose	Difteria, tétano, coqueluche, meningite e outras infecções causadas pelo *Haemophilus influenzae* tipo B
	VOP (vacina oral contra pólio)	1ª dose	Poliomielite (paralisia infantil)
	VORH (vacina oral de rotavírus humano) *(3)*	1ª dose	Diarreia por rotavírus
4 meses	Vacina tetravalente (DTP + Hib)	2ª dose	Difteria, tétano, coqueluche, meningite e outras infecções causadas pelo *Haemophilus influenzae* tipo B
	VOP (vacina oral contra pólio)	2ª dose	Poliomielite (paralisia infantil)
	VORH (vacina oral de rotavírus humano) *(4)*	2ª dose	Diarreia por rotavírus
6 meses	Vacina tetravalente (DTP + Hib)	3ª dose	Difteria, tétano, coqueluche, meningite e outras infecções causadas pelo *Haemophilus influenzae* tipo B
	VOP (vacina oral contra pólio)	3ª dose	Poliomielite (paralisia infantil)
	Vacina contra hepatite B	3ª dose	Hepatite B
9 meses	Vacina contra febre amarela *(5)*	Dose inicial	Febre amarela
12 meses	SRC (tríplice viral)	Dose única	Sarampo, rubéola e caxumba
15 meses	VOP (vacina oral contra pólio)	Reforço	Poliomielite (paralisia infantil)
	DTP (tríplice bacteriana)	1º reforço	Difteria, tétano e coqueluche
4 a 6 anos	DTP (tríplice bacteriana)	2º reforço	Difteria, tétano e coqueluche
	SRC (tríplice viral)	Reforço	Sarampo, rubéola e caxumba
10 anos	Vacina contra febre amarela	Reforço	Febre amarela

(1) A primeira dose da vacina contra hepatite B deve ser administrada na maternidade, nas primeiras 12 h de vida do recém-nascido. O esquema básico se constitui de três doses, com intervalos de 30 dias da primeira para a segunda dose e 180 dias da primeira para a terceira dose.

(2) O esquema de vacinação atual é feito aos 2, aos 4 e aos 6 meses de idade com a vacina tetravalente e dois reforços com a tríplice bacteriana (DTP). O primeiro reforço é feito aos 15 meses e o segundo entre 4 e 6 anos.

(3) É possível administar a primeira dose da vacina oral de rotavírus humano a partir de 1 mês e 15 dias a 3 meses e 7 dias de idade (6 a 14 semanas de vida).

(4) É possível administrar a segunda dose da vacina oral de rotavírus humano a partir de 3 meses e 7 dias a 5 meses e 15 dias de idade (14 a 24 semanas de vida). O intervalo mínimo preconizado entre a primeira e a segunda dose é de 4 semanas.

(5) A vacina contra febre amarela está indicada para crianças a partir dos 9 meses de idade que residam ou que vão viajar para área endêmica (estados: AP, TO, MA MT, MS, RO, AC, RR, AM, PA, GO e DF), área de transição (alguns municípios dos seguintes estados: PI, BA, MG, SP, PR, SC e RS) e área de risco potencial (alguns municípios dos seguintes estados: BA, ES e MG). Se viajar para áreas de risco, vacinar contra febre amarela 10 dias antes da viagem.

▸Apêndice J – Calendário de vacinação do adolescente

Idade	*Vacinas*	*Doses*	*Doenças evitadas*
De 11 a 19 anos (na primeira visita ao serviço de saúde)	Hepatite B	1ª dose	Contra hepatite B
	dT (Dupla tipo adulto) *(2)*	1ª dose	Contra difteria e tétano
	Febre amarela *(3)*	Reforço	Contra febre amarela
	SCR (Tríplice viral)	Dose única	Contra sarampo, caxumba e rubéola
1 mês após a 1ª dose contra hepatite B	Hepatite B	2ª dose	Contra hepatite B
6 meses após a 1ª dose contra hepatite B	Hepatite B	3ª dose	Contra hepatite B
2 meses após a 1ª dose contra difteria e tétano	dT (Dupla tipo adulto)	2ª dose	Contra difteria e tétano
4 meses após a 1ª dose contra difteria e tétano	dT (Dupla tipo adulto)	3ª dose	Contra difteria e tétano
A cada 10 anos, por toda a vida	dT (Dupla tipo adulto) *(5)*	Reforço	Contra difteria e tétano
	Febre amarela	Reforço	Contra febre amarela

(1) Adolescente que não tiver comprovação de vacina anterior, seguir este esquema. Se apresentar documentação com esquema incompleto, completar o esquema já iniciado.

(2) Adolescente que já recebeu anteriormente três doses ou mais das vacinas DTP, DT ou dT, aplicar uma dose de reforço. É necessário doses de reforço da vacina a cada 10 anos. Em caso de ferimentos graves, antecipar a dose de reforço para 5 anos após a última dose. O intervalo mínimo entre as doses é de 30 dias.

(3) Adolescente que resida ou que vá viajar para área endêmica (estados: AP, TO, MA, MT, MS, RO, AC, RR, AM, PA, GO e DF), área de transição (alguns municípios dos seguintes estados: PI, BA, MG, SP, PR SC e RS) e área de risco potencial (alguns municípios dos seguintes estados: BA, ES e MG). Em viagem para essas áreas, vacinar 10 dias antes da viagem.

(4) Adolescente que tiver duas doses da vacina tríplice viral (SCR) devidamente comprovada no cartão de vacinação não precisa receber essa dose.

(5) Adolescente grávida que esteja com a vacina em dia, mas recebeu sua última dose há mais de 5 anos, precisa receber uma dose de reforço. A dose deve ser aplicada no mínimo 20 dias antes da data provável do parto. Em caso de ferimentos graves, a dose de reforço deve ser antecipada para 5 anos após a última dose.

▸Apêndice K – Frequência respiratória normal em crianças

Idade	*Frequência (irpm)*
Recém-nascido	35
1 a 11 anos	30
2 anos	25
4 anos	23
6 anos	21
8 anos	20
10 anos	19
12 anos	19
14 anos	18
16 anos	17
18 anos	16 a 18

▸Apêndice L – Variação da frequência cardíaca em crianças

Idade	*Batimentos por minuto (bpm)*	
	Frequência acordado	*Frequência dormindo*
Recém-nascido	100 a 180	80 a 160
1ª semana a 3 meses	100 a 220	80 a 200
2 anos a 10 anos	80 a 150	70 a 120
3 meses a 2 anos	70 a 110	60 a 90
10 anos a adulto	55 a 90	50 a 90

▸Apêndice M – Temperatura normal em crianças

Idade	*Temperatura (°C)*
3 meses	37,5
6 meses	37,5
1 ano	37,7
3 anos	37,2
5 anos	37,0
7 anos	36,8
9 anos	36,7
11 anos	36,7
13 anos	36,6

▸Apêndice N – Marcos de desenvolvimento da criança

Do nascimento ao 1º mês	Amamentar logo após o nascimento é muito importante para a saúde do bebê e da mãe, o que contribui para o vínculo entre mãe e filho. O bebê gosta de ouvir a mãe falar e cantarolar enquanto cuida dele. Ele já consegue demonstrar sinais de prazer (sorrir) e desconforto (chorar ou resmungar).
1 a 2 meses	O bebê fica protegido pelo leite materno e raramente adoece. No colo da mãe, sente-se seguro e acalentado. Ele gosta de ficar em várias posições e olhar para objetos coloridos. Sobretudo gosta de ver o rosto da mãe. Responde ao sorriso.
3 a 4 meses	O bebê está bem mais ativo: olha para quem o observa, acompanha com o olhar e responde com balbucios quando alguém conversa com ele. Gosta de por as mãos e objetos na boca. Aprecia a companhia da mãe e gosta de trocar de lugar, mas deve-se ter muita atenção porque já não fica quieto e pode cair. De bruços, levanta a cabeça e os ombros.
5 a 6 meses	O bebê sabe quando se dirigem a ele e gosta de conversa. Quando ouve uma voz, procura com o olhar. Olha e pega tudo; deve-se ter cuidado com objetos pequenos para não engasgar. Para que ele se movimente melhor, a mãe ou quem cuida dele deve colocá-lo no chão. Vira a cabeça na direção de uma voz ou objeto sonoro.

7 a 9 meses	Mesmo sendo amamentado, o bebê começa a querer provar outros alimentos. Ele gosta de brincar com a mãe e com os familiares. Às vezes, estranha pessoas de fora de casa. Não gosta de ficar só. Já fica sentado e também pode arrastar-se ou engatinhar; pode até mesmo tentar se por de pé. É muito curioso, por isso não se deve deixar ao seu alcance: remédios, inseticidas e pequenos objetos. Já fica sentado sem apoio.
10 a 12 meses	O bebê está crescido, gosta de imitar os pais, dá adeus, bate palmas. Fala, pelo menos, uma palavra com sentido e aponta para as coisas que quer. Come comida da casa, porém precisa comer mais vezes que um adulto. Gosta de ficar em pé apoiando-se nos móveis ou nas pessoas. Engatinha ou anda com apoio.
13 a 18 meses	A criança está cada vez mais independente: quer comer sozinha e já se reconhece no espelho. Anda alguns passos, mas sempre busca o olhar dos pais ou dos familiares. Fala algumas palavras e, às vezes, frases de duas ou três palavras. Brinca com brinquedos e pode ter um predileto. Anda sozinho.
19 meses a 2 anos	A criança já anda com segurança, dá pequenas corridas, sobe e desce escadas. Brinca com vários brinquedos. Aceita a companhia de outras crianças, porém brinca sozinha. Já tem vontade própria, fala muito a palavra não. Sobe e mexe em tudo: deve-se ter cuidado com fogo e cabos de panelas. Corre e/ou sobe degraus baixos.
2 a 3 anos	A criança gosta de ajudar a se vestir. Nomeia objetos, diz seu próprio nome e fala "meu". A mãe deve começar, aos poucos, a tirar a fralda e a ensinar, com paciência, o seu filho a usar o penico. Ela já demonstra suas alegrias, tristezas e raivas. Gosta de ouvir histórias e está cheia de perguntas. Diz seu nome e nomeia objetos como sendo seus.
3 a 4 anos	Gosta de brincar com outras crianças. Tem interesse em aprender sobre tudo o que a cerca, inclusive contar e reconhecer as cores. Ajuda a vestir-se e a calçar os sapatos. Brinca imitando as situações do seu cotidiano e os seus pais.
4 a 6 anos	A criança gosta de ouvir histórias, aprender canções, ver livros e revistas. Veste-se e toma banho sozinha. Escolhe suas roupas, sua comida e seus amigos. Corre e pula alternando os pés. Gosta de expressar as suas ideias, comentar o seu cotidiano e, às vezes, conta ou inventa pequenas histórias.

▸Apêndice O – Siglas – Ministério da Saúde*

AB – Atenção Básica
ABE – Associação Brasileira de Enfermagem
ADT – Assistência Domiciliar Terapêutica
AIDPI – Atenção Integrada às Doenças Prevalentes na Infância
AIDS – Síndrome da imunodeficiência adquirida
AIH – Autorização de Internação Hospitalar
AIS – Ações Integrais de Saúde
ANS – Agência Nacional de Saúde
ANVISA – Agência Nacional de Vigilância Sanitária
APAC – Autorização de Procedimentos de alto Custo
APH – Assistência Pré-hospitalar
ASAJ – Área de Saúde do Adolescente e do Jovem
BD-SIASUS – Banco de Dados Nacional do Sistema de Informações Ambulatoriais do SUS
BLHO – Bancos de Leite Humano Ordenhado
BVS – Biblioteca Virtual de Saúde
CAPS – Centro de Assistência Psicossocial
CAT – Comunicação de Acidente de Trabalho
CCIH – Comissão de Controle de Infecção Hospitalar
CENADI – Centro Nacional de Armazenagem e Distribuição de Imunobiológicos
CENEPI – Centro Nacional de Epidemiologia
CES – Conselho Estadual de Saúde
CFT – Comissão de Farmácia e Terapêutica
CIB – Comissão Intergestores Bipartite
CID – Classificação Internacional de Doenças
CIRH – Comissão Intersetorial de Recursos Humanos
CIST – Comissão Intersetorial de Saúde do Trabalhador
CIT – Comissão Intergestores Tripartite
CMC – Sistema Central de Marcação de Consultas
CMDCA – Conselho Municipal de Direitos da Criança e do Adolescente

*Fonte: Biblioteca virtual em saúde (www.saude.gov.br/bvs).

CMS – Conselho Municipal de Saúde
CNAIDS – Comissão Nacional de AIDS
CNCDO – Centrais de Notificação, Captação e Distribuição de Órgãos
CN-DST/AIDS – Coordenação Nacional de Doenças Sexualmente Transmissíveis e AIDS
CNEN – Comissão Nacional de Energia Nuclear
CNES – Cadastro Nacional dos Estabelecimentos de Saúde
CNMM – Centro Nacional de Monitoramento de Medicamentos
CNRAC – Central Nacional de Regulação de Alta Complexidade
CNS – Conselho Nacional de Saúde
CNTS – Confederação Nacional dos Trabalhadores em Saúde
COMAD – Conselhos Municipais Antidrogas
CONASEMS – Conselho Nacional de Secretários Municipais de Saúde
CONASS – Conselho Nacional de Secretários de Saúde
CONEN – Conselhos Estaduais de Entorpecentes
CONEP – Comissão Nacional de Ética em Pesquisa
CONFEN – Conselho Federal de Entorpecentes
CONSU – Conselho de Saúde Suplementar
CRN-AIDS – Centros de Referência Nacional de AIDS
CST – Comissão de Saúde do Trabalhador
CT-DST – Centros de Treinamento em Doenças Sexualmente Transmissíveis
DATASUS – Departamento de Informática do SUS
DIPAF – Divisão Nacional de Vigilância Sanitária de Portos, Aeroportos e Fronteiras
DSEI – Distritos Sanitários Especiais Indígenas
DST – Doenças Sexualmente Transmissíveis
ECA – Estatuto da Criança e do Adolescente
ENSP – Escola Nacional de Saúde Pública
ESF – Equipes de Saúde da Família
FNE – Federação Nacional dos Enfermeiros
FNS – Fundo Nacional de Saúde
FUNAD – Fundo Nacional Antidrogas
FUNASA – Fundação Nacional de Saúde
HIV – Vírus da imunodeficiência humana
INCQS – Instituto Nacional de Controle e Qualidade em Saúde
INSS – Instituto Nacional de Seguridade Social
INTEGRASUS – Incentivo de Integração ao Sistema Único de Saúde
IVH-E – Índice de valorização hospitalar de emergência
IVISA – Índice de valorização do impacto em vigilância sanitária
IVR – Índice de valorização de resultados
LDNC – Lista de doenças de notificação compulsória
NAPS – Núcleo de Assistência Psicossocial
NOAS – Norma Operacional da Assistência à Saúde
NOB – Norma Operacional Básica
NOB/RH-SUS – Norma Operacional Básica de Recursos Humanos para o SUS
NR – Norma Regulamentadora
OMS – Organização Mundial da Saúde
OPAS – Organização Pan-Americana de Saúde
PACS – Programa de Agentes Comunitários de Saúde
PAISM – Assistência Integral à Saúde da Mulher
PASNI – Programa Nacional de Autossuficiência Nacional de Imunobiológicos
PCCN – Programa de Combate às Carências Nutricionais
PCT – Plano Nacional de Controle da Tuberculose
PDAVS – Programa Desconcentrado de Ações de Vigilância Sanitária
PHPN – Programa de Humanização no Pré-natal e Nascimento
PNASH – Programa Nacional de Avaliação dos Serviços Hospitalares
PNHAH – Programa Nacional de Humanização da Assistência Hospitalar
PNI – Programa Nacional de Imunizações
PNTN – Programa Nacional de Triagem Neonatal
POP – Procedimento Operacional Padrão
PPI – Promoção Pactuada e Integrada
PPRA – Programa de Prevenção de Riscos Ambientais
PRD – Projeto Redução de Danos
PROESF – Projeto de Expansão e Consolidação da Saúde da Família
PROFAE – Projeto de Profissionalização dos Trabalhadores da Área de Enfermagem
PROSAD – Programa Saúde do Adolescente
PSF – Programa da Saúde da Família
RAM – Reação adversa
RDC – Resolução de Diretoria Colegiada
RE – Resolução Específica
REDOME – Registros de doadores de medula óssea
REFORSUS – Reforço à reorganização do Sistema Único de Saúde
RENAGENO – Rede Nacional de Genotipagem
RENAME – Relação Nacional de Medicamentos Essenciais
RIPSA – Rede Interagencial de Informações para a Saúde
RNIS – Rede Nacional de Informações em Saúde
SAS – Secretaria de Atenção à Saúde
SADE – Serviço de Atendimento de Demanda Espontânea

SADT – Atividades de apoio diagnóstico terapêutico
SAMU – Serviços de Atendimento Móvel de Urgência
SBAC – Sistema Brasileiro de Avaliação de Conformidade
SES – Secretaria Estadual de Saúde
SIA/SUS – Sistema de Informações Ambulatoriais do SUS
SIAB – Sistema de Informação da Atenção Básica
SIFAB – Sistema de Acompanhamento do Incentivo à Assistência Farmacêutica Básica
SIH-SUS – Sistema de Informações Hospitalares do SUS
SIM – Sistema de Informações sobre Mortalidade
SIMAC – Sistema de informações de alta e média complexidades
SINAN – Sistema de Informações sobre Agravos de Notificação
SINASC – Sistema de Informações sobre Nascidos Vivos
SINAVISA – Sistema Nacional de Vigilância Sanitária
SISAV – Sistema de Informações em Saúde para Acidentes e Violência
SISVAN – Sistema de Vigilância Alimentar e Nutricional
SMS – Secretaria Municipal de Saúde
SNDC – Sistema de Doenças de Notificação Compulsória
SNT – Sistema Nacional de Transplante
SNVE – Sistema Nacional de Vigilância Epidemiológica
SPS – Secretaria de Políticas da Saúde
SUS – Sistema Único de Saúde
SVS – Secretaria de Vigilância Sanitária
TAVR – Terapia antirretroviral
TFD – Tratamento fora do domicílio
TMI – Taxa de mortalidade infantil
UBS – Unidade Básica de Saúde
UCOFI – Unidade de Medicamentos Controlados, Similares, Fitoterápicos e Isentos
UPS – Unidades Prestadoras de Serviços de Saúde

▸Apêndice P – Gabarito das questões não comentadas

Gabarito da Unidade 1 (Enfermagem nas Situações Clínicas e Administração em Enfermagem)

1	2	3	4	5	6	7	8	9	10	11	12	13	14	15	16	17	18	19	20
E	**D**	**D**	**B**	**D**	**A**	**A**	**A**	**D**	**D**	**A**	**B**	**E**	**D**	**C**	**B**	**D**	**C**	**B**	**D**
21	22	23	24	25	26	27	28	29	30	31	32	33	34	35	36	37	38	39	40
B	**D**	**A**	**B**	**B**	**B**	**B**	**C**	**D**	**B**	**A**	**E**	**C**	**B**	**B**	**D**	**C**	**C**	**C**	**C**
41	42	43	44	45	46	47	48	49	50	51	52	53	54	55	56	57	58	59	60
A	**C**	**A**	**E**	**D**	**C**	**B**	**A**	**D**	**E**	**C**	**B**	**B**	**B**	**C**	**C**	**D**	**D**	**E**	**B**
61	62	63	64	65	66	67	68	69	70	71	72	73	74	75	76	77	78	79	80
C	**C**	**C**	**A**	**A**	**C**	**A**	**A**	**A**	**D**	**A**	**C**	**C**	**D**	**B**	**A**	**A**	**C**	**D**	**A**
81	82	83	84	85	86	87	88	89	90	91	92	93	94	95	96	97	98	99	100
A	**B**	**E**	**E**	**A**	**A**	**C**	**E**	**B**	**D**	**E**	**C**	**B**	**A**	**E**	**A**	**A**	**C**	**A**	**B**
101	102	103	104	105	106	107	108	109	110	111	112	113	114	115	116	117	118	119	120
C	**A**	**C**	**E**	**A**	**C**	**C**	**D**	**E**	**D**	**C**	**E**	**C**	**B**	**B**	**B**	**A**	**D**	**A**	**C**
121	122	123	124	125	126	127	128	129	130	131	132	133	134	135	136	137	138	139	140
C	**B**	**C**	**D**	**B**	**E**	**D**	**E**	**A**	**D**	**B**	**E**	**A**	**A**	**A**	**D**	**E**	**A**	**D**	**A**
141	142	143	144	145	146	147	148	149	150	151	152	153	154	155	156	157	158	159	160
D	**B**	**B**	**C**	**D**	**A**	**A**	**D**	**E**	**C**	**E**	**B**	**B**	**B**	**A**	**A**	**A**	**B**	**C**	**E**
161	162	163	164	165	166	167	168	169	170	171	172	173	174	175	176	177	178	179	180
D	**D**	**B**	**D**	**B**	**A**	**D**	**A**	**C**	**B**	**C**	**B**	**D**	**D**	**B**	**C**	**D**	**B**	**A**	**A**
181	182	183	184	185	186	187	188	189	190	191	192	193	194	195	196	197	198	199	200
A	**D**	**E**	**C**	**A**	**E**	**A**	**C**	**C**	**A**	**E**	**C**	**D**	**A**	**C**	**A**	**D**	**E**	**A**	**C**
201	202	203	204	205	206	207	208	209	210	211	212	213	214	215	216	217	218	219	220
D	**B**	**A**	**A**	**C**	**D**	**E**	**C**	**B**	**D**	**B**	**E**	**B**	**B**	**B**	**D**	**A**	**C**	**D**	**A**
221	222	223	224	225	226	227	228	229	230	231	232	233	234	235	236	237	238	239	240
E	**D**	**D**	**E**	**E**	**D**	**B**	**C**	**C**	**B**	**D**	**A**	**D**	**C**	**C**	**B**	**C**	**B**	**A**	**B**
241	242	243	244	245	246	247	248	249	250	251	252	253	254	255	256	257	258	259	260
C	**A**	**A**	**D**	**B**	**A**	**C**	**D**	**D**	**A**	**D**	**A**	**E**	**A**	**A**	**C**	**A**	**C**	**D**	**A**
261	262	263	264	265	266	267	268	269	270	271	272	273	274	275	276	277	278	279	280
C	**B**	**D**	**E**	**C**	**A**	**C**	**D**	**A**	**B**	**A**	**C**	**A**	**D**	**B**	**B**	**E**	**C**	**D**	**E**
281	282	283	284	285	286	287	288	289	290	291	292	293	294	295	296	297	298	299	300
C	**B**	**B**	**B**	**A**	**D**	**B**	**D**	**B**	**A**	**E**	**D**	**E**	**B**	**C**	**C**	**E**	**D**	**B**	**C**
301	302	303	304	305	306	307	308	309	310	311	312	313	314	315	316	317	318	319	320
C	**C**	**D**	**B**	**B**	**A**	**A**	**C**	**E**	**E**	**E**	**C**	**E**	**D**	**D**	**A**	**B**	**D**	**A**	**B**
321	322	323	324	325	326	327	328	329											
E	**B**	**E**	**C**	**B**	**B**	**E**	**C**	**D**											

Gabarito da Unidade 2 (Enfermagem nas Situações de Cuidados Intensivos: Atendimento Pré-hospitalar, Emergências e CTI)

421	422	423	424	425	426	427	428	429	430	431	432	433	434	435	436	437	438	439	440
B	D	B	D	A	C	B	C	D	A	A	C	b	E	C	D	A	B	E	E
441	442	443	444	445	446	447	448	449	450	451	452	453	454	455	456	457	458	459	460
B	D	C	C	A	D	A	C	D	E	B	C	A	B	C	A	C	D	B	B
461	462	463	464	465	466	467	468	469	470	471	472	473	474	475	476	477	478	479	480
B	A	B	B	A	E	D	D	A	C	A	B	E	E	C	D	A	D	B	C
481	482	483	484	485	486	487	488	489	490	491	492	493	494	495	496	497	498	499	500
C	A	C	B	C	B	C	A	B	B	C	A	A	C	C	B	B	A	D	D
501	502	503	504	505	506	507	508	509	510	511	512	513	514	515	516	517	518	519	520
D	A	B	D	A	C	D	B	C	A	B	A	C	C	A	A	B	C	C	A
521	522	523	524	525	526	527	528	529	530	531	532	533	534	535	536	537	538	539	540
D	C	C	D	C	C	D	A	D	C	A	C	C	C	C	D	D	A	E	E
541	542	543	544	545	546	547	548	549	550	551									
D	E	A	A	A	D	A	B	D	A	B									

Gabarito da Unidade 3 (Enfermagem nas Situações Cirúrgicas: Pré-operatório, Centro Cirúrgico e Pós-operatório)

753	754	755	756	757	758	759	760	761	762	763	764	765	766	767	768	769	770	771	772
A	B	E	C	E	A	D	C	C	E	D	C	B	B	B	A	B	E	A	D
773	774	775	776	777	778	779	780	781	782	783	784	785	786	787	788	789	790	791	792
E	B	B	E	B	C	B	C	C	E	D	E	D	A	D	A	D	D	A	A
793	794	795	796	797	798	799	800	801	802	803	804	805	806	807	808	809	810	811	812
D	A	D	D	B	D	C	C	D	E	D	A	B	A	E	A	C	D	B	D
813	814	815	816	817	818	819	820	821	822	823	824	825	826	827	828	829	830	831	832
C	E	C	E	D	A	D	C	B	A	D	B	C	E	D	A	C	A	C	D
833	834	835	836	837	838														
B	D	C	D	C	B														

Gabarito da Unidade 4 (Saúde da Criança e do Adolescente, da Mulher e Materno-neonatal)

1020	1021	1022	1023	1024	1025	1026	1027	1028	1029	1030	1031	1032	1033	1034	1035	1036	1037	1038	1039
B	B	A	A	E	D	E	C	D	A	B	B	E	E	A	C	B	B	D	C
1040	1041	1042	1043	1044	1045	1046	1047	1048	1049	1050	1051	1052	1053	1054	1055	1056	1057	1058	1059
A	D	C	C	E	E	D	E	B	A	D	A	D	B	C	D	C	B	B	D
1060	1061	1062	1063	1064	1065	1066	1067	1068	1069	1070	1071	1072	1073	1074	1075	1076	1077	1078	1079
C	D	C	B	D	E	D	A	D	D	C	A	D	B	C	D	A	B	E	D
1080	1081	1082	1083	1084	1085	1086	1087	1088	1089	1090	1091	1092	1093	1094	1095	1096	1097	1098	1099
D	C	A	B	C	B	B	A	A	C	A	B	C	B	E	B	C	C	C	A
1100	1101	1102	1103	1104	1105	1106	1107	1108	1109	1110	1111	1112	1113	1114	1115	1116	1117	1118	1119
A	A	D	A	E	D	B	E	E	C	D	B	B	C	D	B	C	D	B	E
1120	1121	1122	1123	1124	1125	1126	1127	1128	1129	1130	1131	1132	1133	1134	1135	1136	1137	1138	1139
E	B	C	B	B	C	A	E	C	D	B	A	D	D	C	A	D	C	A	C
1140	1141	1142	1143	1144	1145	1146	1147	1148	1149	1150	1151	1152	1153	1154	1155	1156	1157	1158	1159
E	C	D	D	B	D	E	C	D	C	A	A	C	A	B	E	B	B	D	E
1160	1161	1162	1163	1164	1165	1166	1167	1168	1169	1170	1171	1172	1173	1174	1175	1176	1177		
D	B	C	C	A	D	D	C	B	A	C	A	A	E	C	C	D	A		

Gabarito da Unidade 5 (Enfermagem em Saúde Pública, Sistema Único de Saúde e Legislação)

1317	1318	1319	1320	1321	1322	1323	1324	1325	1326	1327	1328	1329	1330	1331	1332	1333	1334	1335	1336
B	D	D	C	D	B	D	C	E	E	B	D	D	A	D	C	C	B	E	A
1337	1338	1339	1340	1341	1342	1343	1344	1345	1346	1347	1348	1349	1350	1351	1352	1353	1354	1355	1356
A	B	D	C	C	E	E	E	D	A	D	B	C	C	A	A	D	B	D	E
1357	1358	1359	1360	1361	1362	1363	1364	1365	1366	1367	1368	1369	1370	1371	1372	1373	1374	1375	1376
E	A	D	E	A	D	B	B	C	C	D	C	B	C	A	C	A	D	A	D
1377	1378	1379	1380	1381	1382	1383	1384	1385	1386	1387	1388	1389	1390	1391	1392	1393	1394	1395	1396
D	E	A	E	D	E	B	A	A	A	A	D	C	E	D	E	C	E	D	C
1397	1398	1399	1400	1401	1402	1403	1404	1405	1406	1407	1408	1409	1410	1411					
E	D	E	A	C	A	B	D	A	B	B	D	A	C	A					

▸Apêndice Q – Relação de provas consultadas

1. Câmara dos Deputados – 2007 – Enfermagem de Emergência
2. Centrais Elétricas Brasileiras (Eletrobrás) – 2007 – Enfermeiro
3. Centrais Elétricas do Brasil (Eletrobrás) – 2005 – Enfermeiro
4. Companhia Hidroelétrica do São Francisco (Chesf) – 2007 – Enfermeiro do Trabalho
5. Companhia Pernambucana de Saneamento – 2006 – Enfermeiro
6. Empresa Brasileira de Infraestrutura Aeroportuária (Infraero) – 2004, para o cargo de Analista Superior I – Enfermeiro do Trabalho
7. Escola de Governo do Estado do Pará (EGPA) – 2004 – Enfermeiro
8. Fiocruz – 2006 – Tecnologista Junior – Enfermeiro (Pediatria)
9. Fundação Centro de Hematologia e Hemoterapia do Pará – Enfermeiro
10. Fundação da Criança e do Adolescente (FUNCAP-PA) – 2004 – Enfermeiro
11. Fundação Santa Casa de Misericórdia do Pará (FSCMP-PA) – 2005 – Enfermeiro
12. Fundação Santa Casa de Misericórdia do Pará (FSCMP-PA) – 2005 – Enfermeiro (Obstetrícia)
13. Hemopa – 2004 – Enfermeiro
14. Hospital da Universidade Federal do Paraná (UFPR) – 2006 – Enfermeiro
15. Hospital de Clínicas Gaspar Viana (FHCGV) – 2005 – Enfermeiro (Nefrologia)
16. Hospital de Clínicas Gaspar Viana (FHCGV) – 2005 – Enfermeiro
17. Hospital de Clínicas Gaspar Viana (FHCGV) – 2005 – Enfermeiro (Clínica Cirúrgica)
18. Hospital de Clínicas Gaspar Viana (FHCGV) – 2005 – Enfermeiro (Clínica Médica)
19. Instituto Nacional do Câncer (INCA) – 2006 – Centro Cirúrgico
20. Ministério da Marinha do Brasil – Programa de Residência em Enfermagem – 2003-2008
21. Ministério Público da União – 2007 – Enfermeiro do Trabalho
22. Petróleo Brasileiro S.A. (Petrobrás) – 2004 – Enfermeiro Pleno
23. Polícia Federal (PF) – 2004 – Enfermeiro
24. Polícia Militar do Estado do Rio de Janeiro – 2001, Enfermeiro
25. Prefeitura Municipal de Aracaju, SE – 2004 – Enfermeiro (Saúde da Família)
26. Prefeitura Municipal de Aracaju, SE – 2004 – Enfermeiro
27. Prefeitura Municipal de Aracaju, SE – 2004 – Enfermeiro (Emergência)
28. Prefeitura Municipal de Aracaju, SE – 2004 – Enfermeiro (Saúde Coletiva e Pública)
29. Prefeitura Municipal de Boa Vista – 2004, para o cargo de Analista Municipal – Enfermeiro
30. Prefeitura Municipal de Bom Conselho, PE – 2007 – Enfermeiro
31. Prefeitura Municipal de Bragança, PA – 2007 – Enfermeiro
32. Prefeitura Municipal de Buíque, PE – 2006 – Enfermeiro
33. Prefeitura Municipal de Caruaru, PE – 2006 – Enfermeiro
34. Prefeitura Municipal de Curitiba, PR – 2007 – Enfermeiro
35. Prefeitura Municipal de Duque de Caxias, RJ – 2007 – Enfermeiro
36. Prefeitura Municipal de Faxinal dos Guedes, SC – 2007 – Enfermeiro

37. Prefeitura Municipal de Guajará-Mirim, RO – 2007 – Enfermeiro
38. Prefeitura Municipal de Itaituba, PA – 2006 – Enfermeiro
39. Prefeitura Municipal de Itatiaia, RJ – 2007 – Enfermeiro
40. Prefeitura Municipal de Maricá, RJ – 2007 – Enfermeiro
41. Prefeitura Municipal de Natal, RN – 2004 – Enfermeiro (Geral)
42. Prefeitura Municipal de Nova Serrana, MG – 2007 – Enfermeiro
43. Prefeitura Municipal de Nova Trento, SC – 2007 – Enfermeiro
44. Prefeitura Municipal de Porto Velho, RO – 2007 – Enfermeiro
45. Prefeitura Municipal de Queimados, RJ – 2001 – Enfermeiro
46. Prefeitura Municipal de Recife, PE – IASC – 2006 – Enfermeiro
47. Prefeitura Municipal de Santana, AP – 2007 – Enfermeiro
48. Prefeitura Municipal de São Luís, MA – 2007 – Enfermeiro
49. Prefeitura Municipal de São Luís, MA – 2007 – Enfermeiro (PSF)
50. Prefeitura Municipal de Serra, ES – 2004 – Enfermeiro
51. Prefeitura Municipal de Sorocaba, SP – 2006 – Enfermeiro
52. Prefeitura Municipal de Tenente Laurentino Cruz, RN – 2007 – Enfermeiro
53. Prefeitura Municipal de Timon, MA – 2007 – Enfermeiro
54. Prefeitura Municipal de Umbaúba, SE – 2007 – Enfermeiro
55. Prefeitura Municipal de Niterói, RJ – 2000 – Enfermeiro
56. Prefeitura Municipal dos Palmares, PE – 2007 – Enfermeiro (PSF)
57. Prefeitura Municipal dos Palmares, PE – 2007 – Enfermeiro (Psiquiatria)
58. Prefeitura Municipal dos Palmares, PE – 2007 – Enfermeiro (Sanitarista)
59. Refinaria Alberto Pasqualini – Refap S/A – 2007 – Enfermeiro Júnior
60. Residência em Enfermagem INCA/MS – 2005
61. Santa Casa/PA – 2007 – Enfermeiro
62. Secretaria de Estado da Defesa Civil – Corpo de Bombeiros Militar do Estado do Rio de Janeiro – 2001 – Enfermeiro
63. Secretaria Estadual de Saúde (SES/PI) – 2003 – Enfermeiro (Auditoria)
64. Secretaria Estadual de Saúde de Goiás (SES/GO) – 2004, para o cargo de Auditor – Enfermeiro (Auditoria)
65. Secretaria Estadual de Saúde de Sergipe (SES/SE) – 2005 – Enfermeiro – Urgência Pré-hospitalar Móvel
66. Secretaria Executiva de Estado de Saúde Pública (SES/PA) – 2004 – Enfermeiro
67. Secretaria Executiva de Estado de Saúde Pública (SES/PA) – 2006 – Enfermeiro (Pediatria)
68. Secretaria Executiva de Estado de Saúde Pública (SES/PA) – 2006 – Enfermeiro (Clínica Cirúrgica)
69. Secretaria Executiva de Estado de Saúde Pública (SES/PA) – 2006 – Enfermeiro (Nefrologia)
70. Secretaria Executiva de Estado de Saúde Pública (SES/PA) – 2006 – Enfermeiro (Neonatologia)
71. Secretaria Executiva de Estado de Saúde Pública (SES/PA) – 2006 – Enfermeiro (Obstetrícia)
72. Secretaria Executiva de Estado de Saúde Pública (SES/PA) – 2006 – Enfermeiro (Saúde Mental)
73. Secretaria Executiva de Estado de Saúde Pública (SESPA) – 2006 – Enfermeiro (Unidade de Tratamento Intensivo)
74. Secretaria Municipal de Saúde do Rio de Janeiro – 2002 – Enfermeiro
75. Secretaria Municipal de Saúde do Rio de Janeiro – 2002 – Enfermeiro
76. Seleção ao curso de pós-graduação em nível de especialização sob a forma de treinamento em serviço para enfermeiro nos moldes de residência – 2001-2008
77. Tribunal de Justiça de Minas Gerais – 2007 – Enfermeiro
78. Universidade Federal do Estado do Rio de Janeiro (UNIRIO) – 2002 – Enfermeiro
79. Universidade Federal do Rio de Janeiro (UFRJ) – 2006 – Enfermeiro

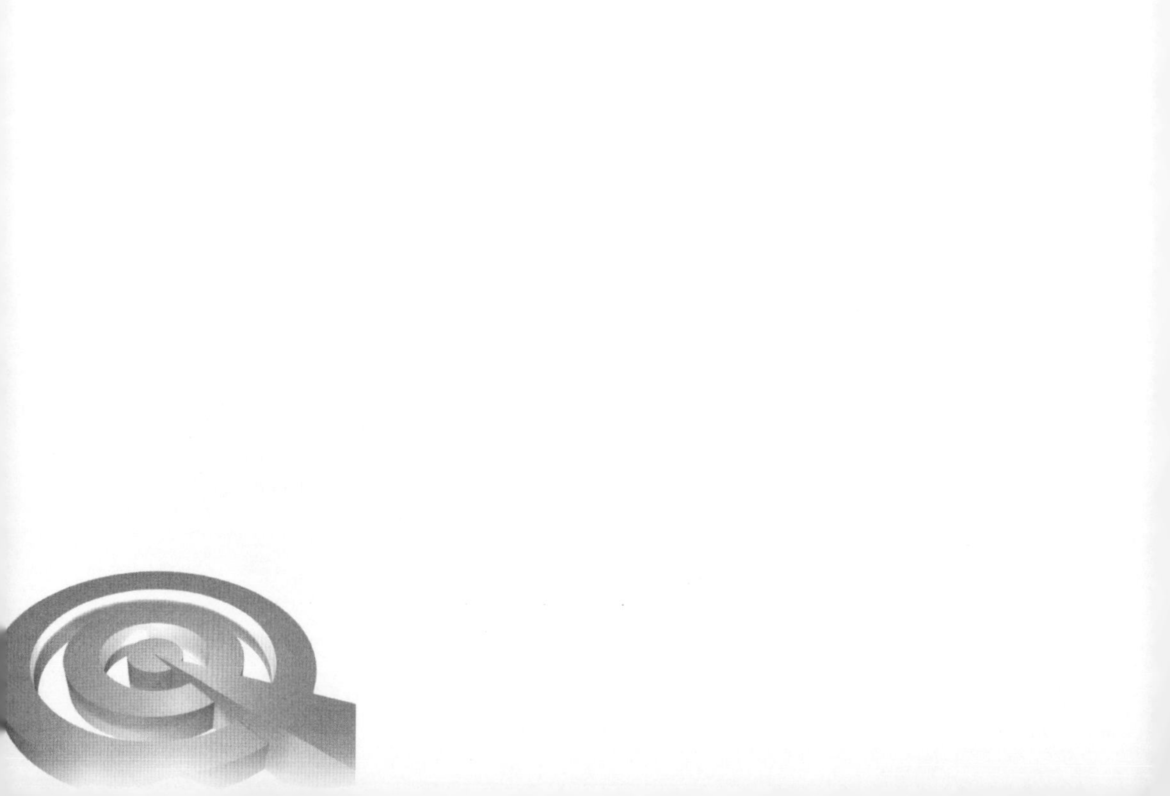

Bibliografia

Abramo, L. Alexander, I.M.; Bastien, D. *et al. Exames Diagnósticos*. Rio de Janeiro: Guanabara Koogan, 2006.

Andrade, S.M.; Soares, D.A.; Cordoni Jr., L.C. *Bases da Saúde Coletiva*. Londrina: Editora UEL, 2001.

Andris, D.A.; Bailey-Kunte, I.; Bean, C.A. *et al. Semiologia: Bases para a Prática Assistencial*. Rio de Janeiro: Guanabara Koogan, 2006.

Archer, E.; Bell, S.D.; Bocchino, N.L. *et al. Procedimentos e Protocolos*. Rio de Janeiro: Guanabara Koogan, 2005.

Baikie, P.D. *Sinais e Sintomas*. Rio de Janeiro: Guanabara Koogan, 2006.

Brasil. Conselho Nacional de Secretários de Saúde. Sistema Único de Saúde/Conselho Nacional de Secretários de Saúde. Brasília: CONASS, 2007.

____________. Decreto 94.406, de 08 de junho de 1987 – Regulamenta a Lei 7.498, de 25 de junho de 1986, que dispõe sobre o exercício da Enfermagem, e dá outras providências. Disponível em http://www.portalcofen.gov.br/2007. Acessado em 24 de abril de 2009.

____________. Instituto Nacional do Câncer. *Ações de Enfermagem para o Controle do Câncer – Uma Proposta de Integração Ensino-Serviço*. 3ª ed. Rio de Janeiro: INCA, 2008.

____________. Instituto Nacional do Câncer. Controle do Câncer de Mama: Documento de Consenso. Rio de Janeiro. 2004. Disponível em http://www.inca.gov.br/publicacoes/Consensointegra.pdf. Acessado em 24 de abril de 2009.

____________. Instituto Nacional do Câncer. *Programa Nacional de Controle do Tabagismo e Outros Fatores de Risco*. 2ª ed., Rio de Janeiro. 2003.

____________. Lei 2.604, de 17 de setembro de 1955. Regula o exercício da enfermagem profissional. Disponível em http://www.portaleducacao.com.br/enfermagem/artigos/1744/lei-n-2604-de-17-de-setembro-de-1955. Acessado em 27 de abril de 2009.

____________. Lei 5.905/73, de 12 de julho de 1973. Dispõe sobre a criação dos Conselhos Federal e Regionais de Enfermagem e dá outras providências. Disponível em http://www.portalcofen.gov.br/2007. Acessado em 24 de abril de 2009.

____________. Lei 7.498/86 de 25 de junho de 1986. Dispõe sobre a regulamentação do exercício da Enfermagem e dá outras providências. Disponível em http://www.portalcofen.gov.br/2007. Acessado em 24 de abril de 2009.

____________. Lei 8.142 de 28 de dezembro de 1990. Dispõe sobre a participação da comunidade na gestão do Sistema Único de Saúde (SUS) e sobre as transferências intergovernamentais e de recursos financeiros na área da saúde e dá outras providências. Disponível em: http://www.planalto.gov.br/ccivil03/LEIS/L8142.htm. Acessado em 24 de abril de 2009.

____________. Lei 8.080 de 19 de setembro de 1990. Lei Orgânica da Saúde. Dispõe sobre as condições para a promoção, proteção e recuperação da saúde, da organização e funcionamento dos serviços correspondentes e dá outras providências. Disponível em http://www.planalto.gov.br/ccivil/LEIS8080.htm. Acessado em 24 de abril de 2009.

____________. *Manual de Procedimentos para Vacinação* elaboração de Clelia Maria Sarmento de Souza Aranda *et al*. 4ª ed., Brasília: Fundação Nacional de Saúde, 2001.

____________. Ministério da Saúde. *Estatuto da Criança e do Adolescente*/Ministério da Saúde. 3ª ed., Brasília: Editora do Ministério da Saúde, 2007. 96 p.

____________. Ministério da Saúde. INAMPS. *Assistência e Controle das Infecções Respiratórias Agudas* (IRA). 2ª edição. Brasília: Ministério da Saúde/Instituto Nacional de Assistência Médica e Previdência Social, 1987. 22 p.

____________. Ministério da Saúde. Secretaria de Atenção à Saúde. Departamento de Ações Programáticas Estratégicas. Área Técnica de Saúde da Mulher. *Pré-natal e Puerpério: Atenção Qualificada e Humanizada – Manual Técnico*/Ministério da Saúde, Secretaria de Atenção à Saúde, Departamento de Ações Programáticas Estratégicas – Brasília: Ministério da Saúde, 2005. 158 p.

____________. Ministério da Saúde. Secretaria de Atenção à Saúde. Departamento de Atenção Básica. *Diabetes Mellitus*. Cadernos de Atenção Básica, n. 16. Brasília: Ministério da Saúde, 2006.

____________. Ministério da Saúde. Secretaria de Atenção à Saúde. *Promovendo o Aleitamento Materno*. 2ª Ed., Brasília: 2007, Álbum seriado. 18 p.

____________. Ministério da Saúde. Secretaria de Políticas de Saúde. Organização Pan-Americana da Saúde. *Guia Alimentar para Crianças Menores de Dois Anos*/Secretaria de Políticas de Saúde, Organização Pan-Americana da Saúde. Brasília: Ministério da Saúde, 2002. 152 p.

____________. Ministério da Saúde. Secretaria de Políticas de Saúde. Área da saúde da criança. *Atenção Humanizada ao Recém-nascido de Baixo Peso: Método Canguru: Manual do Curso*/Secretaria de Políticas de Saúde, Área da Saúde da Criança. 1ª ed., Brasília: Ministério da Saúde, 2002. 282 p.

____________. Ministério da Saúde. Secretaria de Políticas de Saúde. Departamento de Atenção Básica. *Saúde da Criança: Acompanhamento do Crescimento e Desenvolvimento Infantil*/Ministério da Saúde. Secretaria de Políticas de Saúde. Brasília: Ministério da Saúde, 2002. 100 p.

_____________. Ministério da Saúde. Secretaria de Políticas de Saúde. Departamento de Gestão de Políticas Estratégicas. *Gestação de Alto Risco: Manual Técnico.* 3ª ed., Brasília: Ministério da Saúde, 2000. 164 p.

_____________. Ministério da Saúde. Secretaria de Projetos Especiais de Saúde. Coordenação de Doenças Sexualmente Transmissíveis e Aids. Manual de Controle das Doenças Sexualmente Transmissíveis. 3ª ed., Brasília. Ministério da Saúde, 1999. 142 p.

_____________. Ministério do Trabalho. Portaria 19/ SSST, de 9 de abril de 1998. Norma Regulamentadora 7. Programa de Controle Médico de Saúde Ocupacional. Disponível em www.mte.gov.br/ legislacao/normas.../nr_07_at.pdf. Acessado em 24 de abril de 2009.

_____________. Portaria 5/SVS, de 21 de fevereiro de 2006. Inclui doenças na relação nacional de notificação compulsória. *Diário Oficial [da República Federativa do Brasil].* Brasília, DF, n. 38, 22 fev. 2006. Seção 1, p. 34.

_____________. Portaria 1.602/GM, de 17 de julho de 2006. Institui em todo o território nacional, os calendários de Vacinação da Criança, do Adolescente, do Adulto e do Idoso. *Diário Oficial [da República Federativa do Brasil].* Brasília, DF, n. 136, 18 jul 2006. Seção 1, p. 66.

_____________. Portaria 204/GM, de 29 de janeiro de 2007. Regulamenta o financiamento e a transferência dos recursos federais para as ações e os serviços de saúde, na forma de blocos de financiamento, com o respectivo monitoramento e controle. *Diário Oficial [da República Federativa do Brasil].* Brasília, DF, n. 22, 31 jan 2007. Seção 1, p. 45.

_____________. Resolução COFEN 272/2004. Dispõe sobre a Sistematização da Assistência de Enfermagem – SAE – nas instituições de saúde brasileiras. Disponível em www.portalcofen.gov.br. Acessado em 24 de abril de 2009.

_____________. Resolução COFEN 292/2004. Normatiza a atuação do enfermeiro na captação e transplante de órgãos e tecidos.

_____________. Resolução COFEN 311/2007. Código de Ética dos Profissionais de Enfermagem. Disponível em www.portalcofen.gov.br. Acessado em 24 de abril de 2009.

_____________. Secretaria de Atenção à Saúde. Departamento de Atenção Básica. *Hipertensão Arterial Sistêmica para o Sistema Único de Saúde.* Cadernos de Atenção Básica; 16. Brasília: Ministério da Saúde, 2006.

_____________. Secretaria de Atenção à Saúde. Departamento de Atenção Básica. *Vigilância em Saúde: Dengue, Esquistossomose, Hanseníase, Malária, Tracoma e Tuberculose*/- Brasília: Ministério da Saúde, 2007.

_____________. Secretaria de Atenção à Saúde. Departamento de Atenção Básica. Política Nacional de Atenção Básica. Brasília: Ministério da Saúde, 2006. (Portaria 648/GM, de 28 de março de 2006).

_____________. Secretaria de Atenção à Saúde. Instituto Nacional de Câncer. Coordenação de Prevenção e Vigilância. *Nomenclatura Brasileira para Laudos Cervicais e Condutas Preconizadas: Recomendações para Profissionais de Saúde.* 2ª ed., Rio de Janeiro: INCA, 2006.

_____________. Secretaria de Políticas de Saúde. Coordenação Nacional de DST e AIDS. *Manual de Condutas em Exposição Ocupacional a Material Biológico.* Disponível em http://www.bvsde.ops-oms.org/bvsacd/cd49/condutas.pdf. Acessado em 24 de abril de 2009.

_____________. Secretaria de Vigilância em Saúde. Departamento de Vigilância Epidemiológica. Informe Técnico Doença Diarréica por Rotavírus. 2005. Disponível em <portal.saude.gov.br/portal/ arquivos/pdf/informe_rotavirus2.pdf>, acessado em 24 de abril de 2009.

_____________. Secretaria de Vigilância em Saúde. *Guia de Vigilância Epidemiológica,* 6ª ed., Brasília: Ministério da Saúde, 2005. 816 p.

_____________. Secretaria Executiva. Coordenação Nacional de DST e Aids. Políticas e diretrizes de prevenção das DST/AIDS entre mulheres. Brasília: Ministério da Saúde, 2003.

Carvalho, G.I.; Santos, L. *Sistema Único de Saúde. Comentários à Lei Orgânica da Saúde.* 2ª ed. São Paulo: Hucitec, 2005.

Cintra, E.A.; Nishide, V.M.; Nunes, W.A. *et al. Assistência de Enfermagem ao Paciente Gravemente Enfermo.*São Paulo: Atheneu, 2001.

Diepenbrock, N.H. *Cuidados Intensivos.* Rio de Janeiro: Guanabara Koogan, 2005.

Doenges, M.E.; Moorhouse, M.F.; Geissler, A.C. *et al. Plano de Cuidados de Enfermagem: Orientações para o Cuidado Individualizado do Paciente.* 5ª ed., Rio de Janeiro: Guanabara Koogan, 2003.

Doenges, M.E.; Moorhouse, M.F.; Murr, A.C. *et al. Diagnósticos de Enfermagem: Intervenções, Prioridades, Fundamentos.* Rio de Janeiro: Guanabara Koogan, 2009.

Eliopoulos, C. *Enfermagem Gerontológica.* 5ª ed., Porto Alegre: Artmed, 2005.

Figueredo, N.M. *Administração de Medicamentos – Revisando uma Prática de Enfermagem.* São Paulo: Difusão Paulista Enfermagem, 2001.

Guimarães, D.T. *Dicionário de Termos Médicos e de Enfermagem.* São Paulo: Rideel, 2002.

Hudak, C.M., Gallo B.M. *Cuidados Intensivos de Enfermagem: Uma Visão Holística.* 6ª ed., Rio de Janeiro: Guanabara Koogan, 1997.

Huddleston, S.S., Ferguson, S.G. *Emergências Clínicas: Abordagens, Intervenções e Auto-avaliação.* 3ª ed., Rio de Janeiro: Guanabara Koogan, 2006.

Irion, G. *Feridas: Novas Abordagens, Manejo Clínico e Atlas em Cores.* Rio de Janeiro: Guanabara Koogan, 2005.

Knobel, E. *Condutas no Paciente Grave.* São Paulo: Atheneu, 1994.

Kowalski, K. Wise-Yoder, P.S. *MDS | Manual de Sobrevivência para Enfermagem.* Rio de Janeiro: Guanabara Koogan, 2008.

Lamounier, J.A.; Moulin, Z.S.; Xavier C.C. *Recomendações quanto à Amamentação na Vigência de Infecção Materna. Jornal de Pediatria* 2004; 80:5(supl.).

Lei 2.604 de 17 de setembro de 1955 – Regula o Exercício da Enfermagem Profissional. Disponível em http://www.portaleducacao.com.br/enfermagem/artigos/1744/lei-n-2604-de-17-de-setembro-de-1955. Acessado em 27 de abril de 2009.

Meeker, M.H.; Rothrock, J.C. *et al. Cuidados de Enfermagem ao Paciente Cirúrgico,* 10ª ed., Rio de Janeiro: Guanabara Koogan, 2008.

Morton, P.G., Fontaine D.K.; Hudak C.M. *et al. Cuidados Críticos de Enfermagem: Uma Abordagem Holística.* Rio de Janeiro. 8ª ed., Guanabara Koogan, 2007.

Nettina, S.M. *Prática de Enfermagem.* 7ª ed., Rio de Janeiro: Guanabara Koogan, 2003.

Pereira, M.G. *Epidemiologia: Teoria e Prática.* Rio de Janeiro: Guanabara Koogan, 1995.

Ricci, S.S. *Enfermagem Materno-neonatal e Saúde da Mulher.* Rio de Janeiro: Guanabara Koogan, 2008.

Rouquayrol, M.Z.; Almeida Filho N. *Epidemiologia & Saúde.* 6ª ed., Rio de Janeiro: MEDSI, 2003.

Silva, L.D. *Cuidados ao Paciente Crítico. Fundamentos para a Enfermagem.* Rio de Janeiro: Cultura Médica, 2003.

Smeltzer, S.C.; Bare B.G.; Brunner & Suddarth – *Tratado de Enfermagem Médico-Cirúrgica.* 11ª ed., Rio de Janeiro: Guanabara Koogan, 2008.

Tamez, R.N.; Silva M.J.P. *Enfermagem na UTI Neonatal. Assistência de alto risco.* 3ª ed., Rio de Janeiro: Guanabara Koogan, 2006. 190 p.

Tannure, M.C.; Gonçalves, A.M.P. *SAE | Sistematização da Assistência de Enfermagem – Guia Prático.* Rio de Janeiro: Guanabara Koogan, 2008.

Whaley, L.F.; Wong, D.L. *Enfermagem Pediátrica: elementos essenciais à intervenção efetiva.* 5ª ed., Rio de Janeiro: Guanabara Koogan, 1999.

ROTAPLAN — 2014/2.